高职高专康复治疗技术专业教材

骨关节伤病康复治疗

主编　刘　强　杨　曼

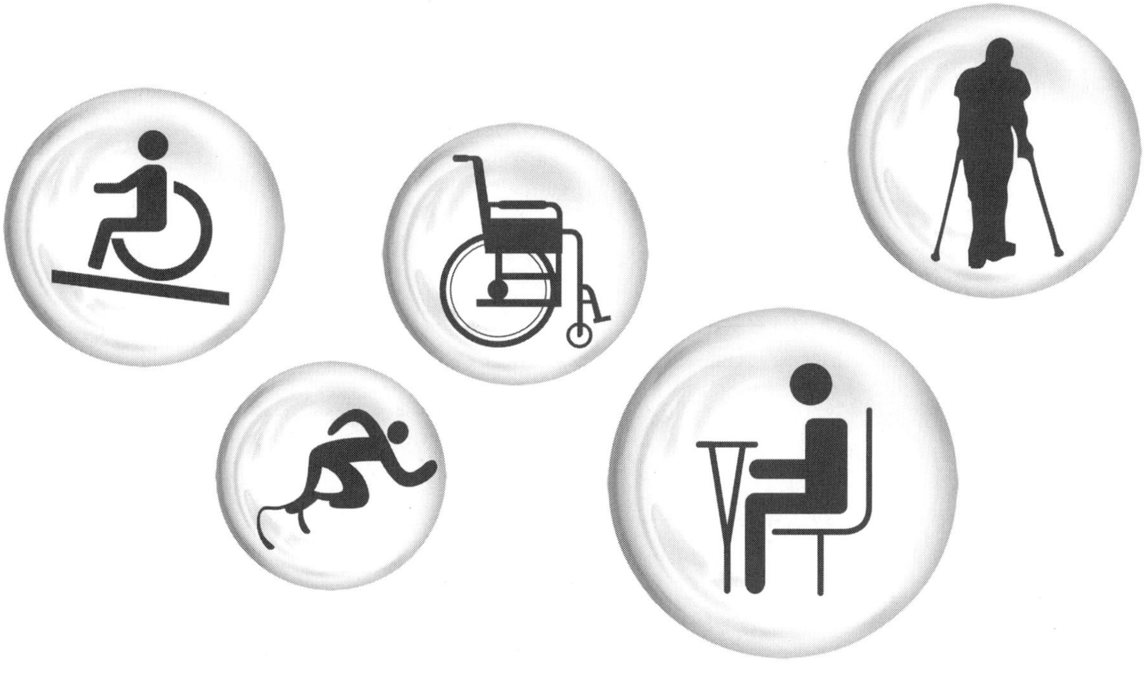

郑州大学出版社

图书在版编目(CIP)数据

骨关节伤病康复治疗 / 刘强，杨曼主编. — 郑州 ：郑州大学出版社，2022.4
高职高专康复治疗技术专业教材
ISBN 978-7-5645-8299-9

Ⅰ. ①骨… Ⅱ. ①刘… ②杨… Ⅲ. ①关节疾病 - 康复 - 高等职业教育 - 教材
Ⅳ. ①R684.09

中国版本图书馆 CIP 数据核字(2021)第 218724 号

骨关节伤病康复治疗
GUGUANJIE SHANGBING KANGFU ZHILIAO

策划编辑	陈文静	封面设计	苏永生
责任编辑	李龙传	版式设计	苏永生
责任校对	张彦勤	责任监制	凌 青 李瑞卿
出版发行	郑州大学出版社	地 址	郑州市大学路 40 号(450052)
出 版 人	孙保营	网 址	http://www.zzup.cn
经 销	全国新华书店	发行电话	0371-66966070
印 刷	河南文华印务有限公司		
开 本	850 mm×1 168 mm 1 / 16		
印 张	22.25	字 数	675 千字
版 次	2022 年 4 月第 1 版	印 次	2022 年 4 月第 1 次印刷
书 号	ISBN 978-7-5645-8299-9	定 价	69.00 元

高职高专康复治疗技术专业教材
编审委员会

作者名单

主　编　刘　强　杨　曼

副主编　熊小云　吴青坡　张永静

编　委　（以姓氏笔画为序）

王伟伟　新乡医学院三全学院

刘　强　河南省直第三人民医院　新乡医学院三全学院

邢勇胜　河南省直第三人民医院

杨　曼　河南省直第三人民医院

杨来福　新乡医学院第一附属医院

李雪飞　河南省直第三人民医院

吴青坡　平顶山学院

汪道静　河南省直第三人民医院

张　娟　河南省直第三人民医院

张永静　濮阳医学高等专科学校

姚浩然　新乡医学院三全学院

郭翠萍　新乡医学院三全学院

熊小云　河南省直第三人民医院

序言

为贯彻全国教育大会、全国卫生与健康大会及全国中医药大会精神，落实《中国教育现代化2035》《国务院办公厅关于加快医学教育创新发展的指导意见》(国办发〔2020〕34号)要求，加快培养尚德精术的卓越医学人才，深化医学教育综合改革，创新医学实践教学体系，全面提升医学人才培养质量，持续推进新时代医学教育创新发展，我们在多年教学经验的基础上组织一线专家编写了本套高职高专康复治疗技术专业教材。

本套教材将“学科本位”改变为“能力本位”，体现了工作过程导向、任务引领的教学模式，体现了课程结构的均衡性、综合性和选择性，具有以下几点优势：①突出了实用型人才培养目标和工作岗位能力；②适应“岗、证、赛”对接，通过课程融通实现了课程内容由“繁、难、旧”向“新、特、精”的转变；③基础课程学科间知识技能有机整合，凝练精要知识，突出“必需、够用”；④专业基础课程与专业课程有机衔接，新医科视野统领医学的新知识、新技术、新方法与工作岗位需求有效结合，好学易懂，激发学习兴趣。本套教材共9种，具体特色如下。

《康复治疗解剖生理基础》是根据康复治疗技术专业人才培养要求，将人体解剖学、人体组织胚胎学、生理学及部分人体运动学知识的相关知识点，进行整合、凝练和精简，将运动系统、神经系统、心肺系统的内容编入到三本伤病康复治疗教材中。

《康复治疗医学基础》包含生物化学、分子生物学、微生物与免疫学、人体寄生虫学、病理解剖学和病理生理学内容，打破传统学科界限，淡化课程之间纵向联系，强调课程之间横向结合，以知识介绍为目标，为学生提供必需的、实用的导致人类疾病的原因，患病后的身体结构、生理、代谢等变化的相关知识。

《康复治疗临床基础》紧密结合康复治疗技术专业特点，整合症状学、体格检查、辅助检查、常用临床治疗技术、药理学的基本知识和技能，为学生提供疾病诊疗知识和为其后续专业课程学习奠定基础。

《康复治疗技术导论》是康复治疗技术专业入门课程，它改变传统教材固有思维模式，强化康复治疗技术专业必需的医学相关基础内容，弱化与康复医师有关的内容，强调了康复治疗及康复治疗师在现代康复医学中的地位和作用，从而加深学生对本专业的认识和了解，激发学习动力。

《运动治疗技术导论》和《作业治疗技术导论》是康复治疗的核心技术，重点介绍了各种治疗技术的基本理论、基本知识和方法，其相关技能操作在后续的三本具体常见伤病康复教材中介绍，使治疗技术与临床康复有机衔接，避免不必要的重复。同时引入常用有效的新知识、新技术和新方法，拓宽视野，获取前沿信息。

《神经伤病康复治疗》《骨关节伤病康复治疗》和《心肺与代谢疾病康复治疗》三本常见疾病康复治疗教材，是前沿课程知识与技能综合应用的课程。三本教材改变原有教材的知识本位、学科框架模式，对相关基础知识和治疗技术与伤病临床康复治疗进行有机整合和融合，构建了对接工作过程、贴近工作岗位的能力本位与知识体系，同时引入新知识、新技术，使学生既能熟练掌握疾病康复的系统知识与技能，又能在临床实习时快速进入准治疗师角色，实现与职业岗位无缝对接。

康复治疗专业是医学的一个重要分支，它来自医学，又有别于医学而自成体系，本套教材为职业教育改革创新教材，希望为培养新时代德医双修、仁心仁术的康复治疗师做出贡献。

本套教材编写人员，多为来自各高等院校的教师和医院临床一线康复医师和康复治疗师，在编写结构和内容上难免有不足之处，望各位专家和读者给予批评指正。

王左生

2021 年 10 月

前言

近20年来，随着我国医疗改革的深入推进和康复医学的蓬勃发展，康复医学理论和康复技术发生了巨大的变化。早期、主动、全面康复的理念深入人心，使得诸多康复工作不断向相关临床科室前移，康复需要强化沟通协调，全面满足病伤残者的康复需求。

我国经济社会快速发展，交通发达、基建兴起、体育运动增强，同时也进入了人口老龄化阶段，导致骨关节伤病增多。康复治疗是骨关节伤病治疗中重要的组成部分，是恢复功能必不可少的手段，也是骨关节伤病手术或非手术治疗的延续。骨关节伤病的康复通常是一个长期过程，患者需要与伤病造成的功能障碍共存较长一段时间，因此需要专门及时正确的康复治疗、规范的康复护理和康复宣教。如骨关节伤病过度的卧床静养会加重伤病肢体的肌肉萎缩、关节粘连，导致心肺功能下降，早期主动全面的康复介入能有效防止深静脉血栓形成、关节挛缩、肌肉萎缩等并发症，促进受损功能尽早恢复，提高日常生活能力，缩短平均住院日，提高患者的满意度。

本书介绍了常见骨关节伤病康复的基本理论和康复方法，包括骨关节伤病的解剖学基础、运动学基础、康复评定，以及常见骨关节伤病的康复治疗。共分15章，第一章是概论部分，主要介绍了骨关节伤病的基本概念、病因、临床表现、功能障碍、康复功能评定、康复治疗等内容；第二章大体上介绍了骨与关节的结构、运动的生理学基础、肌肉生物力学、骨关节生物力学特点；第三章到第八章主要介绍了上下肢骨关节伤病中常见病的具体康复诊疗；第九章到第十一章主要介绍了躯干及周围神经等骨关节伤病中常见病的具体康复诊疗；第十二章到第十五章主要介绍了截肢后、人工关节置换术后、骨质疏松症、烧伤等的具体康复诊疗。每章配有教学PPT，微信扫一扫每章标题后二微码可以获取。本书适合作为康复治疗技术专业教材使用，也可供从事骨关节伤病康复工作的医务人员及其他人员学习参考。

由于编写时间和编者水平限制，不当之处在所难免，恳请广大师生、康复同道及其他读者不吝赐教，批评指正。

刘　强　杨　曼

2022年1月

目录

第一章 骨关节伤病概论

★**教学目标** ①掌握:骨关节伤病的功能障碍及相关的康复功能评定、康复治疗内容。②熟悉:骨关节伤病的病因及临床表现。③了解:骨关节伤病的康复治疗原则。④具有基本的临床康复思维与素养,能理解并掌握骨关节伤病的基本概念;具有对患者进行康复评定和康复治疗的能力。⑤能与患者及家属进行良好沟通,开展健康教育;能与相关医务人员进行专业交流,团结协作开展康复治疗。

第一节 骨关节伤病的病因与临床表现

骨关节伤病是指与关节相关的骨骼、软骨、关节囊、肌肉、肌腱、韧带等结构,因为损伤、退化、畸形等原因,导致关节疼痛、肿胀、变形、功能障碍等表现的疾病。临床常见类型有骨折、关节脱位、肌腱断裂、肌肉撕裂、扭伤、发育不良等。现代骨关节康复将手术治疗、功能训练、假肢和矫形器辅助作为它的三个部分,骨科手术应该有康复介入,并且需要功能训练和假肢矫形器配合,以加速康复、综合康复,从而达到提高生活质量的目的。

一、病因

(一)外因

外力作用可以损伤人体的骨与关节及其附属组织,进而引起各种损伤。如跌倒、坠落、撞击、闪挫、压轧、负重、刀刃、劳损等所引起的损伤都与外力作用有关。根据外力性质的不同,可分为直接暴力、间接暴力、肌肉强烈收缩和持续劳损 4 种。

1. 直接暴力　所致的损伤发生在外力直接作用的部位,如创伤、挫伤、骨折、脱位等。

2. 间接暴力　所致的损伤都发生在远离外力作用的部位,如传达暴力、扭转暴力可引起相应部位的骨折、脱位。如自高处坠落,臀部先着地,身体下坠的冲击力与地面向上对脊柱的反作用力造成的挤压可致胸腰椎发生压缩性骨折,或伴有更严重的脱位及脊髓损伤。

3. 肌肉强烈收缩　如跌倒时股四头肌强烈收缩可引起髌骨骨折。投掷物品时肌肉强烈收缩可致肱骨干骨折。

4. 持续劳损　长时间劳损或姿势不正确的操作,使肢体某部位之筋骨受到持续或反复多次的慢性牵拉、摩擦等,均可使筋骨持续受外力积累损伤。如单一姿势的长期弯腰负重可造成慢性腰肌劳损,长时间的步行可能引起跖骨疲劳性骨折等。

(二)内因

内因是指由于人体内部变化的影响而致损伤的因素,与年龄、体质、局部解剖结构、病理因素等内在因素关系十分密切。

1. 年龄　年龄不同,伤病的好发部位及发生率也不一样,如跌倒时臀部着地,外力作用相同,老年易引起股骨颈骨折或股骨转子间骨折,而青少年则较少发生。小儿因骨骼柔嫩,尚未坚实,所以容易发生骨折,但小儿的骨膜较厚而富有韧性,骨折时多发生不完全性骨折。

2. 体质　体质的强弱与损伤的发生有密切的关系。年轻体壮、气血旺盛、肾精充足、筋骨坚固者不易发生损伤。年老体弱、气血虚弱、肝肾亏虚、骨质疏松者容易发生损伤。

3. 解剖结构　损伤与其局部解剖结构也有一定的关系。传达暴力作用于某一骨骼时，骨折常常发生在密质骨与松质骨交界处，例如，桡骨远端骨折好发于桡骨远端 2 ~ 3 cm 松质骨与密质骨交界处。锁骨骨折多发生在无韧带肌肉保护的锁骨两个弯曲的交界处。

4. 先天因素　损伤的发生与先天因素也有密切关系。如第一骶椎的隐性脊柱裂，由于棘突缺如，棘上与棘间韧带失去了依附，降低了腰骶关节的稳定性，容易发生劳损。先天性脆骨病、先天性骨关节畸形都可造成骨组织脆弱，易产生骨折等损伤。

5. 病理因素　伤病的发生还与组织的病变关系密切，比如内分泌代谢的障碍可影响骨的成分；骨组织的疾患如骨肿瘤、骨结核、骨髓炎均可破坏骨组织，导致局部结构的破坏。

（三）其他因素

损伤的发生与职业工种有一定的关系，如手部损伤较多发在缺乏必要防护设备下工作的机械工人；慢性腰部劳损多发于经常弯腰负重操作的工人；运动员及舞蹈、杂技、武打演员容易发生各种运动损伤；经常低头工作者容易患颈椎病。

二、临床表现

骨关节伤病是骨与关节发生的损伤性疾病，根据不同分类方法可以有不同的分类，又因为损伤部位、程度的不同，表现各有不同。总体上来说，可以有以下表现。

1. 全身症状　一般无全身症状。但在急性、严重性损伤时，或者伴发感染等并发症时可以有发热甚至休克等症状。

2. 局部症状　主要有疼痛、肿胀、活动受限，可以伴畸形、肌肉痉挛或萎缩、关节活动度异常、感觉异常、运动障碍等。

三、功能障碍

1. 肿胀、疼痛　持续肿胀是骨关节损伤后致残的主要原因，康复治疗一般从消除肿胀开始。疼痛是患者最痛苦的症状之一，是一种疾病状态，也是影响关节活动的最常见因素。

2. 关节挛缩、活动受限　关节内或者临近关节的损伤，很容易引起关节周围肌肉、肌腱挛缩，引起关节内或关节周围组织粘连，即使非关节部位损伤也可能因为长期制动，血液或淋巴回流不畅，组织间隙中纤维蛋白沉积和各种纤维性渗出等造成粘连，关节就会出现不同程度活动受限。

3. 肌肉萎缩、肌力下降　因为疼痛或者制动，肌肉可以产生失用性萎缩，肌力下降，关节不稳，关节活动受限。

4. 平衡功能下降　疼痛、肌力下降、关节挛缩、关节活动受限等均会影响平衡功能，导致平衡功能下降，平衡功能下降还会进一步影响运动，或者造成新的损伤。

5. 步态异常　任何部位的骨与关节损伤都有可能导致身体姿势异常，尤其是脊柱、下肢的损伤，对身体姿势或步态的影响很大。

6. 骨质疏松　骨关节损伤严重时会导致活动受限，运动对骨代谢有明显的影响，长期制动容易发生或加重骨质疏松。

7. 心肺功能下降　长期疼痛、心情抑郁、关节活动受限、运动减少等都会使心肺功能下降。

8. 生活自理能力下降　疼痛、肌力下降、关节活动障碍等也会影响工作和生活，造成基础性日常生活活动能力（BADL）或工具性日常生活活动能力（IADL）降低。

第二节　康复功能评定

康复功能评定是根据患者的病史和相关资料，通过询问、观察、检查、测量等多种方法确定患者是否存在功能障碍，并对功能障碍的原因、种类、性质、部位、范围、严重程度、预后做出客观、准确的判断，制订或调整康复治疗方案的过程。同时，康复功能评定应贯穿始终，作为评价康复治疗方案和评价康复效果的重要工具。常用的骨科康复功能评定有：关节活动度评定、肌力评定、肌张力评定、感觉评定、平衡功能评定、协调功能评定、步态分析、姿势评定、生活质量评定、神位功能检查、肢体长度及周经测量、职业评定、家居环境评定等。

一、关节活动度评定

关节活动度评定是评定肌肉、骨骼、神经损伤患者的基本步骤，是评定关节功能损害的范围与程度的指标之一，通过关节活动度评定可以确定是否有关节活动受限及关节活动受限的程度；可以寻找和确定关节活动受限的原因或因素；可以为选择恰当的治疗方法提供客观依据。

常用的关节活动度评定的方法有如下。

1. 目测法　主要用在初步体格检查中，结果不是很准确。检查者嘱咐患者做规定的动作，或者辅助患者做某种动作，观察、判断患者关节活动度有没有异常，以及异常的大概程度。

2. 测量法　采用通用量角器或其他量角器测量关节活动范围，结果较准确，但是不十分精准。测量方法：患者在近端关节固定的情况下，做规定动作，测量关节各运动平面上的主动、被动活动范围。

3. 拍摄法　采用拍摄 X 射线平片的方法，在电脑软件或者平片上使用相关测量手段判断关节活动度，结果非常精确。具体方法：要求患者分别在关节活动初始位、终末位固定姿势，拍摄 X 射线平片，然后进行相关测量。

二、肌力、肌张力评定

肌力是肌肉主动收缩时产生的最大力量，肌张力是肌肉静止松弛状态下的紧张度。肌力、肌张力评定是运动功能评定的基本内容，可以评价神经肌肉系统功能损伤的范围及程度。

（一）肌力评定

目前肌力评定方法大致分两种：手法肌力评定、器械肌力评定。

1. 手法肌力评定　常用徒手肌力测定法（manual muscle testing，MMT），1916 年由 Lovett 提出，要求在特定的体位下，分别在减重力、抗重力和抗阻力的条件下主动完成标准动作。另外还有更细的评级：Medical Research Council 分级（MRC 分级）、各级肌力占正常肌力的百分比值（Kendall 分级）。

2. 器械肌力评定　在肌力超过 3 级后，为了进一步作较为细致的定量评定，须使用专门的器械进行肌力测试。其中包括等长肌力检查、等张肌力检查及等速肌力检查。

（1）等长肌力检查：在标准姿位下用特制的测力器测定一块肌肉或一组肌肉的等长收缩所能产生的最大张力。如捏力器。

（2）等张肌力检查：测定肌肉等张收缩使关节做全幅度运动时所能克服的最大阻力。如背力计、握力计。

（3）等速肌力检查：肌肉收缩做功对抗某种可变阻力，使所牵动的关节做等角度圆弧运动，称为等速收缩。肌肉的等速收缩所产生的肌力成为等速肌力，如等速肌力测定仪。

（二）肌张力评定

1. 视诊　注意观察患者肢体的姿态。刻板样运动常表明存在肌张力异常。关节松弛，自发性运动缺失表明存在肌张力低下。关节僵硬，运动受限表明肌张力增高。

2. 反射检查　肱二头肌反射、肱三头肌反射、桡骨膜反射、膝反射、踝反射（跟腱反射）等，肌张力正常则反射正常，肌张力低下则反射减弱或消失，肌张力增强则反射增强或无法引出。

3. 被动运动检查　是最常用的肌张力评定方法，要求患者放松，被动运动患侧，通过检查者的手来感觉肌肉的抵抗。肌张力正常时，肢体容易被移动，检查者可很好的改变运动方向和速度而不感到异常阻力；肌张力高时，检查者感觉到僵硬，运动时有阻力；肌张力低时，检查者感到肢体沉重，且无反应。

4. 主动运动评定　通过主动运动评定可进一步鉴别肌张力异常的情况。如伴随拮抗肌收缩的缓慢运动可能预示拮抗肌痉挛或协同收缩；不伴随拮抗肌收缩的缓慢运动可能预示原动肌力弱。

5. 客观评定方法　选用神经生理学评定——肌电图，可以客观准确地确定肌张力。

三、感觉评定

通常将感觉分为一般感觉和特殊感觉（如视觉、听觉、嗅觉、味觉），一般感觉根据感受器对于刺激的反应或感受器所在部位不同又分为浅感觉、深感觉和复合感觉（皮质感觉）。骨关节伤病主要涉及一般感觉评定。

（一）浅感觉检查

1. 触觉

刺激　令患者闭目，检查者用棉签或软毛笔轻触患者的皮肤。测试时注意两侧对称部位的比较，刺激的动作要轻，刺激不应过频。检查四肢时，刺激的走向应与长轴平行，检查胸腹部时，方向应与肋骨平行。检查顺序为面部、颈部、上肢、躯干、下肢。

反应　患者回答有无一种轻痒的感觉。

2. 痛觉

刺激　令患者闭目。分别用大头针的尖端和钝端以同等的力量随机轻刺患者的皮肤。

反应　要求患者立即说出具体的感受（疼痛、疼痛减退或消失、感觉过敏）及部位。

检查部位要从正常部位向障碍部位逐渐移行，测试时注意两侧对称部位的比较。有障碍时，要记录障碍的类型、部位和范围。

3. 温度觉

刺激　用盛有热水（40～45 ℃）及冷水（5～10 ℃）的试管，在闭目的情况下冷热交替接触患者的皮肤。选用的试管直径要小，管底面积与皮肤接触面不要过大，接触时间以 2～3 s 为宜。检查时应注意两侧对称部位的比较。

反应　患者回答“冷”或“热”。

4. 压觉

刺激　检查者用拇指指腹或指尖用力压在皮肤表面。压力大小应足以使皮肤下陷以刺激深感受器。

反应　要求患者回答是否感到压力。

(二)深感觉检查

1. 位置觉

刺激　令患者闭目,检查者将其肢体移动并停止在某种位置上。

反应　患者说出肢体所处的位置,或另一侧肢体模仿出相同的位置。

2. 运动觉

刺激　令患者闭目,检查者在一个较小的范围里被动活动患者的肢体,让患者说出肢体运动的方向。如检查者用示指或拇指轻持病人的手指或足趾两侧做轻微的被动伸或屈的动作(5°左右)。如感觉不清楚可加大活动幅度或再试较大的关节。

反应　患者回答肢体活动的方向(向上或向下),或用对侧肢体进行模仿。患者在检查者加大关节的被动活动范围后才可辨别肢体位置的变化时,提示存在本体感觉障碍。

3. 震动觉

刺激　用每秒震动 128 ~ 256 次的音叉柄端置于患者的骨隆起处。检查时常选择的骨隆起部位有:胸骨、锁骨、肩峰、鹰嘴、尺桡骨茎突、腕关节、棘突、髂前上棘、股骨粗隆、腓骨小头及内、外踝等。

反应　询问患者有无震动感,并注意震动感持续的时间,两侧对比。正常人有共鸣性震动感。

(三)复合感觉检查

由于复合感觉是大脑皮质(顶叶)对各种感觉刺激整合的结果,因此必须在深、浅感觉均正常时,复合感觉检查才有意义。

1. 皮肤定位觉

刺激　令患者闭目,用手轻触患者的皮肤。

反应　让患者用手指出被触及的部位,正常误差手部<3.5 mm,躯干部<1 cm。

2. 两点辨别觉

刺激　令患者闭目,采用心电图测径器或触觉测量器沿所检查区域长轴刺激两点皮肤,两点的压力要一致。若患者有两点感觉,再缩小两点的距离,直到患者感觉为一点时停止,测出此时两点间的距离。

反应　患者回答感觉到“1 点”或“2 点”。

3. 图形觉

刺激　令患者闭目,用铅笔或火柴棒在其皮肤上写数字或画图形(如圆形、方形、三角形等)。

反应　患者说出所画内容。

4. 实体觉

刺激　令患者闭目,将日常生活中熟悉的物品放置于患者手中(如火柴盒、小刀、铅笔、橡皮、手表等)检查时应先测患侧。

反应　让患者抚摩后说出该物的名称、大小及形状等。

5. 重量觉

刺激　检查者将形状、大小相同,但重量逐渐增加的物品逐一放在患者手上;或双手同时分别放置不同重量的上述检查物品。

反应　要求患者将手中重量与前一重量比较或双手进行比较后说出谁比谁轻或重。

6. 材质识辨觉

刺激　将棉花、羊毛、丝绸等不同材质的物品一一放在患者手中,让其触摸、识辨。

反应　回答材料的名称(如羊毛)或质地(粗糙、光滑)。

7. 双侧同时刺激

刺激　检查同时感受身体两侧、肢体或身体远近端的触觉刺激的能力。检查者同时触压:①患者身体两侧相同部位;②身体两侧远、近端;③身体同侧远、近端。

反应　要求患者说出感受到几个刺激。"消失现象"指患者仅能感受到近端刺激,而不能感受到远端的刺激。

四、平衡、协调评定

(一)平衡功能评定的常用方法

1. 观察法　观察患者在各种体位和姿势下的启动和停止动作是否准确、运动是否平滑、顺畅、有无震颤等。如让患者从俯卧位翻身至仰卧位,或从俯卧位起身至侧坐位,然后进展至四点跪位、双膝跪位、单膝跪位、立位、行走、进行日常生活活动等。协调功能正常的人群应具有以下特征:运动方式的多样性;具有良好的平衡反应能力;当固定身体的某一部位时,具有能使身体的其他部位完成平滑、顺畅运动的能力。

2. 量表法　属于主观评定的方法,不需要专门的设备,结果量化,评分简单,应用方便。效度和信度较好的量表有:Fugl-Meyer 平衡反应测试、Lindmark 平衡反应测试、Berg 平衡量表测试、MAS 平衡测试和 Semans 平衡障碍分级等。

3. 平衡仪测试法　平衡测试系统是近年来发展起来的定量评定平衡能力的一种测试系统,采用高精度的压力传感器和电子计算机技术,系统由受力平台、显示器、电子计算机、专用软件等构成。通过系统控制和分离各种感觉信息的输入,来评定躯体感受、视觉、前庭系统对于平衡及姿势控制的作用与影响,其结果以数据及图的形式显示。它能快速准确地得出测试结果,既可以进行病情诊断,还可以对患者进行针对性的训练。

(二)协调功能功能评定的常用方法

1. 观察法　观察患者的日常生活活动,并通过与健康人比较,判断患者是否存在协调功能障碍。

2. 协调试验法　协调实验分非平衡性协调试验与平衡性协调试验两类。

(1)非平衡性协调试验:评估身体不在直立位时静止和运动的成分,包括粗大运动和精细运动,属于一般协调功能障碍的神经学检查。

(2)平衡性协调试验:评估身体在直立位时的姿势、平衡及静止和运动的成分,主要是粗大运动。如指鼻试验、指指试验、交替指鼻、对指试验、粗大抓握、轮替试验、反弹试验、跟膝胫试验等。

五、步态分析

步态是指人体步行时的姿态和行为特征。步态涉及行为习惯、职业、教育、年龄及性别等因素,也受到多种疾病的影响。步行的控制十分复杂,包括中枢命令、身体平衡及协调控制,涉及下肢各关节和肌肉的协同运动,同时也与上肢和躯干的姿势有关。任何环节的失调都可能影响步态,而异常也有可能被代偿或掩盖。正常步态具有稳定性、周期性、节律性、方向性、协调性及个体差异性,然而,当人们存在疾病时,这些步态特征将有明显的变化。

步态分析就是研究步行规律的检查方法,旨在通过生物力学和运动学手段,揭示步态异常的关键环节及影响因素,从而指导康复评估和治疗,有助于临床诊断、疗效评估及机理研究等。步态分析中,常通过一些特殊参数来描述步态正常与否,这些步态参数通常包括以下几类:步态周期、运动学参数、动力学参数、肌电活动参数和能量代谢参数等。

六、姿势评定

身体姿势是指身体各部在空间的相对位置，反映头部、躯干、四肢、神经系统、内脏器官等各组织间的力学关系。正确的身体姿势不但能反映优美的身姿、良好的精神，还能使身体各部位的空间位置处于最佳的省力状态，减轻运动中肌肉韧带的紧张，减少疲劳，并且有利于运动能力的发挥。异常姿势不但会加重肌肉韧带的负担，影响骨骼发育，甚至还会影响呼吸、心跳、消化等功能。

（一）评定方法

1. 正常姿势及其评定　包括静态姿势和动态姿势，主要评定方法为观察法、测量法、放射学评定法、电脑数据分析法等。不同部位的评定方法很复杂，下面仅以静态立位姿势评估为例。

患者取自然站立位，检查者分别从不同的方向观察被评定对象不同部位的重力线或水平线的情况（图 1-1）。

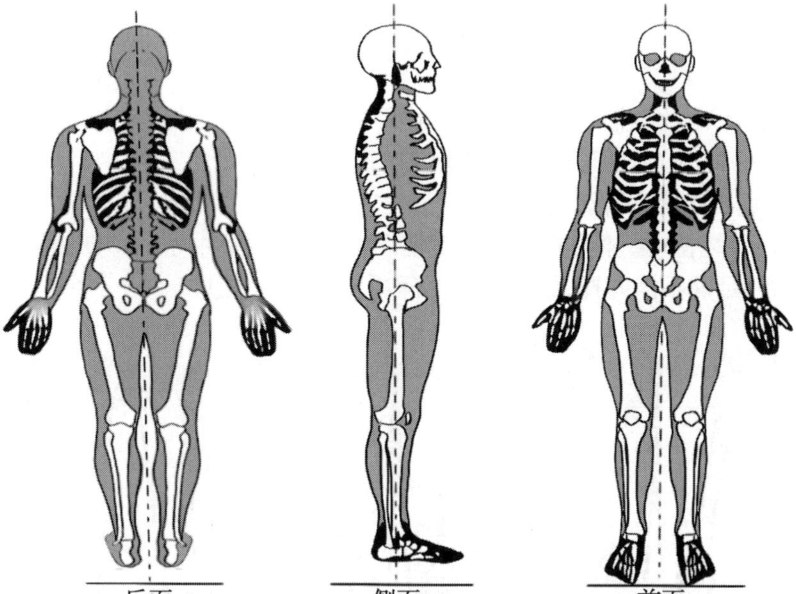

图 1-1　姿势评定

（1）侧面：观察膝是否过伸或屈曲，骨盆是否有前、后倾斜或旋转，脊柱的胸、腰弯曲是否过大，头的位置是否屈曲或倾斜，腹壁是否有凸出等。

（2）后面：重心线有无左或右侧倾斜，足部跟腱和跟骨情况有无异常，髋部有无股内收或外展，骨盆有无倾斜，脊柱有无侧偏等。

（3）前面：足部足趾位置和纵弓有无异常，膝部髌骨的位置，骨盆有无倾斜，肋骨有无旋转，头部有无倾斜或旋转等。

2. 异常姿势及其评定　骨关节损伤会出现异常姿势，下面介绍几种常见的异常姿势，以自然站立或者自然坐位，从后面观察为例。

（1）头部倾斜：两耳孔连线不是水平线，倾斜侧耳垂到肩膀的距离小于对侧耳垂到肩膀的距离。

（2）头部旋转：头旋转时，头在冠状面上旋转，鼻尖位于重心线的右侧或左侧。

（3）肩下垂：两肩在冠状面上不在同一水平。

（4）肩内旋、外旋：肩内旋时可见同侧腋下空虚，肘关节稍屈曲，看到较多的手掌面；肩外旋时可见同侧腋下夹紧，腕部离开身体，看到较多的手背面。

(5)脊柱侧弯：沿着棘突画一条线，脊柱侧弯时，这条线向外偏离中心线，同时可引起肩和骨盆的偏斜。

(6)骨盆侧方倾斜：两侧髂后上棘是否在同一水平面，如左侧髂后上棘偏下，说明骨盆向左侧倾斜，伴有相对右髋内收和左髋外展(图1-2)。

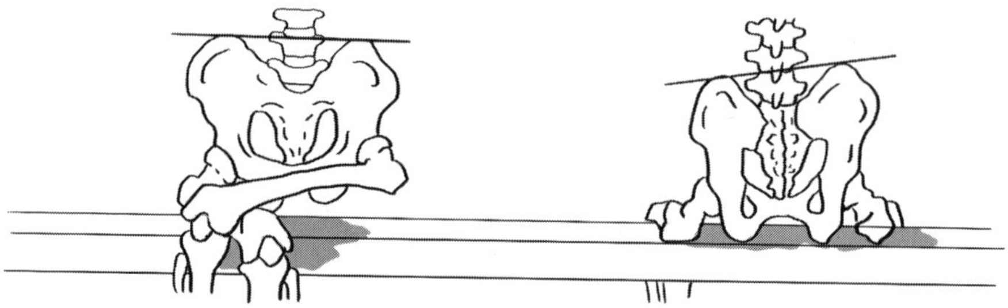

图1-2　骨盆倾斜

(7)骨盆前后方倾斜：比较髂前上棘连线和耻骨联合的位置关系。骨盆前倾时髂前上棘连线在耻骨联合前方，骨盆后倾时，耻骨联合在髂前上棘连线前方。

(8)骨盆旋转：重心线落在臀裂的一侧。

(9)膝内、外翻：膝内翻时，膝关节向外侧凸起，两膝内侧不能并拢，像"O"形，俗称"O 型腿"；膝外翻时，小腿向外展，足踝不能并拢，像"X"形，俗称"X 型腿"(图1-3)。

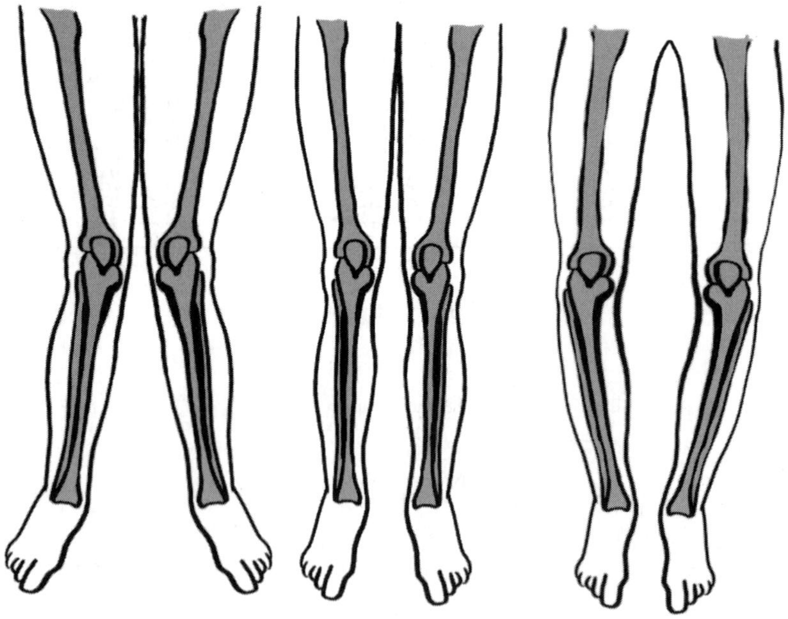

图1-3　膝外翻、正常与膝内翻

(10)扁平足(平足)：可见足内侧纵弓变低或缺如、跟骨外翻、下肢负重线(股骨头中点、髌骨中点及第1、2 趾间趾蹼成一直线)内移。

(11)空凹足(高足)：可见足内侧纵弓异常高，跟骨后旋。

七、日常生活活动能力评定

日常生活活动能力，即 ADL，是指一个人为了满足日常生活需要而每天进行的必要的活动。ADL 可以分为基础性日常生活活动能力（BADL）和工具性日常生活活动能力（IADL）。

（一）基础性日常生活活动

基础性日常生活活动指人维持最基本的生存、生活需要所必需的每日反复进行的活动，包括自理和功能性活动两类。自理包括进食、梳妆、洗漱、洗澡、如厕、穿衣等。功能性活动包括翻身、起坐、转移、行走、驱动轮椅、上下楼梯等。

（二）工具性日常生活活动

工具性日常生活活动指人需要使用一些工具完成的日常生活活动，包括打电话、购物、做饭、打扫卫生、洗衣服、使用交通工具等。

日常生活活动常用 Barthel 指数、功能独立性测量等进行量化评定。

（三）Barthel 指数评定

Barthel 指数包括 10 项内容，根据是否需要帮助及其帮助程度分为 0、5、10、15 分四个功能等级，总分为 100 分。得分越高，表明独立性越强，依赖性越小。60 分以上提示患者生活基本可以自理，60～40 分者生活需要帮助，40～20 分者生活需要很大帮助，20 分以下者生活完全需要帮助。Barthel 指数 40 分以上者康复治疗的效益最大。

（四）功能独立性测量

功能独立性测量（FIM）在反映残疾水平或需要帮助的量的方式上比 Barthel 指数更详细、更精确，是分析判断康复疗效的一个有力指标。FIM 不但评定由于运动机能损伤而致的 ADL 能力障碍，而且也评定认知功能障碍对于日常生活的影响。FIM 包括 6 个方面，共 18 项。评分采用 7 分制，即每一项最高分为 7 分，最低分为 1 分。总积分最高分为 126 分；最低分 18 分。FIM 评分标准如下。

1. 独立

（1）完全独立（7 分）：构成活动的所有作业均能规范、完全地完成，不需修改和辅助设备或用品，并在合理的时间内完成。

（2）有条件的独立（6 分）：具有下列一项或几项。活动中需要辅助设备；活动需要比正常长的时间；或有安全方面的考虑。

2. 有条件的依赖

（1）监护和准备（5 分）：者所需的帮助只限于备用、提示或劝告，帮助者和患者之间没有身体的接触或帮助者仅需要帮助准备必需用品；或帮助带上矫形器。

（2）少量身体接触的帮助（4 分）：患者所需的帮助只限于轻轻接触，自己能付出 75% 或以上的努力。

（3）中度身体接触的帮助（3 分）：患者需要中度的帮助，自己能付出 50%～75% 的努力。

3. 完全依赖

（1）大量身体接触的帮助（2 分）：患者付出的努力小于 50%，但大于 25%。

（2）完全依赖（1 分）：患者付出的努力小于 25%。

126 分＝完全独立；108 分～125 分＝基本独立；90～107 分＝有条件的独立或极轻度依赖；72～89 分轻度依赖；54～71 分中度依赖；36～53 分＝重度依赖；19～35 分＝极重度依赖；18 分＝完全依赖。

八、神经功能检查

骨关节伤病，由于伤病直接损害或者间接压迫，可能引起神经损伤，损伤神经多为脊神经或周围神经，可以表现为感觉功能障碍、运动功能障碍甚至姿势异常。所以神经功能检查对于临床也十分重要，检查方法有：体格检查、辅助检查等。

（一）体格检查

体格检查包括视触叩听，骨关节伤病的体格检查主要是视诊、触诊，这是判断骨病和神经损伤的基础。视诊如望体表征象、身体姿势、体态、步态、运动等；触诊如感觉功能检查、肌力检查、肌张力检查、关节活动度检查、神经反射检查等。下面是一些神经损伤的特殊检查方法（表1-1～表1-3）。

表1-1　颈部特殊检查

项目	方法	意义
椎间孔挤压试验	患者头转向患侧并稍屈曲，检查者左手掌置于患者头顶，右手轻叩击掌背，患肢出现放射性疼痛或麻木感时，即为阳性	有神经根性损害，见于神经根型颈椎病
脊神经根张力试验	患者坐位，检查者一手将患者头部推向健侧，另一手握住患者腕部并向下牵引，如出现患肢的麻木疼痛即为阳性	神经根型颈椎病、臂丛损伤或前斜角肌综合征
椎间孔分离试验	患者正坐位，检查者两手分别托住患者下颌和枕部，向上牵拉。如患者能感到颈部和上肢疼痛减轻，即为阳性	神经根刺激

表1-2　胸腰部特殊检查

项目	方法	意义
直腿抬高试验	患者仰卧位，检查者一手握住患侧足跟，另一手保持膝关节伸直，抬高患肢至患者疼痛，并记录其角度，在30°～70°出现坐骨神经的放射性疼为阳性	腰椎间盘突出症
直腿抬高加强试验	直腿抬高试验出现疼痛时，缓慢放低患肢高度，待放射性痛消失后再将踝关节被动屈曲，如再度出现放射性疼痛，即为阳性	腰椎间盘突出症
鞠躬试验	患者站立，做鞠躬动作出现患肢后侧的放射性疼痛即为阳性	坐骨神经受压
屈颈试验	患者仰卧位，检查者一手按其胸前，一手置其枕后，屈其颈部，若出现腰部及患肢后侧放射性疼痛则为阳性	坐骨神经受压
股神经牵拉试验	患者俯卧位，健侧下肢自然伸直，患侧膝关节伸直成，检查者一只手固定着患者的骨盆，另一只手握住患者小腿下端往上提，使髋关节处于过伸位，出现大腿前方疼痛则为阳性	L_3或L_4神经根受压

表 1-3　肢体特殊检查

<table>
<tr><th>项目</th><th colspan="2">方法</th><th>意义</th></tr>
<tr><td>直臂抬高试验</td><td colspan="2">患者取坐位或站立位，手臂伸直，检查者站在患者背后，一手扶其患侧肩，另一手握住患肢腕部并向外后上方抬起，以使臂丛神经受到牵拉，若患肢出现放射性疼痛即为阳性</td><td>颈神经根或臂丛神经受损</td></tr>
<tr><td rowspan="3">握拳试验</td><td rowspan="3">患手握拳</td><td>拇指与示指不能屈曲，中指屈曲不完全</td><td>正中神经损伤</td></tr>
<tr><td>小指与环指无能力屈曲</td><td>尺神经损伤</td></tr>
<tr><td>拇指不能与其余四指相对，只能靠在示指的挠侧，腕关节不能背伸而是垂腕更加明显</td><td>桡神经损伤</td></tr>
<tr><td>花托试验</td><td colspan="2">患手五指不能汇拢呈花托状，故不能托起一只水杯</td><td>尺神经损伤</td></tr>
<tr><td>屈腕试验</td><td colspan="2">将腕掌屈时压迫正中神经 1 ~ 2 min 。若手掌侧麻木感加重，疼痛痛加剧并放射示指、中指，即为试验阳性</td><td>腕管综合征</td></tr>
<tr><td>中指试验</td><td colspan="2">患者肘、腕及指间关节伸直，掌心向下。令其中指的掌指关节做背伸活动，检查者施以阻力。若在肘屈纹以下两横指处（即桡侧腕短伸肌的内侧缘处）有疼痛，则为阳性</td><td>腕管综合征</td></tr>
<tr><td>单足独立试验</td><td colspan="2">患者背向检查者，健侧屈髋屈膝上提，用患肢站立，如健侧骨盆及臀横纹下降即为阳性</td><td>臀中、小肌麻痹，髋关节脱位及陈旧性股骨颈骨折或发育性髋关节脱位</td></tr>
</table>

（二）辅助检查

辅助检查包括腰椎穿刺、超声检查、X 射线检查、CT 检查、核磁共振检查等。超声检查可以确定神经的形态及连续性，判断是否发生损伤；X 射线检查、CT 检查、核磁共振检查可以评估损伤区域的骨性病变、神经卡压等。另外，神经电生理检查如脑电图、肌电图等也是重要的神经检查方法。

九、肢体长度及周径测量

（一）肢体长度的测量

1. 上肢全长度　测量从肩峰至桡骨茎突或中指指尖的距离。

2. 下肢全长度　骨性长度，测量从髂前上棘至内踝下尖的距离；表面长度，测量从脐至内踝下尖的距离。

注意：测量时将双上肢放在对称位置；用同一骨性标志测量；选择骨突点并做出标记；避免皮肤移动影响测量结果。

（二）肢体周径的测量

选择骨突点明显处为标志，双侧均以此骨突点上或下相同位置测量其周径，并作对比。

1. 上肢周径测量　一般上臂可在肩峰下 15 cm 处测量；前臂可在尺骨鹰嘴下 10 cm 处测量。

2. 下肢周径测量　一般大腿可在髂前上棘下 20 cm 处测量或者髌骨上缘上 10 ~ 15 cm 处测量；小腿可在胫骨结节下 15 cm 处测量，或者髌骨下缘下 10 ~ 15 cm 处测量。

3. 其他:脊神经不同节段受损时,在相应的神经支配的肌肉处测量周径。

(三)残肢评定

理想残肢要求残肢有一定的长度,残肢呈圆柱状,无畸形,关节活动、肌力、软组织条件良好,无疼痛,残肢端可以负重等。残肢评定包括残肢长度、皮肤情况、残肢畸形、肌力等。

1. 残肢长度　残肢长度对假肢种类选择、残肢对假肢的控制力、悬吊力、稳定性、步态和代偿能力等有直接影响。

(1)上肢残肢:上肢按照残肢长短可以分为长、中、短 3 种。

上肢长残肢:残肢长度相当于上肢长度的 90%;

上肢中残肢:残肢长度相当于上肢长度的 50% ~90%;

上肢短残肢:残肢长度小于上肢长度的 50%。

(2)下肢残肢:理想的膝上截肢从坐骨结节至残端长度为 25 cm 左右,膝下截肢从胫骨平台内侧至残端长度为 15 cm 左右。

2. 皮肤情况　检查残端皮肤有无感染、溃疡、窦道、疤痕粘连等。

3. 残肢畸形　有畸形可导致假肢负重力线不良,假肢接受腔不合适,进而导致患者步态异常。

4. 残端形状　圆柱形残端属于理想残端,可以减少残端因血液循环差而发生的一系列并发症。

5. 关节活动度　评定髋膝等残存关节 ROM,关节有无挛缩等。

6. 肌力检查　全身肌及患肢肌肌力,尤其是维持战立、行走的主要肌群,主要肌力小于 3 级,不宜装配假肢。

7. 神经瘤情况　检查有无神经瘤,以及其生长部位、数量、大小、疼痛程度等,必要时手术切除后,才能装配假肢。

8. 皮肤过敏试验　将截肢后安装假肢需要的材料直接与皮肤接触(如腹部、四肢内侧等敏感皮肤处)48 h,如果出现红肿、水泡、瘙痒等过敏症状,禁止使用此材料。

第三节　康复治疗

康复治疗是骨关节伤病治疗中重要的组成部分,是恢复各种功能必不可少的手段,是手术或非手术治疗的延续。主要通过预防功能障碍、促进功能恢复、进行功能代偿或代替,达到恢复运动系统功能的目的。

一、康复治疗原则

康复治疗须遵循以下原则

1. 早期介入　康复的介入越早越好,从临床早期开始,提高临床康复意识。早期康复不仅能改善异常姿势和运动,抑制异常反射,还可防止肌腱挛缩和骨关节畸形等继发症,达到正常化或减轻致残程度的效果。

2. 功能训练　骨关节伤病主要表现就是运动功能障碍,康复治疗主要内容也就是功能训练,如肌力训练、肌张力训练、平衡与协调训练、关节活动训练、日常生活活动训练等。

3. 整体康复　骨关节伤病不仅仅损伤局部的运动功能,还包括全身的各项机能。因此,康复方式包括运动疗法、作业疗法、物理因子治疗,中医针灸、推拿、艾灸及药物辅助治疗等,形成科学、高效、特色鲜明的康复治疗体系。

4. 持之以恒　康复是一个长期、复杂的过程,仅靠治疗师每天 1 ~2 h 的训练不可能解决全部问题，为保证患者得到切实有效的康复，必须让患者学会并坚持部分常用的康复方法，必须持之以恒，切忌中断。

二、康复治疗作用

骨关节伤病往往病程较长，常因运动受限，发生失用性肌萎缩、肌张力降低、骨质脱钙、关节僵硬甚至挛缩，严重时遗留残疾；如果长期卧床还会产生很多并发症，如血栓形成、坠积性肺炎、便秘、尿路感染、尿路结石等；久病可使患者精神抑郁、思想负担重、悲观等。这些均需要进行及时合理的康复才能得到改善。骨关节伤病康复具有如下作用：①促进局部血液、淋巴循环，有助于钙离子沉积与骨化，促进骨愈合，防止骨质疏松等；②维持一定的肌肉收缩运动，防止失用性肌萎缩；③关节运动能牵伸关节囊及韧带，防止其缩短，促进关节内润滑液的分泌与循环，可预防关节内粘连；④促进局部血肿及渗出液的吸收，减轻水肿与粘连；⑤改善病人情绪，增强新陈代谢，改善呼吸、循环、消化功能，防止并发症的发生。

三、适应证和禁忌证

（一）适应证

稳定性骨折、肌肉损伤、肌腱损伤、韧带损伤、软组织损伤、关节软骨损伤、关节炎、颈椎病、腰椎病、肩周炎、关节置换术后、手外伤等。

（二）禁忌证

不稳定性骨折、全身情况差、心肺功能不全的年迈者、有急性感染病灶者、有严重骨质疏松者、不配合康复训练者、意识障碍者等。

四、康复治疗方法

骨关节伤病康复主要目的是恢复关节功能，采取的方法主要有：运动疗法、作业疗法、物理因子治疗、康复辅助器具及假肢的应用、中国传统康复疗法等。

（一）运动疗法

1. 关节活动技术　关节活动技术是维持和改善关节活动的常用训练方法，根据患者的参与程度和辅助程度，可分为主动运动、主动助力运动和被动运动。

（1）主动运动：患者主动用力收缩完成的关节运动，以维持或增加关节活动范围。主要用于治疗和防止关节周围软组织挛缩与粘连，保持和增加关节活动度。根据关节活动受限的方向和程度，设计一些有针对性的动作，可以个人练习，也可以把有相同关节活动障碍的患者分组集体练习。最常用的是各种徒手体操。

（2）主动助力运动：在外力辅助下，患者主动收缩肌肉完成的运动。助力可由治疗师、患者健肢、器械、引力或水的浮力提供。这种运动常是由被动运动向主动运动过渡的形式，其目的是逐步增强肌力，建立协调动作模式。

（3）被动运动：根据力量来源不同分为两种。一是由经过专门培训的治疗师完成的被动运动；二是借助外力或器具由患者自己完成的被动运动。被动运动可保持肌肉的生理长度和张力，维护关节正常形态和功能，维持关节的正常的活动范围，特别对于治疗轻度关节粘连，是不可缺少的方法之一；而对于肌肉瘫痪的患者，在神经功能恢复前进行关节的被动运动，可以起到维持关节正常活动度的目的。

2. 关节松动技术　关节松动技术属被动运动范畴，是治疗师在关节可动范围内完成的一种针对性很强的手法操作技术,在操作时选择关节的生理运动和附属运动作为治疗手段。关节松动技术的一个最大特点是对治疗师施加的手法进行分级。这种分级具有一定的客观性,使治疗师在工作中有比较一致的共同语言,不仅可以用于记录治疗结果,比较不同级别手法的疗效,也可以用于临床研究。手法分级中以澳大利亚麦特兰德(Maitland)的4级分法比较完善,应用较广(图1-4)。

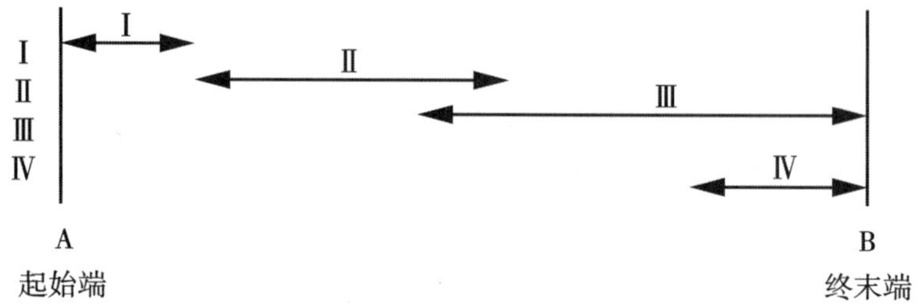

图1-4 关节松动技术手法分级

Ⅰ级:治疗师在患者关节活动的起始端,小范围、节律性地来回松动关节。

Ⅱ级:治疗师在患者关节活动允许范围内,大范围、节律性地来回松动关节,但未接触关节活动的起始和终末端。

Ⅲ级:治疗师在患者关节活动允许范围内,大范围、节律性地来回松动关节,每次均接触到关节活动的终末端,并能感觉到关节周围软组织的紧张。

Ⅳ级:治疗师在患者关节活动的终末端,小范围、节律性地来回松动关节,每次均接触到关节活动的终末端,并能感觉到关节周围软组织的紧张。

3. 肌力训练技术

肌力训练原则:①抗阻训练原则:训练中施加阻力是增强肌力的重要因素,阻力来源于肌肉本身的重量、肌肉在移动过程中所受到的障碍、外加的阻力等,适用于肌力3级以上的患者(2级肌力也可以在减重状态下抗轻微阻力)。②超量恢复原则:要引起一定的适度疲劳,但又要避免过度训练,每天一次或隔天一次。

肌力训练方法:可以基于肌力评定下的训练方法选择,也可以根据肌肉收缩方式选择训练方法,采用等长训练等张训练或等速训练。

(1)传递神经冲动训练

适应证 肌力0~1级。

训练方法 引导患者主观努力,竭力以意念引发瘫痪肌肉的主动收缩。此时患者大脑皮层运动区发放的神经冲动,通过脊髓前角细胞向外周传递,使瘫痪肌肉逐渐恢复功能。

(2)助力训练

适应证 肌力1~3级,注意随肌力恢复不断调整方向和辅助量。

训练方法 ①徒手辅助主动运动:利用治疗师的手法,不借助任何仪器设备,不受任何条件的限制,效果很好。②悬吊训练:指利用绳索、挂钩、滑轮等简单装置,将肢体悬吊起来,以减轻自身重量,在水平面上进行训练。最大优点是大大节省治疗师的体力消耗。在悬吊装置下,可利用变化的体位和不同位置的滑轮、挂钩等设计出各种各样的训练方法。③滑面上辅助主动运动:在光滑的板面上利用小滑车或石粉等方法,减少肢体与滑板之间的摩擦力,进行滑面的辅助训练;也可通过垫毛巾或加大滑板的倾斜度等方法,加大摩擦力在滑板上做滑动训练,此训练是在肢体克服一定阻力下进行的,训练难度高于徒手辅助主动运动和悬吊式训练法。④滑车重锤的主动运动:不适宜于肘关节等小关节。⑤浮力助力训练:在水中运动,可利用水对肢体的浮力或漂浮物,以减轻肢体重力的影响而运动。

(3)主动训练

适应证　肌力达3级以上。

训练方法　通过患者主动的肌肉收缩来完成运动的一种训练方法,运动时既不需要助力也不用克服外来阻力。训练中应取正确的体位和姿势,将肢体置于抗重力位,防止代偿运动。

(4)抗阻训练

适应证　肌力已达到4级或5级。

训练方法　在肌肉收缩过程中,施加适当或渐进阻力来完成运动的一种训练方法。抗阻训练对增强肌力最为有效。①徒手抗阻训练:固定肩关节,在手腕附近施加阻力,令患者做肘关节屈伸或前臂旋转动作,阻力方向与运动方向相反,应根据患者实际情况,施加阻力的部位与力量应适当变化,要缓慢,完成一次动作2~3 s。对骨折患者,特别要注意施加阻力的部位,保护骨折固定的部分,阻力不可过大,以免影响恢复。②加重物抗阻力训练:手拿重物或把重物系在肢体远端进行练习。③重锤与滑车抗阻训练:此方法用重锤做阻力,用滑车改变力的房间,牵引力方向与肢体体成90°,使肌肉产生最大力量。④水中抗阻力主动训练:水的浮力可协助运动,对抗水浮力的运动则属于抗阻训练。

(5)等长训练

适应证　2~5级肌力。

训练方法　有徒手等长运动、肌肉固定练习、利用器具等几种方法。等长肌力训练遵循TENS法则,即每次等长收缩持续10 s,休息10 s,重复10次收缩为一组训练,每次训练做10组训练。

多角度等长收缩训练:是在整个肘关节活动范围内,每隔20°做一组等长收缩,此方法的优点是可以克服等长训练的角度特异性,扩大等长收缩练习的作用范围。也可利用此练习在疼痛弧两端进行等长训练,避开疼痛弧。

(6)等张训练

适应证　3~5级肌力。

训练方法　该法是直接或通过滑轮举起重物的训练。如手持哑铃或绑缚沙袋做肘关节屈伸或前臂旋转。阻力可以选择适当阻力或者渐进阻力。

(7)等速运动　是指运动速度恒定而阻力(顺应性)可变。一旦运动速度设定,不管患者用多大的力量,肢体的运动速度(角速度)保持不变,患者的主观用力只能使肌肉张力增加,力矩输出增加,而不改变运动的速度。

4.牵伸技术　牵伸技术是运用外力(人工或机械或电动等)牵伸组织,使其延长,做轻微超过组织张力和关节活动范围的运动,通过肌肉牵伸,可以使挛缩组织重新获得延展性、降低肌张力、缓解疼痛、改善或恢复关节活动度。

(1)被动牵伸

手法牵伸:是治疗师徒手对粘连组织及活动受限关节进行牵伸,通过控制牵伸参数,来消除组织紧张、增加挛缩组织的长度和改善关节活动范围。

机械牵伸:由于手法牵伸的局限性,临床常借助机械装置来持续增加小强度的外部力量,较长时间作用于挛缩组织,提高疗效。牵伸时间至少20 min,甚至数小时。

自我牵伸:是指患者为扩大关节活动范围,自己将身体部位移动至某一位置所进行的一种肌肉伸展性训练,利用自身重量、体位改变和肢体运动等为动力,牵伸强度和持续时间大体与手法牵伸相同。

(2)主动抑制:为使牵伸的阻力最小化,在肌肉牵伸前嘱患者有意识地主动放松该肌肉,使肌肉收缩受到自己人为的抑制,此法称主动抑制。该技术只能放松肌肉组织中具有收缩性的结构,对结缔组织没有作用。

5. 关节牵引　牵引疗法是指运用作用力与反作用力的力学原理，通过手法、器械或电动装置产生的外力，作用于人体脊柱或四肢关节，使关节面发生一定的分离、关节周围软组织得到适当的牵伸，从而达到治疗目的的一种方法。临床分类有不同的标准。①根据治疗部位分类：脊柱牵引、四肢关节牵引。②根据牵引时患者体位分类：坐位牵引、卧位牵引。③根据牵引力来源分类：滑车牵引、自我牵引、徒手牵引、电动牵引。④根据牵引的时间长短分类：长时间牵引、短时间牵引。⑤根据牵引力作用的连续性分类：持续牵引、间歇牵引。

6. 麦肯基技术　麦肯基技术是新西兰物理治疗师 Rohin McKenzie 先生创立的一种应用脊柱力学治疗颈腰疾患的康复治疗技术。

麦肯基技术的核心理念是患者自我治疗、防治并重、主动训练、有效牵伸、反复训练。自我治疗力量远比治疗师治疗力量（如松动术、手法、牵引、按摩等）更大，重治疗也重预防。

麦肯基技术治疗的疾病为脊柱源性疾病。脊柱源性疾病可以分为 3 类：姿势综合征、功能不良综合征、移位综合征，治疗方法主要为改变和保持姿势、反复运动、肌肉牵伸、移位复位、锻炼巩固、注意预防等。

7. PNF 技术　PNF 技术又称为本体感觉神经肌肉促进技术，属于神经促通技术，是利用肌肉牵伸、关节牵引、关节压缩、施加阻力等本体刺激，运用螺旋对角线运动模式以促进运动功能恢复的一种治疗技术。此技术最初主要用于瘫痪病人的康复，后来证明可以治疗因肌力、耐力、运动控制、平衡等障碍的患者，如脊髓损伤、脑血管意外、骨关节伤病、周围神经损伤、疼痛、软组织粘连等。甚至 PNF 也可用于正常人和运动员中，其作用主要有减轻疼痛、减轻疲劳，增强肌力、耐力，增强柔韧性、协调性，增强运动控制等。

（1）运动模式：PNF 技术采用的运动模式为复合的螺旋对角线运动，身体每一主要部位都有两种对角线运动模式（D1、D2），每个运动模式有 3 种成分：屈伸、外展内收和内外旋，每一模式根据运动的方向和结束的位置进行命名，某一模式的结束位置便是其拮抗肌模式的起始位置。运动模式的命名为 6 个序列分布的大写字母和数字。第一位代表单双侧：U 代表单侧，B 代表双侧，不写 U 也可理解为双侧。第二位 D 代表对角螺旋形，如双侧时第一位不写，D 即为第一位，以下同。第三位为数字，1 代表 1 型，2 代表 2 型。第四位代表屈伸：E 代表伸，F 代表屈。第五、六位代表上下肢：UE 代表上肢，LE 代表下肢。

例如，①UD1FUE：上肢屈曲、内收、外旋、腕掌屈、桡侧偏，功能活动如进食时手指伸到嘴边，脱套头衫等。②UD1FLE：下肢屈曲、内收、外旋、足背屈、足外翻，功能活动如用足内侧踢足球。

（2）基本技术：手法接触（MC）、最大阻力（MR）、时间顺序的强调（TE）、节律性发动（RI）、节律性稳定（RS）、重复收缩（RC）、保持—放松（HR）、收缩—放松（CR）、慢逆转（SR）、慢逆转—保持（SRH）、慢逆转—保持—放松（SRHR）等。

（3）注意事项：①治疗师体位，指治疗师采用的基本体位是箭步，即前脚与运动方向平行放置，膝关节微屈曲，后脚与前脚垂直呈 90°，给予稳定的支撑。身体应尽可能接近病人，背部尽可能直立，尽量利用体重来增加阻力和进行牵伸或挤压。②本体感觉输入刺激：本体感觉主要有牵张、阻力、震颤、挤压、牵引、滚动、手法接触等。③视听刺激：口令可刺激患者的主动运动，提高动作完成质量：当要求最大运动反应时，可以给予高声命令；鼓励进行平衡运动时，应采用柔声细语；口令应简短明了。视觉可以引导正确运动方向，令患者的眼睛注视肢体运动方向，可以使动作更容易完成，有助于动作的发展与协调。

（二）作业疗法

作业疗法是选用有目的的、有选择的作业活动，对于骨关节伤病所导致的功能障碍或残疾、生活能力障碍或职业能力障碍的患者进行治疗和训练，使其恢复、改善和增强生活能力、学习能力和劳动能力。

作业治疗的模式应该是以重建生活为本，集身体功能、生活能力、幸福生活为一体的，高层次的、方向性的康复模式，在促进身体基本功能康复的基础上，尽量选用贴近生活的实用的作业训练方法，将骨与关节功能训练转化为生活技能、工作技能训练，将适应和代偿引入康复，调节个人生活目标和他人期望，进入新的社会角色，形成新的生活方式。

骨关节伤病的康复主要选择的作业治疗为治疗性功能训练：运动方面，如运动的协调性、灵活性、肌张力、肌力、耐力、关节柔韧性等的训练；感知方面如本位感觉或运动觉、触压觉等能力的训练；矫形器等辅助器具的配置和使用活动训练、假肢的使用活动训练等。

（三）物理因子治疗

物理因子治疗涉及临床各科、适应病种繁多，对骨关节伤病的治疗作用可概括为：抗炎消肿、解痉镇痛、促进组织再生、促进疤痕软化、抗肌肉萎缩等。骨关节、软组织损伤都可根据病情选用不同的物理因子疗法给予治疗，大多能收到良好的效果。但骨关节结核，骨关节、椎管及软组织肿瘤慎用。常用方法有：

1. 消炎、消肿与止痛

（1）超短波疗法、短波疗法：这类高频电疗消炎、消肿作用显著，有明显的改善血液循环作用，可以加强组织的供氧和营养，减少渗出，促进致炎、致痛物质的排出，利于充血的消退、水肿的吸收。

（2）脉冲中频电流疗法：包括干扰电流疗法、间动电流疗法、超刺激电流疗法及低频调制等，这类中、低频电疗可改善局部血液循环、促进淋巴回流，因而可以消炎、消肿。

（3）紫外线疗法：紫外线照射引起红斑反应，能促进局部血液循环，改善营养和代谢状况，使病理炎性和致痛性化学介质的清除力加强，水肿渗出易于消散。

（4）磁疗：磁场能够使局部血液循环加强，促进渗出物吸收，对水肿或血肿的消退作用明显。可以酌情选用磁片贴敷、交变电磁疗、旋磁疗或频脉冲磁疗等，应注意磁场强度的高低，以防副作用发生。

2. 缓解疼痛、软化瘢痕、缓解痉挛

（1）直流电药物离子导入：是使用直流电将药物离子通过皮肤、黏膜或伤口导入体内进行治疗的方法。如镇痛麻醉药物利多卡因导入有明显的止痛作用，还可以缓解肌肉痉挛和降低纤维结缔组织张力，进一步缓解疼痛；碘离子透入，利用直流电和碘的作用，使水分向瘢痕、粘连组织集中，可使组织蛋白吸水膨胀变软、瘢痕软化、粘连松解。

（2）短波疗法、微波疗法、分米波疗法：这类高频电疗的温热效应明显，作用部位较深，能够降低骨骼肌、纤维结缔组织的张力，缓解肌肉痉挛，使肌腱、韧带、关节囊等组织的伸展性增大。

（3）红外线疗法、蜡疗：红外线疗法的热作用主要在皮肤的浅层，可通过神经反射和体液机制使肌肉和皮下组织升温，因此具有明显的缓解痉挛和降低纤维结缔组织张力的作用；蜡疗的温热作用与其机械压迫作用相伴随，可以缓解肌肉痉挛。

（4）水疗：利用热水温热刺激、动水的机械作用和水的浮力降低肌肉张力、缓解痉挛、松解粘连和软化瘢痕，从而促进肌肉、关节及肢体功能障碍的康复。常用的水疗法如下。①漩涡浴的特点是浴槽内的水呈漩涡样流动，涡流作用于人体是一种很好的按摩。而且水疗时治疗师可在浴槽旁指导病人在水中运动。②运动浴又称水中训练，对肢体运动功能障碍的康复较漩涡浴更有利。

（5）超声波疗法：超声波是一种机械振动波，对局部组织细胞有微小按摩作用、继发热作用及理化作用，可增强渗透、改善血液循环和组织营养，使坚硬的结缔组织伸展、变长，软化瘢痕，达到松解粘连、缓解挛缩、改善运动的目的。

（6）音频电疗：音频电流可以刺激粘连的纤维组织，包括神经纤维、肌纤维及结缔组织等，使其活动而逐渐松解；同时音频电流能够促进局部的血液循环，改善其营养、代谢，从而使粘连松解、瘢痕软化。

(7)低、中频脉冲电刺激疗法：适当的低频脉冲或中频脉冲电刺激病变的神经、肌肉，可使之兴奋、发生收缩反应，这种节律性收缩运动可以促进病区的血液循环、改善肌肉营养、减少肌中蛋白消耗、防止肌肉大量失水和发生电解质、酶系统及收缩物质的破坏、抑制肌肉纤维化、防止肌纤维变短、变厚和硬化、延缓肌肉萎缩；同时电刺激肌肉可以增强肌力、矫治脊柱畸形等。

(四)辅助器具

康复辅具种类繁多，临床应根据评定结果选择合适辅具，辅具使用训练遵循必要原则和最小限度原则：能用简单的不用复杂的，能用自身力源的不用外部力源的，能用临时的不用永久的；另外还需要统筹兼顾、合理负担等。

骨关节伤病常用辅具主要有：助行器、矫形器、假肢等。下面仅介绍助行器。

助行器属于步行辅具，是辅助人体支撑体重，保持平衡和行走的工具。可以分担体重，减轻受累关节应力负荷，保护伤痛关节；扩大支撑面积，维持平衡；保证步行安全；增强肌力和耐力，对上肢伸肌及有关肌肉具有增强肌力作用和增强全身耐力的作用。

1. 分类

(1)助行杖：助行杖根据结构和使用方法，又可分为手杖、臂杖、腋杖、平台杖。

手杖：为一只手扶持以帮助行走的助行器，只承担约25%的体重，是症状较轻的下肢功能障碍患者的常用辅具。临床可分为单脚杖、多脚杖。使用者要求上肢和肩的肌力必须正常。

臂杖：轻便美观，活动较手杖自由，但稳定性差于腋杖。分为前臂支撑型和肱三头肌支撑型。

腋杖：腋杖支撑面积大、稳定性好，特别是侧方稳定性好，但携带不方便，易压迫腋窝神经和血管，常用于截瘫、截肢、下肢骨折或外伤较为严重者。可分为固定式和可调式。

平台杖：又称类风湿拐，是在腋杖上增加一个支持前臂的平台。适用于类风湿患者或前臂功能差的患者。

(2)助行架：①轻型助行架，又称讲坛架，适用于下肢单侧无力或截瘫需要较大支持者。②轮式助行架：有的前方两腿各有一个轮子，有的每条腿都有轮子。轮式助行架稳定性小，但灵活性好，省力，对上肢力要求不高，但要求在室内或平整的路面使用。③助行台：又称为前臂助行架或四轮式助行架，患者通过前臂托或台面支撑部分体重和保持身体平衡。适用于上下肢衰弱或不协调，上下肢均受累而不能通过腕关节和手负重的患者。

2. 助行器选择　选择助行器时，主要考虑以下几个方面：平衡能力、下肢承重能力、下肢肌力、步态和步行功能情况、上肢力量、手的握力，身高、体重、年龄、全身情况、疾病诊断、环境、生活方式、认知能力、应用步行辅助器的理由等。

3. 训练准备　首先综合评估，确定患者训练安全，选择合适的助行器，设计训练方案，然后开始训练。

4. 训练方法

(1)腋拐步行训练：包括拖地步、摆至步、摆过步、四点步、两点步、三点步。

1)拖地步：缓慢且不稳定，将左拐向前方伸出，再伸右拐或双拐同时向前方伸出，身体前倾，重量由腋拐支撑，双足同时向前拖移至拐脚附近(图1-5)。

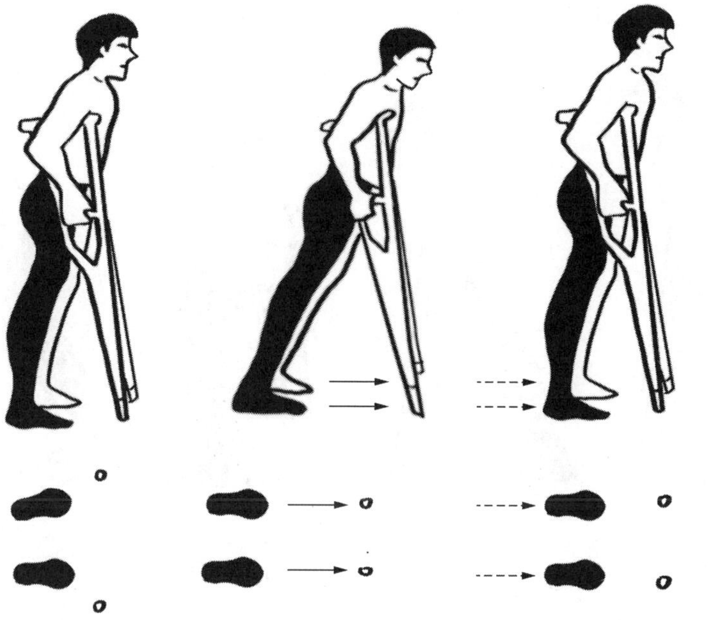

图 1-5　拖地步

2）摆至步：移动速度较快，采用此种步行方式可减少腰部及髋部肌群的用力。双侧拐杖同时向前方伸出，患者身体重心前移，利用上肢支撑力使双足离地，下肢同时摆动，双足在拐脚附近着地，适用于双下肢完全瘫痪而使下肢无法交替移动的患者（图 1-6）。

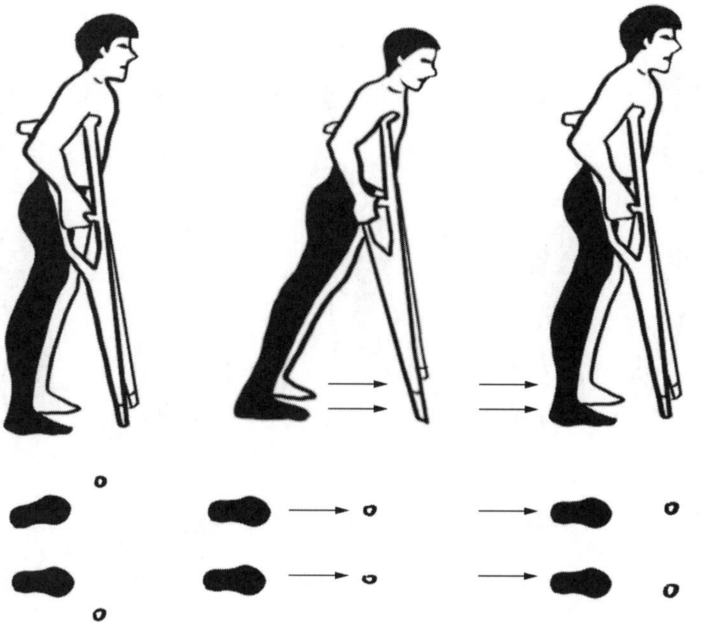

图 1-6　摆至步

3）摆过步：最快速的移动方式。双侧拐同时向前方伸出，患者用手支撑使身体重心前移，利用上肢支撑力使双足离地，下肢向前摆动，双足落在拐杖着地点连线的前方位置。开始训练时易出现膝关节屈曲，躯干前屈而跌倒，应加强保护，适用于路面宽阔、行人较少的场合，也适用于双下肢完全瘫痪、上肢肌力强壮的患者（图 1-7）。

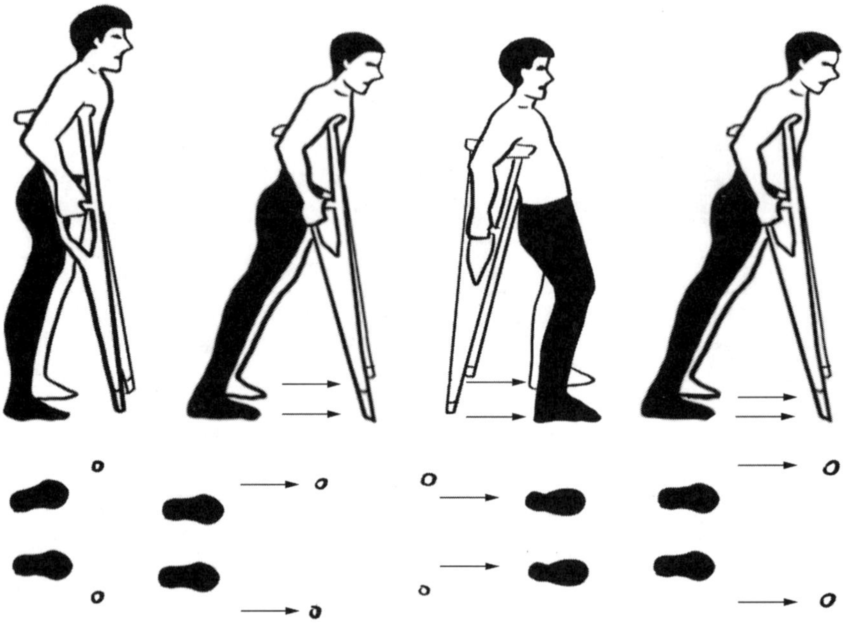

图 1-7　摆过步

4）四点步：稳定性好、安全而缓慢。每次仅移动一个点，始持四个点在地面，即左拐→右足→右拐→左足，如此反复进行。适用于骨盆上提肌肌力较好的双下肢运动障碍者、老人或下肢无力者（图 1-8）。

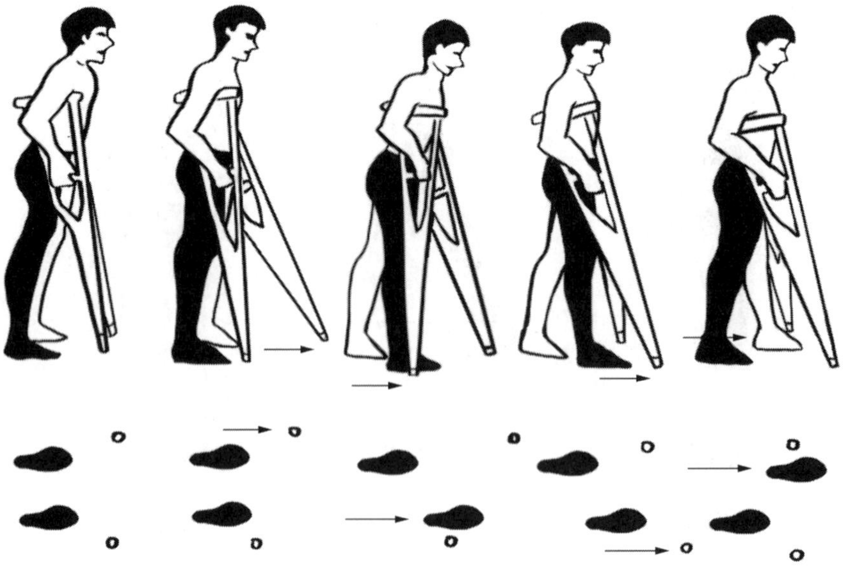

图 1-8　四点步

5）两点步：与正常步态基本接近、步行速度较快。一侧拐杖与对侧足同时伸出为第一着地点，然后另一侧拐杖与相对的另一侧足再向前伸出作为第二着地点。步行环境与摆过步相同。一侧下肢疼痛需要借助于拐杖减轻其负重，以减少疼痛的刺激；或是在掌握四点步行后练习（图 1-9）。

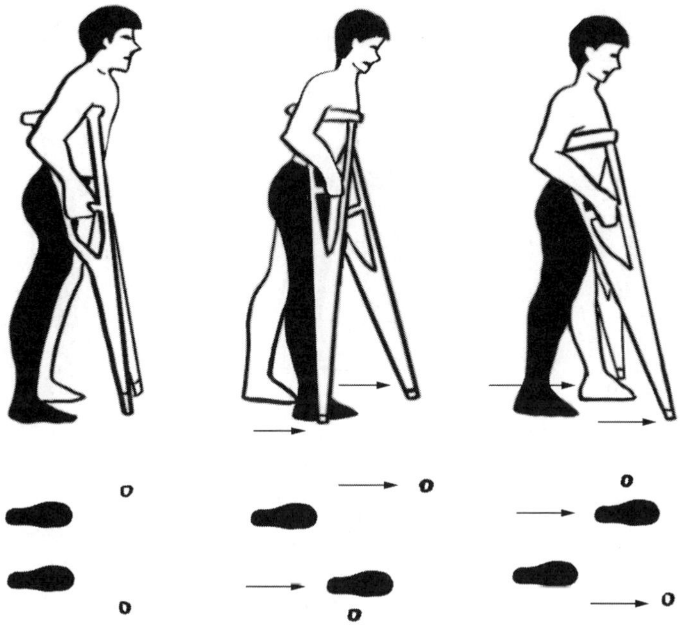

图 1-9　两点步

6）三点步：快速移动、稳定性良好。患侧下肢和双拐同时伸出，双拐先落地，健侧待三个点支撑后再向前迈出。适用于一侧下肢功能正常，能够负重，另一侧不能负重的患者。

（2）手杖步行训练：手杖三点步、手杖两点步。

1）手杖三点步：稳定性好。患者使用手杖时先伸出手杖，再迈患侧足，最后迈健侧足。除一些下肢运动障碍的患者常采用外，大部分偏瘫患者习惯采用此种步态。根据患者的基本情况，练习时按健侧足迈步的大小，又可分为后型、并列型和前型 3 种（图 1-10）。

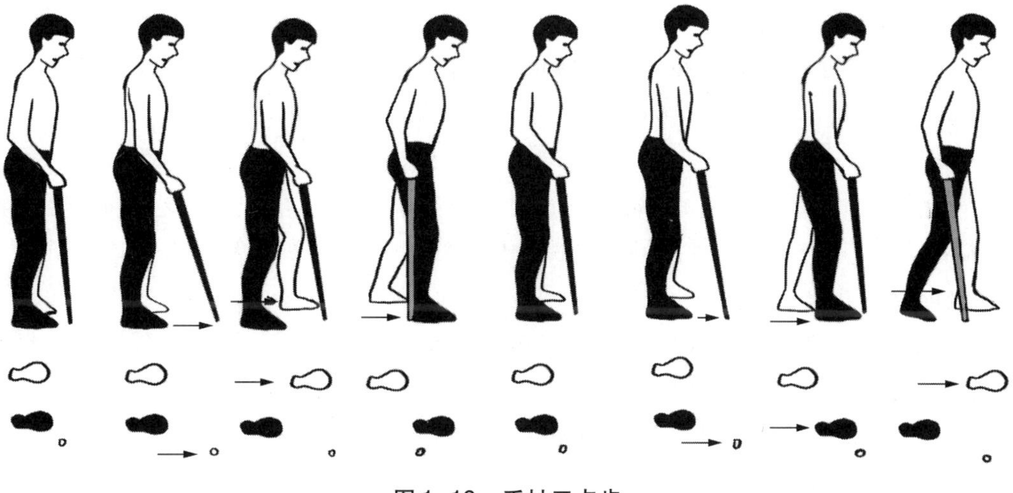

图 1-10　手杖三点步

2)手杖两点步:步行速度快,有较好的实用价值。手杖和患足同时伸出并支撑体重,再迈出健足。患者具有一定的平衡功能或较好地掌握三点步后,可进行两点步练习(图 1-11)。

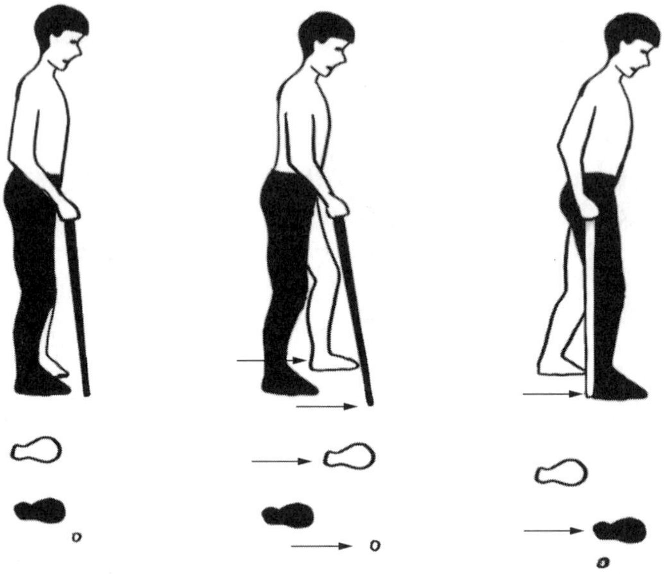

图 1-11　手杖两点步

5. 注意事项　①使用前应检查辅助器具各部位是否牢固,橡皮头及螺丝有无变形损坏,有无毛边、尖锐突出部分等。如有损坏,应立刻更换以保证安全性。②第一次使用必须有医护人员在旁协助与指导。③使用助行器时不可只穿袜子而不穿鞋,且应该避免穿拖鞋或高跟鞋。④行走前先站稳,必须确定助行器处于稳定状态,才能进行跨步。步伐不宜太大,眼睛向前看,不要向下看。往前跨步时,以到达助行器的一半为宜,太过向前容易导致重心不稳而发生跌倒。⑤进行性增加行走的活动量。⑥不宜长时间使用辅助器具,以免造成肌肉僵硬和关节挛缩。⑦在地面潮湿、光线不足及有障碍物等地行走时注意安全,以免滑倒或绊倒。⑧使用后检查皮肤是否有红肿或压迫的症状,如出现应停止使用。⑨患者及家属应了解器具的特点、使用范围及保养维护知识,定期进行检查、保养。⑩辅助器具使用具有阶段性。辅助器具是为了辅助、代偿弥补患者的残存功能,使其重新获得能力。所以当一个辅助器使用一段时间后,应根据患者身体的机能改变、身体发育变化,做必要的调整与更换。

(五)心理康复

骨关节伤病因为时间长,患者疼痛,影响运动、生活和工作,会出现很多心理问题,如紧张、恐惧、焦虑、忧郁、病态性依赖等,主要心理康复技术有支持性心理治疗、认知疗法、社会支持等。

(六)中国传统康复疗法

中国传统康复疗法是在中医理论指导下运用整体康复、康复预防、辨证康复观念,运用中药内服、针灸、推拿、刮痧、拔罐、中药贴敷或熏蒸、各种针法等治疗技术来达到预防、治疗、康复目的的康复治疗技术。中国传统康复疗法在骨关节伤病康复中有独特的优势。

(七)康复工程

康复工程是工程技术人员在有关工程理论和全面康复理念指导下,以各种工艺技术为手段,帮助残疾人最大限度地开发潜能,恢复其独立生活、学习、工作、回归社会、参与社会能力的科学。

国际标准化组织(ISO)在 1992 年颁布了国际标准 ISO-9999《残疾人辅助器具分类》(Technical

Aids for Disabled Persons-Clasification)，将残疾人辅助器具分为十大类：治疗和训练辅助器具，矫形器和假肢，生活自理及防护辅助器具，个人移动辅助器具，家务管理辅助器具，家庭及其他场所使用的家具及配件，通讯、信息及信号辅助器具，产品及物品管理辅助器具，环境改善辅助器具和设备、工具及机器，休闲娱乐辅助器具。

（八）饮食疗法

食疗，是在中医理论指导下利用食物的特性来调节机体功能，使其获得健康或防病治病的一种方法。食物不但有营养作用，能为人体提供生长发育和健康生存所需的各种营养素，还能疗疾祛病。食疗包括体质饮食宜忌、疾病饮食宜忌、自然环境饮食宜忌、饮食与药物配伍宜忌、药膳等。

本章小结

骨关节伤病是指与关节相关的骨骼、软骨、关节囊、肌肉、肌腱、韧带等结构，因为损伤、退化、畸形等原因，导致关节疼痛、肿胀、变形、功能障碍等表现的疾病。常见的外因有直接或间接暴力、肌肉拉力或劳损，或与年龄、体质、病理等有关，主要表现为局部症状：疼痛、肿胀、活动受限，可以伴畸形、肌肉痉挛或萎缩等，主要功能障碍为关节活动障碍、肌力、平衡、生活能力等下降。常用的康复评定方法有：关节活动度评定、肌力评定、感觉评定、平衡协调评定、步态分析、姿势评定、神经功能检查等，常用的治疗技术有运动疗法、作业疗法、物理因子疗法、辅助器具、心理康复、康复工程、饮食疗法等。

思考题

一、单选题

1. 下列中行走最快的是（　　）

A. 两点步　　B. 三点步　　C. 摆至步

D. 摆过步　　E. 四点步

2. 下列不属于骨关节伤病的外因为（　　）

A. 直接暴力　　B. 肌肉拉力　　C. 持续劳损

D. 解剖结构　　E. 间接暴力

3. 骨关节伤病患者进行异常姿势评定时，下列不正确的是（　　）

A. 头部倾斜：两耳孔连线不是水平线，倾斜侧耳垂到肩膀的距离小于对侧距离

B. 肩下垂：两肩在冠状面上不在同一水平

C. 骨盆旋转：重心线落在臀裂的一侧

D. 膝内、外翻：都是单侧的

E. 肩内旋时可见同侧腋下空虚，肘关节稍屈曲

4. 下列不属于浅感觉的是（　　）

A. 运动觉　　B. 触觉　　C. 痛觉

D. 压觉　　E. 温度觉

5. 下列属于复合感觉的是（　　）

A. 运动觉　　B. 触觉　　C. 震动觉

D. 两点辨别觉　　E. 压觉

6. 适合温度觉检查用的热水是（　　）

A. 40～45 ℃　　B. 30～35 ℃　　C. 50～55 ℃

D. 60～65 ℃　　E. 70～75 ℃

7. 下列不是 BADL 评定的内容的是(　　)

A. 进食、梳妆　　B. 转移、行走　　C. 洗澡、如厕

D. 购物、乘车　　E. 穿衣

8. 下列不是影响协调障碍的相关因素的是(　　)

A. 肌张力异常　　B. 关节活动范围减小　　C. 感觉障碍

D. 情绪　　E. 平衡障碍

9. 以下不属坐骨神经痛特殊检查的是(　　)

A. 椎间孔挤压试验　　B. 屈颈试验　　C. 直腿抬高试验

D. "4"字试验　　E. 鞠躬试验

10. 康复治疗的原则错误的是(　　)

A. 持之以恒　　B. 整体康复　　C. 被动训练

D. 早期介入　　E. 功能训练

11. 治疗师在患者关节活动允许范围内,大范围、节律性地来回松动关节,但未接触关节活动的起始和终末端,属于关节松动的几级手法(　　)

A. Ⅰ级　　B. Ⅱ级　　C. Ⅲ级

D. Ⅳ级　　E. Ⅴ级

12. 在肌肉牵伸前,嘱患者有意识地主动放松该肌肉,使肌肉收缩受到自己人为的抑制,属于(　　)

A. 手法牵伸　　B. 机械牵伸　　C. 自我牵伸

D. 主动抑制　　E. 被动牵伸

二、简答题

1. 简述骨关节伤病的临床表现。
2. 简述协调功能功能评定的常用方法。
3. 简述残肢评定的主要内容。
4. 试述 PNF 技术的运动模式。

(张永静)

第二章 骨关节运动学基础

★教学目标　①掌握：骨的组织学特性，关节的结构及关节的运动，杠杆力学。②熟悉：运动的生理学基础，肌肉生物力学，骨关节生物力学特点。③了解：骨的化学成分和物理特性。④具有运动生理学思维与素养，能理解并掌握骨关节运动学的基本概念。

第一节　骨与关节的结构

一、骨的组成

（一）骨的组织学特性

人体的骨骼系统具有保持人体外形、保护内脏器官和储存矿物质的作用。骨由骨膜、骨质和骨髓组成，此外，尚含有血管、淋巴管和神经等。

1. 骨膜　由致密结缔组织构成，除关节面外，骨的表面都覆有骨膜，骨膜含有丰富的神经和血管，对骨的营养生长、再生、修复和感觉有重要作用。骨膜包括骨内膜和骨外膜。骨外膜又分为外层的纤维层和内层的细胞层，纤维层内含大量血管、淋巴管和神经，起到营养骨组织、固定骨膜和韧带以及感受疼痛的作用；细胞层在胚胎期、出生后生长期主要为骨祖细胞，成年后多为成骨细胞，起到骨改建和骨折修复的作用。骨内膜主要含有骨被覆细胞，一种特殊的骨祖细胞，能分裂分化或转变为成骨细胞。骨外膜的内层与骨内膜一起在骨的形成、生长发育过程中起重要作用，能产生新骨质和破坏旧骨质，在创伤修复中功能活跃。

2. 骨质　骨质由骨组织构成，按结构可分为密质和松质。骨密质质地致密，耐压性较大，主要起机械保护和支持作用，有助于长骨负重。数层不甚规则的骨板形成大量针状或片状骨小梁，称为骨松质。骨小梁由若干层排列不十分规则的骨板组成，其排列与骨所承受的压力和张力的方向一致，因而能承受较大的重量。骨小梁是红骨的储存地，也是成人唯一的造血场所，小梁之间的网眼内充满骨髓、神经和血管。

3. 骨髓　分为红骨髓和黄骨髓两种，位于骨髓腔、松质骨间隙内。红骨髓有造血功能，在5岁后，长骨骨干内的红骨髓被黄色脂肪组织代替，称为黄骨髓，失去造血能力；但在椎骨、髂骨、肋骨、胸骨及股骨的近端松质骨内，终身为红骨髓。此外，在慢性失血过多、重度贫血时，黄骨髓可转化成有造血功能的红骨髓。

（二）骨的化学成分和物理特性

骨由有机质和无机质两大部分构成。有机质主要是由骨胶原纤维束和黏多糖蛋白等构成，主要构成骨的支架，并使骨有一定的弹性和韧性，约占骨重的1/3，而无机质主要是碱性磷酸钙，使骨坚硬挺实，约占骨重的2/3。这两种成分的比例，随年龄的增长而发生变化，从而决定着骨的物理性质。幼儿的骨有机质和无机质约各占一半，故弹性较大，柔软，易变形，在外力作用下不易发生骨折或折而不断，称青枝骨折。成年人骨有机质和无机质的比例约为3∶7，骨质坚韧，具有很大的硬度和相当的弹性。老年人的骨无机质相对较多，但因激素水平下降，影响钙磷的吸收和沉积，骨质易出现多孔性，骨组织的总量减少，表现为骨质疏松，故脆性较大而易发生骨折。

二、关节的结构

骨与骨之间借纤维组织、软骨或骨相连，称为关节或骨连结。骨骼系统的骨以不同的方式互相连结，按照骨连结的方式不同，可分为两种类型，即直接连结、间接连结两大类。

（一）直接连结

直接连结较牢固，不活动或少许活动，这种连结可分为纤维连结、软骨连结和骨性结合。

1. 纤维连结　骨与骨之间借致密结缔组织直接连接的骨连接方式。骨之间无间隙，连结比较稳固，因而活动很少或者不能活动，所以又叫不动关节，各块头颅骨之间的连结就属于不动关节。根据骨间的连接组织不同，分为韧带连结和缝。

（1）韧带连结：当两骨间距较宽，两骨间借较长的致密结缔组织束或膜相连接的骨连接方式。连结两骨的纤维结组织比较长，富于弹性，称为韧带，如椎骨棘突之间的棘间韧带等。韧带多呈膜状、扁带状或束状，由致密结缔组织构成。若两骨之间的结缔组织呈膜状，则称为骨间膜，如尺骨和桡骨间的骨间膜等。韧带的主要功能是增强关节的稳固性，为肌肉或肌腱提供附着点，如骶髂关节处的骨间韧带。

（2）缝：当两骨之间距离窄，两骨间只有薄层致密结缔组织相连的骨连接方式。骨缘可呈锯齿状、鱼鳞状或平直状，缝连接仅局限在颅骨，如额骨与两侧顶骨连接形成的冠状缝、两侧顶骨连接形成的矢状缝、两侧顶骨与枕骨之间的人字缝等。随着年龄增长，缝可骨化成为骨性结合，使骨与骨之间连接更加坚固。

2. 软骨连结　骨与骨之间借软骨连接的方式。软骨组织属结缔组织的一种，呈固态有弹性，由大量的软骨细胞和间质构成，由于间质的成分不同，又有透明软骨、纤维软骨和弹力软骨的区分。有的软骨结合保持终生，而大部分软骨结合在发育过程中骨化变为骨结合。在软骨关节，骨之间的空隙由透明软骨或纤维软骨所占据，由于软骨具有一定弹性，连结点可有微小的活动范围，因此又叫微动关节，如椎间盘、耻骨联合就属于软骨关节。软骨关节有弹性和韧性，可缓冲震荡，其强度不如纤维连结，这种连结又可分为透明软骨结合和纤维软骨结合。

（1）透明软骨结合：两骨间借透明软骨连结，形成透明软骨结合，如长骨骨干与骺之间的骺软骨、幼儿的蝶骨和枕骨之间的蝶枕结合。多见于幼年发育时期，随着年龄增长可骨化形成骨性结合，人体内也有一些透明软骨终身不骨化，如接续于各肋骨前端的透明软骨。

（2）纤维软骨结合：两骨间借大量纤维软骨连结，形成纤维软骨结合。纤维软骨结合多位于人体中线，坚固性大而弹性低，允许骨间有轻微的活动，如相邻两椎骨之间的椎间盘连结，两耻骨间的耻骨联合等。纤维软骨一般终生不骨化。

3. 骨性结合　两骨之间借骨组织连结，形成骨性结合或骨性融合，此骨组织一般由纤维连接或透明软骨骨化而成，如骶椎椎骨之间的骨性结合以及髂骨、坐骨和耻骨之间在髋臼处的骨性结合等。

（二）间接连结

间接连结又称为关节或滑膜关节，是骨连结的最高分化形式。构成滑膜关节的各骨关节面之间并不直接接触，表面为软骨所覆盖，骨端包有关节囊，有的还有韧带包绕，内层为疏松结缔组织，即滑膜。几乎所有的四肢关节以及身体绝大多数关节都属于滑膜关节。

1. 关节的基本结构　关节面、关节囊和关节腔是每个滑膜关节所必须具备的基本结构。

（1）关节面：即构成关节各骨的邻接面，关节面上覆盖有一层很薄的光滑软骨。软骨的形状与骨关节面的形状一致，可减少运动时的摩擦，同时软骨富有弹性，可减缓运动时的振荡和冲击作用。

关节软骨属于透明软骨，其表面无软骨膜。通常一骨形成凸面，成为关节头，一骨形成凹面，成为关节窝。

(2)关节囊：关节囊是由跨过关节附着于邻近骨，独特的纤维组织所构成的膜性囊，密封关节腔。关节囊分为内、外两层，外层为厚而坚韧的纤维层，由致密结缔组织构成。纤维层增厚部分称为韧带，可增强骨与骨之间的连接，并防止关节的过度活动。关节囊的内层为滑膜层，薄而柔软，由血管丰富的疏松结缔组织构成，含有平行和交叉的致密的纤维组织，并移行于关节软骨的周缘，与骨外膜有坚固连接。滑膜形成皱褶，围绕着关节软骨的边缘，但不覆盖软骨的关节面。滑膜层产生滑膜液，可提供营养，并起润滑作用。

(3)关节腔：关节囊与关节软骨面所围成的潜在性密封腔叫关节腔。腔内含有少量滑膜液，使关节保持湿润和滑润；腔内平时呈负压状态，以增强关节的稳定性。

2. 关节的辅助结构　关节除了具备上述的关节面、关节囊、关节腔三项基本结构外，部分关节为适应其功能还形成了特殊的辅助结构，这些辅助结构对增加关节的灵活性或稳固性都有重要。

(1)韧带：是连于相邻两骨之间的致密纤维结缔组织束，有加强关节的稳固或限制其过度运动的作用。位于关节囊外的称囊外韧带，有的与囊相贴，为囊的局部纤维增厚，如髋关节的髂股韧带；有的与囊不相贴，分离存在，如关节的腓侧副韧带；有的是关节周围肌腱的直接延续，如膝关节的髌带。位于关节囊内的称囊内韧带，有滑膜包裹，如膝关节内的交叉韧带等。

(2)关节盘和关节唇：是关节腔两种不同形态的纤维软骨。关节盘位于两骨的关节面之间，其周缘附着于关节囊，将关节腔分成两部。关节盘多呈圆盘状，中部稍薄，周缘略厚。有的关节盘呈半月形，称关节半月板。关节盘可调整关节面更为适配，减少外力对关节的冲击和震荡。此外，分隔而成的两个腔可增加关节运动的形式和范围。关节唇是附着于关节窝周缘的纤维软骨环，它加深关节窝，增大关节，如髋臼唇等，增加了关节的稳固性。

(3)滑膜襞和滑膜囊：有些关节囊的滑膜表面积大于纤维层，滑膜重叠卷折并突入关节腔形成滑膜襞。有时此襞内含脂肪，则形成滑膜脂垫。在关节运动时，关节腔的形状、容积、压力发生改变，滑膜脂垫可起调节或填充作用。滑膜襞和滑膜脂垫在关节腔内扩大了滑膜的面积，有利于滑液的分泌和吸收。有时滑膜也可从关节囊纤维膜的薄弱或缺如处作囊状膨出，充填于肌腱与骨面之间，形成滑膜囊，它可减少肌肉活动时与骨面之间的摩擦。

三、关节的运动

(一)旋转轴和运动平面

在日常生活过程中，人体各部与器官结构的位置关系不是恒定不变的。为了能正确地描述人体各器官的形态结构和位置，需要有公认的统一标准和规范化的语言，这在临床医生书写病人的检查记录和病历上尤为重要，以便统一认识，避免错误描述。因此，确定了轴、面和方位等术语，这些概念和术语是人为规定的又是国际公认的学习解剖学必须遵循的基本原则。

轴和面是描述人体器官的形态，尤其是叙述关节运动时常用的术语。人体可设计互相垂直的3种轴，即垂直轴、矢状轴和冠状轴；依据上述3种轴，还可设计出人体互相垂直的3种面，即矢状面、冠状面与水平面。

1. 旋转轴

(1)垂直轴：为上自头侧、下至尾侧并与地平面相垂直的轴。

(2)矢状轴：是指从腹侧面至背侧面，同时与垂直轴呈直角交叉的轴，又名腹背轴。

(3)冠状轴：为左右方向与水平面平行，与前两个轴相垂直的轴。

骨骼会在一个与旋转轴垂直的平面内围绕关节旋转，而轴的位置就在关节的凸面。例如，肩可以在三个关节面上运动,即有三个旋转轴。屈曲和伸展沿内外轴即冠状轴旋转;外展和内收沿着前后即矢状轴进行;内旋和外旋沿着垂直轴进行。尽管三个直交的轴线是固定的,但实际上在关节活动范围内,每个轴线都会有微小的移动。只有在一种情况下旋转轴会保持固定,即关节的突起是一个平滑的球面,而与之吻合的是一个平滑的面。

2. 运动平面

(1)矢状面:是指前后方向,将人体分成左、右两部的剖面,该切面与地平面垂直。经过人体正中的矢状面称为正中矢状面,它将人体分成左右相等的两半。

(2)冠状面:是指左、右方向,将人体分为前、后两部的剖面,该切面与水平面及矢状面互相垂直。

(3)水平面:又称横切面,是指与地平面平行,与矢状面和冠状面相互垂直,将人体分为上、下两部的平面而言。在描述器官切面时,常以器官自身的长轴为标准,与其长轴平行的切面称纵切面,与其长轴垂直的切面为横切面,而不用冠状面、矢状面和水平面来描述。

(二)关节的运动

1. 屈和伸　关节沿冠状轴运动时,相关节的两骨之间角度减小,即两骨相互靠近时,称为屈,反之角度增大称为伸。一般情况下,关节的屈指的是向腹侧面成角,但是膝关节相反,小腿向后贴近大腿的运动称为膝关节的屈,反之则为伸。在手部,由于拇指几乎与其他四指成直角,所以拇指的屈伸是围绕矢状轴进行的,拇指与手掌面的角度减小称为屈,反之称为伸;在踝关节中,足尖上抬,足背向小腿前面靠近为踝关节的伸,习惯称作背屈,足尖下垂为踝关节的屈,又称为跖屈。

2. 收和展　关节沿矢状轴运动,使运动骨向正中矢状面靠拢称为收,远离正中矢状面称为展。但是对于手指和脚趾,则以中指和第 2 趾为基准,靠近称为收,反之称为展。拇指的收展运动是围绕冠状轴进行的,拇指向示指靠拢称为收,远离示指称为展。

3. 旋转　关节沿垂直轴或者自身的纵轴进行旋转,使骨的前面转向内侧称为旋内,转向外侧称为旋外。在前臂,将手背转向前方称为旋前,手背向后转称为旋后。

4. 环转　骨的一端在原位转动,另一端做圆周运动,凡是能沿两轴以上运动的关节都可做环转运动,如肩关节。环转实际上是屈、展、伸、收的依次连续运动。

第二节　运动的生理学基础

人体运动学是运用力学原理与方法研究机体在运动学状态下的动作技术、运动器官形态结构与机体活动变化规律及其影响因素的一门学科,也是多门学科之间相互交叉与渗透的科学,是一门康复医学方面的重要基础专业课。

骨关节伤病康复的治疗对象是损伤和疾病所导致的骨骼肌肉系统的运动功能障碍,治疗的目的是使患者的功能达到最大限度的恢复。因此,熟练掌握人体运动学的知识,尤其是骨骼肌肉系统运动学的知识,正确认识人体运动器官各部分的解剖特点和力学特性,对于更好地掌握各种康复治疗理论和技能非常重要。

一、运动对心血管系统的影响

骨骼肌收缩时,耗氧量明显增加。循环系统的适应性变化表现为提高心排出量以增加血流供应,从而满足肌肉组织的氧耗,并及时运走过多的代谢产物。

(一)循环调节

随运动强度的增加,骨骼肌对有氧代谢系统的要求增强,心血管系统必须产生相应的适应性变化来满足对肌肉的能量供应。运动形式不同,产生的生理反应也不同。等张运动主要表现为心率加快、回心血量增多、外周阻力下降、收缩压增高、舒张压不变和心肌摄氧量增加。等长抗阻运动表现为血压升高、心肌摄氧量增加、心率加快、心排血量中度增加、每搏量和外周阻力变化不大。

(二)心率调节

运动时心血管系统第一个可测的反应是心率增加。在心脏每分钟排出的血量中,心率因素占60% ~70%,而前负荷和后负荷的改变占30% ~40%,因此心率增加是心排血量增加的主要原因。运动时心脏做功负荷、心率与氧摄入量呈线性增加关系,在低强度运动和恒定的做功负荷中,心率将在数分钟内达到一个稳定的状态;而在高负荷状态下,心率需较长时间才能达到更高的平台。

(三)血压调节

运动时心排血量增多和血管阻力改变可以引起相应的血压升高。一般情况下,运动时收缩压增高而舒张压不变。在无氧、等长收缩及仅有小肌群参与的大强度运动时,虽可明显增加心排血量,但由于此时局部血管扩张的作用较少,总外周血管阻力没有相应地下降,舒张压明显升高。另外,运动时血压升高还与收缩肌群的神经冲动传入大脑高级中枢,抑制迷走神经、兴奋交感神经,促进儿茶酚胺分泌有关。

(四)心血管功能调节

运动时,自主神经和血管内皮细胞衍生的舒缓因子的双重调节作用使冠状动脉扩张,心脏舒张期的延长使冠状动脉得到更充分的灌注,改善冠状动脉的血供。另外运动能增加纤溶系统的活性,降低血小板的黏性,防止血栓形成。仅持续运动数秒,心血管系统就会出现复杂的适应性变化,其程度取决于运动的种类和强度。运动时,心肌收缩力增强是心搏出量增加的重要机制。长期运动的人,安静时心率较慢,而每搏输出量因左心室收缩期末容量缩小而增加,故心脏的每分输出量并不减少。这就为心脏提供了较多的功能储备,使其在亚极量负荷下仍可以较低的心率来完成工作,在极量负荷下可用提高心率来满足机体的需要。

二、运动对呼吸系统的影响

运动可增加呼吸容量,改善 O_2的吸入和 CO_2的排出。主动运动可改善肺组织的弹性和顺应性。吸气时膈肌的运动对肺容量有较大的影响,正确的膈肌运动训练有利于增加肺容量,肺容量增加后,摄氧量也随之增加。

(一)运动时通气功能的变化

运动时随着强度的增大,机体为适应代谢的需求,需要消耗更多的 O_2 排出更多的 CO_2。为此,通气功能将发生相应的变化。具体表现为呼吸加深加快,肺通气量增加。

(二)运动过程中肺通气量的时相性变化

运动开始后,通气量立即快速上升,随后在前一时相升高的基础上,出现持续地缓慢地上升;运动结束时,肺通气量同样是先出现快速下降,随后缓慢地恢复到安静时的水平。通气量迅速升、降的时相,称为快时相;缓慢升、降的时相称为慢时相。在中等强度运动中,肺通气量的增加主要是靠呼吸深度的增加。而在进行剧烈运动时,肺通气量的增加则主要是靠呼吸频率的增多来实现的。呼吸深度和呼吸频率的增加,意味着呼吸运动的加剧,因此用于通气的氧耗也将增加。

(三)运动时换气功能的变化

运动时换气功能主要通过O_2的扩散和交换来体现。肺换气的具体变化为:①人体各器官组织代谢的加强,O_2在肺部的扩散速率增大;②血液中儿茶酚胺含量增多,导致呼吸细支气管扩张,使通气肺泡的数量增多;③肺泡毛细血管前括约肌扩张,开放的肺毛细血管多,从而使呼吸膜的表面积增大;④右心室泵血量的增加也使肺血量增多,使得通气血流比值仍维持在0.84左右。不参加体育锻炼的人,20岁以后,肺换气功能将日趋降低,而经常参加体育锻炼的人,肺换气功能降低的自然趋势将推迟。

三、运动对骨骼肌的影响

(一)力量训练

力量大和重复次数少的训练可增加肌肉力量,这是肌肉横截面积增加的结果。神经系统的参与也是力量训练取得效果的重要因素。肌肉力量的增加与运动单位的募集有密切的关系,力量训练可改变中枢神经系统对运动单位的作用,使更多的运动单位同步收缩而产生更大的收缩力量。抗阻训练通常是在阻力负荷条件下完成1~15次动作,其原则是重复练习至不能再继续。负荷大和重复次数少的练习主要增加肌肉的力量和体积,而对耐力无明显影响。

(二)耐力训练

力量训练的结果是使肌肉变得更强壮,体积增大,而耐力训练的结果是令肌肉产生适应性变化,这种变化主要是肌肉能量供应的改变。对耐力训练而言,选择的阻力负荷应以20次以上动作为宜。耐力训练对肌纤维内线粒体的影响比较明显,线粒体的数量和密度随训练的增加而增加。

(三)爆发力训练

持续数秒至2 min的高强度训练主要依赖无氧代谢途径供能,又称无氧训练,其能量供应主要来源于储存的磷酸肌酸分解为ATP以及葡萄糖的酵解。无氧训练所产生的人体适应性变化主要表现为磷酸肌酸储存量的增加,另外,参与糖酵解的某些酶的活性也增加,但这种酶活性的变化比有氧训练引起的变化小得多。

四、运动对肌腱的影响

运动训练对肌腱的结构和力学性质有长期的正面效应。训练还能增加胶原的合成,增加肌腱中大直径胶原纤维的百分比。大直径的胶原纤维比小直径的胶原纤维承受更大的张力,因为大直径的胶原纤维中纤维内的共价交联较多。成年肌腱中蛋白多糖呈丝状结构重叠垂直排列,而在未成年肌腱中,蛋白多糖的丝状结构排列方向不一。与成年肌腱相比,未成年肌腱在低拉伸强度下更容易撕裂。这一特性表明,胶原纤维之间的蛋白多糖桥联在肌腱传递张力时起重要作用,能加强组织的强度。

五、运动对关节代谢的影响

关节骨的代谢主要依赖于日常活动时的加压和牵伸,站立位的重力使关节骨受压,肌腱的作用在于牵伸,以上两力均直接影响关节骨的形态和密度。关节附近的骨折、关节置换术后,应及时正确地应用运动疗法,以刺激软骨细胞,增加胶原和氨基己糖的合成,防止滑膜粘连和血管翳的形成,从而增加关节活动范围,恢复关节功能。运动提供的应力使胶原纤维按功能需要有规律的排列,促进了关节骨折的愈合。

各种运动可增加关节的磨损程度,在生物力学中承载体的磨损是由化学或力学因素作用下进行性的物质磨损。力学因素引起机械性磨损,疲劳磨损是发生于承载体表面与润滑现象无关的机械性磨损。关节的重复性载荷引起关节内周期性应力应变导致软骨疲劳,这种疲劳随软骨内微损伤的积累而扩大,致使软骨表面原本排列致密的胶原网变得肿胀、松散。最终这些破坏扩展到关节的表面,使其破裂。频繁的关节运动可导致关节软骨的疲劳、磨损,一般情况下,正常软骨的新陈代谢足以维持组织的平衡,但如果损伤的速度高于软骨细胞再生的速度,损伤的积累效应就会发生,导致软骨的破坏,影响到关节的功能。

六、运动对骨骼的影响

1. 运动对骨密度的影响　骨骼的密度与形态取决于施加在骨上的力,运动可增加骨的受力,刺激骨生长,使骨量增加;反之,长期制动者,使骨吸收加快、骨钙丢失,产生骨质疏松。通常体力劳动者骨密度高于脑力劳动者;卧床的患者,卧床时间越长骨质疏松越严重。

冲击性运动(如踏步、跳跃)对髋部骨骼具有良好的刺激作用。承重训练有利于腰椎骨密度的增加。中等强度的承重训练(如慢跑、爬楼梯)能维持骨量和保持骨的弹性。进行等长抗阻训练时不产生骨关节的运动,可实现疼痛最小化和靶骨骼受力最大化,该训练对合并有骨性关节病的骨质疏松症患者较为适合。

2. 应力与骨折愈合　骨折后骨痂的形成需要一定的应力作用,骨的重建是骨对应力的适应,即骨在需要应力的部位生长,在不需要的部位吸收。当骨折后制动或活动减少、骨折后钢板内固定时,由于骨缺乏应力刺激而出现骨膜下骨质的吸收,骨的强度降低。骨折愈合对骨折块活动的机械力学高度敏感,骨折处形成的早期软骨骨痂能很好地耐受骨折块之间的应力变化,并随稳定性的增强,通过软骨内骨化转变成骨。在软骨骨痂钙化的过程中,如果骨折间隙大,且不具备足够的稳定性,或存在纤维组织,纤维软骨骨痂就不能转变为成骨性骨痂组织,从而发生骨折不愈合。

七、运动对中枢神经系统的影响

运动是中枢神经最有效的刺激形式,所有的运动都可向中枢神经提供感觉、运动和反射性传入。多次重复训练是条件反射的形成条件,随着运动复杂性的增加,大脑皮层将建立暂时性的联系和条件反射,神经活动的兴奋性、灵活性和反应性都得以提高。

运动可调节人的精神和情绪,锻炼人的意志,增强自信心。脑的可塑性是指大脑在结构和功能上有修改自身以适应改变了的环境的能力。在康复训练过程中,通过功能磁共振可以观察到大脑可塑性的连续变化,说明运动对大脑的功能重组和代偿起着重要的作用。

八、运动对内分泌代谢的影响

(一)运动对雌激素的影响

雌激素是稳定骨钙的重要因素,女性在绝经后,由于雌激素水平的下降,骨量丢失速度加快。运动可使绝经后妇女的雌激素水平轻度增加,从而增加骨钙含量。

(二)运动对脂代谢的影响

脂代谢受多种因素调控,其代谢紊乱会增加缺血性心脑血管疾病的发病率。研究表明,坚持长跑运动的老年人血浆胆固醇、甘油三酯、低密度脂蛋白、载脂蛋白 A 水平显著低于非运动组,并且锻炼改善脂代谢的程度还与锻炼时间呈正相关。

第三节 肌肉生物力学

一、骨骼肌的收缩形式

骨骼肌的两端附着于骨骼上，随肌纤维的缩短、延长或不变，产生复杂的功能活动，其收缩形式有等长收缩、等张收缩和等速收缩。肌肉收缩时，如果阻力负荷低于肌肉所产生的力时，肌肉发生的收缩称为向心性收缩；如果阻力负荷大于肌肉收缩所产生的力，肌肉被拉长，称为离心性收缩。

（一）等长收缩

等长收缩时肌纤维的长度基本不变，表现为张力的增高，但不产生关节的运动。它的作用主要是维持人体的位置和姿势。

（二）等张收缩

等张收缩，在肌肉收缩时，整个肌纤维的长度发生改变，张力基本不变，可产生关节的运动。此类肌肉收缩又根据肌纤维长度变化的方向不同分为两种。

1. 等张向心性收缩　肌收缩时肌纤维向肌腹中央收缩，长度变短，肌肉的起止端相互接近。如肱二头肌收缩引起的肘关节屈曲。

2. 等张离心性收缩　肌肉收缩时肌纤维的长度变长，肌肉起止端远离，此时肌肉收缩是为了控制肢体的运动速度。如下蹲时，股四头肌收缩但长度延长，其作用是控制下蹲的速度。

（三）等速收缩

肌肉收缩时产生的张力可变，但关节的运动速度是不变的，等速收缩也分为向心收缩和离心收缩，等速收缩产生的运动称为等速运动。

二、骨骼肌的生物力学

（一）骨骼肌的协同运动

1. 原动肌　直接发动和维持运动的肌肉称为原动肌，其中其主要作用者称为主动肌，协同完成动作或者仅在动作的某一阶段起作用者为副动肌。

2. 拮抗肌　指那些与运动方向完全相反或发动和维持相反运动的肌肉。原动肌收缩时，拮抗肌协调地放松或做适当的离心收缩，以保持关节活动的稳定性及增加动作的精确性，并能防止关节损伤。

3. 固定肌　为了发挥原动肌对肢体的动力作用，需将肌肉近端附着的骨骼做充分固定，这类肌肉即为固定肌。

4. 中和肌　抵消原动肌收缩时产生的一部分不需要的动作的肌肉称为中和肌。

副动肌、固定肌和中和肌统称为协同肌。肌肉的协同作用随着动作的不同而改变，在不同的运动中，某块肌肉可担当原动肌、拮抗肌、固定肌或中和肌等不同的角色，即使在同一运动中，由于重力的协助或抵抗力不同，同一块肌肉的作用也会改变。

（二）骨骼肌收缩与负荷的关系

影响骨骼肌收缩的主要因素有前负荷、后负荷和肌肉的收缩力。

1. 前负荷　前负荷是指肌肉收缩前已存在的负荷，与肌肉的初长度密切相关。初长度是指肌肉收缩前在前负荷作用下的长度。在一定范围内，肌肉的初长度与肌张力呈正相关关系，但是超过该限度则呈负相关关系。

2. 后负荷　后负荷是指肌肉开始收缩时承受的负荷。肌肉在有后负荷的情况下收缩总是肌张力增加在前，肌长度缩短在后。在一定范围内，肌肉收缩速度与后负荷成负相关关系，称为张力-速度曲线。

3. 肌肉收缩力　肌肉收缩的力量在临床上简称肌力，影响肌力的主要有肌肉的横截面、肌肉的初长度、肌肉的募集和肌纤维走向与肌腱长轴的关系 4 个因素。

三、制动对骨骼肌的影响

肌肉制动一段时间后，其大小、结构、生理特性和代谢均发生许多改变。虽然中枢神经系统发放的冲动能到达制动肌肉，但肌肉不能产生正常收缩。同样，失用肌肉由于缺乏中枢神经系统兴奋冲动，肌肉也不能产生正常的收缩，表现为活动受限或收缩力丧失。肌肉制动出现的早期变化是萎缩，即整个肌肉重量下降。重量的下降是非线性的，早期下降最快，呈指数下降趋势。此时，所有类型肌纤维均出现萎缩。由于肌肉收缩与其横截面积大小有关，萎缩肌肉表现为收缩力下降。但如果将肌肉收缩力的百分比与其横截面积变化来比，制动和失用肌肉在收缩力方面并没有改变。制动和失用使肌肉的体积减小，也使肌肉的易疲劳性增加。肌肉的各种变化与制动时肌肉的长度有关。若肌肉是在被拉长的情况下制动，其萎缩和肌肉收缩力的下降程度比非拉长状态下制动时要轻一些。

第四节　骨关节生物力学

一、杠杆力学

肌肉、骨骼和关节的运动都存在着杠杆原理，各种复杂的运动均可以分解为一系列的杠杆运动。运用杠杆原理对运动进行分析是生物力学研究的重要途径之一。任何杠杆均由 3 个部分组成：力点、支点和阻力点。力点是肌肉在骨上的附着点，支点是运动的关节中心，阻力点是骨杠杆上的阻力，与运动方向相反。根据力点、支点和阻力点的不同位置关系可以将杠杆分成以下 3 类：平衡杠杆、省力杠杆和速度杠杆。

（一）第 1 类杠杆为平衡杠杆

其特征是支点位于力点与阻力点之间，主要作用是传递动力和保持平衡。如肱三头肌作用于鹰嘴产生伸肘动作，由于肌肉附着点接近肘关节，故手端有很大的运动弧度，然而手部较小的阻力即可阻止三头肌的运动。如头颅与脊柱的连接，支点位于枕关节的额状轴上，力点（如斜方肌、肩胛提肌头夹肌、头半棘肌等的作用点）在支点的后方，阻力点（头的重心）位于支点的前方。

（二）第 2 类杠杆为省力杠杆

其特征是阻力点位于力点和支点之间。犹如一根一端支在地上、向上撬动重物的棍棒。这类杠杆力臂始终大于阻力臂，可用较小的力来克服较大的阻力，有利于做功，故称之为“省力杠杆”。在人体上，这类杠杆在静态时极为少见，只有在动态时可观察到。如站立提踵时，以跖趾关节为支点，小腿三头肌以粗大的跟腱附着在跟骨上的支点为力点，人体重力通过距骨体形成阻力点，跟骨与跖骨构成的杠杆位于支点和力点之间。

（三）第 3 类杠杆为速度杠杆

其特征是力点位于阻力点和支点之间。此类杠杆在人体中最为普遍，因为力臂始终小于阻力臂，力必须大于阻力才能引起运动，所以不能省力，但可以使阻力点获得较大的运动速度和幅度，故称之为速度杠杆。如肱二头肌通过肘关节屈起前臂的动作，此时支点在肘关节中心，力点（肱二头肌在桡骨粗隆上的止点）在支点和阻力点（手及所持重物的重心）的中间，屈肘时，运动范围大，但作用力较小。

二、骨骼生物力学

（一）载荷-形变关系

骨皮质刚度大，能承受较大应力，但应变较小。对骨松质来说，较小的应力就可产生较大的形变（即应变）。强度和刚度是骨的重要力学性能，在一定方向给某一结构施加载荷，可测出结构的形变，画出载荷-形变曲线，其强度和刚度即可确定。从生物力学观点看，骨折是由应力和功能分布不均匀所引起的。

（二）不同载荷方式下的骨特征

力和力矩能够从不同方向作用于物体，产生拉伸、压缩、弯曲、剪切、扭转及复合载荷。

1. 拉伸　张应力可看作是很多微小的背离物体切面的力。在拉伸负载作用下，骨骼有延长和收窄的趋势，如单杠悬垂时上肢骨的受力。

2. 压缩　压应力可以看作是很多微小的指向物体切面的力，最大的压应力发生在与载荷方向垂直的平面上。在压缩负载的作用下，骨骼有缩短和增宽的趋势，如举重举起后上肢和下肢骨的受力。

3. 剪切　剪切应力相当于很多小的力作用于与载荷方向平行的物体切面上。受剪切作用的骨骼内部会发生角变形，物体内部平面的直角会转变为钝角或锐角。骨骼受到拉伸或压缩时总会产生剪切应力，如小腿固定进行运动时，股骨髁在胫骨平台上的滑动产生剪切应力。

4. 弯曲　当骨受到弯曲负荷时，它同时受到压缩和拉伸两种应力。在最外侧，拉应力和压应力最大，向内逐渐减小，在应力为零的交界处会出现一个不受力作用的“中性轴”。例如，负重弯举（杠铃）时前臂的受力。

5. 扭转　扭转就是载荷作用于物体造成结构沿着轴线发生扭曲，在物体内部产生扭矩。最大切应力分布在与物体中性轴平行和垂直的平面上，如掷铁饼出手时支撑腿的受力。

6. 复合载荷　虽然每种负荷方式分别存在，由于骨持续受到多种不确定性的载荷和骨的几何形状不规则，所以活体骨很少只受到一种力的作用。

（三）骨的重建

骨有重建能力，通过改变其大小、形状和结构来适应外界的力学要求。这种骨能够随着应力的作用水平而获得或丢失松质骨和（或）皮质骨的现象称为 Wolf 定律，说明机械应力能够影响和调节骨的重建活动。骨骼肌的活动或重力都能对骨骼产生加载作用。骨量和身体的重量呈正相关关系，身体越重，对应的骨量就越多。失用和活动减少对骨骼是有害的。卧床能造成每周丢失约 1% 的骨量。部分或完全制动，会导致骨膜和骨膜下骨吸收及骨力学性能下降。

三、关节生物力学

关节软骨主要由大量的细胞外基质和散在分布的高度特异的软骨细胞组成，基质的主要成分是水、蛋白多糖和胶原，并有少量的糖蛋白和其他蛋白。关节软骨分为四层：浅表层、中间层（或移形层)、深层和钙化软骨层。关节软骨的主要功能是:减小关节活动时的阻力,减小关节面负载时的压强,减轻震动。

(一)渗透性

实验表明,在恒定的外力下,软骨变形,关节液和水分子溶质从软骨的小孔流出,由形变引起的压力梯度就是引起关节液渗出的驱动力。随着液体的流出,小孔的孔径越压越小。因此,关节液的流出量在受力初期大于受力末期,形变也是初期大于末期。关节软骨依靠这样一种力学反馈机制来调节关节液的进出。正常的关节软骨的渗透性较小。在病理条件下关节软骨的渗透性增大,会出现关节积水、疼痛等与关节软骨力学性能变化有关的症状。

(二)黏弹性

关节软骨和关节液具有黏弹性(非线性)的特点,其力学性质与温度、压力等外部环境的关系极为密切。黏弹性体相对于弹性体来说具有如下 3 个特征。

1. 应力松弛　当物体突然发生应变时,若应变保持一定,则相应的应力会随时间的增加而下降,这种现象称为应力松弛。

2. 蠕变　当物体突然产生应力时,若应力保持一定,则相应的应变会随时间的增加而增大。这种现象称为蠕变。

3. 滞后　在加载载荷和卸载过程中,应力应变关系不相同,即受力和恢复的状态不同,这种现象称为滞后。

本章小结

论述骨关节运动学基础,主要包括骨与关节的结构、运动的生理学基础、肌肉生物力学和骨关节生物力学。骨的结构主要阐述了骨的组织学特性和骨的化学成分和物理特性。关节是骨连结的最高分化形式,关节面、关节囊和关节腔是每个滑膜关节所必须具备的基本结构,部分关节还有韧带、关节盘和关节唇、滑膜襞和滑膜囊等辅助结构。关节的运动主要是在运动平面和运动轴上进行的屈伸、收展、旋转、环转运动。运动的生理学基础主要阐述了运动对心血管系统、呼吸系统、骨骼肌、肌腱、关节代谢、骨骼、中枢神经和内分泌代谢的影响。肌肉生物力学主要包括骨骼肌的收缩形式、骨骼肌的生物力学及制动对骨骼肌的影响,其中骨骼肌的收缩形式主要有等长、等张和等速收缩。骨关节生物力学主要包括杠杆力学、骨骼生物力学及关节生物力学,其中关节生物力学主要是渗透性和黏弹性,杠杆力学方面主要是可将杠杆分为平衡杠杆、省力杠杆和速度杠杆。

思考题

一、单选题

1. 有关红骨髓的说法,正确的是(　　)
   A. 成人存在于髓腔内　B. 不存在于板障内　C. 胎儿期造血,成人期不造血
   D. 椎骨、髂骨、肋骨内终身保存红骨髓　E. 以上全不对
2. 滑膜关节的基本结构(　　)
   A. 关节面、关节囊、关节内韧带　B. 关节面、关节囊、关节内软骨
   C. 关节腔、关节囊、关节内韧带　D. 关节面、关节囊、关节腔
   E. 关节面、关节腔、关节软骨
3. 在骨折愈合中起重要作用的是(　　)

A. 成骨细胞　　B. 破骨细胞　　C. 骨祖细胞
D. 成骨细胞和破骨细胞　　E. 骨祖细胞和破骨细胞

4. 平衡杠杆的主要作用是(　　)
A. 传递动力和保持平衡　　B. 传递动力　　C. 保持平衡
D. 利于做功　　E. 以上全不对

5. 力点位于阻力点和支点之间,力臂始终小于阻力臂,力必须大于阻力才能引起运动,故称之为(　　)
A. 速度杠杆　　B. 平衡杠杆　　C. 省力杠杆
D. 以上全对　　E. 以上全不对

6. 上自头侧,下至尾侧并与地平面相垂直的轴是(　　)
A. 垂直轴　　B. 矢状轴　　C. 冠状轴
D. 矢状面　　E. 以上全不对

7. 肌肉收缩时肌纤维向肌腹中央收缩,长度变短,肌肉的起止端相互接近的是(　　)
A. 等长收缩　　B. 等张向心性收缩　　C. 等张离心性收缩
D. 等速收缩　　E. 以上全不对

8. 肌肉收缩时肌纤维的长度变长,肌肉起止端远离的是(　　)
A. 等长收缩　　B. 等张向心性收缩　　C. 等张离心性收缩
D. 等速收缩　　E. 以上全不对

二、简答题

1. 说出骨由哪几部分组成？并简单叙述每一部分的作用。
2. 简述滑膜关节的基本结构及作用。
3. 关节在各运动轴上的运动有哪些？并举出具体的关节运动。
4. 简述骨骼肌的收缩形式。
5. 简述运动对骨骼系统的影响。

(汪道静)

第三章 肩部与上臂伤病康复

★教学目标　①掌握:肩部及上臂康复功能评定、关节活动技术和关节松动技术。②熟悉:肩部与上臂常见伤病的康复。③了解:肩部与上臂的运动学基础。④具有基本的临床康复思维与素养,能理解并掌握肩部与上臂伤病运动学基础的基本概念;具有对患者进行肩部与上臂相关的康复评定和康复治疗的能力。⑤能与患者及家属进行良好沟通,开展健康教育;能与相关医务人员进行专业交流,团结协作开展综合康复治疗。

★病例

患者,女,62 岁,2 个月前患者甩胳膊锻炼时出现右肩部疼痛,逐渐右上肢上举不能,外展、前屈、后伸均明显受限,疼痛逐渐加重放射至右上臂,影响睡眠,经针灸、理疗后效果不佳,行右肩 MRI 检查提示右肩关节肩袖损伤,右侧冈下肌、肩胛下肌水肿,右肩关节腔及肱二头肌肌腱周围积液。

问题与思考:总结患者存在的主要功能障碍,列出患者需要评定的内容,如何为患者制定康复训练计划?

第一节　康复功能评定

一、肩关节活动度

1. 肩关节屈(0° ~180°),见图 3-1。

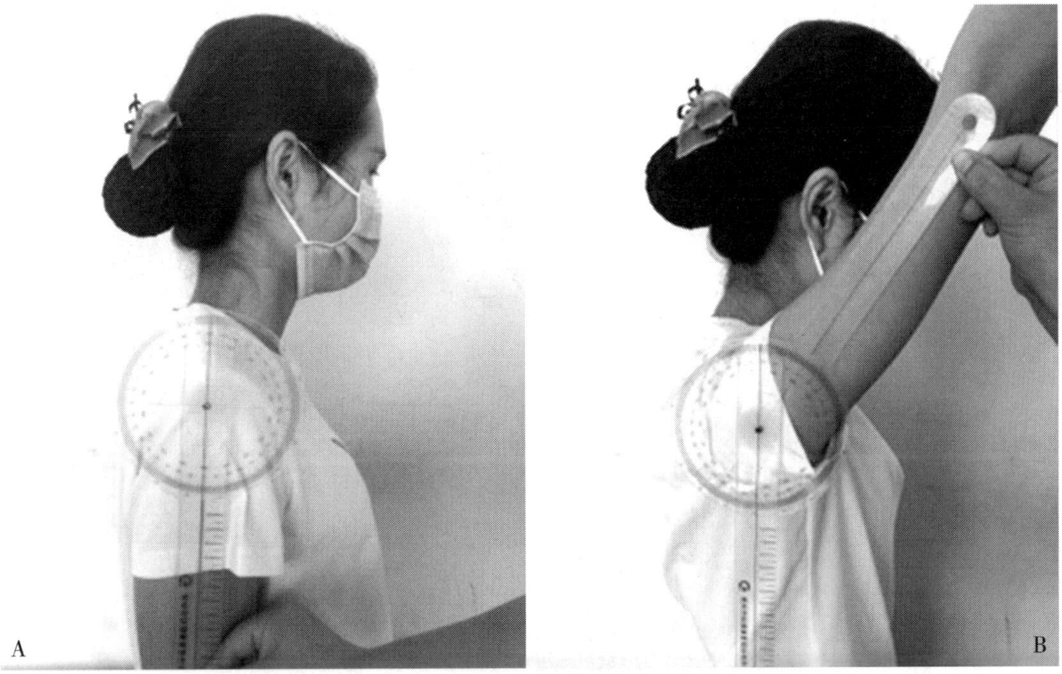

图 3-1　肩关节屈

A. 起始位　B. 中间位

(1)体位:坐位或仰卧位(肱骨处于中立位)。

(2)量角器摆放:轴心位于肱骨侧面的肩峰,固定臂与躯干平行,移动臂与肱骨平行。

(3)注意事项:在患者屈肩的同时,轴心逐渐移向肩的后部,因此当测量终末位的角度时,轴置于三角肌群所形成的皱褶末端。

2. 肩关节伸(0°~60°),见图3-2。

(1)体位:坐位或俯卧位(肱骨处于中立位)。

(2)量角器摆放:轴心位于肱骨侧面的肩峰,固定臂与干(中线)平行,移动臂与肱骨长轴平行,肩后伸时轴心的位置不变:运动时伴随肩胛骨的轻微向上倾斜,避免肩胛骨的过度活动。

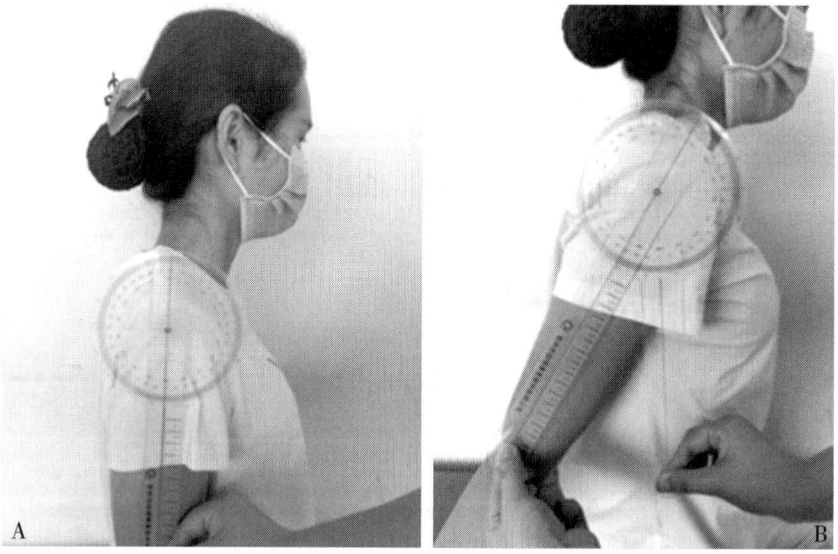

图3-2　肩关节后伸

A. 起始位　B. 中间位

3. 肩关节外展(0°~180°),见图3-3。

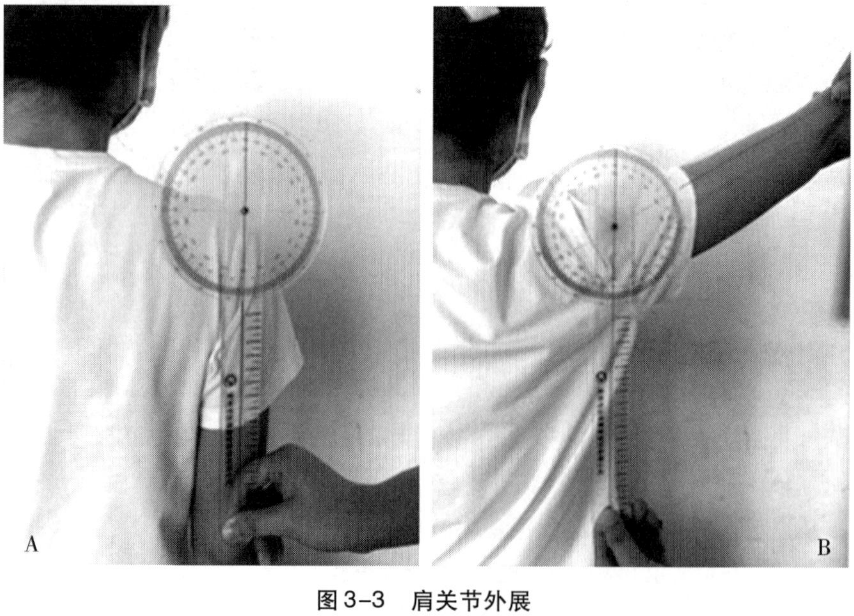

图3-3　肩关节外展

A. 起始位　B. 中间位

(1)体位:坐位或俯卧位(肱骨处于外旋位)。

(2)量角器摆放:轴心位于肩峰的后部,固定臂与躯干(脊柱)平行,移动臂与肱骨平行。

4. 肩关节内收、内旋(0°~60°),见图3-4。

(1)体位:坐位(肱骨紧靠躯干,肘关节屈曲90°,前臂中立位并与身体的冠状面垂直)。

(2)量角器摆放:轴心位于肘关节的嘴突,固定臂和移动臂与前臂平行。注意:当肩关节内旋时固定臂仍保留于原来的位置与地面平行,移动臂则跟随前臂移动。

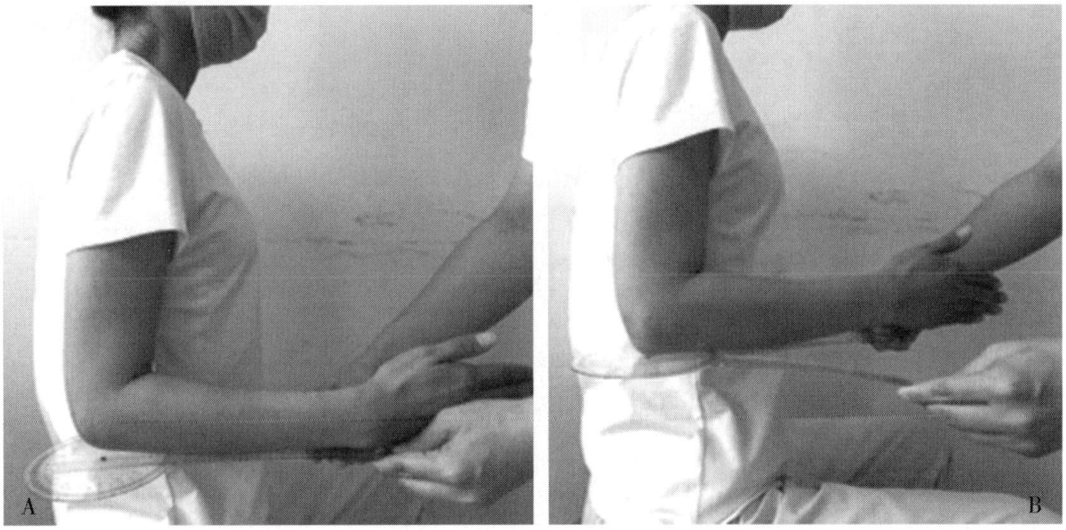

图3-4　肩关节内收、内旋

A. 起始位　B. 终末位

5. 肩关节外展、内旋(0°~70°),见图3-5。

(1)体位:坐位或仰卧位(肩关节外展90°,肘关节屈曲90°,前臂中立位并与身体的冠状面垂直)。

(2)量角器摆放:轴心位于嘴突,固定臂和移动臂与前臂平行。注意:当肩关节内旋固定臂仍保留于原来的位置与地面平行,移动臂则随前臂移动。

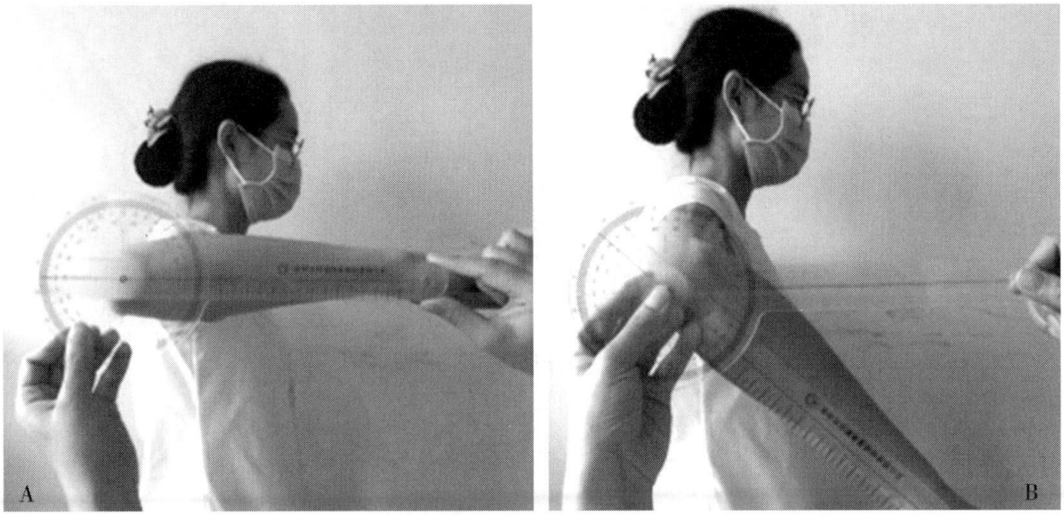

图3-5　肩关节外展、内旋

A. 起始位　B. 中间位

6. 肩关节内收、外旋(0°～80°),见图 3-6。

(1)体位:坐位(肱骨紧靠躯干,肘关节屈曲 90°,前臂处于中立位并与身体的冠状面垂直)。

(2)量角器摆放:轴心位于嘴突,固定臂和移动臂与前臂平行。注意:当肩关节外旋时固定臂仍保留于原来的位置与地面平行,移动臂则跟随前臂移动。

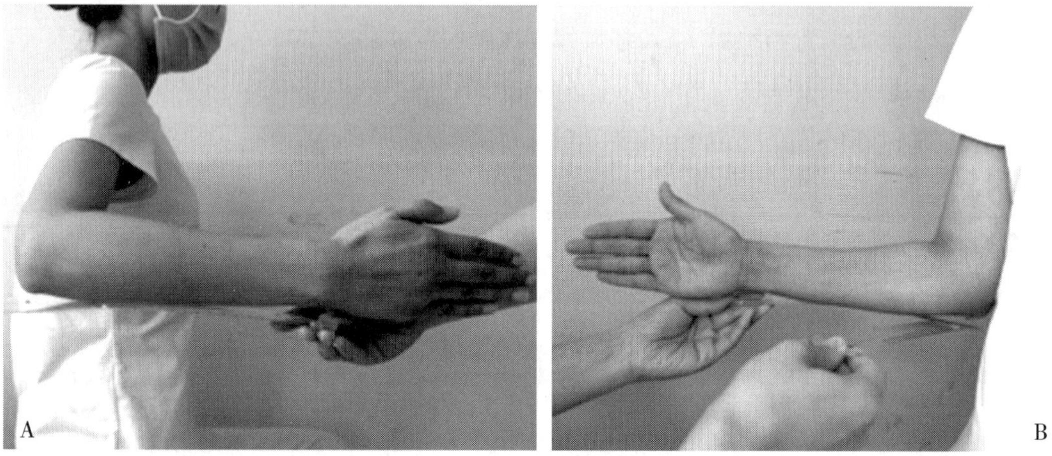

图 3-6　肩关节内收、外旋

A. 起始位　B. 终末位

7. 肩关节外展、外旋(0°～90°),见图 3-7。

(1)体位:坐位或仰卧位(肩关节外展 90°,肘关节屈曲 90°,前臂旋前)。

(2)量角器摆放:轴心位于嘴突,固定臂和移动臂与前臂平行。

(3)注意事项:当肩关节外旋时固定臂仍保留于原来的位置与地面平行,移动臂则跟随前臂移动。

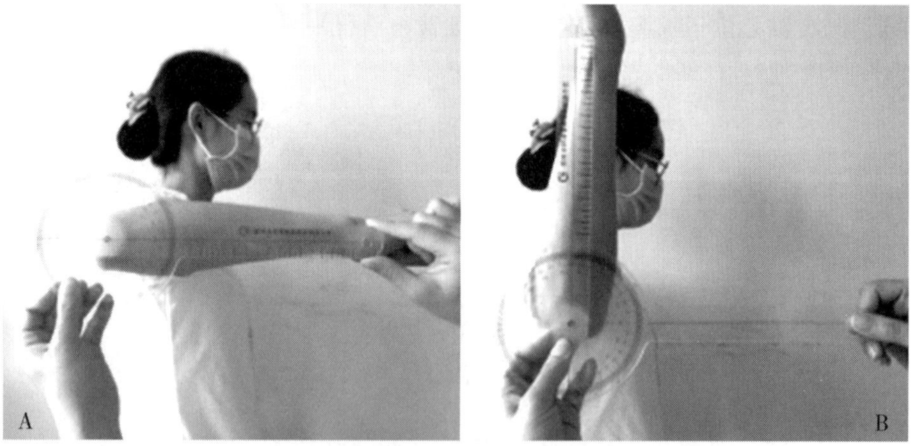

图 3-7　肩关节外展、外旋

A. 起始位　B. 终末位

8. 肩关节水平外展(0°～40°),见图 3-8。

(1)体位:垂直坐位(肩关节外展 90°,时伸,掌心朝下)。

(2)量角器摆放:轴心以肩峰突为中心,固定臂与肩峰至头颈的连线平行,移动臂与肱骨平行。

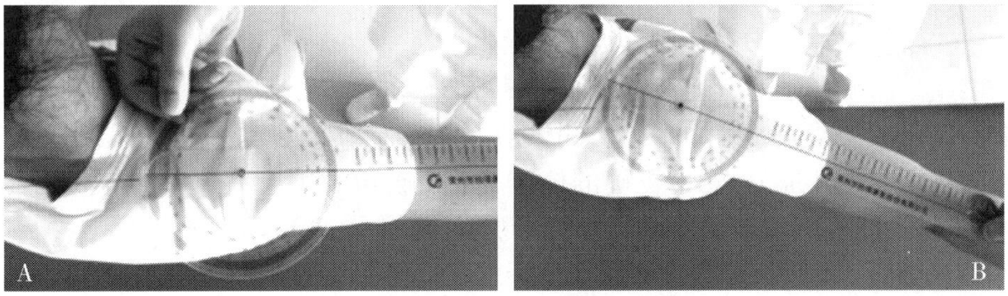

图 3–8　肩关节水平外展

A. 起始位　B. 终末位

9. 肩关节水平内收(0° ~130°),见图 3–9。

体位与量角器摆放:同肩关节水平外展。

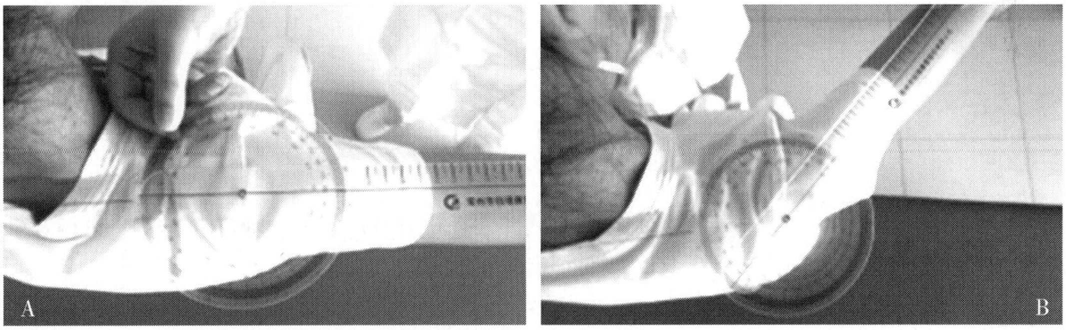

图 3–9　肩关节水平内收

A. 起始位　B. 中间位

二、肌力评定

手法肌力测定(MMT)要求患者在特定的体位下,分别在去重力、抗重力和抗阻力的条件下完成检查。检查者通过触摸肌腹,观察肌肉的运动情况、关节的活动范围、克服阻力的能力来确定肌力的大小。通常用六级分法,各级肌力的具体标准见表 3–1。

表 3–1　手法肌力测定

级别	评定标准	相当于正常肌力的%
0	无可测知的肌肉收缩	0
1	有轻微收缩,但不能引起关节活动	10
2	在减重状态下能全关节活动范围的运动	25
3	能抗重力做关节全范围活动,但不能抗阻力	50
4	能抗重力、抗一定的阻力运动	75
5	能抗重力、抗充分阻力运动	100

每一级又可以用"+"和"-"进行细分。如测得的肌力比某级稍强时，可在该级的右上角加"+"，稍差则可在右上角加"-"，以补充分级的不足。

当准备进行肌力测试时，检查者应当先观察被检查肌肉的外形，并且比较两侧肌肉是否对称，有无明显的肌肉肥大或者萎缩。所有的测试应当按照标准的步骤来完成以保证准确性和连贯性，测试的步骤包括以下几部分：处于正确的体位、给予确实的固定、仔细地触摸细心地观察、给予一定的阻力并进行定级。肩关节、肩胛骨运动肌力的评定详见表3-2。

表3-2 肩关节、肩胛骨运动肌力的评定

骨和关节	运动	主动肌	神经支配	评定方法
肩关节	屈	三角肌前部 喙肱肌 肱二头肌	腋神经，$C_5 \sim C_6$ 肌皮神经，C_7 肌皮神经，$C_5 \sim C_6$	1级：仰卧或坐位，试图做屈肩动作时，可触及三角肌前部的收缩，无动作 2级：对侧卧位，悬起上肢可做全范围屈肩动作；或坐位，能做部分范围屈肩动作 3级：坐位，在无阻力的情况下，能做达90°范围的屈肩动作 4、5级：坐位，掌心向下，在上臂远端施加中等或较大向下压的阻力，肩关节屈曲达90°不伴旋转和水平运动
肩关节	伸	三角肌后部 背阔肌 大圆肌	腋神经，C_5 臂丛神经后束，$C_6 \sim C_8$ 肩胛下神经，C_6	1级：俯卧，试图做屈后伸动作时，可触及肌肉的收缩 2级：对侧卧，悬起上肢可做全范围肩后伸动作；或坐位，能做部分范围肩后伸动作 3级：俯卧，在无阻力的情况下，能做全范围的肩后伸动作 4、5级：体位同上，掌心向上，固定肩胛骨，在上臂远端施加中等或较大向下压的阻力，能做全范围的肩后伸动作
肩关节	外展	三角肌中部 冈上肌 胸大肌	腋神经，C_5 冈上神经，C_5 胸内外神经，$C_5 \sim C_7$	1、2级：仰卧，悬起上肢，试图做外展动作时，可触及肌肉的收缩或可做全范围肩外展动作；或坐位，能做部分范围肩外展动作 3级：坐位，在无阻力的情况下，能做全范围的肩外展动作 4、5级：体位同上，掌心向下，在上臂远端施加中等或较大向下压的阻力，能做全范围的肩外展动作
肩关节	水平 外展	三角肌后部 冈下肌 背阔肌 小圆肌	腋神经，C_5 冈上神经，C_3 胸背神经，$C_6 \sim C_8$ 腋神经，C_5	1、2级：坐位，悬起上肢，肩前屈90°，试图做外展时，可触及三角肌后部肌肉的收缩或能做全范围肩关节后平伸动作 3级：俯卧，肩关节外展90°，屈肘，前臂自然下垂于床沿，固定肩胛骨，在无阻力的情况下，做全范围肩关节后平伸 4、5级：体位同上，阻力加于上臂远端，在中等或较大阻力的情况下，做全范围肩关节水平外展

续表 3–2

骨和关节	运动	主动肌	神经支配	评定方法
肩关节	水平内收	胸大肌 三角肌前部	胸内外神经，$C_5 \sim C_7$ 腋神经，Cs	1、2 级：坐位，悬起上肢。试图做水平内收时，可触及胸大肌的收缩或能做全范围肩关节水平内收动作 3 级：仰卧，肩关节外展 90°，固定胸廓，在无阻力的情况下，做全范围肩关节水平内收 4、5 级：体位同上，阻力加于上臂远端，在中等或较大阻力的情况下，做全范围肩关节水平内收
肩关节	外旋	三角肌后部 冈下肌 小圆肌	腋神经，C_5 冈上神经，C_5 腋神经，C_5	1 级：体位同上，俯卧，肩关节外展 90°，上臂放在检查台上，前臂沿台缘下垂，固定肩胛骨，试图做肩关节外旋时，可触及相应的主动肌收缩 2、3 级：体位同上，能做部分范围或全范围的肩关节外旋动作 4、5 级：体位同上，阻力加于前臂远端，在中等或较大阻力的情况下，做全范围肩关节外旋动作
肩关节	内旋	三角肌前部 肩胛下肌 胸大肌 背阔肌 大圆肌	腋神经，C_5 肩胛下神经，$C_5 \sim C_6$ 胸内外神经，$C_5 \sim C_7$ 胸背神经，$C_6 \sim C_8$ 肩胛下神经，C_6	1 级：俯卧，肩关节外展 90°，上臂放在检查台上，前臂沿台缘下垂，固定肩胛骨，试图做肩关节内旋时，可触及相应的主动肌收缩 2、3 级：体位同上，能做部分范或全范围的肩关节外旋动作 4、5 级：体位同上，阻力加于前臂远端，在中等或较大阻力的情况下，做全范围肩关节内旋动作
肩胛骨	上提	斜方肌上部 肩胛提肌 菱形肌	副神经，$C_2 \sim C_4$ 肩胛背神经，$C_3 \sim C_5$ 肩胛背神经，C_5	1、2 级：俯卧，试图代人耸肩时，可触及斜方肌的收缩或可做全范围的耸肩动作 3 级：坐位，患者可做全范围的耸肩动作 4、5 级：坐位，患者向上做全范围的耸肩时，检查者于肩上部向下给予中等或较大的阻力
肩胛骨	下降	斜方肌下部 背阔肌 胸小肌	副神经，$C_2 \sim C_4$ 臂丛神经后，$C_6 \sim C_8$ 胸内侧神经，$C_3 \sim C_5$	1、2 级：俯卧，试图降肩时，可触及斜方肌的收缩或可做全范围的降肩动作 3 级：坐位，患者可做全范围的降肩动作 4、5 级：坐位，患者向上做全范围的降肩时，检查者于肩下部向上给予中等或较大的阻力
肩胛骨	内收	菱形肌 斜方肌 肩胛提肌	肩胛背神经，C_5 副神经，$C_3 \sim C_4$ 肩胛背神经，$C_3 \sim C_5$	1、2 级：俯卧或坐位均可，试图内收肩胛骨时，可触及肌肉内收或可做全范围的肩胛骨内收动作 3 级：同上，可做全范围的肩胛骨内收动作，能抵抗较小的将胛骨向外推的阻力 4、5 级同上，能抵抗中等成较大的将肩胛骨向外推的阻力

续表 3-2

骨和关节	运动	主动肌	神经支配	评定方法
肩胛骨	外展 外旋	前锯肌	胸长神经，$C_5 \sim C_7$	1、2 级：坐位，上臂前平举，屈肘，托住上臂，上臂做前移动作时，可触及前锯肌收缩或可见肩胛骨活动 3 级：仰卧位，肩关节屈曲 90°，肩胛骨置于检查台上，固定胸廓，患者能使上臂充分向上运动 4、5 级：仰卧位，肩关节屈曲 90°，肩胛骨置于检查台上，固定胸廓，检查者握住患者的前臂和肘部向下、向内施加中等或较大的力，使上臂能充分向上运动
肩胛骨	内收 内旋	肩胛提肌 胸小肌 菱形肌	肩胛背神经，$C_3 \sim C_5$ 胸内侧神经，$C_3 \sim C_5$ 肩胛背神经，C_5	1、2 级：俯卧或坐位均可，试图内收肩胛骨时，可触及肌肉的收缩或可做全范围的肩胛骨内收动作 3 级：体位同上，可做全范围的肩胛骨内收动作，能抵抗较小的将肩胛骨向外推的阻力 4、5 级：同上，能抵抗中等或较大的将肩胛骨向外推的阻力

三、感觉功能评定

肩部与上臂的感觉功能评定参见第一章第二节。

四、日常生活活动能力评定

详见第一章第二节。

五、肩关节功能评定

（一）问卷形式

肩关节简明测试（simple shoulder test）最为常用，是一个适合于患者自测的肩关节评价系统，尤其适合于门诊繁忙工作时使用。由华盛顿大学肩关节外科制定。它是文献中被引用较多，多数使用者认为可重复性好，简便易行，适合于各种肩关节疾病的评价，见表 3-3。

主要由 12 个问题组成，患者回答“是”与“否”，问题包括疼痛、对休息、日常生活及工作的影响等。

表 3-3　肩关节评定

1. 侧卧位时肩关节舒服吗？	是	否
2. 睡眠时肩关节舒服吗？	是	否
3. 把衬衫下摆塞进裤子时手能够到一点儿后背吗？	是	否
4. 你能把手放在脑后，同时肘转到身体的侧方吗？	是	否
5. 你能否不屈曲肘关节，把一枚硬币放到你肩膀同样高的架子上？	是	否
6. 你能否平举起 1 磅（0.45 kg）的重量？	是	否

续表 3-3

7. 你能伸直手臂把 8 磅(3.63 kg)重的物品举到头的水平吗?	是	否
8. 你能用患病的手臂提起 20 磅(9.00 kg)的重量吗?	是	否
9. 你能用患病的手臂低手将垒球扔 20 码(约等于 18 m)远吗?	是	否
10. 你能用患病的手臂过顶将垒球扔 20 码(约等于 18 m)远吗?	是	否
11. 你能用患病的手臂够到对侧肩关节的后面吗?	是	否
12. 你的肩关节是否能够完全适应你的日常工作?	是	否

(二)综合评价系统

1. Constant 肩关节评分系统　即 Constant-Murley 评分(Constant-murley score, CMS),是 Constant 和 Murley 在 1987 年提出的一种全面的肩关节功能评分系统,是目前在全世界使用较为广泛的肩关节功能评分之一,同时也被定为欧洲肩关节协会的评分系统。该评分满分 100 分,分别由疼痛(15 分)、肌力(25 分)、功能活动(20 分)及肩关节活动度(40 分)4 个子量表组成。分数越高表明肩关节功能越好。其中,客观评价指标包括肩关节活动度和肌力(65 分),主观评价指标包括疼痛和功能活动(共 35 分),见表 3-4。

表 3-4　Constant 肩关节评分系统

1. 疼痛(最高 15 分) 无疼痛 15 分;轻度痛 10 分;中度痛 5 分;严重痛 0 分
2. 功能活动(最高 20 分) (1)ADL 的水平:全日工作 4 分;正常的娱乐和体育活动 3 分;不影响睡眠 2 分 (2)手的位置:到腰 2 分;到剑突 4 分;到颈部 6 分;到头顶部 8 分;过头顶部 10 分
3. 肩关节活动度:前屈、后伸、外展、内收活动分别按下列标准评(每种活动最高分 10 分,4 项最高 40 分) (1)前屈:0°~30° 0 分;31°~60° 2 分;61°~90° 4 分; 91°~120° 6 分;121°~150° 8 分; 151°~180° 10 分。 (2)外展:0°~30° 0 分;31~60° 2 分;61°~90° 4 分; 91°~120° 6 分;121°~150° 8 分; 151°~180° 10 分。 (3)外旋:手放在头后肘部保持向前 2 分; 手放在头后肘部保持向后 2 分 手放在头顶肘部保持向前 2 分; 手放在头顶肘部保持向后 2 分 手放在头顶再充分向上伸直上肢 2 分 (4)内旋:手背可到大腿外侧 0 分; 到臀部 2 分; 到腰骶部 4 分;到腰部(L2 水平)6 分; 到 T2 椎体水平 8 分; 到肩胛下角水平 10 分
4. 肌力(最高 25 分):0 级 0 分; Ⅰ级 5 分; Ⅱ级 10 分; Ⅲ级 15 分; Ⅳ级 20 分; Ⅴ级 25 分

2. 肩关节功能评价量表　肩关节功能评定根据:疼痛(P)、肩关节活动范围(R)、肌力(M)、日常生活活动能力(A)和关节局部形态(F)等 5 方面进行综合评估,总分为 100 分。P:根据患者自觉疼痛和影响活动评分,总分 30 分。R:根据患侧肩关节 ROM 评分,总分 25 分。M:根据 Lovette 分类法,徒手肌力检查肩关节 5 大肌群(前屈、后伸、内旋、外旋和外展)的肌力进行综合评分,总分 5 分。A:根据 7 项 ADL 评分,总分 35 分。F:根据肩关节有无脱位、畸形、假关节形成及其程度进行评分,总分 5 分。在治疗前后分别进行评测,分值越高,肩关节功能越好,见表 3-5。

表 3-5 肩关节功能评价

姓名：________ 性别：________ 年龄：________ 病案号：________

项目	评分标准							得分	小计
1. 疼痛（30 分）	无						30		
	有时略微疼痛，活动无障碍						25		
	轻度疼痛，普通活动无障碍						20		
	中度疼痛，能够忍受						10		
	高度疼痛，活动严重受限						5		
	因疼痛而完全不能活动						0		
2. 肩关节活动范围（25 分）		6	5	4/3 *	2	1	0		
	前屈	>150	149 ~ 120	119 ~ 90	89 ~ 60	59 ~ 30	<30		
	外展	>150	149 ~ 120	119 ~ 90	89 ~ 60	59 ~ 30	<30		
	外旋		>60	59 ~ 40	39 ~ 20	19 ~ 10	<10		
	内旋		>60	59 ~ 40	39 ~ 20	19 ~ 10	<10		
	后伸			>45	44 ~ 30	29 ~ 15	<15		
3. 肌力（5 分）	5 级 5	4 级 4	3 级 3	2 级 2	1 级 1	0 级 0			
4. 日常生活活动能力（35 分）		容易完成	勉强、疼痛、困难	无法完成					
	穿上衣	5	3	0					
	梳头	5	3	0					
	翻衣领	5	3	0					
	系围裙	5	3	0					
	使用手纸	5	3	0					
	擦对侧腋窝	5	3	0					
	系腰带	5	3	0					
5. 关节局部形态（5 分）	无异常	轻度异常	中度异常	重度异常					
	5	3	2	0					
（备注：* 外旋、内旋、后伸为 3 分） 总分： 分									
评定者： 评定日期： 年 月 日									

第二节　康复治疗

一、关节活动技术

（一）主动运动

基本动作为肩关节的前屈—后伸、内收—外展、水平内收—外展、旋内—旋外。练习时要求动作平稳，每个动作均要达到最大的活动范围，如和上肢其他关节的活动结合起来练习，应以肩部的动作为主。

（二）被动活动技术

1. 肩前屈　患者仰卧，治疗师一手托住其肘部，一手固定肩部，将上肢抬离床面并继续活动其上肢，直到肩前屈达到最大范围或前臂在头上方再次接触床面（图 3–10）。

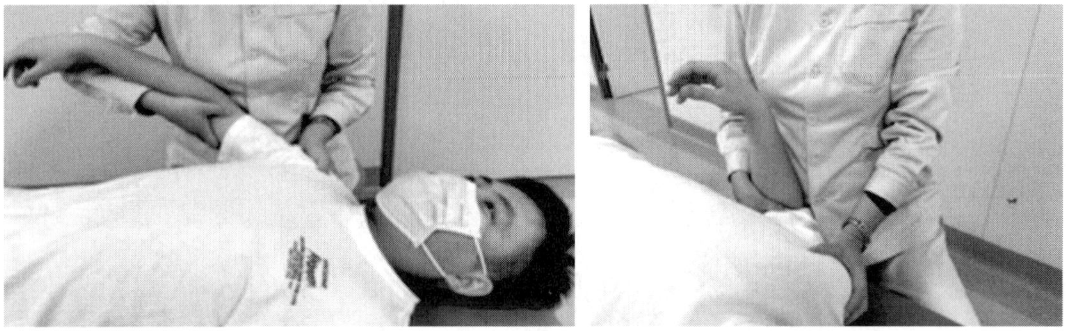

图 3–10　肩前屈

2. 肩后伸　患者侧卧，治疗师站其背后，一手托住前臂，一手放在肩部，做后伸运动（图 3–11）。

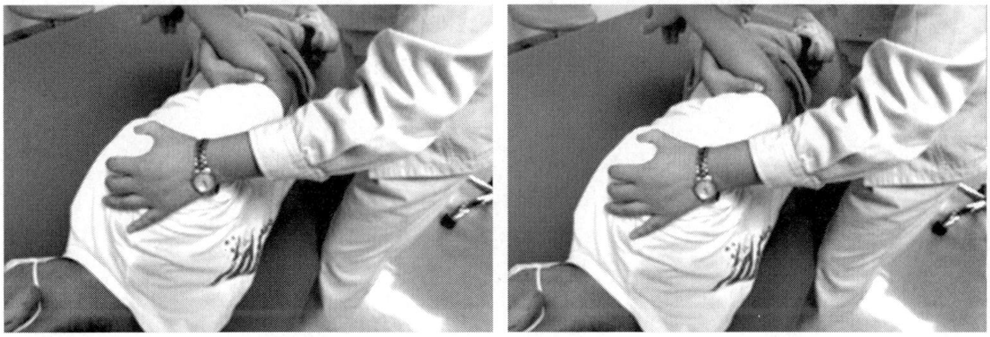

图 3–11　肩后伸

3. 肩外展　患者仰卧位，治疗侧肘关节屈曲，治疗师站在床边，一手托住肘部一手固定肩部做上肢外展动作。在肩外展到 90° 时，需要肩的外旋和肩胛骨的上旋才能完成全范围的外展（图 3–12）。

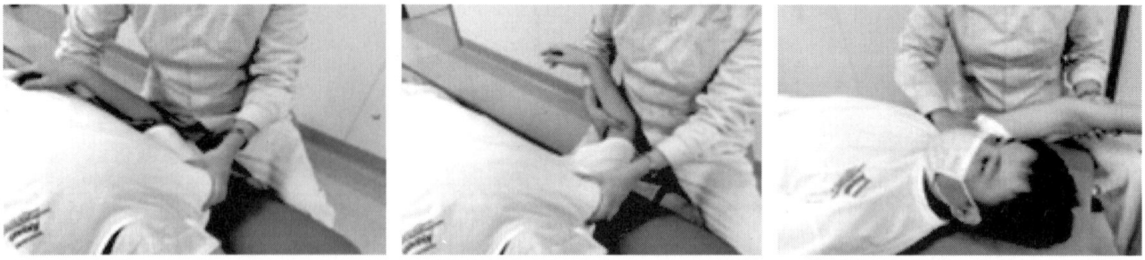

图 3-12　肩外展

4. 肩关节水平外展和内收　患者仰卧，肩位于床沿，上肢外展 90°。治疗师一手握住肘部，一手固定肩部，先向地面活动上肢（水平外展），再将上肢抬起向身体内侧运动，身体随之转动，面向患者（水平内收）（图 3-13）。

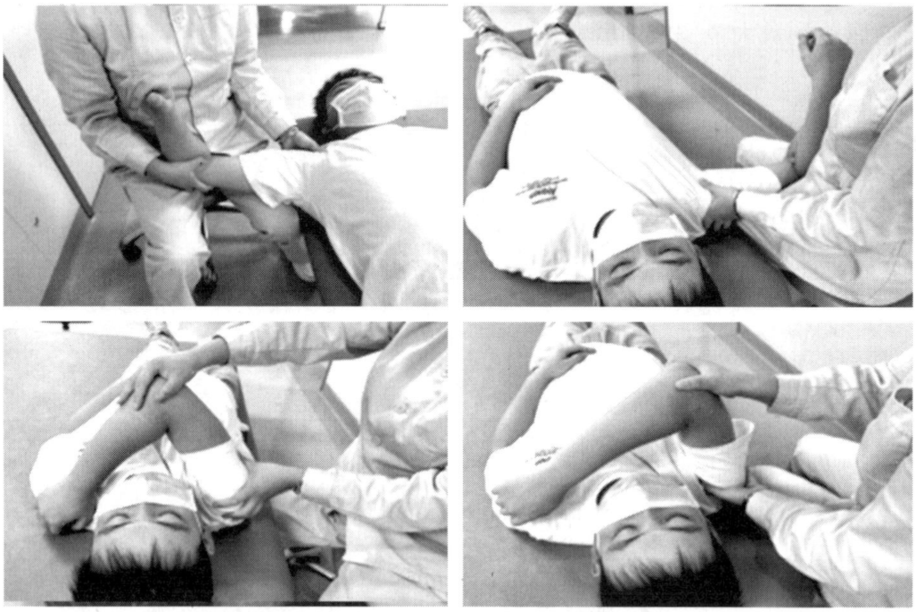

图 3-13　肩水平外展与内收

5. 肩内旋和外旋　患者仰卧，肩外展 90°，屈肘 90°，治疗师一手握住其肘部，一手握住腕关节上方，将前臂向足的方向转动（内旋）或向头的方向转动（外旋）（图 3-14）。这一运动可以在肩外展不同度数时完成。

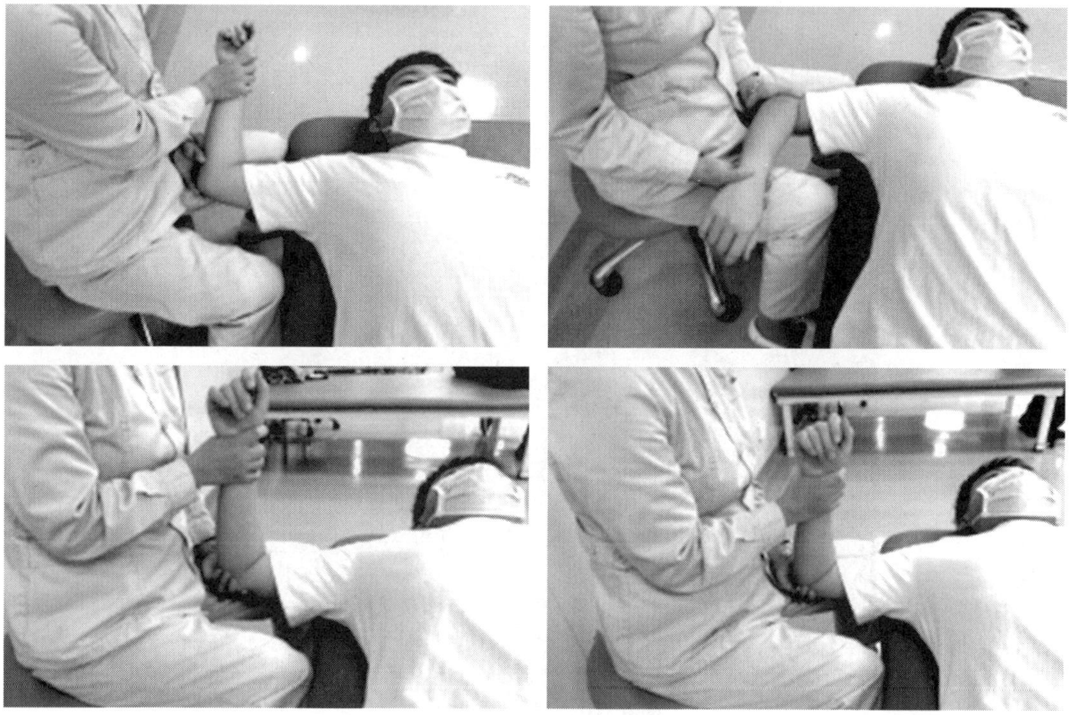

图 3-14　肩内旋与外旋

6. 肩胛骨被动活动　患者俯卧，上肢放在体侧，治疗师面向患者站在床边，一手放在肩胛下角，一手放在肩部，两手同时将肩胛臂向上、下、内、外各方向活动。也可以让患者侧卧位，治疗师一手虎口放在肩胛下角，一手放在肩胛骨外侧，两手同时向上、下、内、外方向活动肩胛骨或进行复合运动(图 3-15)。

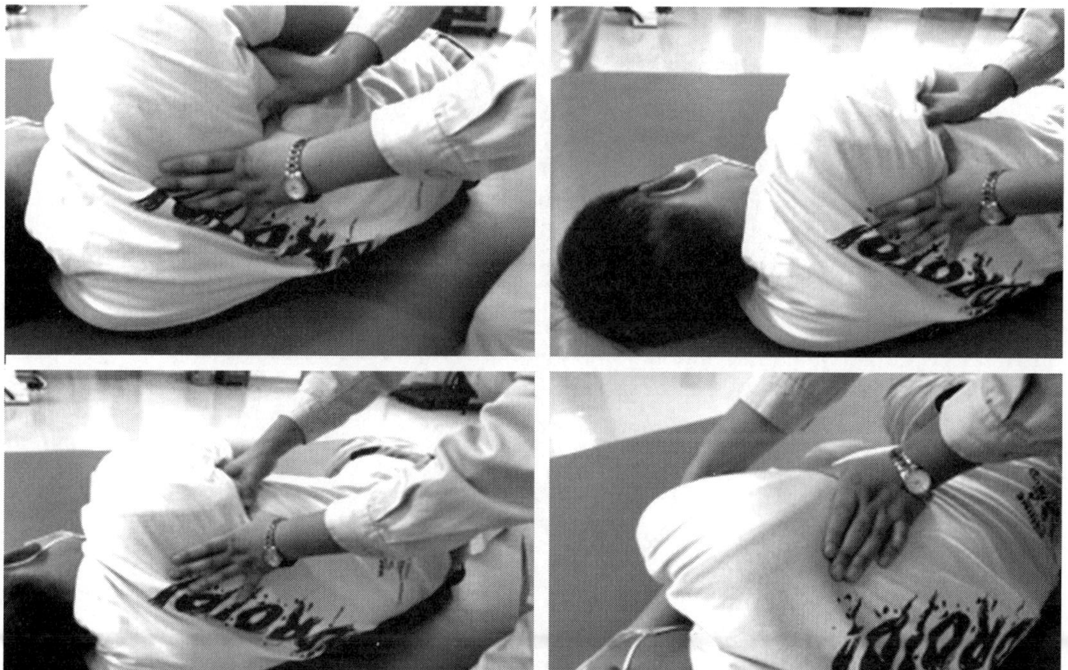

图 3-15　肩胛骨被动活动

（三）器械运动

改善肩部关节活动的常用器械有：肩轮、肋木、吊环、肩梯、肩关节旋转器、体操棒等（图 3–16 ~ 图 3–19）。

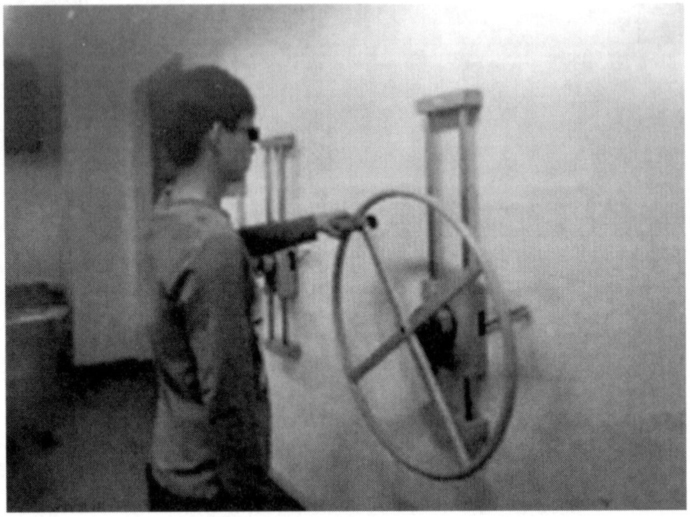

图 3–16　单手肩轮练习

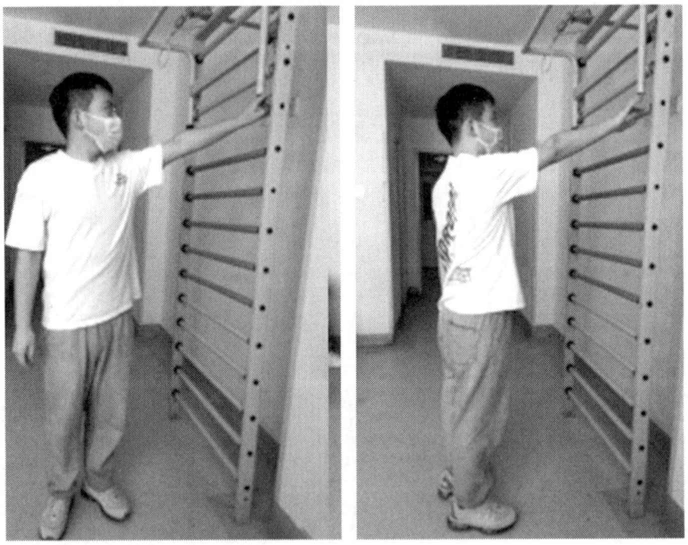

图 3–17　肩梯练习

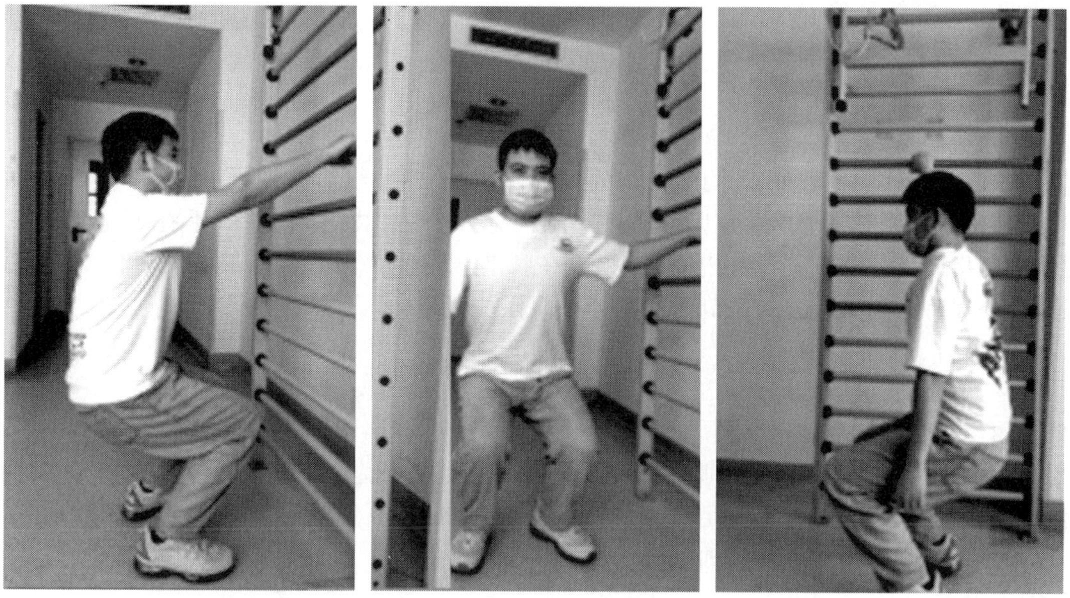

图 3-18　肋木练习

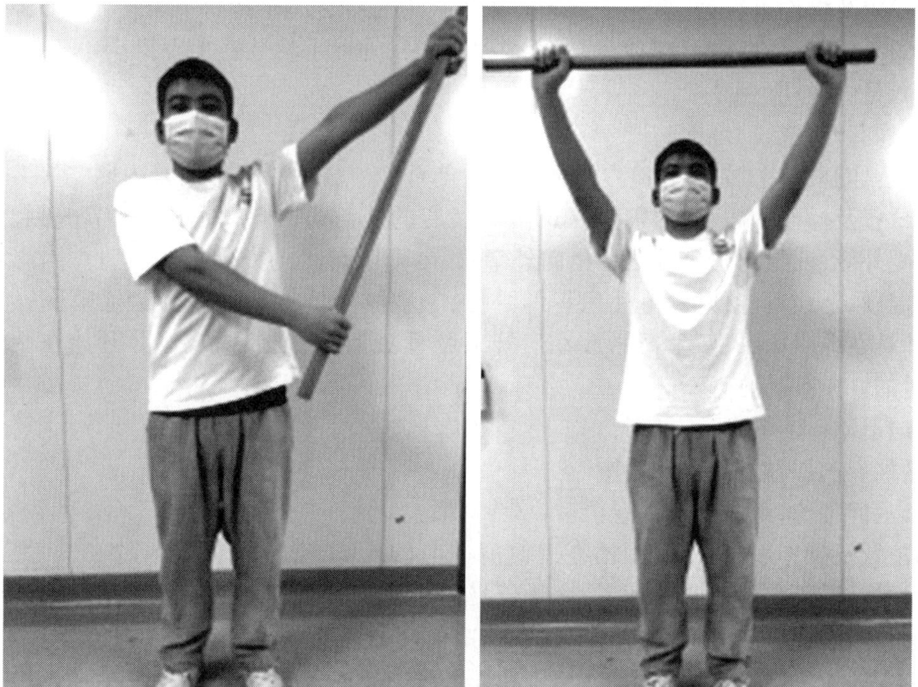

图 3-19　体操棒练习

二、关节松动技术

1. 分离牵引

作用：一般松动，缓解疼痛。

患者体位：仰卧位，上肢处于休息位，肩外展约50°，前臂中立位。

治疗师位置及操作手法：治疗师站在患者躯干及外展上肢之间，外侧手托住上臂远端及肘部，内侧手四指放在腋窝下肱骨头内侧，拇指放在腋前。内侧手向外侧持续推肱骨约10 s，然后放松，操作中要保持分离牵引力与关节盂的治疗平面相垂直。

2. 长轴牵引

作用：一般松动，缓解疼痛。

患者体位：仰卧位，上肢稍外展。

治疗师位置及操作手法：治疗师站在患者躯干及外展上肢之间，外侧手握住肱骨远端，内侧手放在腋窝，拇指在腋前。外侧手向足的方向持续牵拉肱骨约10 s，使肱骨在关节盂内滑动，然后放松，操作中要保持牵引力与肱骨长轴平行。

3. 上下滑动

作用：一般松动，缓解疼痛。

患者体位：仰卧位，上肢稍外展。

治疗师位置及操作手法：此手法是上述1和2手法的结合。治疗师站在躯干一侧，双手分别握住肱骨近端的内外侧。内侧手稍向外做分离牵引，同时，外侧手将肱骨上下推动。

4. 外展向足侧滑动（图3-20）

作用：增加肩外展活动范围。

患者体位：仰卧位，上肢外展90°，屈肘约70°，前臂旋前放在治疗师前臂内侧。

治疗师位置及操作手法：治疗师坐在患者外展肩的外侧，外侧手握住肘关节内侧，内侧手虎口放在肱骨近端外侧，四指向下。外侧手稍向外牵引，内侧手向足的方向推动肱骨。当患者关节疼痛剧烈或明显僵硬，上肢不能外展，可让患者仰卧位，上肢放于体侧或外展至最大范围，肘关节伸、屈均可；治疗师站在患肩床头，双手拇指放在肩峰下肱骨头上，其余四指自然分开放在两侧。双手固定不动，向足的方向推动肱骨。

5. 前后向滑动（图3-21）

作用：增加肩前屈和内旋活动范围。

患者体位：仰卧位，上肢处于休息位。

治疗师位置及操作手法：治疗师站在患侧肩关节的外侧，上方手的手掌放在肱骨头上，下方手放在肱骨远端内侧，稍稍将肱骨托起，上方手将肱骨的近段由前向后推动。如果关节疼痛明显（如急性期），治疗师可以将双手拇指放在肱骨头上，由前向后推动肱骨头。

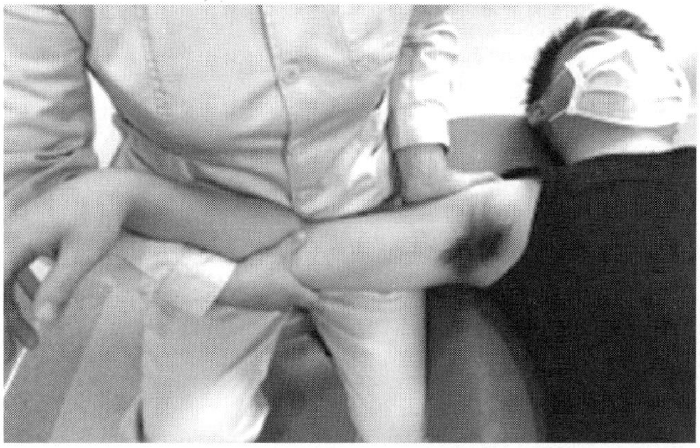

图 3-20　外展向足侧滑动

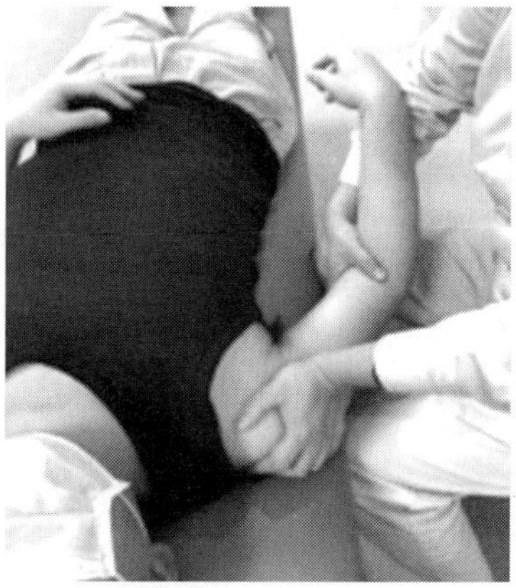

图 3-21　前后向滑动

6. 后前向滑动(图 3-22)

作用:增加肩后伸和外旋活动范围。

有 3 种操作方法。

(1)患者仰卧位,上肢放在体侧,屈肘,前臂旋前放在胸前。治疗师站在患侧肩关节的外侧,双手拇指放在肱骨头后方,其余四指放在肩部及肱骨前方,双手拇指同时将肱骨头向前推动。此手法也可以在患者侧卧位时操作。

(2)患者仰卧位,上肢稍外展,屈肘,前臂旋前放在治疗师内侧上肢肘窝处。治疗师站在患侧肩关节的外侧,外侧手握住肱骨近端外侧,内侧手握住肱骨远端内侧,外侧手将肱骨由后向前推动。

(3)患者俯卧位,患侧肩关节放在治疗床边缘,肩前方垫一毛巾,上肢外展,上臂放在治疗师内侧大腿上。治疗师站在外展的上肢与躯干之间,内侧手放在肱骨近端后面,外侧手放在肱骨远端前面外侧手固定,内侧手将肱骨向前推动、

上述 3 种方法中,第一种方法主要用于治疗关节明显疼痛的患者;第三种方法主要用于治疗关节明显僵硬的患者;第二种方法介于两者之间。

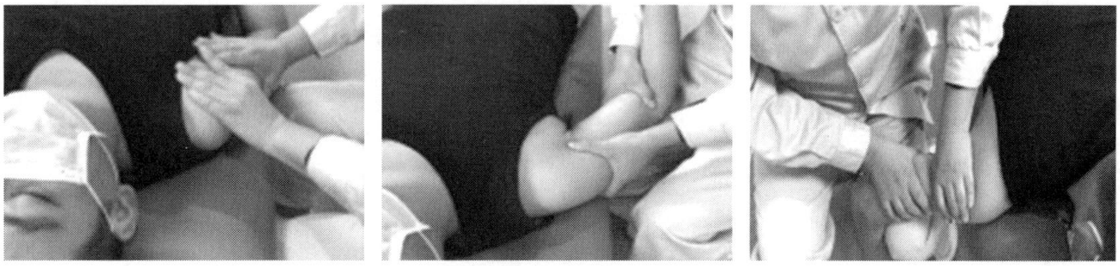

图 3-22　后向前滑动

7. 外展摆动

作用:当外展超过 90°时,进一步增加外展的活动范围。

患者体位:仰卧位,肩外展至活动受限处,屈肘 90°,前臂旋前。

治疗师位置及操作手法:站在外展上肢与躯干之间,内侧手从肩背部后方穿过,固定肩胛骨,手指放在肩上,以防耸肩的代偿作用。外侧手托住肘部,并使肩稍外旋和后伸。外侧手将肱骨在外展终点范围内摆动。

8. 侧方滑动(图 3-23)

作用:增加肩水平内收活动范围。

患者体位:仰卧位,上肢前屈 90°,屈肘,前臂自然下垂。

治疗师位置及操作手法:站在躯干一侧,内侧手握住肱骨近端内侧,外侧手握住肱骨远端及肘部。外侧手固定,内侧手向外侧推动肱骨。如果关节僵硬明显,治疗师也可以用双手握住肱骨近端,颈肩部抵住肱骨远端外侧。松动时,双手向外,肩部向内同时推动肱骨。

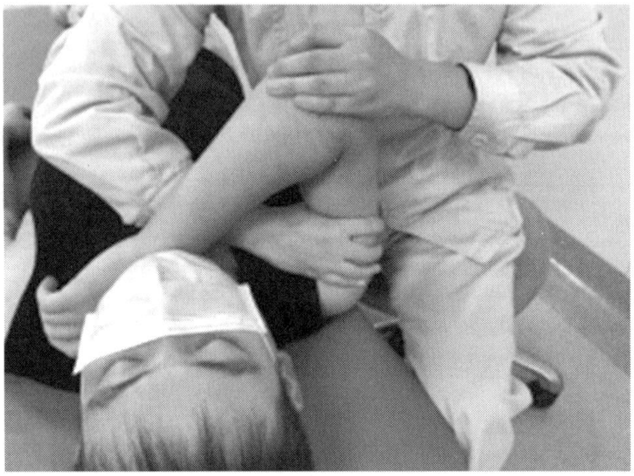

图 3-23　侧方滑动

9. 水平内收摆动侧方滑动

作用:增加肩水平内收活动范围。

患者体位:坐位,肩前屈 90°,屈肘,前臂旋前,手搭在对侧肩上。

治疗师位置及操作手法:站在患肩后方,同侧手托住患侧肘部,另一侧手握住搭在对侧肩部的手。双手同时将患侧上肢做水平内收摆动。

10. 后前向转动

作用:增加肩内旋活动范围。

患者体位:健侧卧位,患侧在上,肩稍内旋,稍屈肘,前臂放在身后。

治疗师位置及操作手法:站在患者身后,双手拇指放在肱骨头后面,其余四指放在肩部及肱骨近端前面。双手拇指同时由后向前转动肱骨。

11. 内旋摆动(图 3-24)

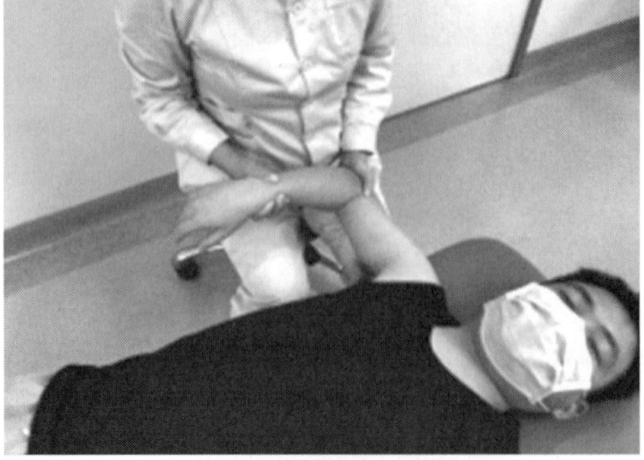

图 3-24　内旋摆动

作用:增加肩内旋活动范围。

患者体位:仰卧位,肩外展90°,屈肘90°,前臂旋前。

治疗师位置及操作手法:站或坐在患侧肩关节的外侧,上方手托住肘部,下方手握住前臂远端及腕部。上方手固定,下方手将前臂向床面运动,使肩内旋。

12. 外旋摆动

作用:增加肩外旋活动范围。

患者体位:仰卧位,肩外展,屈肘90°。

治疗师位置及操作手法:站或坐在患侧肩关节的外侧,上方手握住前臂远端及腕部,下方手托住肘关节前面,上方手将前臂向床面运动,使肩外旋。

13. 肩胛胸壁关节松动手法(图3-25)

作用:增加肩胛骨活动范围。

患者体位:健侧卧位,患侧在上,屈肘,前臂放在上腹部。

治疗师位置及操作手法:面向患者站立,上方手放在肩部,下方手从上臂下面穿过,拇指与四指分开,固定肩胛骨下角。双手同时向各个方面活动肩胛骨,使肩胛骨分别做上抬、下降、前伸(向外)、回缩(向内)运动,也可以把上述运动结合起来,做旋转运动。

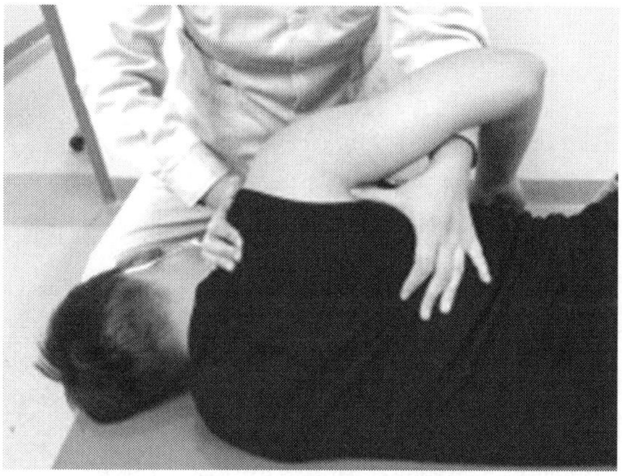

图3-25　肩胛胸壁关节松动手法

三、关节牵伸技术

肩关节的运动方向包括前屈、后伸、内收、外展、水平内收、水平外展和内外旋等动作。由于参与的肌群中有许多肌肉都附着在肩胛骨上,因此在牵伸肩部肌肉时必须固定肩胛骨(保持肩胛骨在没有外展和外旋的位置上)。

(一)徒手被动牵伸

1. 肩关节前屈(图3-26)

牵伸目的:牵伸肩关节后伸肌群,增加肩关节前屈活动范围。

患者体位:仰卧位,肘关节取屈曲位,前臂和手自然放松。

治疗师位置:站在患者被牵伸侧,上方手(注:靠近患者头部一侧的手,下同)从患者内侧握住肘关节,下方手(注:靠近患者足部一侧的手,下同)置于肩胛骨腋侧缘固定肩胛骨。

牵伸手法:上方手将肱骨被动前屈到最大范围,牵拉肩部后伸肌群。

2. 肩关节后伸(图3-27)

牵伸目的:牵伸肩关节前屈肌群,增加肩关节后伸活动范围。

患者体位:俯卧位,上肢置于体侧,前臂和手自然放松。

治疗师位置:站在患者被牵伸侧,上方手置于肩胛骨上以固定肩胛骨,下方手从掌侧握住肘关节。

牵伸手法:下方手从掌侧托起肱骨远端,将肱骨被动后伸到最大范围,牵拉肩前屈肌群。

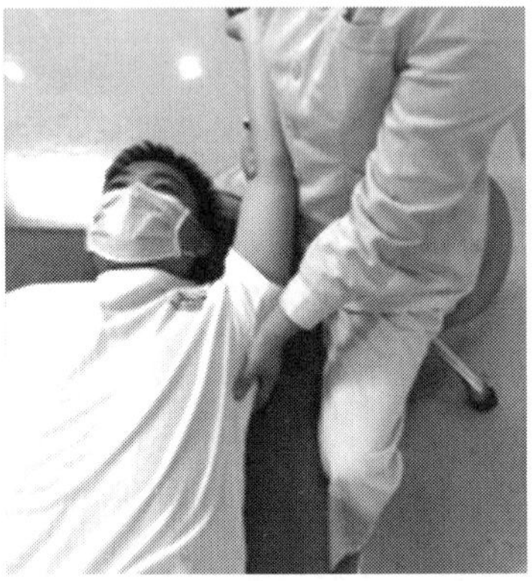

图 3-26　肩关节前屈

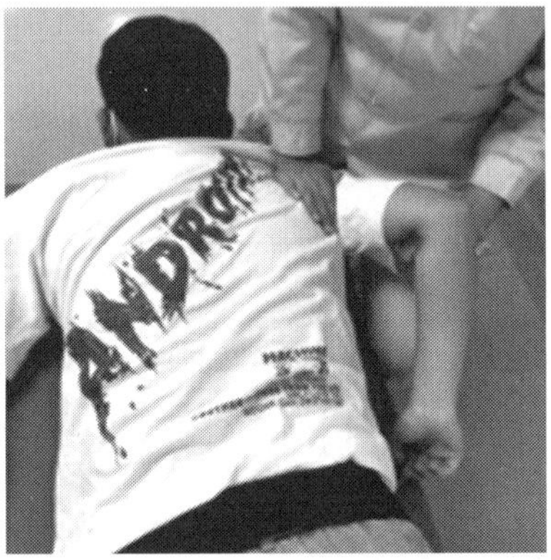

图 3-27　肩关节后伸

3. 肩关节外展(图 3-28)

牵伸目的:牵伸肩内收肌群,增加肩关节外展活动范围。

患者体位:仰卧位,肩主动外展位,屈肘 90°。

治疗师位置:站在患者被牵伸侧,上方手托住肘关节,下方手置于腋下。

牵伸手法:上方手将肱骨被动外展至最大范围,牵伸肩内收肌群。

4. 肩关节内旋(图 3-29)

牵伸目的:牵伸肩外旋肌群,增加肩关节内旋活动范围。

患者体位:仰卧位,肩外展 90°,屈肘 90°。

治疗师位置:站在患者被牵伸侧,内侧手(注:靠近患者身体的手,下同)置于肱骨远端,外侧手(注:远离患者身体的手,下同)握住前臂远端。

牵伸手法:外侧手缓慢将患者前臂向足部方向,朝治疗床面运动至最大范围,牵拉肩关节外旋肌群。

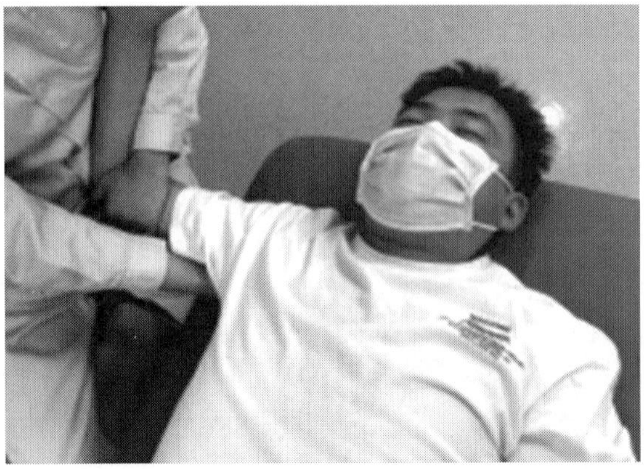

图 3-28　肩关节外展

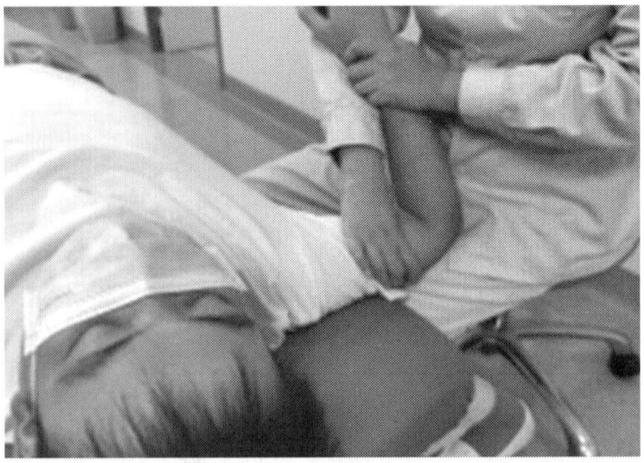

图 3-29　肩关节内旋

5. 肩关节外旋(图 3-30)

牵伸目的:牵伸肩内旋肌群,增加肩关节外旋活动范围。

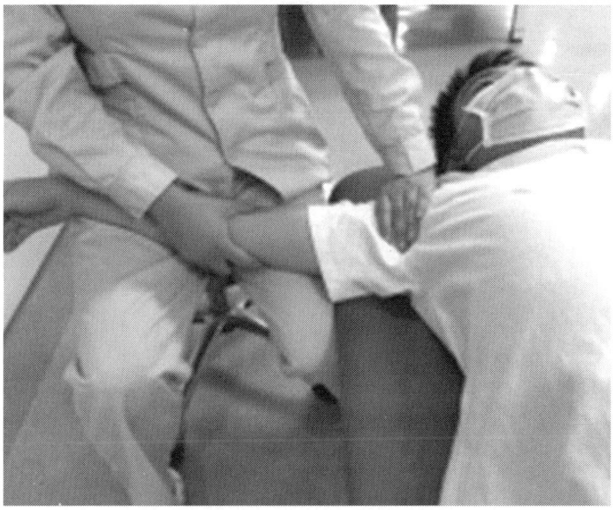

图 3-30　肩关节外旋

患者体位:仰卧位,肩外展 90°,屈肘 90° 。

治疗师位置:站在患者被牵伸侧,内侧手置于肱骨远端,外侧手握住前臂远端。

牵伸手法:外侧手将患者前臂向头部方向,朝治疗床面运动至最大范围,牵拉肩关节内旋肌群。

6. 肩关节水平外展

牵伸目的:牵伸胸部肌群,增加肩水平外展活动范围。

患者体位;仰卧位,患侧肩部置于治疗床外,肩关节外展 90,肘关节可呈屈曲位。

治疗师位置:站在患者被牵伸侧,内侧手固定肩部,外侧手握住肱骨远端。

牵伸手法:外侧手将患侧上肢朝地面方向牵伸至最大活动范围,牵伸肩关节水平内收肌群(图 3-31)。

另外,胸肌的牵伸也可在坐位下进行,患者双手五指交叉置于枕部,两肩平行;治疗师立于患者身后,双手分别握住两侧肘关节,向后做水平外展运动,同时嘱患者做深吸气后呼气的运动(图 3-31)。

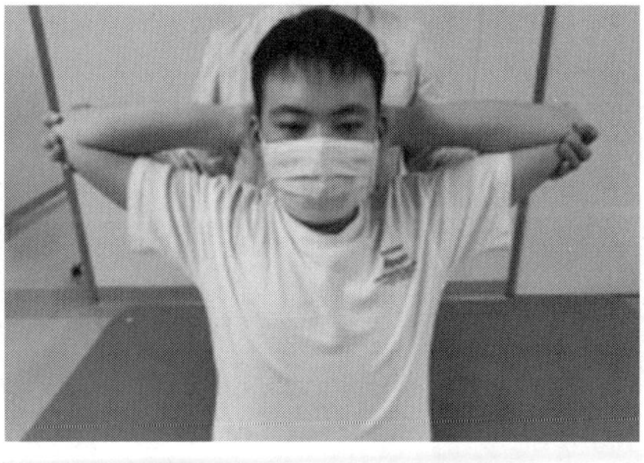

图 3-31　肩关节水平外展

7. 增加肩胛骨活动(图 3-32)。

牵伸目的:牵伸肩胛提肌,增加肩胛骨活动范围。

患者体位:坐位,头主动转向非牵伸侧,稍前屈,直至颈部后外侧感酸胀。同时外展牵伸侧上肢,牵伸侧手置于枕后部。

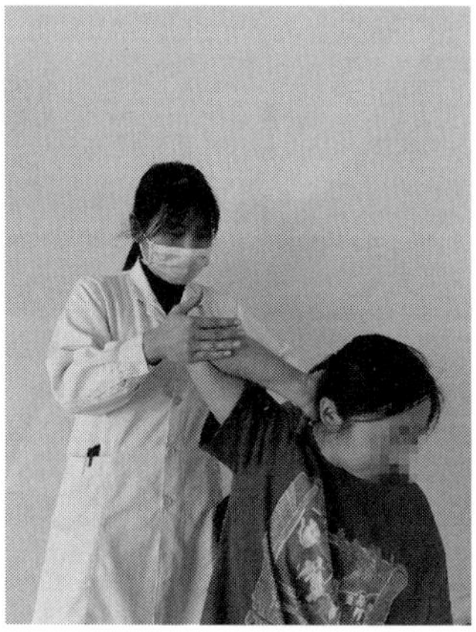

图 3-32 增加肩胛骨活动

治疗师位置:站在患者身后牵伸侧,外侧手自前面托住肱骨远端,内侧手放在牵伸侧颈肩交界处。

牵伸手法:内侧手向下按压,外侧手向上抬起;同时嘱患者深吸气后深呼气,达到牵伸肩胛提肌的作用。

(二)自我牵伸

1. 长轴牵伸　患者侧坐在高靠背椅上,牵伸侧上肢放在椅背外,手提一重物或利用对侧手向下牵伸上肢(图 3-33)。

2. 分离牵伸　患者站立,牵伸侧腋下夹一毛巾卷,屈肘;对侧手可在胸前或握住前臂远端,向身体内侧牵伸肩部(图 3-34)。

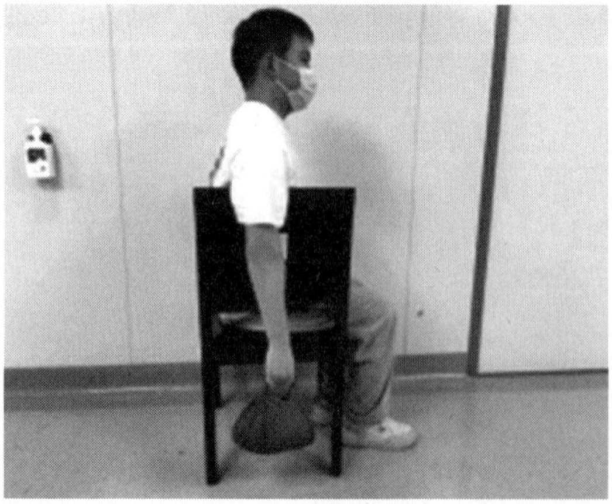

图 3-33 长轴牵伸

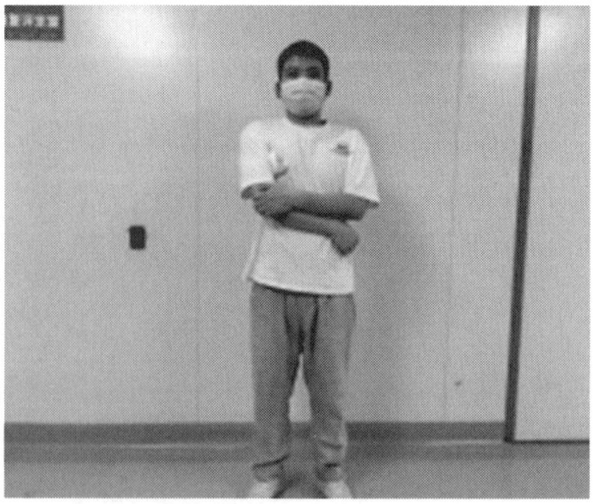

图 3-34 分离牵伸

3. 增加肩前屈　当上肢前屈小于 90°时,可侧坐在治疗台旁,牵伸侧上肢放在治疗台上,伸肘并前臂旋前,非牵伸侧手放在上臂上面,身体向前方及治疗台方向倾斜,以牵伸肩后伸肌群。当上肢前屈大于90°时，可采用双上肢前举，两手握紧肋木，身体悬挂在肋木上来牵伸肩后部伸肌群，此时应根据患者年龄、肌力等情况，注意避免损伤。

4. 增加肩后伸　患者坐位，背对治疗台；伸肘，牵伸侧上肢后伸，手抓住治疗台沿，非牵伸侧手放在患侧肩部以固定肩关节，身体向前并向下运动，以牵伸肩前屈肌群。

5. 增加肩外展　当上肢外展小于90°时，坐位下外展上肢于治疗台上，伸肘并前臂旋前；非牵伸侧手放在上臂上面，身体向下同时朝治疗台方向倾斜。当上肢外展大于90°时，可侧对墙边站立，牵伸侧肩外展并屈肘，前臂贴在墙上；非牵伸侧手放在肱骨近端，身体下蹲，以牵伸肩内收肌群。

6. 增加肩旋转　患者侧坐桌旁，牵伸侧上肢平放在治疗台上，肘关节屈曲90°。牵伸内旋肌群时，前臂掌面离开桌面；牵伸外旋肌群时，前臂掌面向桌面运动。

7. 增加肩胛骨活动　患者靠墙而立，牵伸侧上肢外展同时屈肘，肘部接触墙壁，手放在头后面，头部转向非牵伸侧，稍前屈；牵伸时身体稍向下蹲，使肩胛骨上旋。也可以坐在治疗床边，牵伸侧手抓住床沿，头转向非牵伸侧并前屈，非牵伸侧手放在头的对侧；牵伸时双手同时反方向用力，使肩胛骨向下运动。

四、肌力训练技术

目前，临床上主要根据患者肌力评定的结果来选择肌力增强方法。肌力训练方式包括徒手训练和器械训练两种，器械训练一般利用器械的减重作用进行助力训练，利用器械的弹力、重力进行抗阻训练，常常使用的器械有沙袋、哑铃、拉力器、弹力橡胶带、重锤等，一种器械往往适用于多个关节、多种运动方向的训练。在抗阻训练中，器械抗阻力训练原理与徒手抗阻力训练基本相同，阻力的方向均应与训练肌群的收缩方向相反，并保持其他关节稳定，避免代偿运动和其他肌群参与。

（一）增强肩前屈肌群肌力

1. 肌力1～3级　训练方法：患者健侧卧位，患侧上肢放于体侧，肘伸直。治疗师一手托住患者肘部，另一手托住患者前臂，起到减重作用（图3-35）。嘱患者尽力做全关节范围内的屈肩动作，然后还原，重复进行。

练习时治疗师应根据患者肌力水平提供助力：肌力1级，给予助力屈曲肩关节；肌力2～3级时，只辅助托起上肢，不予屈曲运动的助力。

2. 肌力4～5级　训练方法：患者仰卧位，训练侧上肢放在体侧，伸肘。治疗师一手握住前臂远端，另一手放在肱骨的远端，抵抗患者的屈曲动作（图3-36）。嘱患者抗阻力屈曲肩关节至90°，然后恢复原位，重复进行。上述方法也可以在坐位下练习。治疗师站在肩部外侧，一手固定患者肩部，另一手放在肱骨的远端施加压力，患者用力前屈肩关节。

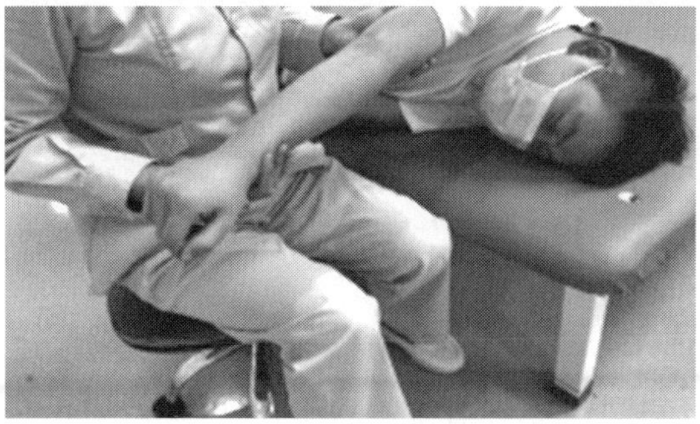

图3-35　肌力1～3级时肩前屈肌群肌力训练

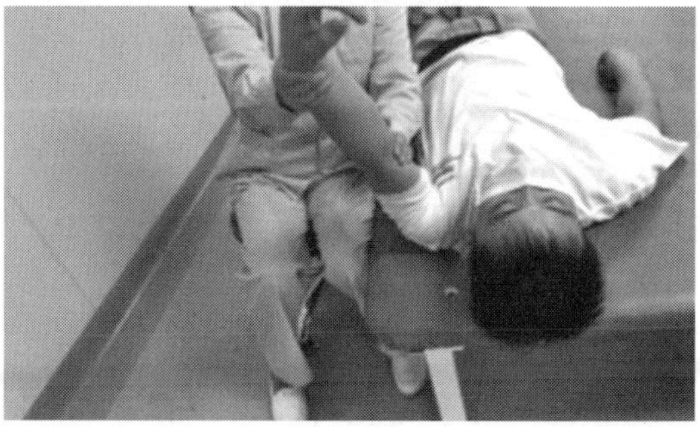

图3-36　肌力4～5级时肩前屈肌群肌力训练

（二）增强肩外展肌群肌力

1. 肌力 1～3 级　训练方法：患者仰卧位，患侧上肢前臂中立位置于身旁。治疗师一手托住肘关节，另一手托住前臂（图 3-37）。嘱患者尽力做肩关节全范围内的外展动作，如果肩胛肌麻痹，治疗师应一手托住前臂，另一手辅助肩胛骨做协同运动。肌力 1 级时，治疗师予以减重，并协助外展肩关节；肌力 2～3 级时只帮助减重。

2. 肌力 4～5 级　训练方法：患者仰卧位，上肢置于体侧，前臂中立位。治疗师一手放在肱骨远端外侧向内施加阻力，另一手固定前臂远端（图 3-38）。坐位时，治疗师站于患者身后，一手放在肩部，固定肩胛骨，另一手放在肱骨远端外侧并向内侧施加阻力，患者抗阻力外展肩关节至 90°。

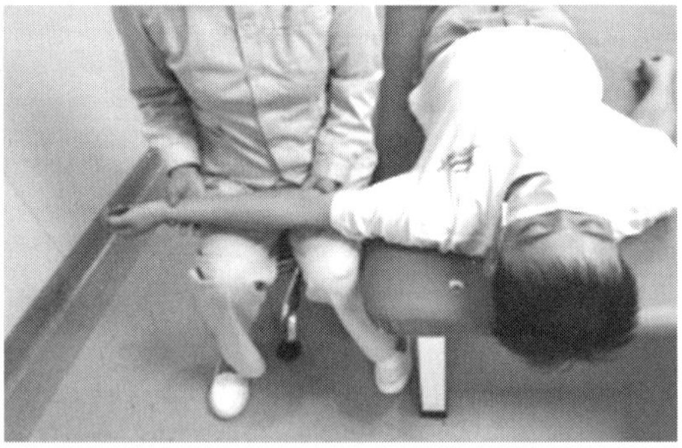

图 3-37　肌力 1～3 级时肩外展肌群肌力训练

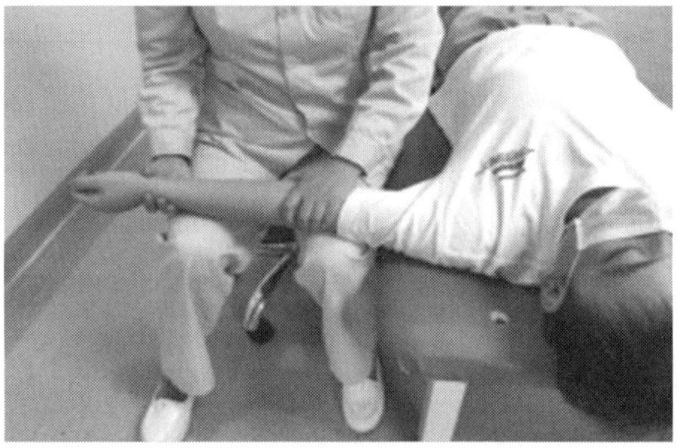

图 3-38　肌力 4～5 级时肩外展肌群肌力训练

（三）增强肩后伸肌群肌力

1. 肌力 1～3 级　训练方法：患者健侧卧位，治疗师一手托住患侧上肢肘部，另一手托住前臂（图 3-39）。嘱患者用力做全关节范围的肩后伸动作，然后还原，重复进行。肌力 1 级时，治疗师给予助力后伸肩关节。肌力 2～3 级时，只辅助减重，不予后伸助力。

2. 肌力 4～5 级　训练方法：患者健侧卧位，治疗师一手托住前臂，另一手放在肱骨远端施加阻力，患者抗阻力全范围后伸肩关节（图 3-40）。该训练也可在俯卧位下进行，患者俯卧，治疗师一手固定肩胛骨，一手放在肱骨远端施加阻力。

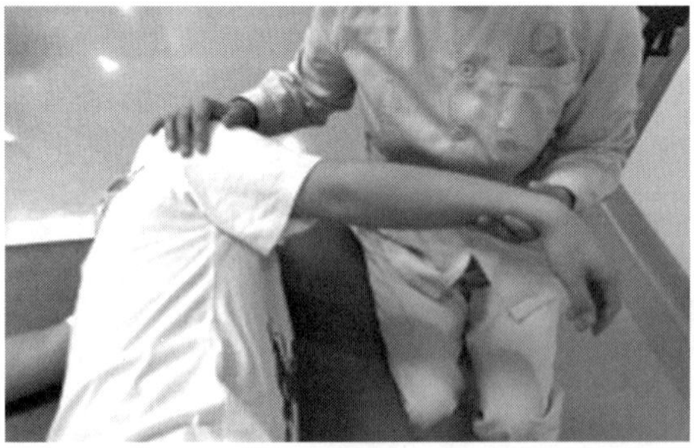

图 3-39　肌力 1～3 级时肩后伸肌群肌力训练

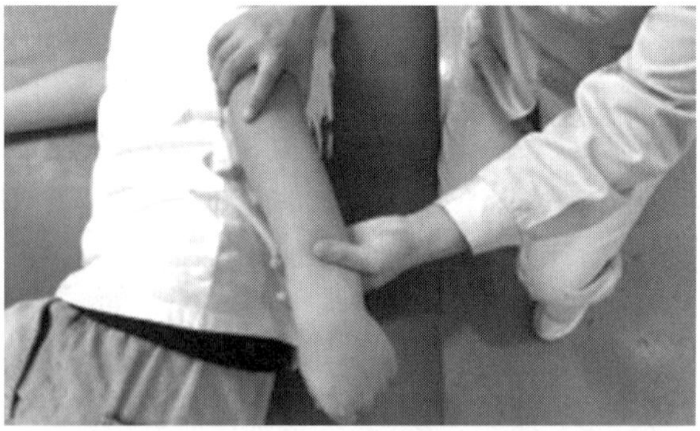

图 3-40　肌力 4～5 级时肩后伸肌群肌力训练

（四）增强肩内收肌群的肌力

1. 肌力 1～3 级　训练方法：患者坐位，健侧上肢自然下垂。治疗师一手托住患肢肘部，另一手托住前臂，使患者训练侧上肢外展 90°、前臂中立位（图 3-41）。嘱患者尽力做全关节范围内的肩内收动作，然后还原，重复进行。肌力 1 级时，治疗师提供助力帮助内收肩关节；肌力 2～3 级时，只辅助减重，不予内收助力。

2. 肌力 4 ~5 级　训练方法：患者坐位，上肢外展 90°，治疗师一手放在前臂远端，一手放在肱骨远端内侧提供阻力（图 3-42）。

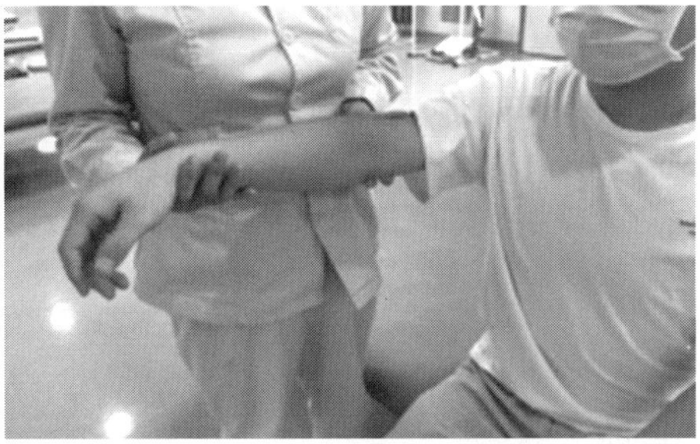

图 3-41　肌力 1 ~3 级时肩内收肌群肌力训练

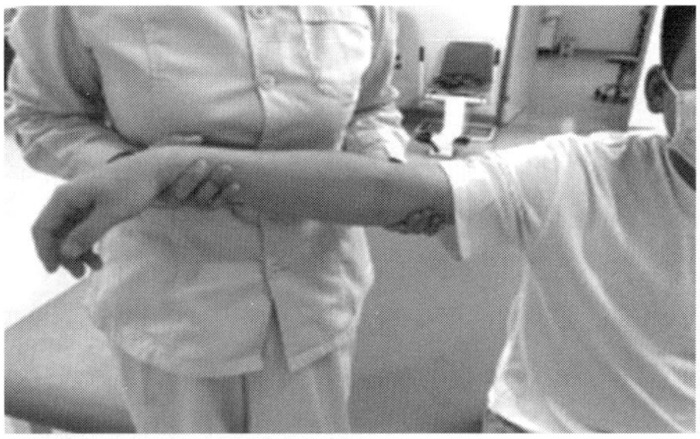

图 3-42　肌力 1 ~3 级时肩内收肌群肌力训练

（五）增强肩内旋肌群肌力

1. 肌力 1 ~3 级　训练方法：患者仰卧位，肩外展 90°，屈肘 90°，肘部放在床沿，前臂被动旋前位垂直向上（图 3-43）。治疗师一手握住患者的肘关节，另一手握住患者的前臂使前臂旋前向上。嘱患者努力做全关节范围内的肩内旋动作，然后还原，重复进行。

2. 肌力 4 ~5 级　训练方法：患者仰卧位，肩外展 90°，屈肘 90°，肘部屈曲 90°并临近床沿，前臂旋前。治疗师一手握住肘关节内侧，另一手握住前臂尺侧远端，并在患者内旋时施加阻力。

（六）增强肩外旋肌群肌力

1. 肌力 1 ~3 级　训练方法：患者仰卧位，肩外展 90°，肘部屈曲 90°置于床沿，前臂垂直床面向上。治疗师一手托住患者的肘关节内侧，另一手握住患者的前臂远端（图 3-44）。肌力 1 级时，治疗师给予助力于前臂远端辅助肩关节外旋；肌力 2 ~3 级时，辅助固定患侧上肢，不提供助力。

2. 肌力 4 ~5 级　训练方法：患者体位同上。治疗师一手握住肘关节内侧，保持稳定，一手握住前臂远端背侧，并在患者外旋时施加阻力。

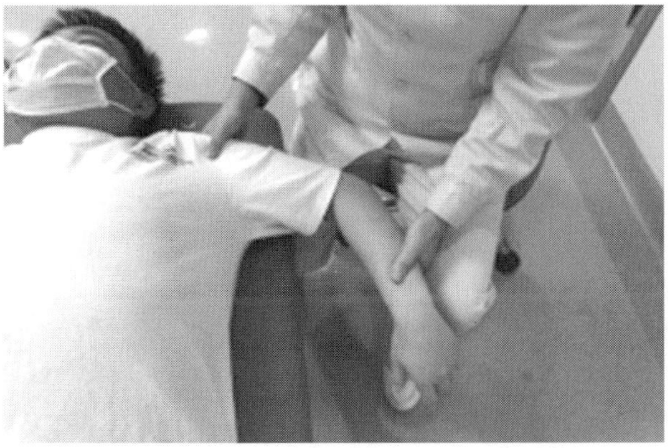

图 3-43　肌力 1 ~3 级时肩内旋肌群肌力训练

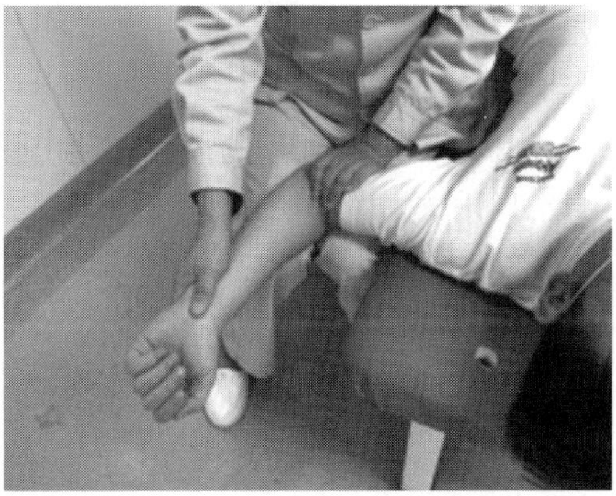

图 3-44　肌力 1 ~3 级时肩外旋肌群肌力训练

第三节　常见伤病康复

一、锁骨骨折康复

锁骨骨折是临床上最为常见的骨折之一(图3-45),其发生率约占全身骨折的6%,各个年龄段均有发生,以青少年为多见。有明显的外伤史。常为间接暴力所致,一般为侧方摔倒,肩部着地或前侧以手或肘部着地,暴力导致锁骨发生骨折,儿童常为青枝骨折,大约一半的锁骨骨折发生于7岁以下儿童。而成年人多为斜行或粉碎性骨折,好发部位在锁骨中段,而直接外力可造成不同部位的骨折,严重的骨折或移位可造成位于锁骨下的动脉和臂丛神经损伤。

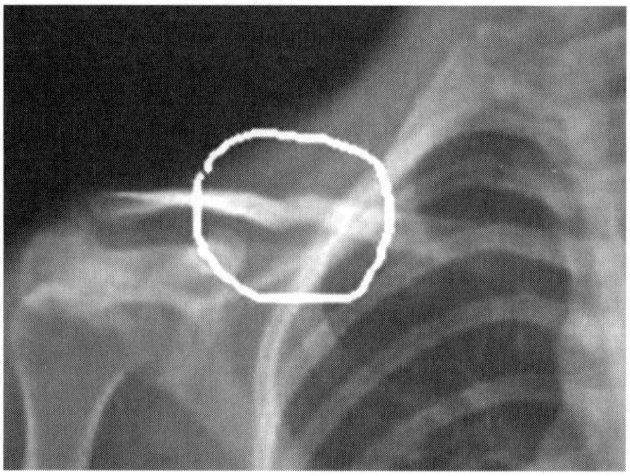

图3-45　锁骨骨折

(一)病因

锁骨骨折一般见于外伤因素,直接暴力或者间接暴力导致的,多见于车祸伤、从事高危工作,或者运动量较大的年轻男性。

(二)临床表现

锁骨骨折处局部肿胀、疼痛、畸形、皮下瘀斑、骨擦音等。锁骨骨折可以出现骨折畸形愈合、不愈合、感染等并发症。

(三)典型症状

1. 肿胀　骨折位于皮下,位置较浅,局部肿胀较为明显,尤以移位及粉碎型者为甚。

2. 疼痛　锁骨骨折疼痛较明显,尤以活动时明显且伴有压痛及叩痛。

3. 活动受限　锁骨骨折后,会出现明显的肩关节活动受限,患者不敢活动肩关节。

(四)其他症状

1. 皮下瘀斑　锁骨骨折时,骨折断端会有明显出血,进一步会出现皮下出血进而引起瘀斑。

2. 畸形　骨折错位明显者锁骨可出现骨折端上翘、成角畸形。

3. 骨摩擦感(音)　锁骨骨折时,骨折断端接触面不平整,摩擦力大,会出现骨端摩擦的感觉或嘎吱作响的声音,称之为骨摩擦感(音)。

（五）骨折分型

1. Ⅰ型　骨折无移位，喙锁韧带完整。

2. Ⅱ型　骨折有移位，由于胸锁乳突肌的牵拉，骨折近端可向上、后移位；由于喙锁韧带损伤，远骨折端受上肢的重力作用及胸大肌的牵拉，骨折远端向前、下移位，并随着上肢与肩胛骨的活动而活动，易发生骨折延迟愈合或不愈合。

3. Ⅲ型　锁骨外端关节面的骨折，易漏诊，常导致创伤性关节炎。

（六）检查与评定

肩部骨折的早期患者一般都在外科进行了处理，如手术固定或外固定等，大致经过3～8周时间原始骨痂形成期后（达到骨折临床愈合），因为肩关节的功能或活动受限而就诊进行康复治疗，然而如果能够进行早期的康复介入，可以防止或减少并发症、后遗症，加速骨折愈合，缩短疗程，促进功能恢复。康复介入前一定要对患者进行全面的康复评定。

1. 一般检查　首先是生命体征的检查，包括体温、脉搏、呼吸、血压、营养和发育、意识情况及体位姿势（观察头颈肩的关系、有无畸形、两侧对称性、皮肤、肌肉）的检查等。然后，对肩部进行检查，在光线明亮处，嘱其脱去长袖外衣，显露出受检的肩部，有无肿胀、隆起皮肤有无破溃及瘀斑，肌肉有无萎缩及长度和畸形改变。

2. 肌力评定

（1）徒手肌力检查：不借助任何器材，检查时要求患者在特定的体位下，分别在减重力、抗重力和抗阻力的条件下完成标准动作，检查者通过触摸肌腹、观察克服阻力的能力以及关节活动程度，来判定肌肉的收缩力量。

（2）器械检查：为准确定量评定肌力，在肌力超过3级以上时，可用器械进行评定，如握力计、拉力计、捏力计等，将测量结果记录登记（应与健侧对比测量）。

3. 关节活动度评定　肩部骨折脱位伴随其整个疾病发展过程的就是肩关节的运动受限和障碍，早期因骨折脱位引起疼痛而不敢活动，后期因长时间固定造成肩关节周围韧带及软组织的挛缩及纤维化形成，导致肩关节的功能障碍或因肩部肌肉的萎缩而使肩关节的功能部分丧失，通过关节活动度的测量，可以了解当前活动度指数及功能丧失的情况，为以后康复治疗、功能恢复的程度提供一个可靠的依据。

量角器检查，以肩关节前屈、后伸为例，采取直立坐位或站立位，肩关节放松，上臂自然下垂，肘关节伸直，将量角器的轴心置于肩峰处，固定臂与腋中线平行，移动臂与肱骨纵轴平行，嘱其主动将上肢缓慢前屈和后伸，将此活动范围记录登记，然后进行被动关节活动度测量并记录活动范围，同时测量其他运动方向包括内收、外展、内旋和外旋。正常肩关节的屈曲活动范围为0°～180°，伸展0°～50°，外展0°～180°，内收0°～75°，内外旋0°～90°。以此来评价关节活动范围受限是肌肉方面的原因还是关节本身所造成的。被动关节活动度的测量主要是检测关节的活动度，必要时需进行左右肩关节活动度的对比检测。

4. 疼痛的评定　一般用视觉模拟评分法（visual analogue scale, VAS）。

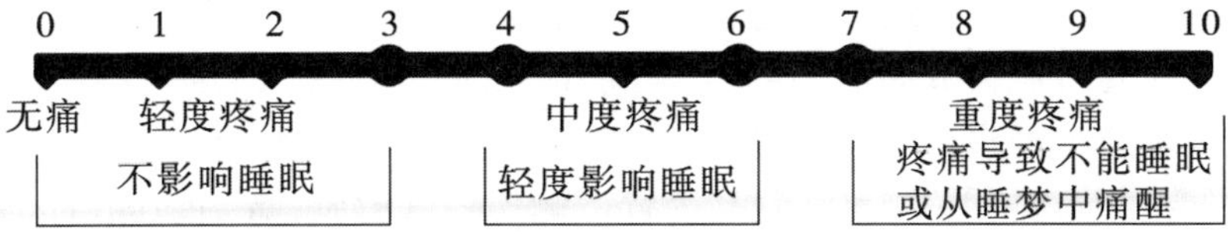

5. 骨折愈合情况　结合骨折部位X射线、CT及MRI等影像学资料，判断骨折对位对线、骨痂形成情况，是否存在延迟愈合或未愈合、假关节形成、畸形愈合等不良情况；是否存在感染及血管、神经损伤、关节挛缩、骨化性肌炎等并发症。

（七）康复治疗

锁骨骨折康复治疗主要目的是恢复肩关节活动范围，保持肩部周围肌肉力量，恢复肩关节生活工作等能力；一般锁骨骨折愈合时间约6～12周，锁骨骨折平时站立时宜双手后叉于腰部，保持抬头挺胸体位；睡眠时宜仰卧于硬板床上，背部两肩之间稍加垫高，保持与站立时相似的体位。

伤后第1周内，肩部固定，保持内收内旋，肘关节维持90°屈曲，主要进行肘、前臂、腕、手关节主动关节活动度的训练。如果未行内固定术，可用电疗法治疗。早期因疼痛，避免肩部周围肌肉力量训练，3～4 d后，一旦疼痛控制，肘、腕关节开始等长肌力训练，鼓励开始主动屈伸训练，维持肱二头、三头肌肌力。用健侧手完成ADLO伤后3 d内，局部用冷疗，4 d以后可用下列治疗。①超短波治疗：患者仰卧位，采用对置法，无热或微热，10～15 min，每日1次，10 d为一个疗程。②超声波治疗：患者坐位，采用直接接触移动法，每次15～20 min，每日1次，10 d为一个疗程；如果有金属固定物（钢针、钢板），应慎用电疗法治疗。③红外线光治疗：垂直照射患部，以有舒适温热感为准，每次20～30 min，每日1次，10 d为一疗程。④磁疗：20～30 min，每日1次，10 d为一个疗程。

第2周，在不引起肩关节疼痛的前提下做垂臂钟摆练习，增加手指等张握力练习、腕部的抗阻力屈伸运动、肘关节的静力性抗阻力屈伸练习，并做肩部外展、旋转的被动运动、三角肌等长运动或助力运动。

第3周，增加肘部屈伸与前臂内外旋的抗阻力练习，仰卧位时，做头与双肘支撑得挺胸练习，还可开始做肩关节的被动活动度训练和肌力练习；内固定稳定者应尽早开始做肩带周围肌群的等长收缩练习。

第4～8周，可进行肩部的全方位主动功能练习，配合一些器械进行训练，逐渐增加抗阻力训练，增加肩袖肌群力量训练。

第8周以后，增加训练的强度，应用关节松动技术，改善关节周围软组织关节囊的紧张度，恢复其柔韧性、伸张度，恢复正常的关节活动范围，注意在治疗前，用蜡疗或者局部中药熏蒸，做肩关节的局部热敷治疗，以改善局部的血液循环和紧张性，增强关节松动术的效果。

二、肱骨干骨折康复

肱骨干骨折是指在肱骨外科颈以下1～2 cm至肱骨髁上2 cm之间发生的骨折（图3-46）。

（一）病因

肱骨骨折大多是由于直接或间接暴力造成的。最常见的损伤机制包括高处坠落时上肢外展、摩托车祸伤以及上臂直接受力所致。肌肉极度收缩也可造成肱骨干骨折。老年人摔倒造成的肱骨干骨折往往不形成粉碎状。高能量损伤常常造成粉碎性骨折以及软组织的严重损伤。

（二）临床表现

伤后上臂立刻出现局部疼痛、局部压痛、肿胀、皮肤瘀血斑、畸形、上肢活动障碍，用手触之有异常活动，检查时发现上臂有假关节形活动，可触及骨擦感，同时可闻及骨擦音（不可刻意去检查，以免加重损伤，甚至造成桡神经损伤）。如果伴有桡神经损伤，可出现垂指、垂腕征，腕关节、各手指掌指关节不能背伸，伸拇指障碍、前臂旋后障碍，手背桡侧伴皮肤感觉，特别是虎口区感觉减退或消失最为明显。

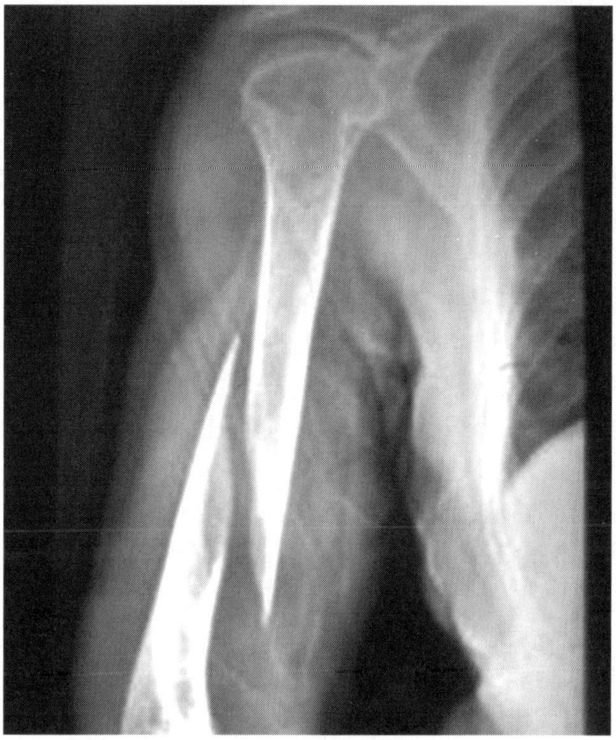

图 3-46 肱骨干骨折

（三）骨折分型

肱骨干骨折的分型主要为 AO 分型（1978 年，Muller 等提出各长骨的各个解剖部位以数字表示，每个部分按骨折位置分为三类，每类按骨折形态复杂性又分为三组及其亚型长管状骨骨折的综合分类系统）。A 型骨折：简单骨折；A1 型为简单螺旋骨折；A2 型为简单斜行骨折≥30°；A3 型为简单横断骨折<30°。B 型骨折：合并一附加的骨折块：楔形或蝶形骨折块；B1 型指螺旋楔形骨折；B2 型是弯曲楔形骨折；B3 型是粉碎楔形骨折。C 型骨折：复杂骨折，如复杂螺旋骨折、双骨折或粉碎骨折；C1 是螺旋形复杂骨折；C2 是多段复杂骨折；C3 是不规则复杂骨折。

（四）检查与评定

有明确的肱骨干骨折的外伤史，已经过手法整复、外固定或钢板内固定、髓内钉固定手术病史，有伤后 X 射线片及术后的 X 射线片或近期的 X 射线片。伤后 3 周以内，肩关节不会发生较严重的活动障碍，肌肉萎缩不明显，肌力可达Ⅳ级，肩部固定 4 ~6 周，肩关节可发生运动障碍，肌力下降，肌肉萎缩明显，常累及肘关节活动受限。骨折累及桡神经，伤后即可出现“垂腕、垂指”征及手背部桡侧半皮肤 感觉异常或消失。

（1）肌电图检查可明确诊断神经损伤的部位和程度。

（2）检查局部皮肤是否正常有无破溃、窦道、畸形，是否肿胀、压痛，有无异常活动。

（3）用软尺测量上臂、前臂的周径（与健侧对比测量更好）。

（4）徒手肌力检查：三角肌、背阔肌、胸大肌、肱二头肌、肱三头肌等。

（5）关节活动度检查 用量角器测量肩关节前屈、后伸、外展、内收、内外旋的活动度及前臂的旋前旋后、肘关节的伸、屈活动度。

（6）临床愈合标准：骨折断端局部无压痛、局部无纵向叩击痛、骨折断端无异常活动（主动或被动)、X 射线片显示骨折线模糊,有连续性骨痂通过骨折断端骨折线、外固定解除后,肢体能达到以下要求:上肢向前伸手持重 lkg 达 1 min,连续观察 2 周,骨折断端不发生畸形。

(五)康复治疗

肱骨干骨折康复治疗的主要目的是促进骨折愈合,尽快恢复肩肘关节活动范围,同时恢复肩肘关节周围肌肉力量,避免产生关节功能障碍而影响日常生活能力。

综合考虑影响骨折愈合的全身因素,小儿肱骨干骨折患者一般 4 ~6 周基本可以愈合,而成人则多需 6 ~8 周,也有认为需 8 ~10 周方能愈合。

康复训练方案如下:骨折经钢板或髓内钉等内固定手术后,1 周内主要是休息,制动,有利于组织的修复,肱骨干骨折内固定效果确切,术后常能早期活动。术后 3 d 内疼痛反应比较明显,可以做手和腕部的主动活动,逐渐过渡到上臂肌群的主动等长收缩,同时辅以消肿的 PRICE 原则;3 d 以后疼痛反应减轻,即可在健肢的帮助下开始肩和肘关节的被动活动,在 2 ~3 d 内增加至全幅度活动,可以进行手指的屈伸指练习,腕关节的背伸、屈曲练习,上臂前臂肌群的等长收缩练习;局部可做红外线或紫外线光疗,使局部血液循环加快,起到消炎、消肿、促进切口愈合的作用。

术后 1 周可以开始上肢肌群的主动等张练习,有条件的可做等速练习,以及肩和肘关节的主动运动,此期患肢不应负重。如使用夹板或者石膏固定的保守治疗,不宜进行肩和肘关节的活动。

2 ~3 周后,站立位,主动耸肩练习 10 ~20 次(图 3-47),肩关节放松自然下垂,10 次为 1 组,持续 30 s;做胸上肌、背阔肌群收缩练习;三角肌保护性的无阻力收缩练习,持续时间及次数由治疗师自行掌握,以无疼痛为限;肩关节钟摆活动,10 次 1 组,做 2 ~3 组为宜;增加前臂的内外旋度练习,10 次为 1 组,做 2 ~3 组。肘关节可做屈伸功能练习(图 3-48),主动收缩为主,不增加阻力,以患者感觉疲劳为限。注意:肩关节及肘关节不宜进行肌肉抗阻力量训练。

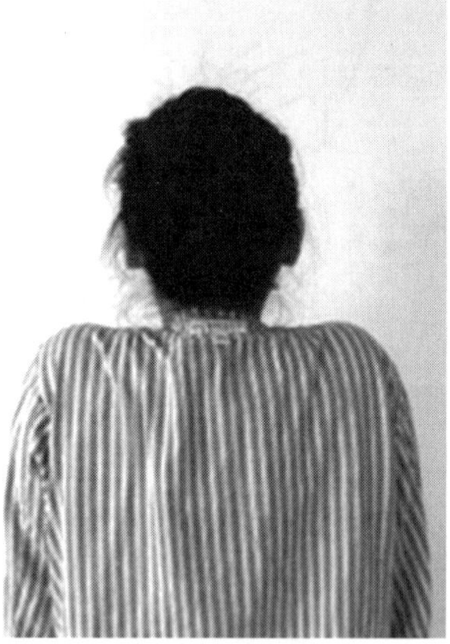

图 3-47 耸肩练习

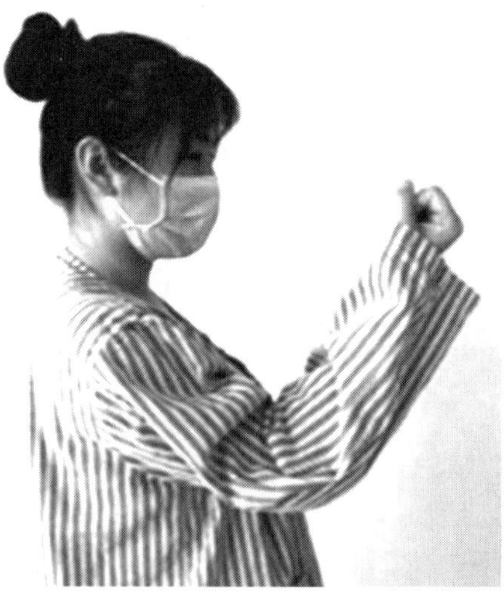

图 3-48 肘关节屈伸功能练习

3 ~4 周后,除肌力仍稍弱外,整个患肢的功能即可接近于完全恢复。在肱骨骨折术后的康复训练中,主要涉及肩和肘两个关节,肩关节的活动度及肌力训练方法如前述。肘关节本身是一个单轴关节,仅能做屈曲和伸展两个动作,相应配置了屈肌群和伸肌群两组肌肉。但是,肘关节的固定必然会累及前臂的旋转功能,而且在前臂的旋转动作中,旋后的力量主要来自前臂肌群中的旋后肌群。因此,肱骨骨折后的康复内容必须包括前臂旋转功能的训练。4 ~6 周后,做三角肌、背阔肌、胸大肌、肱二头肌、肱三头肌的无阻力自主活动练习,前臂、手、腕可做抗阻力练习;在上述练习的基础上，视骨折愈合情况进行上臂肱二头肌和肱三头肌的等长肌力训练，可适当增加肘、前臂和腕的抗阻力练习，同时注意加强前臂的内外旋功能训练（图 3–49）。

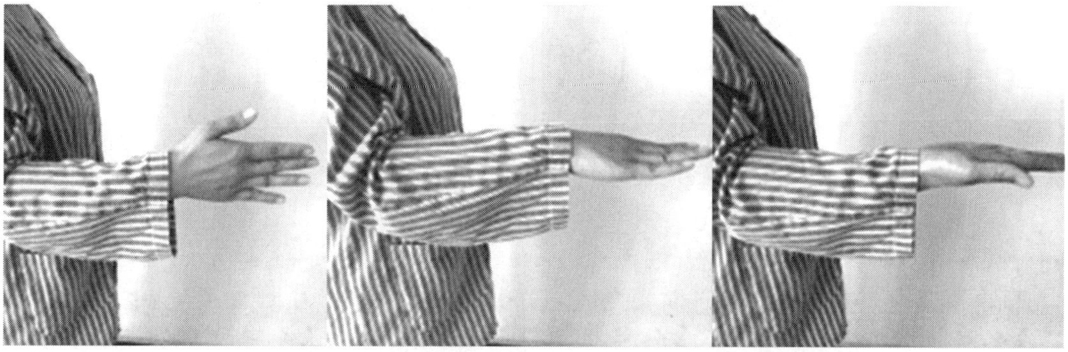

图 3–49　前臂的内外旋功能训练

6 ~ 8 周后，患侧上肢自然下垂，以肩关节为轴心，做主动环转练习，借助肋木、高吊、滑轮、墙壁拉力器、橡皮带、体操棒等器械进行功能练习。如果患者不能及时进行早期康复治疗而出现肩肘关节的功能障碍，则采用关节松动术进行康复治疗，即可达到满意的疗效。

由于肱骨有内固定物，可采用蜡疗：①盘蜡法，置于肩、肘、腕及局部，每日 1 次，每次 20 ~ 30 min，15 d 为一疗程。②光疗：红外线、紫外光线局部照射。慎用电疗等物理治疗手段，在肩、腕关节或经手法复位的，可用干扰电治疗或超声波、磁疗、超短波治疗等方法促进骨愈合功能恢复。未经手术内固定，采取手法复位外固定的肱骨干骨折，相对来讲制动的时间要长一些，其稳定性也不能等同内固定，2 周后可做手、腕的伸屈主动练习，配合作业治疗，增强手部的灵活性。

8 ~ 12 周，进行全关节活动练习和肌力恢复练习，由于制动时间长，易发生肩、肘关节功能障碍，虽经康复治疗，肩、肘关节活动范围恢复正常时间也相对较长。合并有桡神经损伤，应该加强伸指、伸腕肌的功能训练，辅助腕、手功能位支具佩戴，和经皮神经电刺激疗法或神经肌肉电刺激疗法，每日 1 次，10 次为一疗程。2 ~ 3 个月做 1 次肌电图检查，评估神经的生长速度和肌肉功能恢复的情况。神经损伤的患者禁忌浸蜡治疗，防止烫伤。

三、肱骨颈骨折康复

肱骨颈骨折是指发生在肱骨解剖颈下 2 ~ 3 cm 处的骨折（图 3–50）。

（一）病因

肱骨外科颈位于解剖颈下 2 ~ 3 cm，相当于大、小结节下缘与肱骨干的交界处，此为松质骨和致密骨接交界处，是应力的薄弱点，常易发生骨折，严重移位骨折时可合并臂丛神经和腋血管损伤。骨折多由间接暴力引起，各种年龄均可发生，但常见于老年人。

（二）临床表现

肩部肿胀、疼痛，活动障碍，有局部压痛和上臂纵轴叩击痛，上臂内侧可见瘀斑。非嵌插型骨折可有畸形、骨擦音和异常活动。外展型骨折肩部下方稍呈凹陷，但肩部仍保持丰隆外观，与肩关节脱位“方肩”畸形有别。内收型骨折在上臂上端可触及突起的骨折远端向外成角畸形。合并肩关节脱位时可出现“方肩”畸形，在腋下或喙突下可扪及肱骨头。

1. 无移位肱骨外科颈骨折　包括裂缝型和无移位嵌入型骨折。直接暴力较小，可产生裂缝骨折。跌倒时，上肢伸直外展，手掌触地，两骨折断端嵌入而无移位产生无移位嵌入骨折。

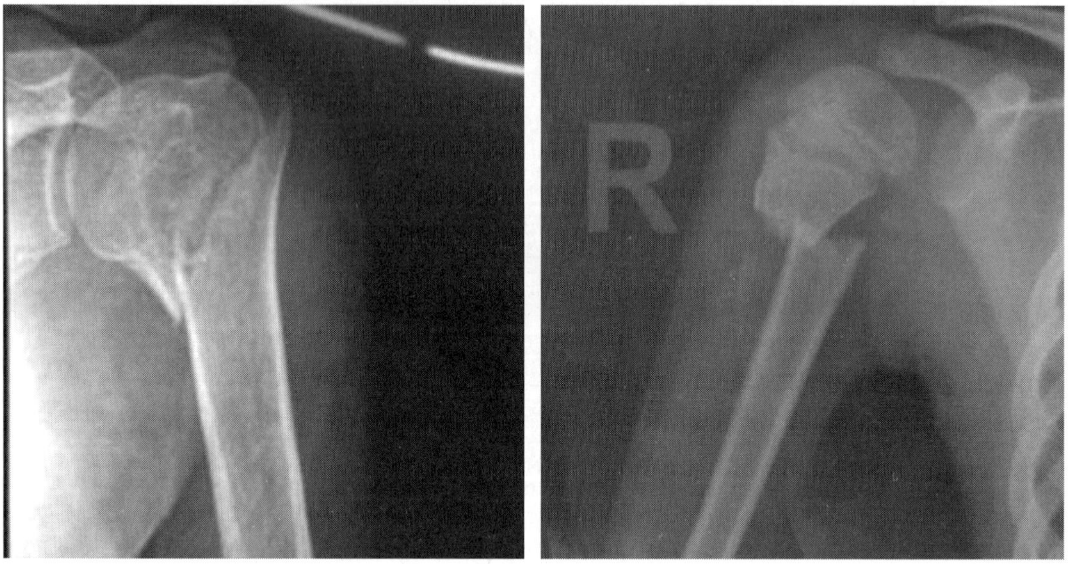

图 3-50 肱骨颈骨折

2. 外展型骨折　间接暴力造成骨折。跌倒时上肢外展，手掌触地，在外科颈处发生骨折。骨折近端内收，骨折远端外展，外侧骨皮质嵌插于近侧断端内侧，形成向内、向前成角移位。或者两骨折段断端重叠移位。骨折远端移位在骨折近端内侧，形成向前、向内成角畸形。

3. 内收型骨折　较少见。与外展型骨折相反。跌倒时手或肘着地，上肢内收，骨折近段肱骨头外展，骨折远段肱骨干内收，形成向外成角畸形

（三）移位情况

肱骨外科颈骨折后，受肌肉牵拉引起移位。骨折近段受冈上、冈下肌牵拉而外展与外旋移位；骨折远端受胸大肌、背阔肌、大圆肌、肱二头肌和三角肌牵拉向前内上方移位。如果所受暴力大，骨折移位多，可损伤腋神经和臂丛神经，以及腋窝处动、静脉。

（四）检查与评定

肱骨外科颈骨折诊断容易。了解受伤历史及发病机理，伤后肩部疼痛、肿胀、皮下瘀血、肩关节活动受限。大结节下方骨折处有压痛。根据肩部正位 X 射线片可显示外展或内收骨折类型。还必须有侧位片（穿胸位）了解肱骨头有无旋转、嵌插、前后重叠移位畸形，以便明确有无骨折端向前成角。肱骨外科颈骨折应与肩关节脱位鉴别，有时，骨折同时合并肩关节脱位。

参照肱骨干骨折的检查评定方法。

（五）康复治疗

1. 非手术治疗的康复

（1）患肢用肩关节悬吊带悬吊于舒适的位置。

（2）第 1 ~ 2 天：在肩关节悬吊带的保护下，早期进行握拳和伸指训练（图 3-51），肩关节中立位屈伸肘关节等训练，以防止肌肉萎缩、促进血液循环。开始以被动活动为主，逐渐进行主动-辅助运动，每次 15 ~ 30 min。

（3）第 2 天 ~ 第 3 周：逐渐进行关节、肘关节的关节活动度训练，渐进性增强肌力训练 30 min，每天 45 次。

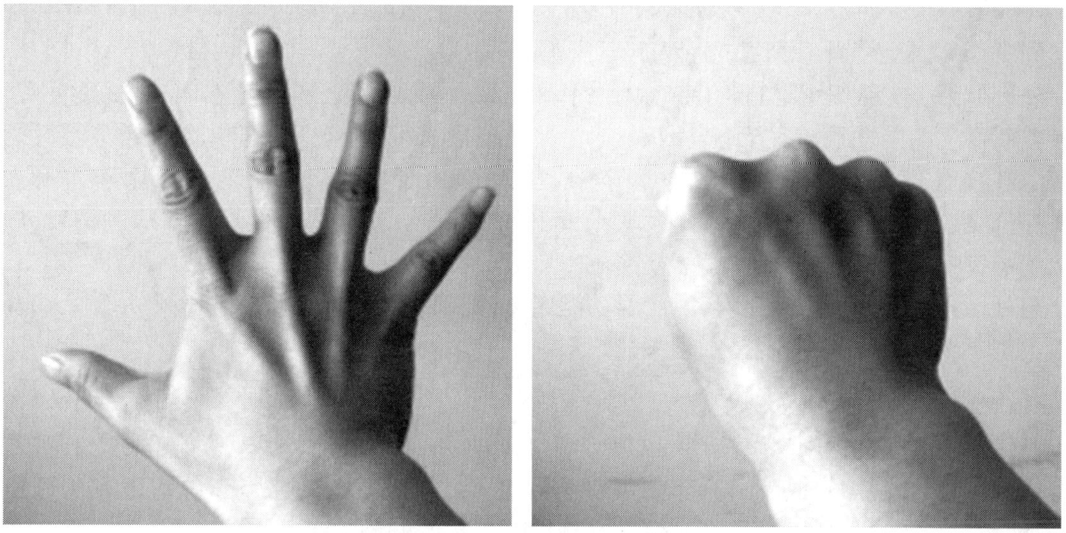

图 3-51　握拳和伸指训练

（4）第 3～4 周：在治疗师帮助下，进行肩关节被动前屈和外旋活动练习，逐渐增加肩关节活动范围。

（5）第 4～6 周：开始肩关节主动运动和肌力训练，可逐渐进行抗阻训练。

（6）第 6～12 周：当 X 射线片证实骨折愈合良好时，逐渐增加肩关节抗阻练习强度。肩关节开始后伸及外旋练习，20～30 次/组，2 组/d。

（7）第 12 周以后：开始腕关节、肘关节、肩关节各个方向抗阻肌力练习，使用皮筋等有弹性的器材提供阻力，每个方向 40～60 次/组，1～2 组/d。逐步恢复日常生活活动能力及工作能力。

2. 术后康复

（1）术后用肩关节悬吊带将患肢悬吊于舒适的位置。

（2）术后 2 d 内：在肩关节悬吊带的保护下，早期进行握拳伸指、肩关节中立位屈伸肘关节等训练。

（3）术后 2 d～3 周：逐渐进行腕关节、肘关节的关节活动度训练、渐进性增强肌力训练，以防止肌肉萎缩、促进血液循环。开始以被动活动为主，逐渐进行主动-辅助运动，每次 15～30 min，每天 4～5 次。

（4）术后 3～4 周：在治疗师帮助下，进行肩关节被动前屈和外旋活动练习，逐渐增加肩关节活动范围。

（5）术后 4～6 周：开始肩关节主动运动和肌力训练，可逐渐进行抗阻训练。

（6）术后 6～12 周：当 X 射线片证实骨折愈合良好时，逐渐增加肩关节抗阻练习强度。肩关节开始后伸及外旋练习，20～30 次/组，2 组/d。

（7）术后 12 周以后：开始腕关节、肘关节、肩关节各个方向抗阻肌力练习，使用皮筋等有弹性的器材提供阻力，每个方向 40～60 次/组，1～2 组/d。逐步恢复日常生活活动能力及工作能力。

四、肩周炎康复

肩周炎是指因肩关节及其周围的肌腱、韧带、腱鞘、滑囊等软组织退行性、炎症性病变而引起的以肩部疼痛和功能障碍为主症的一类疾病。

（一）病因

肩周炎的病因至今尚不清楚，可能与下列原因有关：

1. 肩部原因　①软组织退行性病变，对各种外力的承受能力减弱是基本因素；②过度劳动、姿势不良等所产生的慢性致伤力是继发因素；③上肢外伤后肩部固定过久，肩周组织继发萎缩、粘连；④肩部急性挫伤、牵拉后治疗不当等；⑤脑卒中偏瘫患者由于肩周肌肉缺乏主动运动，静脉血和淋巴液淤滞，血液循环缓慢，组织水肿，产生关节囊和肌腱粘连；⑥肩部受风寒是本病的诱发因素，可加剧组织的炎性过程，促进肩关节囊的粘连。

2. 肩外因素　在颈椎间盘疾病、甲状腺功能亢进、胸部病变以及创伤等疾病中并发肩周炎的可能性大大提高，其中糖尿病患者是正常人的5倍。

（二）临床表现

1. 急性期　主要表现为肩关节周围的疼痛。疼痛剧烈，夜间加重，甚至影响睡眠。压痛范围较为广泛，在喙肱韧带、肩峰下、冈上肌、三角肌前后缘、肱二头肌长头腱等部位均可有明显压痛表现，伴有肌肉痉挛和肩关节活动受限。但主要是局部急骤而剧烈的疼痛，反射性地引起上斜方肌痉挛。此期肩关节本身还有一定范围的活动度。

2. 冻结期　疼痛症状减轻，但压痛范围仍较为广泛。由疼痛期肌肉保护性痉挛造成的关节活动受限发展到关节挛缩性活动受限，肩关节周围软组织广泛粘连、挛缩，呈“冻结”状态。各方向的活动范围明显缩小，肩关节以外展、外旋、后伸受限最明显，少数人内收、内旋亦受限，但前屈受限较少，影响日常生活，如梳理头发、穿脱衣服、举臂抬物、向后背系扣、后腰系带等动作均有一定程度的困难。严重者可见三角肌、冈上肌、冈下肌等肩胛带肌，尤其是三角肌的失用性萎缩。

3. 恢复期　疼痛逐渐消减，随着日常生活、劳动及各种治疗措施的进行，肩关节的活动范围逐渐增加，肩关节周围关节囊等软组织的挛缩、粘连逐渐消除，大多数患者的肩关节功能恢复到正常或接近正常。不过肌肉的萎缩则需较长时间的锻炼才能恢复正常。

（三）检查与评定

1. 疼痛的评定　采用视觉模拟评分法评定疼痛程度。

2. 活动度的评定　采用量角器测量患者肩关节的屈、伸、外展、内旋和外旋等活动度。正常肩关节的活动度：前屈 0°～180°，后伸 0°～60°，外展 0°～180°，内收内旋 0°～80°，内收外旋 0°～80°，外展内旋 0°～70°，外展外旋 0°～90°。在患者接受治疗前后利用量角器测肩关节主动活动度。

3. 肩关节功能评定

具体参照本章第一节。

（四）康复治疗

1. 急性期　康复目标：减轻疼痛，避免粘连，增加关节活动度。

康复治疗方法

（1）一般治疗：局部制动，肩部保暖，防受风寒，以达到改善局部血液循环和解除肌肉紧张的目的。

（2）药物治疗：肩周炎早期因疼痛影响生活和工作，可适当口服非甾体类消炎药物；肌肉痉挛明显者可用肌肉松弛剂；疼痛严重明显影响睡眠的，可适量用地西泮等镇静药物。

（3）超声引导注射技术：可同时明确诊断及治疗，准确穿刺，减少损伤，降低风险。穿刺时患者上臂轻度外展及外旋，在喙突和肱骨小结节间隙垂直向后进针。或患者采取坐位，使上臂轻度外展及内旋。在肩峰下方，于三角肌和冈上肌之间垂直进针。临床上常用泼尼松龙混悬液和利多卡因注射液做痛点封闭注射，每周1次，共2～3次。患者疼痛严重，痛点明显、局限者，做多痛点及关节腔注射，如冈上肌腱附着点、肱二头肌腱鞘、肩峰下滑囊前外侧部、小圆肌部位的后关节囊以及盂肱关节腔等，注射后即可进行轻微的关节活动。操作过程中要注意准确穿刺，减少损伤，降低风险。若无超声设备，可采用传统的局部注射方法。

（4）物理治疗：改善局部血液和淋巴液循环，增强组织代谢，消除水肿，促进炎症的吸收，缓解肌肉痉挛，从而减轻和消除疼痛。临床应用表明，在肩关节周围炎早期，应用物理治疗不仅能缓解症状，而且还能延缓病变的发展或缩短病程。常用的治疗方法有超短波、中频电疗、超声波、热疗等。根据不同类型及各时期功能障碍的特点，可选择不同的物理因子进行治疗。

1）超短波：治疗部位体温升高，增加组织的新陈代谢，促进神经和血管的恢复，消炎止痛，解除粘连。选用治疗剂量为：微热量至温热量，每次 10～15 min，每日 1 次，10～15 次为一疗程。

2）中频：中频电有镇痛作用和明显的促进血液循环作用，可选用电脑中频、干扰电治疗，电极并置/对置于患肩痛点或痛点周围，每次 20 min，10～15 次为一疗程。

3）超声波：超声波治疗可消炎、止痛，松解粘连。选 1～2 个痛点处，应用 1.5 W/cm^2，每点 8 min，每日 1 次。此外可选用蜡饼局部热敷或红外线局部照射等。

4）激光：多用于不同病期的镇痛氦氖激光或半导体激光，痛点照射。

（5）推拿：在早期宜采用轻柔手法，目的是改善患肢血液、淋巴循环，消除水肿，缓解疼痛，保持肩关节功能。待疼痛减轻可增加主动运动。常用手法主要为能作用于浅层组织和深部肌肉的一些推拿手法。

（6）运动疗法

1）摆动运动：身体前屈，躯干与地面平行，手臂自然下垂，首先做前后方向摆动，完成肩关节的前屈、后伸运动，待适应无疼痛后增加左右摆动，完成肩关节的外展、内收运动，最后增加环转运动，一般每个方向 20～30 次为 1 组。疼痛明显时在健手的保护下完成摆的动作（图 3-52）。

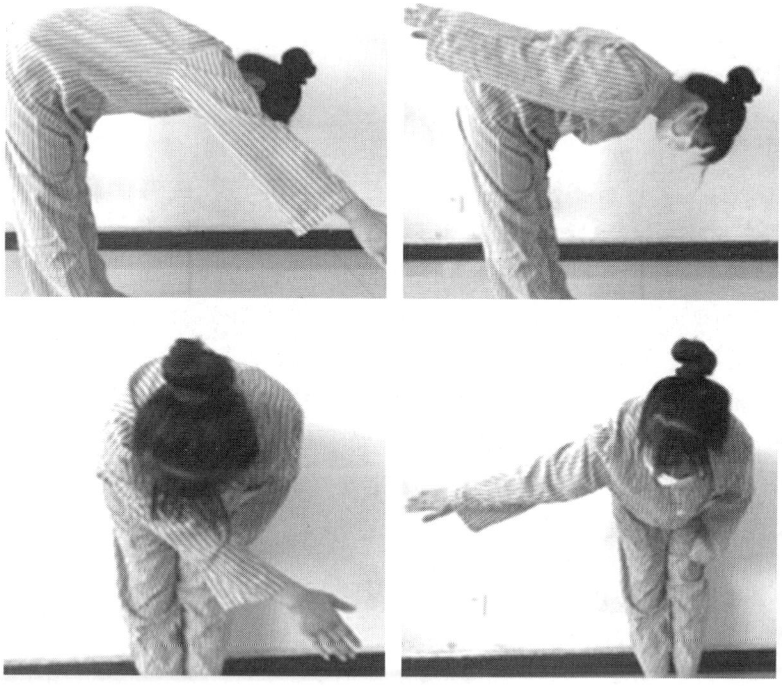

图 3-52　摆动动作

2）耸肩运动：双臂自然下垂身体两侧，双肩向上耸起，于最高位置保持5 s后，放松为1次，反复进行，每次5 min，每日2～3次，如有疼痛可用健手托住患侧肘部保护，在不增加疼痛的前提下完成。

3）扩胸运动：双臂自然下垂身体两侧，双肩向后做扩胸运动，于最大位置保持5 s后放松为1次，反复进行，每次5 min，每日2～3次，如有疼痛可用健手托住患侧肘部保护，在不增加疼痛的前提下完成（图3-53）。

4）含胸运动：双臂自然下垂身体两侧，双肩向前做含胸运动，于最大位置保持5 s后放松为1次，反复进行，每次5 min，每日2～3次，如有疼痛可用健手托住患侧肘部保护，在不增加疼痛的前提下完成（图3-54）。

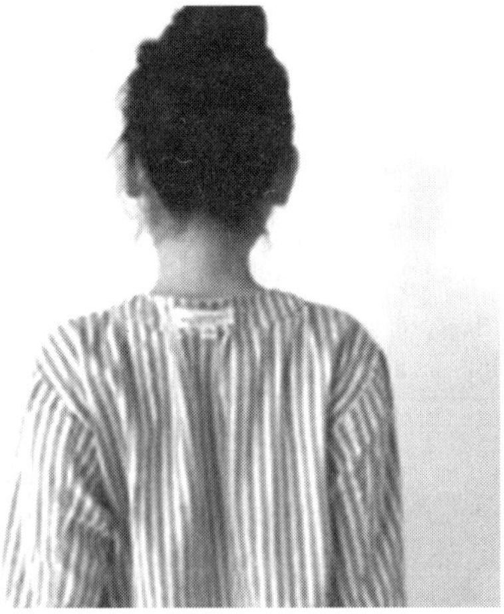

图3-53　扩胸运动

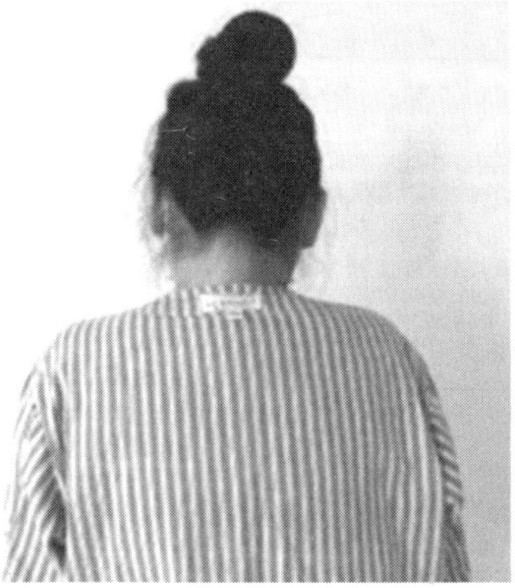

图3-54　含胸运动

2.冻结期或恢复期　康复目标：继续增加关节活动度为主，增强肌力，恢复上肢的运动功能。

康复治疗方法：

（1）运动疗法

1）关节活动度训练

●肩前屈运动：仰卧位，屈肘，上肢向上移动过头顶部，至感到疼痛处保持并轻轻振动1～2 min为1次，每组3～5次，每日1～2组，并逐渐增加被动活动角度；或者仰卧位，伸肘，上肢向上提举，至感到疼痛处保持并轻轻振动1～2 min为1次，每组3～5次，每日1～2组，并逐渐增加被动活动角度；患者面对墙壁站立，用患侧手指沿墙缓缓向上爬动，使上肢尽量高举，到最大限度，在墙上做一记号，然后再徐徐向下回原处，反复进行，逐渐增加高度（图3-55）。

●肩外展运动：仰卧位或坐位，健手握住患侧肘部，使肩关节前屈90°，不得耸肩，沿水平方向外展，至感到疼痛处保持2～3 min，待疼痛减轻后继续加大角度，至最大角度为1次，每组3～5次，每日1～2次，并逐渐增加被动活动角度（图3-56）；患侧靠墙站立，上肢外展，沿墙壁手指向上方爬行到最大限度，在墙上做一记号，然后再徐徐向下回原处，反复进行，逐渐增加高度；左右手各向左右伸直平抬、手心向下成飞翔势，上下扇动。

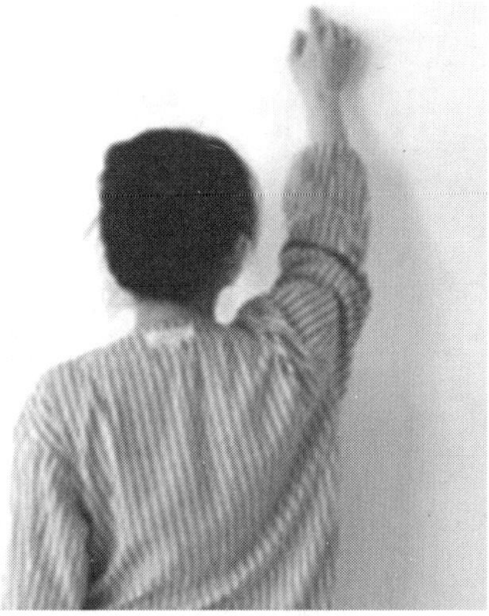

图 3-55　爬墙运动

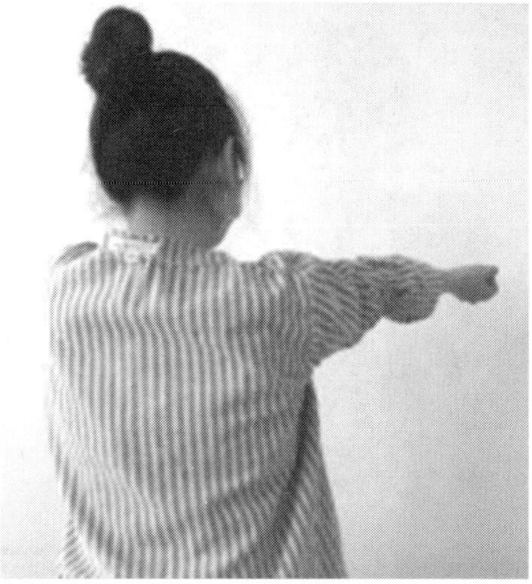

图 3-56　肩外展运动

• 肩后伸运动:仰卧位,双手抓握体操棒,患侧上肢在床边自然下垂,至感到疼痛处保持 2 ~ 3 min,待疼痛减轻后继续加大角度,至最大角度为 1 次,每组 3 ~ 5 次,每日 1 ~ 2 次,并逐渐增加被动活动角度。体操棒保护患侧关节不至于后伸过快。

• 肩外展位外旋运动:仰卧位,肩关节外展 90°,屈肘 90°,健手握患侧手腕,患侧肢体完全放松,健手用力向头部方向推患侧前臂,至感到疼痛处保持 2 ~ 3 min,待疼痛减轻后继续加大角度,至最大角度为 1 次,每组 3 ~ 5 次,每日 1 ~ 2 次。并逐渐增加被动活动角度(图 3-57)。

• 肩外展位后伸运动:患者双手交叉抱住颈项,相当于双耳垂水平线,两肘臂夹住两耳,然后用力向后活动两肘,重复进行(图 3-58)。

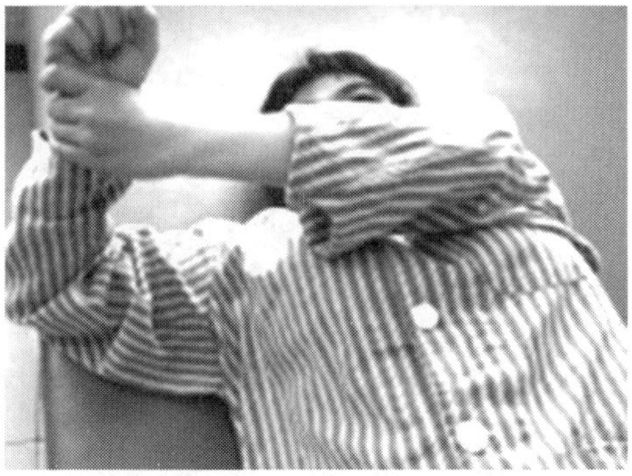

图 3-57　肩外展位后伸运动

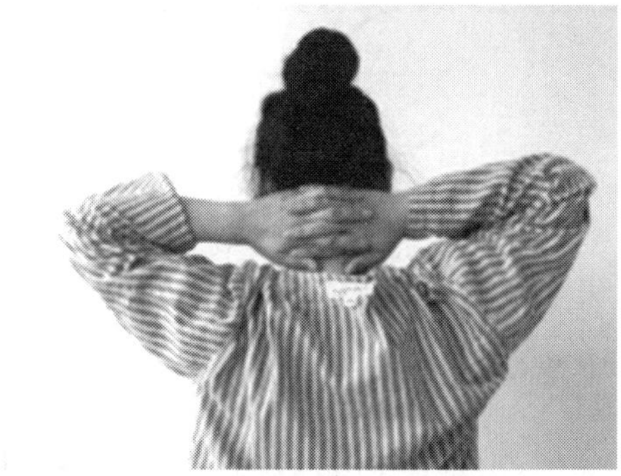

图 3-58　肩外展位外旋运动

• 肩关节水平内收运动:仰卧位或坐位,肩前屈 90°,肘屈曲 90°,健手握患侧肘部,向胸前拉患侧上臂,患手尽量去触摸对侧肩部,感到疼痛处保持 2 ~ 3 min,待疼痛减轻后继续加大角度,至最大角度为 1 次,每组 3 ~ 5 次,每日 1 ~ 2 次,并逐渐增加被动活动角度(图 3-59)。

• 肩关节的后伸、内旋、内收运动:坐位或站立位,身体保持伸直,双手背后,健侧手抓握患侧手腕,向上拉,使患侧手尽量接触对侧肩胛骨(图 3-60)。注意不能弯腰。

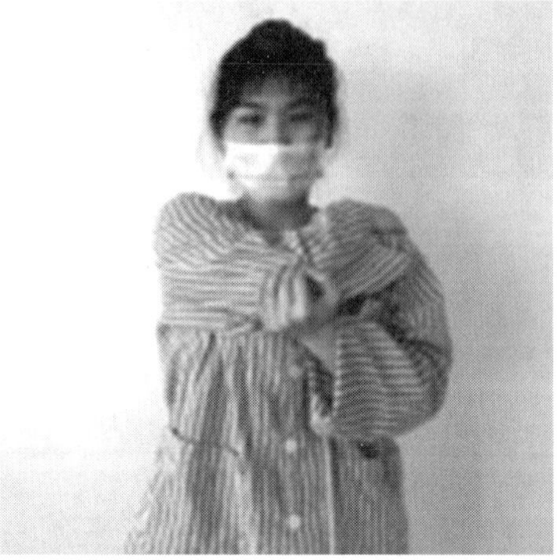

图 3-59　肩关节水平内收运动

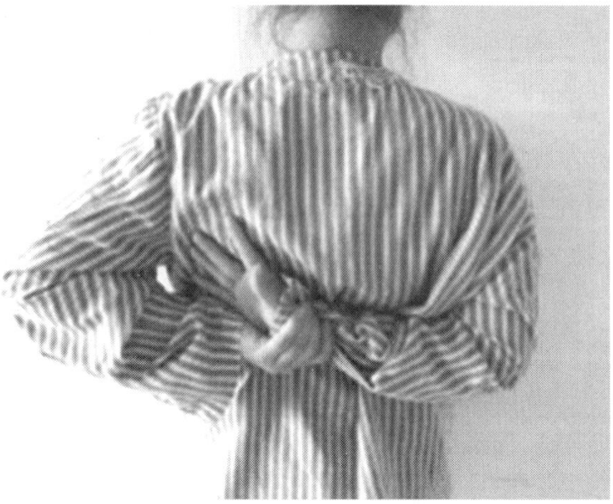

图 3-60　肩关节的后伸、内旋、内收运动

• 肩关节环形运动：患者站立，患臂自然下垂，肘部伸直，患臂由前向上向后划圈，幅度由小到大，反复数遍。

2）强化肌力训练

• 肩前屈力量训练：站位或坐位，躯干伸直，早期肌力较差可以在屈肘 90°位，上肢前抬起至无痛角度，不能耸肩，至最高位置保持 10 s 为 1 次，力量增强后肘关节伸直位练习，同时手握一定负荷进行，每组 20 ~ 30 次，组间休息 30 s，4 组连续练习，每日 2 ~ 3 次。

• 肩外展力量训练：方法基本同上，上肢外展练习。

• 肩外旋力量训练：屈肘 90°，上臂紧贴身体，弹性橡皮筋一端固定，向外侧用力牵拉橡皮筋，至最大限度保持 10 s 为 1 次，每组 20 ~ 30 次，组间休息 30 s，4 组连续练习，每日 2 ~ 3 次（图 3-61）。

• 肩内旋力量训练：方法基本同上。向内侧用力牵拉皮筋，使手接近身体（图 3-62）。

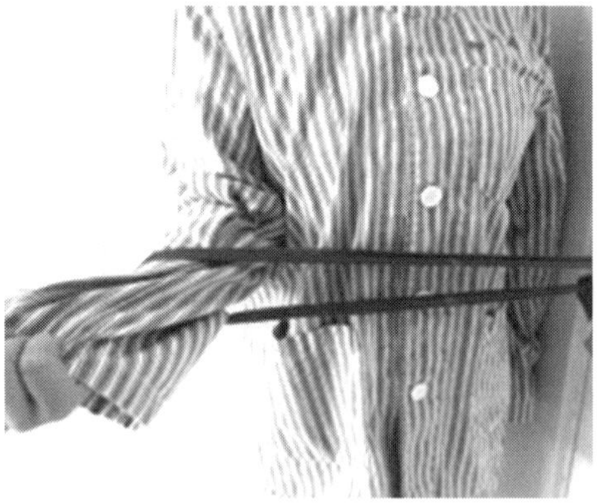

图 3-61　肩外旋力量训练

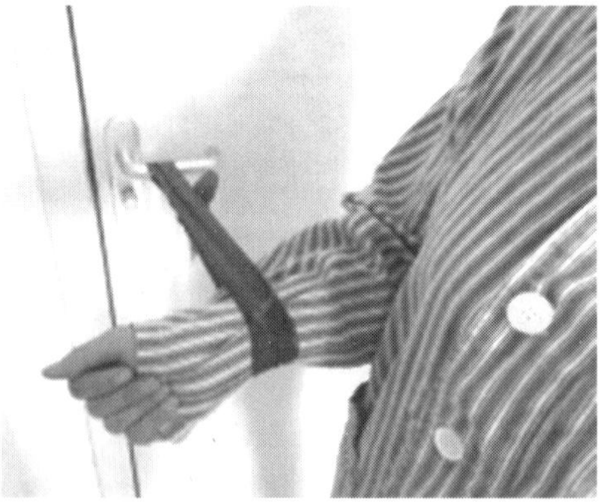

图 3-62　肩内旋力量训练

• 双手持体操棒或利用绳索滑轮装置由健肢帮助患肢做肩各轴位的助力运动（图 3-63）。

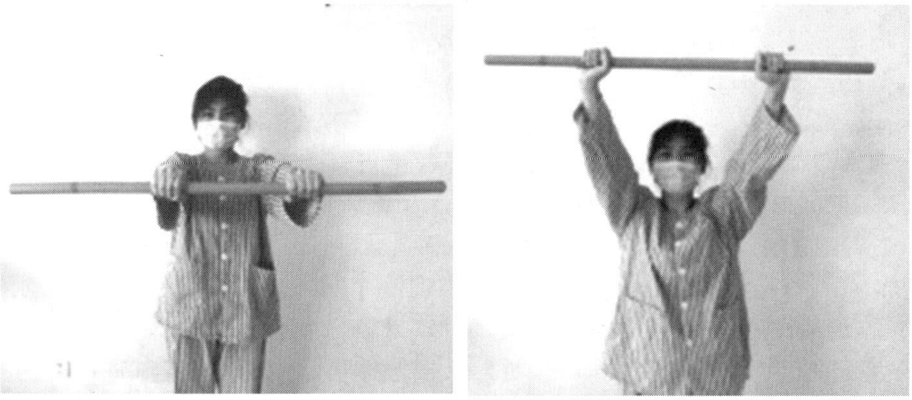

图 3-63 体操棒练习

• 双手握肋木下蹲，利用躯干重心下移做牵伸肩部软组织的牵伸练习。

• 利用肩轮等器械进行肩部主动运动。

3）关节松动术：关节松动术是治疗肩周炎疼痛及活动受限的一种有效实用的手法。其针对性强，见效快，患者痛苦小，容易接受。根据 Maitland 手法分级对早期疼痛为主者，采用 I ~ U 级手法；病程较长以关节活动障碍为主者，采用 ID ~ IV 级手法。针对不同方向的运动障碍，分别应用分离、长轴牵引、外展向足侧滑动、前后向滑动和后前向滑动等手法进行治疗。

• 分离牵引：一般松动，缓解疼痛。患者仰卧位，上肢外展 50°，治疗师外侧手托住患者上臂远端及肘部，内侧手四指放在腋窝下肱骨头内侧，拇指放在腋前。内侧手向外侧持续拉肱骨约 10 s，然后放松，重复 3 ~5 次。操作中要保持分离牵引力与关节盂的治疗平面相垂直。

• 长轴牵引：一般松动，缓解疼痛。患者仰卧位，上肢稍外展，治疗师外侧手握住肱骨远端，内侧手放在腋窝，拇指在腋前。外侧手向足的方向持续牵拉肱骨约 10 s，使肱骨在关节盂内滑动，然后放松，重复 3 ~5 次。操作中要保持牵引力与肱骨长轴平行。

• 外展向足侧滑动：增加肩关节的外展。患者仰卧位，上肢外展 90°，肘关节屈曲 70°，治疗师坐在患侧，外侧手握住肘关节内侧，内侧手虎口放在肱骨近端外侧，掌心朝上。松动时外侧手稍向外牵引，内侧手向足侧方向推动肱骨，主要作用于盂肱关节（图 3-64）。

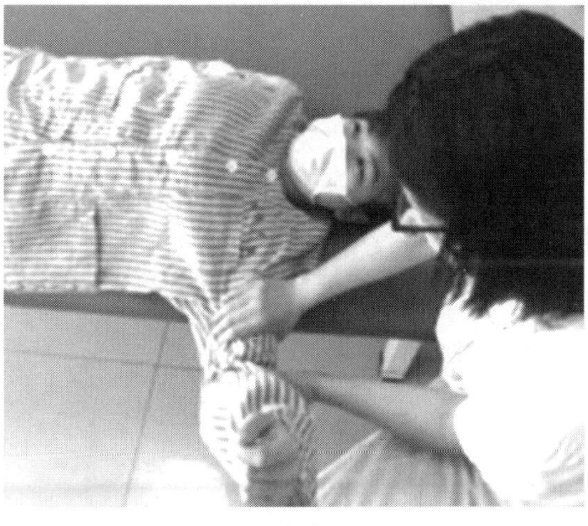

图 3-64 外展向足侧滑动

• 前后向滑动：增加肩关节前屈和内旋。患者仰卧位，上肢休息位，治疗师站在患侧，外侧手放在肱骨头上，内侧手放在肱骨远端，外侧手将肱骨的近端由前向后推动。

• 后前向滑动：增加肩关节的后伸和外旋。患者仰卧位，上肢放体侧，屈肘，前臂旋前放在胸前，治疗师站在患侧的肩关节外侧，双手的拇指放在肱骨头的后方，其余四指放在肩部及肱骨头的前方，由后向前推动肱骨头。

以上手法可根据患者具体的病情不同选用，每天 1 次，每次 30 ~ 40 min，5 次为 1 个疗程，共3 个疗程。操作中需注意手法柔软有节律，尽量使患者感到舒适，观察患者反应调整强度。

（2）物理治疗　冲击波治疗是慢性期常用的物理治疗方法，可明显改善关节活动度，缓解肩部疼痛。对于慢性难治性肩周炎、关节囊粘连明显者效果较好。治疗时以体表解剖标志作为定位依据，并以触痛点为冲击点，避开重要的血管和神经，按照冲击波能量密度，先强后弱再强的原则，每次治疗总冲击 3 000 次左右。

慢性期其他常用的物理治疗方法有局部热敷、红外线局部照射、蜡疗、高频透热治疗、中频电疗等，可视病情选择。

（3）推拿　慢性期可采用稍重手法，并结合被动运动，目的是缓解疼痛，松解粘连，扩大无痛活动范围，恢复肩胛带肌肉功能。常用手法主要为能作用到深层组织或带有被动运动性质的一些手法，如揉捏、拿法、运法、颤抖等。

（4）手术治疗　对于一些比较难治的肩周炎且明显影响日常生活活动能力，一般采用关节镜技术松解粘连。肩周炎关节镜下松解术具有简单、快速、有效的特点，主要包括肩袖间隙的粘连松解，盂肱上韧带、喙肱韧带、肩胛下肌腱的松解，对于缓解肩周炎的疼痛和恢复关节活动度，具有明显疗效。

五、肩袖损伤康复

（一）概念

肩袖由肩胛下肌（肱骨内旋）、冈上肌（肱骨 90°范围内外展）、冈下肌及小圆肌（肱骨外旋）等肌腱组成（图 3-65）。肌腱止于肱骨大小结节及部分外侧颈部，是覆盖于肩关节前上后方的袖状组织。肩袖的功能除使肱骨向上述几个方向活动外，又起韧带作用，将肱骨头与肩胛盂紧密地结合在一起，起到悬吊肱骨、稳定肱骨头和协助三角肌外展上臂的作用。肩袖损伤统指肩袖肌腱的损伤及继发的肩峰下滑囊炎，其中冈上肌腱在肩外展外旋时易受肩峰碾压而受损、变性及断裂。

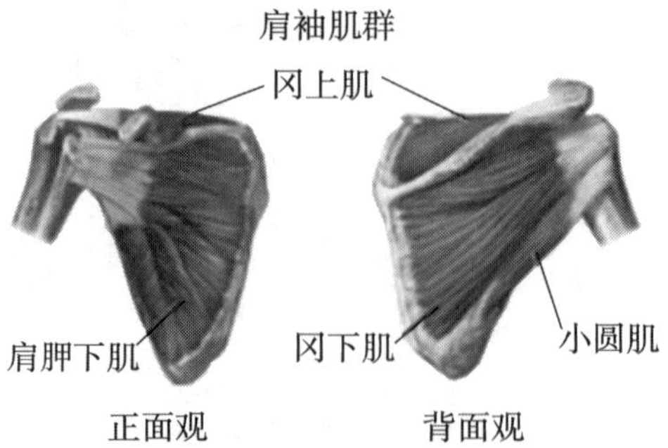

图 3-65　肩袖

（二）病因

肩部慢性撞击性损伤，肩袖组织因长期遭受到肩峰撞击、磨损；创伤，运动时过度转肩或外展；医源性损伤，如肩部手法治疗时力量过大而损伤肩袖肌腱。肩袖损伤多见于标枪、铅球、排球、体操及举重等项目的运动员。

（三）临床表现

肩袖损伤的临床表现主要为肩袖创伤性肌腱炎和肩袖肌腱的断裂。主要症状是伤后肩痛，呈撕裂样痛、肩上举反弓痛、外展痛、内外旋痛及抗阻痛。临床特征是60°～120°疼痛弧征阳性，即肩主动或被动外展至60°～120°时疼痛，外旋时疼痛加重，外展超过120°时疼痛减轻或消失。肩峰前外缘压痛，肱骨大结节压痛。

肩袖损伤按症状可分三型。Ⅰ型：一般活动时不痛，当投掷或转肩时痛。检查只有反弓痛。Ⅱ型：除重复损伤动作时痛外，还有肩袖抗阻痛，肩部一般活动正常。Ⅲ型：较常见，症状有肩痛和运动受限，检查有压痛和抗阻痛。

肩袖肌腱完全性断裂：发生时多有局部剧痛，伤后12 h内可有疼痛缓解期，随后疼痛程度逐渐加重，可持续4～7 d。检查时患肩不能活动，患者常以健肢扶持保护患肢，肩部压痛广泛，按压肌腱断裂部时呈锐痛，常可触及裂隙及异常骨擦音，患者上臂外展无力或不能外展至90°，肩外展可闻骨擦音。X射线片，早期一般无异常改变，晚期有时可见肱骨大结节部有骨质硬化囊性变或肌腱骨化。

肩袖肌腱不完全断裂：诊断较为困难，通常其肩外展肌力无明显减弱。

（四）检查与评定

1. 一般检查

（1）视诊：在肩损伤的急性期，患者可有明显的疼痛表现，如疼痛面容、手护住患肩、肩关节硬姿势，患肩软组织可有轻度肿胀。慢性损伤期患者，可因患肩肌肉萎缩致肩轮廓变小。

（2）触诊：骨大结节与肩峰间有明显压痛。肩关节各方向活动范围有不同程度的受限。

（3）量诊：在肩峰下10 cm测量上臂周径。局部肿胀时，上臂周径可增大；肩袖损伤病程较长者，因肩部肌肉萎缩、周径减小。

2. 特殊检查

（1）上臂坠落试验：有助于诊断，医生手托患者肘关节，将其肩关节被动外展至90°，然后放开肘关节，如患肩仍能保持外展90°，则表示肩无严重损伤；如不能维持被动外展位则表明肩袖完全撕裂。

（2）疼痛弧征：患肩上举60°～120°范围内出现疼痛，有助于诊断。

3. 康复评定　参照本节肩周炎检查与评定。

（五）康复治疗

1. 药物治疗　以非甾体类抗炎药物为主，用于急性期疼痛剧烈时。

2. 注射治疗　多数者对激素注射液敏感，可在肩峰下注射利多卡因和糖皮质激素混悬液，2～3个月后进行2次注射。

3. 物理因子治疗　参照本节肩周炎物理治疗。

4. 运动治疗　康复训练的基础是重建正常的肌肉平衡和肩关节肩胛骨周围的力偶，保证整个运动链的增强。过去康复治疗的重点放在冈上肌上，但效果相反，因为冈上肌和三角肌协同作用起到上抬肱骨头的作用。重点应练习以下3组肌肉：①压迫肱骨头的肌肉：肩胛下肌、冈下肌和小圆肌；②稳定肩胛骨的肌肉：斜方肌、前锯肌和菱形肌；③维持肱骨位置的主要肌肉：三角肌、胸大肌和背肌。治疗肩袖损伤最有效的康复项目是针对压迫肱骨头的肌肉和稳定肩胛骨的肌肉，这两组肌肉有助于维持肩峰下间隙,避免上臂上举时刺激肩袖。

5.术后康复　康复原则是消除疼痛,防止撕裂扩大,最大限度地恢复肩关节的活动范围和力量。肩袖修复术后的康复必须考虑肌腱修复部位的组织质量、缝线牢固程度、活动时缝线张力的大小、是否合并三角肌的其他病变、局部是否进行过其他手术、患者对康复的理解及配合程度,最终恢复肩关节正常的肌力和柔韧性,可以从事正常日常活动及体育锻炼。

(1)术后0~3周:为最大限度保护期,康复的目标是为患者的肩关节创造一个良好的恢复环境:制动和严格保护患肩。在日常生活中不能频繁使用患肢,并避免突然运动,要求并指导患者正确佩戴外展矫形器,外展位可降低缝合部位的张力,使其更好地愈合;沟通患者睡眠姿势,应采取仰卧位,并在患肢下垫枕,可以减轻疼痛,避免术区受力。但是,如果术后2周还不进行关节活动度练习则可能发生关节粘连,应逐渐增加肩关节活动度。内容主要包括主动活动肘关节、腕关节,被动活动肩关节,进行肩胛骨稳定性练习。

1)术后患肩制动:白天要求患者术区常规使用冰袋外敷(15~20 min/h),有解痉镇痛、降低炎症反应的效果。夜间睡觉时,可在上臂后方放置一个枕头来支撑肩部,使手臂保持稍前屈位,以减轻疼痛。

2)运动治疗:术后1 d开始进行以下活动。

①张手握:用力缓慢、尽可能大地张开手掌,保持2 s,用力握,保持2 s,反复进行,在不增加疼痛的前提下尽可能多做,对于促进循环、消退肿胀具有重要意义。

②掌屈背伸:患肢腕关节缓慢背伸至极限,然后缓慢屈曲至极限,一伸一屈为1组,12~36组/次,2~3次/d。

③左右摆腕:患肢五指伸直,手掌向尺侧来回摆动。一来一回为1组,12~36组/次,2~3次/d。

④前臂旋转:健手扶持患肢上臂以制动患肩,逐渐旋转肘关节,旋前旋后为1组,12~36组/次,3~5次/d。

⑤肘部屈伸:健手扶持患肢上臂以制动患肩,逐渐伸肘屈活动,一伸一回为1组,12~36组/次,3~5次/d。

⑥肩关节周围肌力练习:术后3 d根据手术情况逐渐进行耸肩、扩胸、含胸训练,每次1236组/次,3~5次/d。

(2)术后第2周或第3周:肩关节稳定性练习,根据个人情况,训练时卸下矫形器,进行被动活动肩关节和肩胛骨,以稳定肩关节。

1)钟摆运动:为改善运动并减轻疼痛,指导患者练习时不要主动运动手臂,避免疼痛,患者身体前屈(弯腰),双手下垂(或健手扶桌)做前后左右摆动及顺、逆时针划圈,5~10次/d。训练时确保这项运动是被动的,由躯干发动并带动肩关节在不同平面做小弧度运动。

2)被动前屈:仰卧位,患侧上肢处于外展30°~45°,健侧手抓住患侧前臂,在健侧上肢的辅助下被动抬高患肢(注意患侧肢体完全放松,由健侧肢体用力完成动作,角度控制在90°以内),至感到疼痛处保持并小范围活动1~2 min为1次,每天3~5次,训练时避免疼痛,肩关节不能过度外展,避免突然过度拉伸。

3)被动后伸:仰卧位,屈肘90°,健侧手紧握患侧手腕(患侧肢体完全放松,由健侧肢体用力完成动作),在体侧将上肢稍抬起后,将上臂慢慢后伸到床面,至感到疼痛处保持2~3 min,待疼痛减轻后继续后伸;可将上身移动到床边,使手臂在床边自然下垂,双手握住治疗棒,借助健侧上肢带动患侧上肢扩大后伸范围。

4)被动内收外展:坐位,健侧手紧握患侧手腕,帮助完成水平内收外展,动作不要引起明显的痛。

5)被动内旋:仰卧位,上臂紧体侧,屈肘90°,健侧手紧握患侧手腕(患侧肢体完全放松,由健侧肢体用力完成动作)，在身体上方将患侧上肢向健侧拉动做内旋动作，至感到疼痛处保持 2 ~ 3 min，待疼痛减轻后继续内旋运动。

6)被动外旋：仰卧位，患侧上肢处于外展 30° ~45°，上臂下垫毛巾卷，使肱骨头保持在肩胛骨平面，健侧上肢横握体操棒，体操棒辅助外旋 0° ~40°，20 组/次，5 次/d，该练习需在无痛及限制的活动度内进行。

7)徒手肩胛骨抗阻松动：患者侧卧位，健侧朝下，医生协助患者进行肩胛骨前伸、后缩、抬高和压低运动，训练到一定程度后徒手施加轻柔阻力，进行抗肩胛骨活动。本阶段训练主要注意：应用外展矫形器休息位悬吊制动；禁止主动活动术侧肩关节，以免超出规定的活动范围；不能用患肢支起落座或上下床，保持手术切口清洁和干燥。

(3)术后 4 ~7 周：本阶段的主要康复目的是继续第一阶段的练习，保护手术修复部位，使用冰袋外敷减少疼痛及炎性反应，解除悬吊制动及外展支架，改善关节活动度，减轻术后疼痛并开始轻柔的肩袖肌群和三角肌的主动活动。活动内容以前屈、外旋、外展和轻度内旋为主，避免主动抬高手臂。

1)主动前屈练习： 仰卧位，患侧上肢处于外展 30° ~45°，主动抬高患肢，如果吃力可在体操棒帮助下上举患肢，3 ~5 次/d，逐渐增大锻炼活动度，训练时避免疼痛。

2)爬墙练习：面对墙站立，患侧手扶墙面，手指向上攀爬，循序渐进，爬至肩部所能承受最大高度为止。10 ~20 组/次，3 ~5 次/d。

3)肩袖肌群等长收缩：患者仰卧位，肩关节外展 30° ~45°，上臂远端下方垫一枕头或毛巾卷，在各方向上施前臂轻柔阻力，使患者进行抗徒手阻力的节律稳定性练习，引发肩肌群的轻度等长收缩。

4)三角肌等长收缩练习：侧对墙壁站立，患侧上肢屈肘 90°，腋下肘内侧垫一毛巾卷，使手臂轻柔地外展(改良中立位)，患侧肩靠墙，抗墙壁阻力外展，进行三角肌和肩袖肌群的抗阻力等长收缩，此锻炼在无痛情况下进行。

5)肩胛稳定性练习：站立位，双上肢支撑在治疗球上，移动至倾斜平面上，保持治疗球的稳定。治疗球在家中可以用篮球代替，进行闭链肩关节稳定性练习。

(4)术后 8 ~12 周：此阶段患肢的外展支架已拆除，恢复全范围的肩关节活动度，逐渐进行肩关节力量练习，恢复患者上举 90°以下的较低功能性活动，但所有的训练均保持在肩关节平面以下，患者可进行下列运动。

1)强化患肩内收、外展训练：以上臂为转动轴，前臂沿水平位尽量内收和外展。一收展为 1 组，12 ~36 组/次，3 ~5 次/d。

2)强化患肩内旋活动：仰卧位使肩胛骨固定，患肢屈肘置于胸前尝试搭健肩，用健肢扶托患肢肘部，使患肢内收，患侧手尽量探摸健侧肩部，并逐渐向后探摸健侧肩胛部，还原复位后重复上述动作，12 ~36 组/次，3 ~5 次/d。

3)强化患肩前屈、外展：患肢伸直向前抬起呈水平位，然后外展 90°后复原，12 ~36 组/次，3 ~5 次/d。

4)爬墙练习：面墙站立，患侧手扶墙面，手指向上攀爬，循序渐进，爬至肩部所能承受的最大高度，10 ~20 组/次，3 ~5 次/d。

5)继续被动外展外旋：仰卧位，患侧上肢处于外展 90°，上臂下垫毛巾卷，使肱骨头保持肩胛骨平面(约与床面呈 30°)，健侧上肢横握治疗棒，辅助患肩进行外旋活动。该练习需在无痛及限制的活动度内进行。

6)弹力带内外旋练习(肩袖等张肌力练习)：站立位，腋下肘内侧垫一毛巾卷，使手臂有轻柔的外展(改良中立位)，屈肘 90°，患肢手拉弹力带，做外旋动作，向外牵拉弹力带，进行外旋练习；同法屈肘 90°，患肢手拉弹力带，做内旋动作，向内牵拉弹力带，进行内旋练习。

7）高级闭链肩胛稳定性练习：站立位，单侧上肢低于肩关节水平面，支在治疗球上或肩关节水平双上肢支撑，在治疗球上，保持其稳定性。治疗球在家中可以用篮球代替。

（5）术后 12 周以后：本阶段的康复目标是解决残余活动度问题，使肌力和柔韧性达到正常水平，尤其要注意后关节囊的牵伸锻炼，为患者重返日常生活做准备。关节囊和韧带的柔度和稳定性恢复后才可尝试过头运动，否则可能发展成为错误的运动模式，本阶段的往复性活动可以提高到肩关节平面以上的主动活动，可以进行抗阻力练习，抗阻力练习和牵伸练习一直要维持至术后 1 年为止，使肌力达到最大，获得最佳的疗效。联合动作练习肩关节活动包括以下几种。

1）继续后关节囊牵伸训练：患者患侧卧位，肩关节前屈 90°，健侧手抓持并稳定患肢，靠身体重力进行后侧关节囊的牵伸，力量逐渐增大，以不诱发严重痛为宜

2）划船动作或做游泳动作训练：通过此动作可以把内收、外展、内旋、外旋、前屈、后伸及上举等多方面联合起来练习肩关节的活动，20 min/次，3 次/d。

3）哑铃训练：患肢持 2 ~ 3 kg 的哑铃行肩关节外展、上举练习，可以随着音乐的节奏进行锻炼，8 节为 1 组，1 ~ 2 次/d。

6. 中医药治疗

（1）推拿治疗：推拿手法可以温通经络、祛风散寒、调和气血，从而调整机体内阴阳平衡失调，恢复肢体功能。推拿治疗应遵循轻重轻、静动静的原则。常用滚法、揉法、拿法等放松肩背部肌肉；用分筋法、点穴法、摇肩法、扳肩法等手法疏通气血、松解肩部粘连；最后以搓抖肩为主、辅以前述放松手法作为治疗结束手法。

（2）针刺治疗：主要作用是通经活血、祛风止痛。以局部阿是穴及手阳明、手阳、手太阳经穴为主，再辨证配合其他经穴。

附　肩部和上臂的运动学基础

一、肩区骨及骨性标志

（一）锁骨

锁骨属于长骨，呈横行的“S”形弯曲，横架于胸廓的前部上方。全长位于皮下，可在体表扪触到。

1. 结构特点　锁骨内侧端粗大，外侧端扁平；上面光滑，下面粗糙；骨体内侧 2/3 凸向前，外侧 1/3 凸向后等形态结构和方位特点，即可区分左、右锁骨，并按解剖位置放置。

2. 体表骨标志　锁骨粗大的内侧端与胸骨相连，故为胸骨端，有胸骨关节面与胸骨柄相关节。外侧端扁平，为肩峰端，有小的肩峰关节面与肩胛骨肩峰相关节。骨体近胸骨端处的下面有肋粗隆，近肩峰端处的下面有喙突粗隆，锁骨将肩胛骨支撑在胸廓外侧，可以增大上肢运动的灵活性。

（二）胸骨

胸骨是一块扁骨，位于胸前部正中。胸骨由上部的胸骨柄、中部的胸骨体和下端的剑突组成。胸骨柄上缘正中的切迹称为颈静脉切迹。胸骨体胸骨柄相接处形成突向前方的横行隆起，称为胸骨角，它平对第 2 肋，为计数肋的重要标志，胸骨角还正对第 4、5 胸椎之间。

（三）肩胛骨

肩胛骨位于胸廓的后上方外侧，为三角形扁骨，介于第 2 到第 7 肋之间。可分二面、三缘和三个角。

1. 结构特点　肩胛骨上缘最短，外侧角肥大，后面有一条横行的隆起等形态结构的方位特点，即可区分左、右肩胛骨，并按解剖位置放置。

2. 体表骨标志

（1）肩胛骨的三个缘：分别为内侧缘、外侧缘和上缘。上缘短而薄，靠近外侧处有肩胛切迹，再向外有指状突起

称喙突。内侧缘薄而锐利，又称脊柱缘。外侧缘肥厚，邻近腋窝，又称腋缘。

(2)肩胛骨的三个角：分别为外侧角、上角和下角。上角为上缘与脊柱缘汇合处，平对第2肋。下角为脊柱缘与腋缘交汇处，平对第7肋或第7肋间隙，为肋的计数标志。外侧角为腋缘与上缘汇合处，最肥厚，朝向外侧方的梨形浅窝，称关节盂，与肱骨头相关节。盂上、下方各有一粗糙隆起，分别称盂上结节和盂下结节。

(3)肩胛骨的两个面：分别为前面(腹侧面)和后面(背侧面)。前面或肋面与胸廓相对，为一大浅窝，称肩胛下窝。后面有一横嵴，称肩胛冈。冈上、下方的浅窝，分别称冈上窝和冈下窝。肩胛冈向外侧延伸的扁平突起，称肩峰，有肩峰关节面与锁骨外侧端相关节。肩胛冈、肩峰、肩胛骨下角、内侧缘及喙突均可在体表扪触到。

(四)肱骨

肱骨位于上臂，上肢中最长的骨，分为一体两端。

1. 结构特点　肱骨近侧端有朝向上后内方呈半球形的关节面可区分其近、远侧端及内、外侧方位；根据远侧端前方有两个浅窝、后方有一个深窝的特征可区分前后方位；根据上述结构和方位特点，即可区分左、右肱骨，并按解剖位置放置。

2. 体表骨结构

(1)近侧端：近侧端朝向上后内方呈半球形的为肱骨头，与肩胛骨关节盂相关节。肱骨头的外侧和前方有隆起的大结节和小结节，二者向下分别延伸一骨嵴，称大结节嵴和小结节嵴。两结节间有一纵沟，称结节间沟。近侧端与体交界处稍细，称外科颈，较易发生骨折。

(2)肱骨体：上半部呈圆柱形，下半部呈三棱柱形。中部外侧面有粗糙的三角肌粗隆。后面中部，有一自内上斜向外下的浅沟，称桡神经沟，桡神经和肱深动脉沿此沟经过，肱骨中部骨折可能伤及桡神经。内侧缘近中点处有开口向上的滋养孔。

(3)远侧端：较扁，外侧部前面有半球状的肱骨小头，与桡骨相关节；内侧部有滑车状的肱骨滑车，与尺骨形成关节。滑车前面上方有一窝，称冠突窝；肱骨小头前面上方有一窝，称桡窝；滑车后面上方有一窝，称鹰嘴窝，伸肘时容纳尺骨鹰嘴。小头外侧和滑车内侧各有一突起，分别称外上髁和内上髁。内上髁后方有一浅沟，称尺神经沟，尺神经由此经过，肱骨大结节结节外上髁都可在体表扪触到。

二、肩区关节

肩区关节主要有6个，即盂肱关节、肩锁关节、胸锁关节、肩胸关节、喙锁关节及肩峰下间隙关节。

(一)盂肱关节

1. 组成　是由肱骨头与肩胛骨的关节盂构成，关节囊薄而松弛，关节腔较大。肩关节亦称盂肱关节。

2. 特点　是球窝关节，全身活动度最大的关节，稳定性差。关节盂小而浅，关节头大，仅能容纳关节头的1/4～1/3，关节盂周围有纤维软骨构成的盂唇，使之略为加深。盂唇下方固定牢固，上方活动度大，血供差，易于损伤。关节囊薄而松弛。韧带有喙肩韧带、盂肱韧带、喙肱韧带和喙锁韧带。

喙肩韧带：为起于喙突止于肩峰的三角形韧带，其形成“喙肩弓”横架于肩关节的上方，可防止肱骨头向内上方脱位。

盂肱韧带：位于关节囊前壁内层，起自关节盂的上、前和下缘，止于肱骨小结节和解剖颈下部，具有加强关节囊前壁、防止肱骨头向前脱位的作用。

喙肱韧带：位于关节囊上部，起于喙突止于肱骨大结节，部分纤维编织于关节囊的上部，具有增强关节囊上部、防止肱骨头向上脱位的作用。

喙锁韧带：为联系锁骨与肩胛骨喙突的韧带，起于喙突，止于锁骨外端下缘。当锁骨旋转活动时，此韧带延长，上肢外展时，有适应肩锁关节20°活动范围的功能。喙锁韧带是稳定肩锁关节的重要结构，当肩锁关节脱位手术整复时，此韧带必须修复。

(二)肩锁关节

1. 组成　由肩峰与锁骨远端部所构成的半关节，由关节囊、肩锁韧带、三角肌、斜方肌腱附着部和喙锁韧带(锥状韧带及斜方韧带)等组织连接而成。有时关节内亦有软骨盘。

2. 特点　有肩锁韧带和喙锁韧带，肩峰的旋转和相对于锁骨的前后运动与肩胛骨和胸锁关节的运动关联。

(三)胸锁关节

1. 组成　由胸骨与锁骨的近端部所构成的鞍状关节，关节内有关节盘。

由锁骨内端、胸骨柄的锁骨切迹与第一肋骨间所形成，被关节囊及韧带围绕固定，其中包括胸锁前、后韧带以及与对侧锁骨相连的锁骨内韧带。

2. 特点　胸锁两骨之间有软骨盘，有减少肩肱关节活动时对胸骨的震荡，制止锁骨向内滑脱和调节关节旋转活动的功能。胸锁关节参与肩部的各项活动，随着肩关节运动，胸锁关节可以旋转30°。有胸锁前韧带、胸锁后韧带、锁骨间韧带、肋锁韧带。

（四）肩胸关节（肩胛胸壁关节）

1. 特点　不是一个真正的上缘构成的滑膜关节，形状为鞍形，可滑动。体内唯一连接躯干的关节，允许肩胛骨相对于胸廓运动。肩胛骨与胸壁之间并无关节，但在功能上可视为肩胛骨与胸廓结合的机能关节，位置为第2肋至第7肋骨。

2. 运动　上提、下压、内收、外展、内旋、外旋。

（五）喙锁关节

喙锁关节由锁骨外1/3下面的喙突粗隆和肩胛骨喙突所构成。

（六）肩峰下间隙关节

又称第二肩关节，由肩峰、喙突和喙肩韧带作为关节臼窝样结构，肱骨大结节作为杵状突部分，肩袖各肌可看作关节内半月板，而肩峰下囊相当于关节腔。

三、肩区肌肉

（一）肩关节前屈

1. 三角肌

(1)起止点：起于锁骨外侧段、肩峰和肩胛冈。肌束从前、后、外三面包绕肩关节，止于肱骨体外侧面的三角肌粗隆。

(2)神经支配：由腋神经支配。

(3)作用：近固定时，前部纤维使上臂屈、内收、旋内；后部纤维使上臂伸、内收、旋外；中部纤维使上臂外展。三角肌是使肩关节外展的主要肌肉，当上臂处于外展60°以内位置时，三角肌作用较小，而在90°～180°之间收缩效果最好。当上臂由下垂位至外展20°内，三角肌不起作用。

2. 喙肱肌

(1)起止点：起于肩胛骨喙突，止于肱骨中部内侧。

(2)神经支配：肌皮神经，来自于颈髓5～6节。

(3)作用：近端固定时，使上臂屈、内收和旋外。

（二）肩关节后伸

1. 三角肌

2. 背阔肌

(1)起止点：起于第7～12胸椎及全部腰椎棘突、骶正中嵴、髂嵴后部和第10～12肋外侧面，止于肱骨小结节嵴。

(2)神经支配：胸背神经支配。

(3)作用：近端固定时，使肩关节伸、内收和内旋。远端固定时，拉躯干向上臂靠拢，并可辅助吸气。

3. 大圆肌

(1)起止点：起自肩胛骨下角背侧，向外前上方走行，从肱骨内侧越过，止于肱骨小结节嵴。

(2)神经支配：大圆肌是由肩胛下神经支配的。

(3)作用：近端固定时，使上臂内收和旋内，还可使上臂伸。

（三）肩关节外展

1. 三角肌

2. 冈上肌

(1)起止点：起于肩胛骨冈上窝。肌纤维水平向外止于肱骨大结节。

(2)神经支配：由肩胛上神经支配。

(3)作用：近端固定时，使上臂外展。冈上肌只在肩关节外展的初始阶段起作用，即上臂由下垂位至外展20°以内，主要由冈上肌作用，因此该肌也称肩关节外展的启动肌。

（四）肩关节内收

1. 胸大肌

(1)起止点:起于锁骨内侧半、胸骨前面和第1~6肋软骨以及腹直肌鞘前壁上部,止于肱骨大结节嵴。

(2)神经支配:胸内侧和外侧神经。

(3)作用:近端固定时,使肩关节屈、水平屈、内收和内旋。远端固定时,拉躯干向上臂靠拢,提肋助吸气。

2. 背阔肌

(五)肩关节内旋

1. 肩胛下肌

(1)起止点:起于肩胛下窝。向外前上方走行,从肱骨内侧越过,止于肱骨大结节。

(2)神经支配:由肩胛下神经支配的。

(3)作用:近端固定时,两肌均使上臂内收和旋内,大圆肌还可使上臂伸。

2. 胸大肌

(六)肩关节外旋

冈下肌和小圆肌:

(1)起止点起于冈下肌起自肩胛骨冈下窝内侧,小圆肌起自肩胛骨外侧缘背面。两肌肌纤维均向外前上方走行,止于肱骨大结节。

(2)神经支配:由肩胛上神经支配。小圆肌由腋神经支配。

(3)作用:近端固定时,两肌均使上臂伸、内收和旋外。

(七)肩袖

冈上肌、冈下肌、小圆肌和肩胛下肌的肌腱均附着于肱骨大结节和肱骨解剖颈的边缘,其内面与肩关节囊紧密相连,此肌腱复合体称为肩袖(又名肌腱袖或旋转袖)。肱骨头的前方为肩胛下肌腱,上方为冈上肌腱,后方为冈下肌腱和小圆肌腱,这些肌腱的运动可导致肩关节旋内、旋外和外展运动,更重要的是,可将肱骨头稳定于肩胛骨关节盂上,对维持肩关节的稳定起着非常重要的作用。

四、肩区运动

肩关节的活动涉及几个关节综合活动。如胸锁关节、肩锁关节、肩胛关节和盂肱关节。盂肱关节是肩部的主要关节。肩关节可以完成六种动作:屈曲、伸展、内收、外展、旋转、环转。

1. 屈曲　从肩关节冠状轴前方跨过的肌肉具有屈肩关节的作用。重要的肌肉有喙肱肌、三角肌前部纤维、胸大肌锁骨部和肱二头肌短头。前屈的运动范围0°~170°。

2. 伸展　从肩关节冠状轴后方跨过的肌肉具有伸展的作用。主要的肌肉有背阔肌、三角肌后部纤维和肱三头肌长头。后伸时,由于受到关节囊前臂及肱骨头与喙突相接触的限制,故运动范围小于屈曲的范围,为0°~60°。

3. 内收　从贯肱骨头的矢状轴下方跨过的肌肉能使肩关节内收,主要的肌肉有胸大肌、背阔肌和肩胛下肌。内收时,由于肱骨头滑向关节窝的上方而受到躯干的阻碍,其运动范围很小,为0°~60°。

4. 外展　从矢状轴上方跨过的肌肉,可使肩关节外展,主要的外展肌有三角肌(中部纤维)和冈上肌,当肩关节旋外时,肱二头肌长头也参与外展。肩关节外展时肱骨头滑向关节窝的下方,所以运动范围较大,0°~180°。

5. 旋转

(1)旋内:沿贯穿于肱骨头中心与肱骨小头中心之间的垂直轴,上臂可作旋内和旋外运动。凡由内(起点)向外(止点)从垂直轴前方跨过的肌肉具有旋内作用。旋内的肌肉有背阔肌、胸大肌、肩胛下肌和三角肌前部纤维。旋内时,肱骨头在关节盂内向后滑动,肱骨大结节和肱骨体向前方转动。

(2)旋外:从垂直轴后方跨过的肌肉有旋外作用。旋外的肌肉有冈下肌和小圆肌。旋外时,肱骨头在关节盂内向前滑动,肱骨大结节和肱骨体向后方转动。当上肢垂直时,旋转运动的范围最大,可达120°。

6. 环转　三角肌(三个束)、胸大肌、斜方肌、菱形肌、前锯肌、背阔肌、大圆肌、小圆肌。胸锁两骨之间有软骨盘,有减少肩肱关节活动时对胸骨的震荡,制止锁骨向内滑脱和调节关节旋转活动的功能。胸锁关节参与肩部的各项活动。

7. 肩肱节律　肩肱关节运动时肩胸连接处随之运动,此协调运动称为肩肱节律。

(1)运动方式:肩关节外展至30°,或前屈至60°,肩胛骨是不旋转的,称为静止期,在此以后肩胛骨开始旋转,每外展15°肩关节转10°,肩胛骨转5°,两者比例为2∶1,当外展至90°以上时,每外展15°肩关节转5°,肩胛骨转10°,两者比例为1∶2。

(2)运动范围:正常的肩胛胸臂有60°活动范围,肩肱关节有120°活动范围,两者总和为180°。肩胛骨如固定不动,上臂只能主动抬起至90°,被动抬起至120°,丧失肩胛骨活动时,其肩部活动至少减去正常活动的1/3。肌电图观察,在肩关节前屈及外展时,肩胛骨和肱骨的运动同时进行。

本章小结

需要重点掌握的是肩关节活动度的评定、肩区肌肉肌力的评定、感觉功能的评定、日常生活活动能力的评定、肩关节功能评定等。需要掌握的康复技术有关节活动技术、关节松动技术、关节牵伸技术、肌力训练技术等方面。最后分别论述了锁骨骨折、肱骨干骨折、肱骨颈骨折、肩周炎、肩袖损伤的概念、病因、临床表现、症状、检查评定及相关康复治疗。

思考题

一、单选题

1. 根据关节的形状,盂肱关节属于(　　)

A. 球窝关节　B. 滑车关节　C. 鞍状关节

D. 杵臼关节　E. 滑车关节

2. 肩袖由(　　)组成

A. 肩胛提肌、三角肌、肱二头肌等肌腱　B. 肱三头肌、肩胛下肌、三角肌等肌腱

C. 肱二头肌、肱三头肌及肩胛提肌等肌腱　D. 肩胛下肌、胸大肌及肱二头肌肌腱

E. 肩胛下肌、冈上肌、冈下肌及小圆肌等肌腱

3. 三角肌由(　　)神经支配。

A. 肩胛下神经　B. 腋神经　C. 肩胛上神经

D. 肌皮神经　E. 尺神经

4. 冈上肌的起点和止点分别是(　　)

A. 肩胛骨冈上窝三角肌粗隆　B. 肩胛骨冈上窝肱骨大结节

C. 肩胛骨冈下窝肱骨大结节　D. 肩峰　三角肌粗隆

E. 肩胛骨冈下窝　三角肌粗隆

5. 肩关节伸活动度是(　　)。

A. 0°~40°　B. 0°~100°　C. 0°~60°

D. 0°~80°　E. 0°~30°

6. 喙肱肌的起点和止点分别是(　　)

A. 肱骨下半部的前面、尺骨粗隆　B. 肩胛骨喙突、肱骨中部内侧

C. 肱骨下半部的前面、尺骨粗隆　D. 肩峰肱骨、大结节

E. 肩胛骨喙突、尺骨粗隆

7. 以下肩关节哪个关节活动度的测量是以嘴突为轴心的?(　　)

A. 肩关节屈　B. 肩关节伸　C. 肩关节外展、外旋

D. 肩关节水平外展　E. 肩关节水平内收

8. 肩关节伸得肌力测评2级的标准是(　　)

A. 俯卧,试图做屈后伸动作时,可触及肌肉的收缩

B. 对侧卧,悬起上肢可做全范围肩后伸动作;或坐位,能做部分范围肩后伸动作

C. 俯卧,在无阻力的情况下,能做全范围的肩后伸动作

D. 掌心向上,固定肩胛骨,在上臂远端施加中等或较大向下压的阻力,能做全范围的肩后伸

动作

E. 坐位，肩关节可在较大阻力下做全范围的肩关节后伸动作

9. 肩关节关节松动技术中长轴牵引的操作要点是(　　)

A. 治疗师站在患者躯干及外展上肢之间，外侧手托住上臂远端及肘部，内侧手四指放在腋窝下肱骨头内侧，拇指放在腋前。内侧手向外侧持续推肱骨约 10 s，然后放松，操作中要保持分离牵引力与关节盂的治疗平面相垂直。

B. 治疗师站在躯干一侧，双手分别握住肱骨近端的内外侧。内侧手稍向外做分离牵引，同时，外侧手将肱骨上下推动

C. 治疗师站在患侧肩关节的外侧，上方手的手掌放在肱骨头上，下方手放在肱骨远端内侧，稍稍将肱骨托起，上方手将肱骨的近段由前向后推动。如果关节疼痛明显(如急性期)，治疗师可以将双手拇指放在肱骨头上，由前向后推动肱骨头

D. 治疗师站在患者躯干及外展上肢之间，外侧手握住肱骨远端，内侧手放在腋窝，拇指在腋前。外侧手向足的方向持续牵拉肱骨约 10 s，使肱骨在关节盂内滑动，然后放松，操作中要保持牵引力与肱骨长轴平行

E. 上肢稍外展，屈肘，前臂旋前放在治疗师内侧上肢肘窝处。治疗师站在患侧肩关节的外侧，外侧手握住肱骨近端外侧，内侧手握住肱骨远端内侧，外侧手将肱骨由后向前推动

10. 肩外展肌群肌力为 1 级时的训练方法是(　　)

A. 患者仰卧位，患侧上肢前臂中立位置于身旁。治疗师一手托住肘关节，另一手托住前臂。嘱患者尽力做肩关节全范围内的外展动作，治疗师予以减重，并协助外展肩关节

B. 患者仰卧位，患侧上肢前臂中立位置于身旁。治疗师一手托住肘关节，另一手托住前臂。嘱患者尽力做肩关节全范围内的外展动作，治疗师只帮助减重

C. 患者仰卧位，上肢置于体侧，前臂中立位。治疗师一手放在肱骨远端外侧向内施加阻力，另一手固定前臂远端。坐位时，治疗师站于患者身后，一手放在肩部，固定肩胛骨，另一手放在肱骨远端外侧并向内侧施加阻力，患者抗阻力外展肩关节至 90°

D. 患者健侧卧位，治疗师一手托住患侧上肢肘部，另一手托住前臂。嘱患者用力做全关节范围的肩外展动作，然后还原，重复进行，治疗师给予助力外展

E. 患者健侧卧位，治疗师一手托住患侧上肢肘部，另一手托住前臂。嘱患者用力做全关节范围的肩外展动作，然后还原，重复进行，治疗师只辅助减重，不予外展助力

二、简答题

1. 肩关节的自我牵伸技术有哪些？
2. 肩周炎分为几期，各期主要表现是什么？
3. 肩袖损伤保守康复最有效的项目是什么？

(王伟伟　张　娟)

第四章 肘部与前臂伤病康复

★教学目标 ①掌握：掌握尺桡骨骨折、肱骨外上髁炎的基本特点、康复评定、康复治疗要点。②熟悉：肘部与前臂的基本解剖结构：骨的组成，肘关节的关节结构与关节运动，肘部肌学特点。③了解：尺桡骨骨折、肱骨外上髁炎的发病原因及辅助检查。④具有基本临床康复思维与素养，具有对患者进行康复评定和康复训练的能力，掌握肘关节损伤的康复评定与康复治疗训练。⑤能与患者及家属进行良好沟通，开展健康教育；能与相关医务人员进行专业交流，团结协作开展康复治疗。

★病例

患者，男，32 岁，4 h 前因不慎摔倒，左手掌撑地，导致左前臂疼痛难忍，肿胀，活动明显受限。查体：左前臂外观畸形，明显肿胀，触痛，可扪及骨擦感，活动受限，偏尺侧有约 1 cm 皮肤裂伤，轻度渗血。经 X 射线检查提示：左尺桡骨下段骨折，断端明显移位、成角。

问题与思考：总结患者存在的主要功能障碍，列出患者需要评定的内容，如何为患者制定康复训练计划？

第一节 康复功能评定

一、关节活动范围评定

（一）评定方法

关节活动范围评定常选用通用量角器。

1. 肘关节屈伸（图 4-1 左图）

体位 端坐位：手臂自然下垂，前臂旋后，掌心向前。或仰卧位：手臂位于躯干两侧，手心向上握拳。

运动平面 矢状面。

轴心 肱骨外上髁。

固定臂 平行于肱骨长轴。

活动臂 平行于桡骨长轴。

正常范围 屈曲：0°～150°。伸展：0°～10°。

测量方法 量角器平面为矢状面，将量角器中心放置于肱骨外上髁，固定臂于肱骨长轴平行，活动臂与桡骨长轴平行，活动臂随前臂屈曲至最大角度，读取量角器度数，为肘关节屈曲活动范围；活动臂随前臂伸展至最大角度，读取量角器度数，为肘关节伸展活动范围。

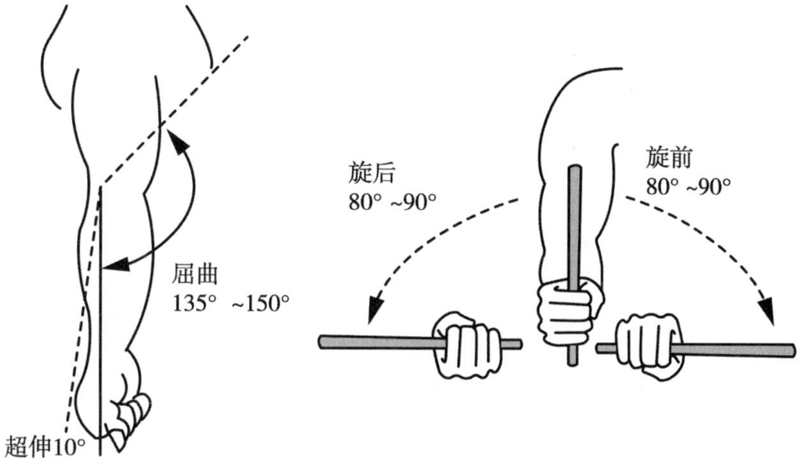

图 4-1　肘关节活动度评定

2. 前臂旋前旋后(图 4-1 右图)

体位　端坐位或正立位:手臂紧贴体侧,肘关节屈曲 90°,掌心向内,手握铅笔。

运动平面　额状面。

轴心　第三掌指关节骨突处。

固定臂　于地面垂直。

活动臂　平行于铅笔。

正常范围　旋前:0° ~ 90°。旋后:0° ~ 90°。

测量方法　量角器平面为额状面,将量角器中心放置于第三掌指关节骨突处,固定臂于地面垂直,活动臂与铅笔平行,嘱被检查者旋转前臂至最大角度,读取量角器度数。

(二)注意事项

(1)采取正确的测试姿势体位,防止邻近关节的替代动作。

(2)固定好量角器,其轴心应对准关节中心或规定的标志点,关节活动时要防止量角器固定臂移动。

(3)先测量关节的主动活动范围,后查被动活动范围。

(4)与健侧(对侧)关节比较,亦应测量患部上下关节的活动范围。

(5)避免在按摩、运动以及其他康复治疗后立即进行检查。

(6)不同器械、不同方法测得的关节活动度值有差异,不宜更换方法。

二、肌力评定

通常采用徒手肌力检查法或者器械检查法。

(一)评定方法

1. 屈肘肌

主要动作肌　肱二头肌、肱肌、肱桡肌。

辅助肌　其他前臂的屈肌群。

运动范围　0° ~150°。

检查方法

(1)体位:坐位、仰卧位。

（2）手法：坐位，两上肢自然下垂于体侧，检查肱二头肌时前臂旋后，检查肱肌时前臂旋前，检查肱桡肌时前臂于中间位，检查者一手固定上臂，另一手于腕关节近端施以阻力。

（3）评级：

5级：能对抗较大阻力，完成肘关节屈曲全关节活动范围运动。

4级：能对抗轻度阻力，完成肘关节屈曲全关节活动范围运动。

3级：解除阻力，能克服肢体重力影响，完成肘关节屈曲全关节活动范围运动。

2级：仰卧位，上臂外展90°，置于外旋位（或坐位，上臂前屈90°，肘关节以下安置在光滑平面上）检查者固定上臂，令其前臂在台面上滑动，完成肘关节屈曲，达全关节活动范围。

1级：嘱被检侧上肢努力做肘关节屈曲动作时，于上臂前方触诊肱二头肌，于肱二头肌下方内侧触诊肱肌，于肘下方前臂前外侧触诊肱桡肌，能触及收缩者。

0级：上面动作时，无收缩者。

2. 伸肘肌

主要动作肌　肱三头肌、肘肌。

辅助肌　前臂伸肌群。

运动范围　0°～150°。

检查方法

（1）体位：坐位或仰卧位。

（2）手法：肩关节前屈90°，肘关节屈曲，检查者一手于上臂远端固定上臂，一手于前臂远端施加阻力，令患者尽力伸肘。

（3）评级：

5级：能对抗较大阻力，完成肘关节伸展全关节活动范围运动。

4级：能对抗轻度阻力，完成肘关节伸展全关节活动范围运动。

3级：解除阻力，能克服肢体重力影响，完成肘关节伸展全关节活动范围运动。

2级：仰卧位，上臂外展90°，置于外旋位（或坐位，上臂前屈90°，肘关节以下安置在光滑平面上）检查者固定上臂，令其前臂在台面上滑动，完成肘关节伸展，达全关节活动范围。

1级：嘱被检测上肢努力作肘关节伸展动作时，于上臂后方触诊肱三头肌，能触及收缩者。

0级：上面动作时，无收缩者。

3. 前臂旋前肌

主要动作肌　旋前圆肌、旋前方肌。

辅助肌　桡侧腕屈肌。

运动范围　0°～90 °。

检查方法

（1）体位：坐位。

（2）手法：坐位，双侧上肢于体侧自然下垂，肘关节屈曲90°，前臂置于旋后位，手指放松，检查者一手固定上臂，令其尽力完成掌心向下的旋转运动，同时另一手对桡骨远端掌侧及尺骨背侧施以阻力。

（3）评级：

5级，能对抗较大阻力，完成前臂旋前的全关节活动范围运动。

4级，能对抗较小阻力，完成前臂旋前的全关节活动范围运动。

3级，解除阻力，能完成前臂旋前的全关节活动范围运动。

2级，解除阻力，仅能完成部分关节活动范围的运动。

1级，嘱患者作前臂旋前动作，检查者触诊旋前圆肌（前臂掌侧远端1/3处，肱骨内踝至桡骨外缘）有肌肉收缩。

0 级，上述动作，无肌肉收缩。

4. 前臂旋后肌

主要动作肌　肱二头肌、旋后肌。

辅助肌　肱桡肌。

运动范围　0°～90°。

检查方法

（1）体位：坐位。

（2）手法：上肢于体侧自然下垂，肘关节屈曲90°前臂置于旋前位，手指自然放松，检查者固定上臂，阻力施于桡骨背侧及尺骨掌侧。

（3）评级：

5 级，能对抗较大阻力，完成前臂旋后的全关节活动范围运动。

4 级，能对抗较小阻力，完成前臂旋后的全关节活动范围运动。

3 级，解除阻力，能完成前臂旋后的全关节活动范围运动。

2 级，解除阻力，仅能完成部分关节活动范围的运动。

1 级，嘱患者作前臂旋后动作，检查者触诊旋后肌（前臂背侧，桡骨头下方）、肱二头肌腱（肘关节前下方）有肌肉收缩。

0 级，上述动作，无肌肉收缩。

（二）注意事项

1. 检查前应向患者清楚地解释检查的目的和方法，或者给予必要的示范，取得患者的配合。

2. 根据患者全身的功能状况、关节活动的质量、患者的配合，选择适当的检查体位和姿势。

3. 减少肌力检查的干扰因素，如疼痛、疲劳、衣服过厚或过紧等。

4. 掌握所检查肌肉的运动功能，熟悉被检查部位的肌肉、肌腱的解剖位置。

5. 避免引起患者的不良反应，如在肌力的检查中长时间的等长收缩会引起患者的血压升高、心脏负荷增加等。

6. 充分固定肌肉附着的近端关节。

7. 动作准确，防止其他肌肉的代偿。

三、上肢肢体长度及周径测量

（一）前臂长度测量

1. 直接法　前臂长为从桡骨点至桡骨茎突点的直线距离。受试者自然站立，上肢下垂，肘关节伸直、前臂旋后，腕关节中立位，手指并拢。检查者站在患者的右方，圆杆直脚规固定尺座上的直尺抵住桡骨点，活动尺座上的直尺抵及桡骨茎突点，然后读数（表 4–1）。

表 4–1　前臂周径测量

测量部位	测量体位	测量点
前臂最大周径	前臂体侧自然下垂	前臂近侧端最大膨隆处
前臂最小周径	前臂体侧自然下垂	前臂远端最细的部位

2. 间接法　体位同上。右桡骨点高度减去右桡骨茎突点高度即为前臂长。

直接法所测得的前臂长与间接法所测得的结果往往不一致。

（二）前臂周径测量

四、感觉功能评定

详见第一章第二节康复功能评定。

五、日常生活活动能力评定

详见第一章第二节康复功能评定。

第二节　康复治疗

一、关节活动技术

关节活动技术是利用各种方法来维持和恢复因肌肉痉挛或组织粘连等多种因素所导致的关节功能障碍的运动治疗技术。包括手法技术、机械技术以及利用患者自身体重、肢体位置和强制运动的训练技术。肘关节活动技术常用方法有主动运动、被动运动、器械运动等。

（一）主动运动

肘关节属于复合关节，包括不同性质的屈戌关节和车轴关节。其基本运动为屈、伸，还可以有5°～10°的过伸，桡尺近端关节与远端关节协同可以做前臂旋前和旋后运动。

前臂向内侧旋转为旋前，向外侧旋转为旋后。前臂的旋转运动是一个相当复杂的运动，在日常生活中非常重要。前臂的旋转以桡骨头的中心到尺骨茎突基底附着处连线为轴线，在桡尺近端关节，桡骨头在尺骨的桡切迹处做自转运动；在桡尺远端关节，桡骨的尺切迹围绕尺骨头做公转或自转运动。当旋前或旋后减少不超过15°时，对功能没有多大影响；如减少15°～30°，患肢功能也不会明显受限；如果减少30°～40°，患肢需要肩关节的旋转才能补偿前臂旋转的限制，但仍能基本发挥其功能；如果前臂旋转活动受限超过40°，则代偿不能纠正或完成前臂旋转。

（二）被动运动

1. 肘屈伸　患者仰卧，上肢自然放在体侧，肘窝向上。治疗师一手握住肘后部，一手握住前臂远端，在肘关节可动范围内做屈肘和伸肘运动。

2. 前臂旋转　患者仰卧，肩外展30°～45°，屈肘90°，治疗师一手托住其肘后部，一手握住前臂远端（或两手掌相对，自然伸张），做前臂旋前（向内转动前臂）和旋后（向外转动前臂）运动。

3. 肘及前臂的联合运动　患者体位及治疗师手的放置同前，在做肘屈伸的同时旋转前臂。如，屈肘时旋后，伸肘时旋前；或者，屈肘时旋前，伸肘时旋后。两种活动，前一种比较容易，但生活中都会用到。

（三）器械运动

改善肘关节运动的器械有弹力带、哑铃、肘关节训练器、上肢机器人等。

二、关节松动技术

关节松动技术是现代康复治疗技术中的基本技能之一，是用来治疗关节功能障碍如关节疼痛、关节活动受限或关节僵硬的非常实用、有效的手法操作技术。

肘部关节由肱尺关节、肱桡关节、桡尺近端关节构成。生理运动包括屈、伸；桡尺近端关节与桡尺远端关节共同作用，可以旋转（包括旋前和旋后）。附属运动包括分离牵引、长轴牵引、前后向滑动、后前向滑动以及侧方滑动等。

（一）肱尺关节

1. 分离牵引（图4-2）

患者体位　仰卧，上肢置于体侧，屈肘90°，前臂旋后。

治疗师位置及操作手法　位于患侧，上方手掌根放在尺骨近端掌面，下方手握住前臂远端，下方手固定，上方手向背侧方向推动尺骨。

作用　增加屈肘活动范围。

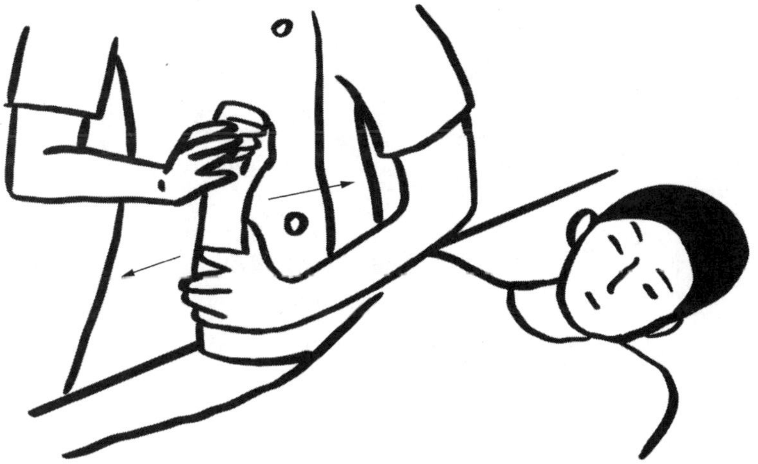

图4-2　肱尺关节（分离牵引）

2. 长轴牵引（图4-3）

患者体位　仰卧，肩稍外展，屈肘90°，前臂旋前。

治疗师位置及操作手法　位于患侧，内侧手握住肱骨远端内侧，外侧手握住前臂远端尺侧，内侧手同定，外侧手沿尺骨长轴牵引。

作用　增加屈肘活动范围。

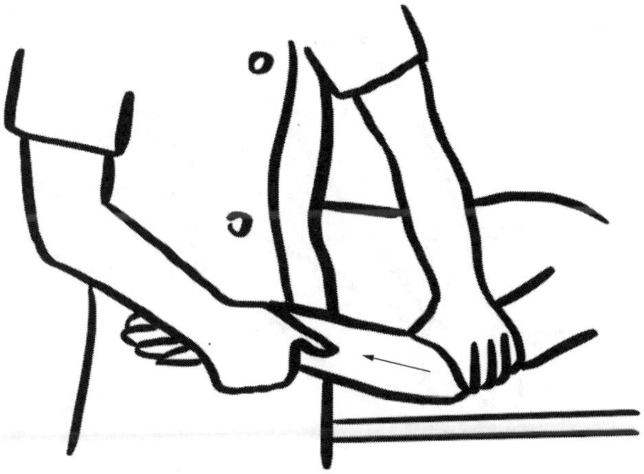

图4-3　肱尺关节（长轴牵引）

3. 侧方滑动(图 4-4)

患者体位 仰卧,肩外展,伸肘,前臂旋后。

治疗师位置及操作手法 位于患侧,上方手掌心向内握住肱骨远端外侧,下方手掌心向外握住前臂近端尺侧。上方手固定,下方手向桡侧推动尺骨。或者上方手掌心向外握住肱骨远端内侧,下方手掌心向内握住前臂近端尺侧。上方手固定,下方手向尺侧推动尺骨。

作用 增加屈肘活动范围。

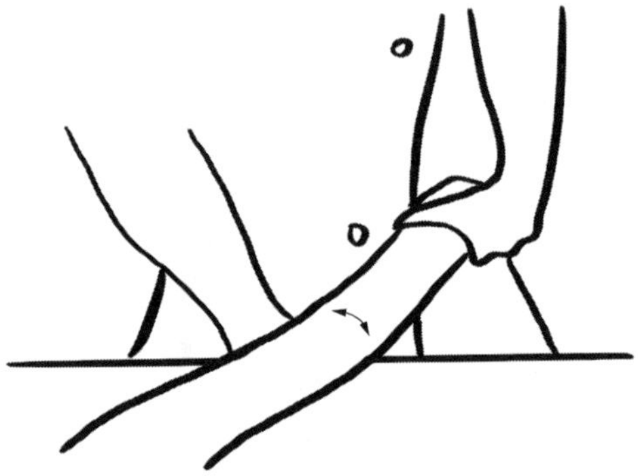

图 4-4 肱尺关节(侧方滑动)

4. 屈肘摆动

患者体位 仰卧,肩适当外展,前臂旋前。

治疗师位置及操作手法 位于患侧,上方手放于肘窝,下方握前臂远端。上方手固定,下方手将前臂稍作长轴牵引再屈曲肘关节。

作用 改善肘关节屈曲活动。

5. 伸肘摆动(图 4-5)

患者体位 仰卧,肩适当外展,前臂旋后。

治疗师位置及操作手法 位于患侧,上方于放在肘窝,下方手握住前臂远端尺侧。上方手固定,下方手将前臂做伸肘摆动。

作用 改善肘关节伸展活动。

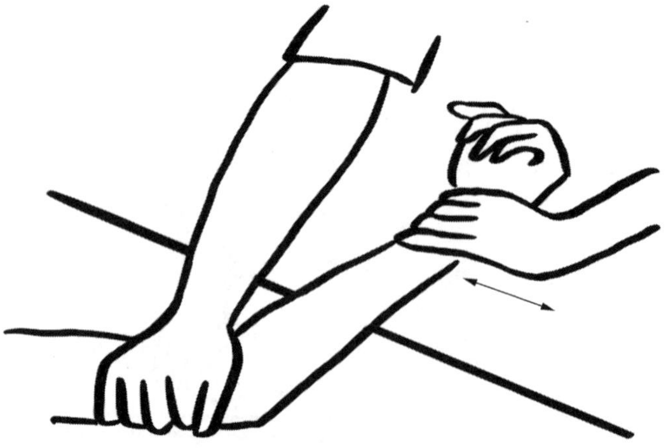

图 4-5 肱尺关节(伸肘摆动)

(二)肱桡关节

1. 分离牵引(图4-6)

患者体位　仰卧位,肩适度外展,屈肘90°,前臂中立位。

治疗师位置及操作手法　位于患侧,上方手掌根放在桡骨近端掌面,下方手握住前臂远端,下方手固定,上方手向背侧方向推动桡骨。

作用　改善肘关节屈伸和旋转功能。

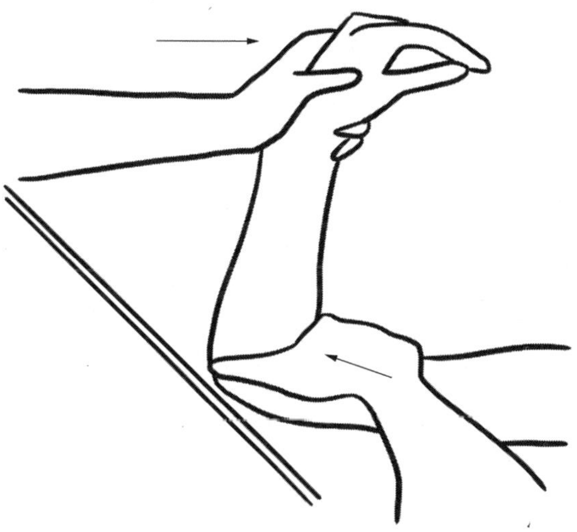

图4-6　肱桡关节(分离牵引)

2. 长轴牵引(图4-7)

患者体位　仰卧,肩适度外展,前臂旋后。

治疗师体位及操作手法　位于患侧,内侧手握住肱骨远端,外侧手握住前臂远端桡侧。内侧手固定,外侧手沿桡骨长轴向远端牵引。

作用　改善肘屈伸和旋转活动度。

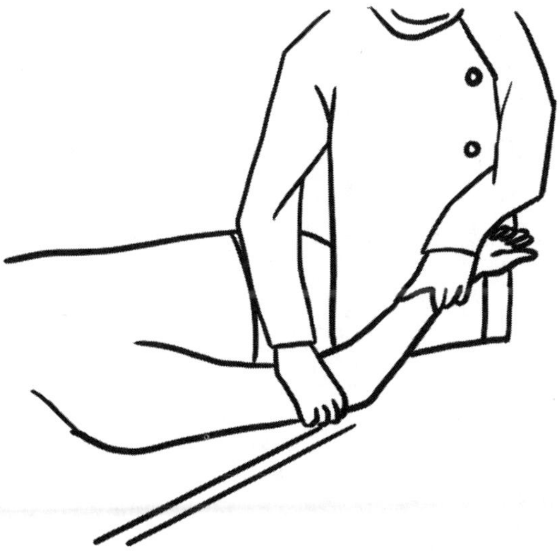

图4-7　肱桡关节(长轴牵引)

3. 侧方滑动

患者体位　仰卧，肩适度外展，伸时，前臂旋后。

治疗师体位及操作手法　位于患侧，上方手掌心向外握桡骨远端内侧，下方手掌心向内握住前臂近端桡侧，上方手固定，下方手向尺侧推动桡骨。

作用　改善肘关节屈伸和旋转功能。

（三）桡尺近端关节

1. 长轴牵引（或上下滑动）

患者体位　坐位，屈肘或仰卧伸肘，前臂旋后。

治疗师位置及操作手法　面向患者，双手分别握住尺骨、桡骨近端，一手固定，一手将尺骨或桡骨沿长轴牵引。

作用　改善肘关节旋转活动和腕关节活动度。

2. 后前向滑动

患者体位　仰卧，患肢适度外展，前臂中立位。

治疗师位置及操作手法　面向患者站立，上方手拇指放在桡骨小头处，四指放在肘窝，下方手握前臂远端及腕部。下方手固定，上方手向掌侧推动桡骨小头。

作用　改善肘关节旋转活动和腕关节活动度。

3. 前后向滑动

患者体位　仰卧，上肢适度外展，肘关节稍屈，前臂旋后。

治疗师位置及操作手法　面向患者，双手分别握桡骨和尺骨近端，拇指在上，四指在下。一手固定尺骨（或桡骨），另一手从前向后推动桡骨（或尺骨）。

作用　改善肘关节旋转活动和腕关节活动度。

（四）注意事项

（1）患者感觉舒适、放松、无痛，充分暴露和放松治疗关节。

（2）操作前先做评估，找出关节存在的问题，选择针对的手法，一种手法反复操作 1 min，然后再次评估。

（3）操作时，手法运动的方向可以平行于或垂直于治疗平面。治疗平面是指垂直于关节面中点旋转轴线的平面。

（4）手法操作均应达到关节活动受限处。治疗疼痛时，手法应达到痛点，但不超过痛点。治疗僵硬时，手法应超过僵硬点。

（5）不同的松动速度产生的效应不同：小范围、快速度可抑制疼痛；大范围、慢速度可缓解痉挛或挛缩。

（6）手法治疗可以引起疼痛，轻微的疼痛为正常的治疗反应。如 24 h 后疼痛仍不减轻，或加重，说明治疗强度过大。

三、关节牵引技术

牵引技术是指应用作用力与反作用力的力学原理，通过手法、器械或电动装置产生的外力，作用于人体脊柱或四肢关节，使关节发生一定的分离、关节周围软组织得到适当的牵伸，从而达到治疗目的的康复治疗技术。

牵引和牵伸的区别：牵引的主要目的是牵拉关节，而牵伸的目的主要是牵拉肌肉、韧带等软组织。

（一）关节牵引的目的

①促进炎症消退。②解除肌肉痉挛。③保持或增加关节的活动范围。④早期制动和复位。

（二）常用牵引装置

1. 简易制作牵引架　利用身边的材料如滑轮、绳索、沙袋、哑铃或杠铃片、拉力器等，因陋就简地自制各种临床需要的牵引装置。

2. 机械式关节训练器　如肘关节牵引训练椅，用于持续性肘关节牵引，适用于肘关节屈伸活动障碍患者。牵引的重量及方向、座椅高度、固定部位均可调节。

3. 电动式关节运动器　由机械和微电脑控制部分组成，操作方便。将挛缩关节的近、远端肢体固定于特定牵引器具的相应位置，设置牵引参数，启动电动牵引，或在远端肢体上按需要的方向施加力量进行牵引。不同的关节或相同关节的不同方向的牵引可依次进行。

（三）牵引方法

1. 牵引体位　牵引时尽量使患者处于稳定、舒适、持久的体位，充分放松局部肌肉，可根据病损关节部位的不同，可取仰卧位、俯卧位或坐位等不同体位进行，肘关节牵引常选用坐位。

2. 牵引重量　牵引力以引起一定的紧张感或轻度疼痛，但不引起反射性痉挛为度，使患者可以从容忍受并完成治疗，牵引力量应稳定与柔和，从小重量、间歇性牵引过渡到持续牵引。

3. 牵引时间　每次 10～20 min，每日 1～2 次，有条件还可增加次数。

4. 牵引疗程　取决于每次牵引的效果，只要牵引后到肌肉紧缩或关节活动受限再现，则均可考虑再行牵引。

（四）注意事项

（1）牵引前，详细阅读牵引设备操作手册，了解设备性能、特点及注意事项，设定牵引参数。牵引前放松挛缩关节周围的软组织，提高牵引效果。

（2）牵引中，患者局部应尽量放松，避免和牵引力对抗。避免用较大的力量牵引长期制动的肌肉和结缔组织。发生运动的关节要加以固定保护，对存在骨质疏松的患者操作要小心。牵引时受力部位应有衬垫保护，以免出现压疮。

（3）牵引后，要询问、观察治疗后的反应。关节功能牵引亦可作为关节主动运动、被动运动等功能训练的准备。当挛缩或缩短的软组织替代正常结构对关节起稳定作用时，或当挛缩或缩短的软组织有增大功能能力作用时（尤其是瘫痪或严重肌无力患者），关节牵引必须慎重或不适宜。

（4）新患骨折、关节内及其周围的炎症或感染、骨性关节僵直、疼痛剧烈、肌肉拉伤等禁用牵引。

四、肌力训练技术

临床上要根据肌力评定结果选择肌力训练方法，常用方法有徒手肌力训练和器械肌力训练两类。

（一）徒手肌力训练

1. 屈肘肌群肌力训练

（1）肌力 1～3 级

训练方法　可做仰卧位训练或者坐位训练。

1）仰卧位：患者仰卧于床上，上肢放在体侧，稍屈肘，前臂旋后。治疗师一手固定患者肘部，另一手托住患者手腕，给予适当助力，助力方向与运动方向相同。嘱患者尽力做全关节范围内的屈肘动作，还原后重复进行。

2）坐位：患者坐于桌侧，肩外展 90°置于桌面上，掌心向前或向下。治疗师帮助固定上臂，令患者尽全力曲肘完成全关节活动，如无法完成，可给予适当助力，还原后重复进行。

注意事项 ①患者需要集中注意力，主动尽全力练习。②活动必须为全关节活动范围，或者为可动范围。③练习时治疗师应根据患者肌力水平提供助力，助力应以患者恰好可以完成训练未标准。如肌力 1 级，给予助力屈曲肘关节；肌力 2 级时，只辅助托起前臂，不予屈曲运动的助力；肌力 3 级时，可以不给助力。

（2）肌力 4 ~5 级

训练方法 方法同上，只将助力改为阻力，阻力方向与运动方向相反，阻力大小以患者尽全力恰好完成训练为度。

2. 伸肘肌群肌力训练

训练方法 同屈肘肌肌力训练，运动、助力、阻力方向等于屈肘时相反。

或者患者俯卧位，上肢外展 90°，肘下垫一毛巾卷，屈肘，前臂垂于床沿。治疗师面向患者站立，一手放在肱骨远端背侧固定肱骨，另一手放在前臂远端背侧并向下施加阻力嘱患者做抗阻力全范围伸肘运动。

3. 旋前、旋后肌群肌力训练

训练方法 仰卧位，上肢稍外展，屈肘 90°，前臂中立位，治疗师面向病人站立，双手交叉夹住前臂远端，分别向背侧或掌侧施加阻力，嘱患者努力做全范围抗阻力旋前或旋后运动。

（二）器械肌力训练

器械训练可利用器械的减重作用进行助力训练，也可利用器械的弹力、重力进行抗阻训练，日常使用的器械有沙袋、哑铃、拉力器、弹力带、重锤等（图 4-8）。

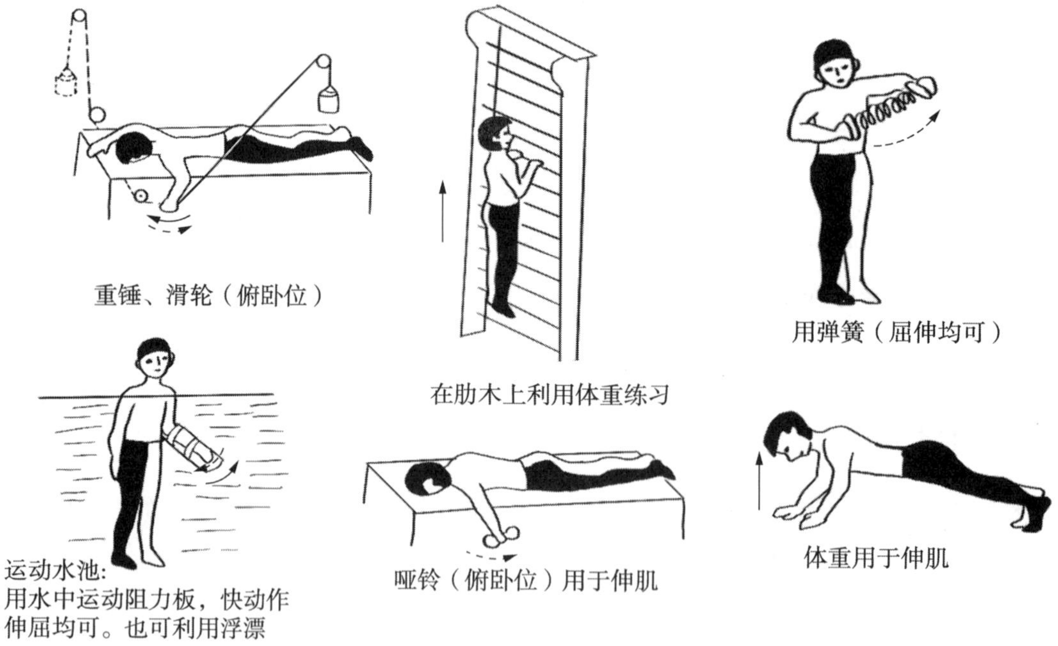

图 4-8 器械肌力训练

第三节　常见伤病康复

一、尺桡骨骨折康复

（一）概念

尺桡骨骨折亦称前臂双骨折，是指尺骨干和桡骨干同时发生的骨折，多见于青少年。直接或间接暴力均可造成桡、尺骨干双骨折，骨折部位多发生于前臂中 1/3 和下 1/3 部。由于局部特殊的解剖结构，骨折后易出现骨折错位，且维持固定较为困难。

（二）病因

1. 直接暴力　多见打击或机器伤，骨折可以是完全性或不完全性、开放性或闭合性、横形或粉碎型，骨折线在同一平面。

2. 间接暴力　跌倒时手掌触地，暴力向上传达致桡骨中或上 1/3 骨折，残余暴力通过骨间膜转移到尺骨造成尺骨骨折，骨折线位置低，桡骨为横形或锯齿状，尺骨为短斜型。

3. 暴力扭转　前臂受外力同时又受扭转外力，造成骨折。跌倒时身体向一侧倾斜，前臂过度旋前或旋后发生尺桡骨螺旋性骨折，多数是由尺骨内上斜向桡骨外下，骨折线方向一致，尺骨骨折线在上，桡骨骨折线在下。

以上病因，儿童常为青枝骨折，有成角畸形而无骨端移位。

（三）临床表现

局部肿胀、压痛，动则疼痛加剧。有移位的完全骨折，前臂可见短缩、成角或旋转畸形。有骨擦音，前臂旋转功能丧失。开放骨折可见骨折端戳出皮肤，伤口一般较小，外露的骨折端有时可自行回纳到伤口内。有时合并正中神经或尺神经、桡神经损伤。

（四）检查

X 射线片是骨折的常规检查，也是重要检查，它对了解骨折的类型、移位情况、复位固定情况和骨折愈合情况等均有重要的价值。个别难诊断的关节内骨折，则需要依据 CT 扫描或 MRI 诊断。

X 射线片一般包括正、侧位和邻近关节片，包括尺桡上关节及尺桡下关节，有时还需加摄特定位置或相应健侧部位的对比 X 射线片。X 射线片会表现为局部骨的连续性和完整性存在中断的情况，有的病人会出现侧方移位、旋转移位、分离移位或者粉碎性骨折的表现。

（五）康复问题

1. 疼痛和肿胀　骨折后肢体肿胀是由于组织损伤引起无菌性炎症反应，体液的渗出，同时并发出血，导致局部肿胀。骨折愈合过程中由于血管壁弹性减弱，运动减少致肌肉的“唧筒作用”减弱，血液回流障碍引起肢体肿胀。

2. 肌肉萎缩和肌力下降　肢体被固定时，肌肉收缩减少，神经对肌肉的营养作用减少，局部组织血流减少，导致肌肉萎缩和肌力下降。另外肌肉对废用十分敏感，肢体制动后肌肉的失用性萎缩很快发生。

3. 关节活动障碍　骨折固定后因关节制动，关节囊、肌腱、韧带和疏松结缔组织缺乏必要的牵拉而逐渐挛缩；关节周围软组织损伤后局部血肿和渗出物吸收不完全，造成纤维化和瘢痕粘连；制动时关节内滑膜纤维、脂肪组织增生，软骨表面血管翳增生，可侵蚀软骨，导致关节内粘连、关节内骨折等，继发创伤性关节炎；非外伤部位的关节也可因长期不活动导致关节僵硬等，均可使关节活动障碍。

4. 关节稳定性减弱　制动使关节韧带强度降低，部分肌肉萎缩、肌力下降，导致关节失稳。并且因吸收及缓冲应力的能力减弱，致使韧带失去支持和保护，而容易损伤。

5. 日常生活活动能力下降　局部制动、长期卧床休息、肌力下降、关节活动受限及整体功能下降，均可使骨折患者日常生活和工作受到明显影响，尤其是右侧前臂骨折。

（六）康复功能评定

1. 一般情况评定　疼痛和压痛，局部肿胀，畸形与功能障碍。

2. 肢体长度和周径测量　两侧肢体进行对比，判断骨折后肢体长度及围度有无改变及改变程度。

3. 运动功能评定

（1）肌力评定：了解患肢肌群的肌力和健康肌群的肌力情况。多用徒手肌力检查法评定。

（2）关节活动度评定：了解关节活动有无受限和受限程度，需双侧进行对比。可用通用量角器测量，或者目测法评估。

（3）手功能评定：临床常用手功能评定表或者上肢生理肌电检查等。

4. 感觉评定　主要进行深、浅感觉的评定，判断有无神经损伤及损伤程度。

5. 日常生活活动能力评定　骨折后影响日常生活活动的患者，应对其进行日常生活活动能力评定。通常使用 Barthel 指数或 FIM 评定。

（七）康复治疗

骨折的恢复可以分为愈合期、恢复期。各期康复应采取综合性的措施，实施有计划、有目的的运动训练、作业治疗等，以减轻或消除上述可能出现的各种康复问题，促进骨折愈合和功能恢复。

1. 愈合期康复

（1）手法复位或手术内固定术后 1 周内：以休息、制动为主。要注意检查外固定情况，防止松动，导致畸形愈合；手、腕可做主动，屈、伸活动训练，不要做旋转练习；可以做局部光疗或超短波治疗（无金属固定物）；注意手指的血液循环及感觉变化，防止骨筋膜室综合征的发生。

（2）2 ~3 周：肩关节可做伸屈、外展、内收功能训练，肘关节及腕手关节行主动运动训练（手法复位的功能练习可视情况适当延后进行），前臂的旋内、旋外训练，要轻柔进行。

（3）4 ~6 周：增加肩、腕、手关节的抗阻训练，前臂内外旋无阻力主动运动练习，内固定手术的可去除外固定物，辅助器械进行训练，可适当进行作业治疗，增加日常生活能力训练。

（4）7 ~9 周：去除外固定后进行肩、肘、腕、手关节的关节活动度训练，着重训练前臂的内外旋功能，可辅助器械和抗阻训练，增加作业治疗，提高日常生活能力。未经过早期系统化的康复训练，有肩、肘、腕、手功能障碍者，可辅助关节松动术治疗、作业治疗和物理因子治疗。

2. 恢复期康复　此期断端已达稳固，外固定已去除。针对此期患者可行以下康复措施。

（1）关节活动度练习：外固定去除后，针对固定关节出现的僵硬和挛缩，可行关节松动术以增加关节活动度，或通过各种徒手体操、下垂摆动练习、悬挂练习及应用各种器械练习，达到改善关节活动度的目的。

（2）肌力训练：由被动运动进展为主动运动，当肌力恢复至 4 级或 5 级时，常采用抗阻运动以增加肌力。抗阻运动有很多不同方式，如渐进式抗阻练习、等速练习、快速负载练习、耐力练习等。

（3）作业治疗：可针对不同部位骨折患者出现的异常表现，给予相应的作业治疗手段。

（4）辅助器具的使用：针对关节出现畸形的患者，可佩戴关节固定支具以改善关节活动度，提高日常生活活动能力。

二、肱骨外上髁炎康复

（一）概念

肱骨外上髁炎又称“网球肘”“肱桡关节滑囊炎”，是肱骨外上髁处伸肌总肌腱起点附近的慢性损伤性炎症。其骨质并无实质性损害，损伤包括骨膜、肌腱、关节滑膜等。

易发生在35～50岁，男性发病多于女性，好发于网球运动员、乒乓球运动员、泥瓦工、钳工、木工等人群。

（二）病因

1. 过度牵拉　桡侧腕长伸肌、桡侧腕短伸肌、指伸肌、尺侧腕伸肌、肱桡肌均有韧带附着于此，前臂过度旋前或旋后，腕部反复用力过猛、过久等，均可导致肱骨外上髁处韧带张力过大，长期反复刺激使肌纤维产生撕裂、出血、机化、粘连，形成无菌性炎症反应而发病。

2. 职业因素　网球运动员、乒乓球运动员、泥瓦工、钳工、木工等由于职业特点，经常旋转前臂，屈伸肘关节、腕部用力过多，是本病的高发人群。

3. 行为方式　由于个人习惯或者运动方式不当，或长期的不良运动，或错误动作，导致腕部伸肌群过度牵拉或者过度用力，也是发病的主要因素之一。

4. 身体因素　包括营养失衡、钙和维生素缺乏等。

（三）临床表现

患者初起仅劳累后发现肘关节外侧痛，逐渐加重，在用力握拳、伸腕时疼痛，以致不能持物。严重者提物、拧毛巾、扫地等基本的生活动作均感困难。感觉肘关节外侧酸胀、疼痛、用不上力，有时疼痛可放射到前臂桡侧、伸侧、腕部，甚至上臂、肩部。一般在用力时剧痛，部分病人夜间疼痛加剧。

（四）临床检查

1. 体格检查　仅在肱骨外上髁、桡骨头及二者之间有局限性、极敏锐的压痛。皮肤无炎症，肘关节活动一般不受影响。

2. 伸肌腱牵拉试验　使患者手臂稍弯曲，手半握拳，腕关节尽量屈曲，前臂完全旋前，再伸肘。如这时肘关节外侧发生疼痛，即为阳性。有时疼痛可牵涉到前臂伸肌中上部。

3. 伸腕抗阻试验　使患者握拳屈腕，检查者以手按压患者手背，令患者对抗阻力伸腕，如肘外侧疼痛而且力弱，即为阳性。

4. X射线检查　患处X射线片一般无骨质异常，病史较长者可偶见肱骨外上髁骨膜不规则或肱骨外上髁粗糙等。

（五）康复问题

1. 疼痛　一般多在伸腕动作时在肘外侧出现疼痛、酸胀，可能放射至上臂或前臂。严重时也会有夜间痛。

2. 运动障碍　影响腕关节运动、肘关节屈伸等。

3. 日常生活活动障碍　一般为利手发病，严重可以影响日常生活，甚至拧毛巾、扫地等基本的日常生活活动都不能完成。

4. 职业能力障碍　因疼痛、乏力可以使动作失去精准，一般要停止职业活动，如果勉强进行，会加重病情。

（六）康复评定

详见本章第一节。

（七）康复治疗

临床上治疗肱骨外上髁炎多采取对症治疗，如限制活动，非甾体类止痛消炎药对症治疗，药物治疗无效，行长效类固醇激素局部封闭治疗，并加用物理治疗、中国传统康复等。

1. 限制活动　限制以用力握拳、伸腕为主要动作的腕关节活动是治疗和预防复发的关键。

2. 物理因子治疗　参考第一章第三节，物理因子治疗。

3. 药物治疗　用于缓解疼痛，可在疼痛处涂抹止痛药如双氯芬酸、布洛芬乳膏等。

4. 康复训练　肱骨外上髁炎根据疼痛程度可以分为急性期、缓解期。

（1）急性期：放松疲劳组织、牵伸痉挛肌肉、关节活动技术等。

1）放松疲劳组织：患者仰卧位，手臂置于身侧放松，患侧手背向上（前臂旋前）。治疗师用手指关节或手掌推压患者肘关节外侧。

2）牵伸痉挛肌肉：前臂旋前，腕掌屈，被动牵伸或者自我牵伸腕伸肌群，以不出现疼痛或能忍受为度，牵伸 5 ~10 s，休息 3 ~5 s，反复 10 ~20 次。

3）关节活动技术：屈伸肘关节，前臂旋前旋后，腕掌屈、背伸等，维持关节活动范围，防止日久挛缩。

（2）缓解期：主要是肌力训练、协调性训练等。

1）肌力训练：肌力训练需从静态抗阻到动态抗阻，循序渐进增强肌力，频率应根据个体体能状态来确定。肱骨外上髁炎主要训练屈腕、伸腕、前臂旋前、前臂旋后等肌群，可以选用弹力带、哑铃等辅助用具，或者自我施加阻力等。

2）协调性训练：康复不但要训练局部肌力、肌耐力，还需要训练运动协调性，建立正常运动模式，用正确的运动力线，避免过多使用肘关节单一关节发力。可以选用 PNF 技术上肢运动模式抗阻训练。

5. 中国传统康复　针灸、针刀、水针、中药熏洗等可以酌情选择。

6. 手术　对顽固疼痛者，可行伸肌总腱起点剥离松解术或卡压神经血管束切除术，或结合关节镜手术。

附　肘部和前臂的运动学基础

一、骨学

肘关节由肱骨下端和桡、尺骨上端构成，是肱尺关节、肱桡关节、桡尺近侧关节三个关节组成的复合关节。骨骼主要解剖特点及主要体表骨性标志为：

（一）肱骨

肱骨近端有两个关节面——滑车和肱骨小头。滑车关节面上方有三个凹陷，前侧有冠状突窝和桡骨头窝，屈肘时容纳冠状突和桡骨头；后侧为鹰嘴突窝，伸肘时容纳鹰嘴突，小头外侧和滑车内侧各有一突起，分别称外上踝和内上踝，内上髁后方的浅沟称尺神经沟，尺神经由此经过。

（二）桡骨

上端膨大为桡骨头，头下方略细称桡骨颈。颈的内下侧有突起的桡骨粗隆，是肱二头肌的止点。桡骨体呈三棱柱形，内侧缘为薄锐的骨间缘（又称骨间峰），与尺骨的骨间缘相对。外侧面中点的粗糙面为旋前圆肌粗隆。

（三）尺骨

上端粗大，前面有一半圆形深凹，称滑车切迹，切迹后上方的突起为鹰嘴，鹰嘴突是肱三头肌的止点，前下方的突起为冠突。冠突外侧面有桡切迹。冠突下方的粗糙隆起，称尺骨粗隆。尺骨体上段粗，下段细。

二、肘关节的关节结构与关节运动

（一）关节结构

肘关节主要结构包括三个关节、三组韧带、一个关节囊。

1. 三个关节

(1) 肱尺关节：由肱骨滑车和尺骨滑车切迹构成，属于滑车关节。尺骨滑车切迹包裹桡骨滑车约190°，使肘关节具有良好的内在稳定性，也成为人体内最受限制的关节之一。

(2) 肱桡关节：由肱骨小头和桡骨关节凹构成，属于球窝关节。肱桡关节是肘关节对抗外翻应力的骨性结构，参与肘关节的屈伸功能。

(3) 桡尺近侧关节：由桡骨环状关节面和尺骨桡切迹构成，属于柱状关节。依赖环状韧带将其稳定，主要完成前臂的旋转功能。其旋转中心位于自桡骨头中心至尺骨茎突的直线上。

2. 三组韧带

(1) 尺侧副韧带：起于内上髁，呈扇形，是肘内侧最重要的稳定结构，分为三束：前束止于冠状突内侧缘，为坚强的圆形束，全范围内维持关节稳定；后束止于鹰嘴内侧，较薄弱，屈曲时维持稳定；中束止于冠状突与鹰嘴之间的骨嵴上。

(2) 桡侧副韧带：起于外上髁，也呈扇形，分为三束：前束在前方加强环状韧带的前部，中束在后方加强环状韧带的后部，后束止于尺骨上端的鹰嘴突，加强了后关节囊。

(3) 桡骨环状韧带：围绕桡骨头附着于尺骨上端桡骨切迹的前后缘，构成一个纤维骨环，可防止桡骨头脱位，幼儿4岁以前，桡骨头尚在发育之中，环状韧带松弛，在肘关节伸直位猛力牵拉前臂时，易发生桡骨小头半脱位。

3. 关节囊

关节囊在前、后分别附着于冠状突窝上缘和鹰嘴窝上缘，两侧附着于内、外上髁下方和半月切迹的两侧，外侧还附着于环状韧带。

前、后关节囊薄弱，但分别由肱二头肌腱和肱三头肌腱加强。

(二) 关节运动

肘关节属于复合关节，无论从结构上，还是从功能上讲，肱尺关节都是肘关节的主导关节。所以肘关节的主要运动形式是屈、伸运动，其次是由桡尺近侧关节与桡尺远侧关节联合运动完成的前臂旋前、旋后运动（附表4-1）。

附表4-1　参与肘关节运动的肘部肌群

动作	主要参与肌肉	次要参与肌肉	神经支配
屈肘	肱二头肌 肱肌 肱桡肌	旋前圆肌 桡侧腕长伸肌 桡侧腕屈肌	肌皮神经 $C_5 \sim C_7$
伸肘	肱三头肌 肘肌	尺侧腕伸肌 尺侧腕屈肌	桡神经 $C_5 \sim T_1$
前臂旋前	旋前圆肌 旋前方肌	桡侧腕屈肌 掌长肌	正中神经 $C_5 \sim T_1$
前臂旋后	旋后肌 肱二头肌	桡侧腕伸肌 伸拇长肌 指伸肌 肱桡肌	桡神经 $C_5 \sim T_1$

三、肘部肌肉

肘部肌肉位于肘关节的周围，根据功能可以分为屈肘肌群、伸肘肌群、旋前肌群、旋后肌群。

(一) 屈肘肌群

屈肘的主要肌肉有肱二头肌、肱肌、肱桡肌。

1. 肱二头肌

起点　长头起自肩胛骨盂上结节，短头起自肩胛骨喙突。

止点 桡骨粗隆和前臂筋膜。

作用 近固定时,使肩关节屈、肘关节屈和外旋。远固定时,使上臂向前臂靠拢。

神经支配 肌皮神经。

2. 肱肌

起点 肱骨体远端的内外两面及内外侧肌间隔。

止点 尺骨粗隆的粗糙面。

作用 屈肘关节,前臂旋后。

神经支配 桡神经、肌皮神经双重支配。

3. 肱桡肌

起点 肱骨外上髁上方,下1/3为扁腱。

止点 桡骨茎突。

作用 屈肘关节,当前臂处于旋前位时能使其旋后。

神经支配 桡神经。

(二)伸肘肌群

伸肘肌主要有肱三头肌、肘肌。

1. 肱三头肌

起点 起端有3个头:长头起自肩胛骨的盂下结节;外侧头起于肱骨体后面桡神经沟外上方;内侧头起于肱骨体后面桡神经沟内下方。

止点 尺骨鹰嘴。

作用 近固定时,使前臂在肘关节处伸。长头还使上臂在肩关节处伸。远固定时,使上臂在肘关节处与前臂保持直伸(如手倒立推起动作)。

神经支配 桡神经。

2. 肘肌

起点 肱骨外上髁。

止点 尺骨背面上部。

作用 伸肘关节。

神经支配 桡神经。

(三)旋前肌群

旋前肌群主要有旋前圆肌、旋前方肌。

1. 旋前圆肌

起点 肱骨内上髁以及前臂深筋膜。

止点 桡骨外侧面中部。

作用 使前臂旋前和屈肘关节。

神经支配 正中神经。

2. 旋前方肌

起点 尺骨下1/4的前面。

止点 桡骨下端的前面。

作用 使前臂旋前。

神经支配 正中神经。

(四)旋后肌群

旋后肌群主要有旋后肌、肱二头肌。

1. 旋后肌

起点 肱骨外上髁和尺骨近侧端。

止点 肌束斜向下外并向前包绕桡骨,止于桡骨上1/3的前面。

作用 使前臂旋后。

神经支配 桡神经。

2. 肱二头肌。

思考题

一、单选题

1. 下列不属于肘关节的是(　　)
   A. 肱尺关节　　B. 桡尺远侧关节　　C. 肱桡关节
   D. 桡尺近侧关节　　E. 以上均是
2. 肱桡肌的起点为(　　)
   A. 肱骨内上髁以及前臂深筋膜　　B. 桡骨外侧面中部
   C. 肱骨外上髁上方,下 1/3 为扁腱
   D. 桡骨茎突　　E. 尺骨鹰嘴
3. 肱尺关节进行分离牵引时,不正确的是(　　)
   A. 体位:仰卧,上肢置于体侧,屈肘 90°,前臂旋后
   B. 治疗师位于患侧,上方手掌根放在尺骨近端掌面,下方手握住前臂远端
   C. 治疗师下方手固定,上方手向掌侧方向推动尺骨
   D. 作用是增加屈肘活动范围
   E. 治疗师下方手固定,上方手向足的方向推动尺骨
4. 屈肘肌群不包括
   A. 肱二头肌　　B. 肱三头肌　　C. 肱桡肌
   D. 肱肌　　E. 以上都不是
5. 以下说法不正确的是(　　)
   A. 关节脱位后,都应进行系统的康复训练
   B. 韧带修复术后的康复方法有 3 种:制动、早期被动活动、早期主动活动
   C. 训练时所有活动均需在疼痛耐受范围内进行
   D. 肱骨外上髁炎需手术治疗
   E. 桡骨远端骨折,伸直型骨折有典型的餐叉状和枪刺样畸形
6. 不属于牵引要素的是(　　)
   A. 牵引床的高低　　B. 牵引时间　　C. 牵引重量
   D. 牵引体位　　E. 牵引频率
7. 没有使肘关节屈曲功能的肌肉是(　　)
   A. 肱二头肌　　B. 肱肌　　C. 肱桡肌
   D. 肱三头肌　　E. 以上都不是
8. 3 级肌力适合的训练方法是(　　)
   A. 阻力训练　　B. 助力训练　　C. 被动训练
   D. 主动训练　　E. 主动-助力运动
9. 尺桡骨骨折患者常见的功能障碍不包括(　　)
   A. 疼痛和肿胀　　B. 关节活动障碍　　C. 日常生活活动能力下降
   D. 关节稳定性加强　　E. 肌肉萎缩和肌力下降
10. 尺桡骨骨折畸形不包括(　　)
   A. 重叠　　B. 成角　　C. 折叠
   D. 旋转　　E. 以上均是

11. 尺桡骨骨折评定重点是( )

A. 局部皮肤是否红肿 B. 测量肌肉周径 C. 测定肌力

D. 腕关节的屈伸、旋转功能 E. 测量肌张力

12. 肱骨外上髁炎治疗错误的是( )

A. 肘关节松动 B. 腕伸肌牵伸 C. 肘关节牵引

D. 肩关节被动活动 E. 以上均错

二、简答题

1. 简述肘关节屈伸活动范围的测量。
2. 简述屈肘和伸肘运动的主要参与肌肉。
3. 简述肱尺关节分离牵引操作方法
4. 尺桡骨骨折患者需要进行哪些康复功能评定?

(张永静)

第五章 腕与手伤病康复

★教学目标 ①掌握：手部骨折、桡骨远端骨折、指屈肌腱术后、指伸肌腱术后的康复评定和康复治疗。②熟悉：手部骨骼与关节结构及关节运动；手部肌肉、肌腱、韧带、神经。③了解：手部骨折、桡骨远端骨折、指屈肌腱术后、指伸肌腱术后的病因、临床特点等。④具有手功能临床康复思维与素养，能进行手腕损伤的康复评定与康复治疗技术的操作。⑤能与患者及家属进行良好沟通，开展手腕关节伤病相关的康复教育，帮助和指导患者进行康复训练。

手是人类的重要器官之一，不仅能从事劳动、创造世界，而且还能表达感情、交流思想及代替眼和口的部分功能。手的多重作用是由其精细结构决定的，其复杂功能是在不断地训练和学习中形成的。

第一节 康复功能评定

手功能评定十分复杂，可分为手部单项功能的评定与手部整体功能的评定。前者是对手基本的运动功能，如肌力、关节活动范围（ROM）、运动协调性与稳定性及感觉功能进行评定，后者主要是对生活能否自理或是否依赖他人辅助及辅助的程度做出评定。

腕关节是手部从事各种功能的关键结构，腕部稳定对手功能活动产生重要影响。手的技巧活动依靠腕部稳定、活动及精确调节能力。在功能方面，臂和手活动既互相独立又密切关联。拇指比其他手指重要，没有拇指即不能完成手捏的动作。指间（PIP）关节也影响手的功能。因此，应尽可能对整个上肢的功能进行评定。

一、关节活动度评定

（一）手指关节总活动范围

手指关节总活动范围是手指 3 个关节（拇指 2 个关节）的总屈曲度数减去伸展不足的总度数。被动活动测出的总度数用 TPM 表示；主动活动测出的总度数用 TAM 表示。主动、被动屈伸角度都应在全指屈、伸状态下进行。手指的总屈曲度，除了用角度表示外，还可用指腹和远端掌横纹的距离表示，即手指最大屈曲时指腹前端触及手掌的远侧掌横纹和中掌横纹之间的距离。这种距离测定法是粗略了解活动范围的简便方法。当手部肿胀用角度计不便测量时，可用距离表示。手指长短有个体差异，不能用绝对值进行比较。

（二）手指各关节的 ROM 测定

主要测定掌指关节（MP）、近节指间关节（PIP）、远节指间关节（DIP）的被动和主动活动范围，拇指外展、内收和对掌功能评定，手指集合主动关节活动范围测定（图 5-1）。

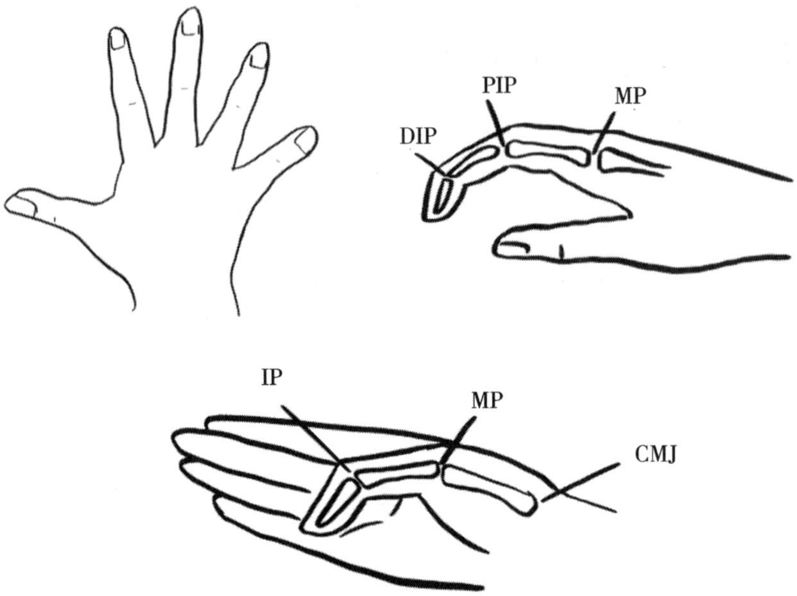

图 5-1　手指关节

1. 拇指的外展、内收(图 5-2)　体位:腕关节呈中立位,手指伸展并拢。固定臂:示指纵轴线(桡骨的延长线)。移动臂:拇指纵轴线。轴心:腕掌关节。运动:外展,在手掌面,拇指向离开示指的方向运动;内收,与外展方向相反,拇指向示指方向返回的运动。正常值:外展 0°~60°,内收 0°~60°。

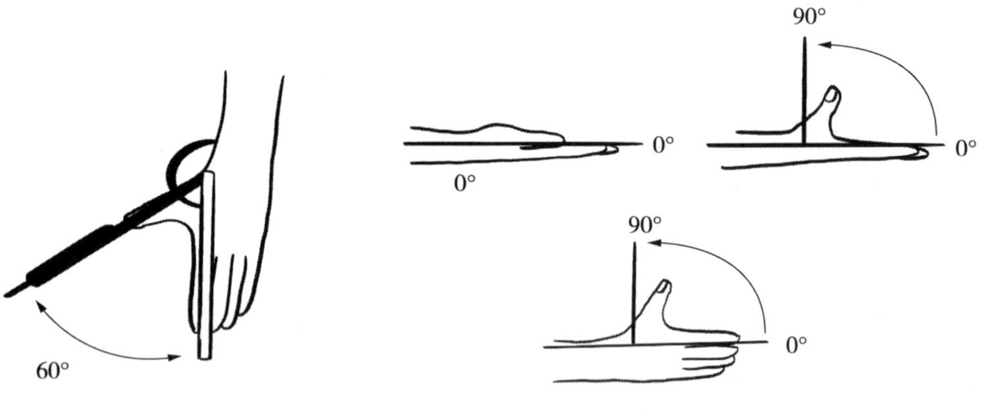

图 5-2　拇指关节外展、内收

2. 拇指掌侧外展、掌侧内收(图 5-3)　体位:腕关节呈中立位,手指伸展位。固定臂:示指纵轴线(桡骨的延长线)。移动臂:拇指纵轴线。轴心:第 1 掌骨的腕掌关节。运动:掌侧外展,拇指在与掌面成垂直面上做离开示指方向的运动;掌侧内收,与外展相反,拇指做返回示指方向的运动。正常值:掌侧外展 0°~90°,掌侧内收 0°~90°。

3. 拇指的 MP 屈曲、伸展(图 5-4)　体位:拇指伸展位(解剖位)。固定臂:第 1 掌骨纵轴线。移动臂:第 1 节指骨纵轴线。轴心:掌指关节。运动:屈曲,第 1 节指骨向靠近掌心方向运动;伸展,从基本指位向背侧方向运动。正常值:屈曲 0°~60°,伸展 0°~10°。

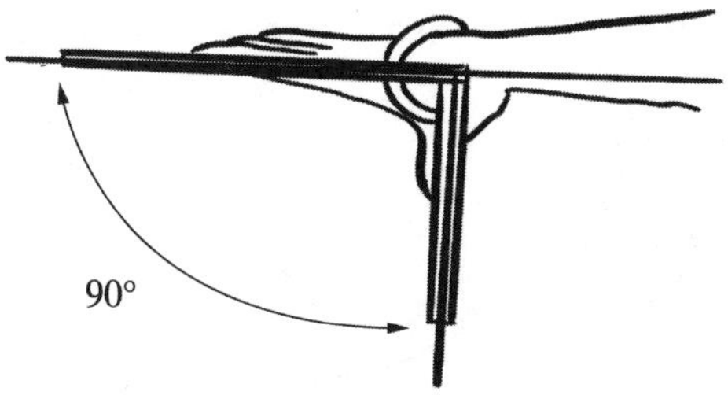

图 5-3　拇指掌侧外展、掌侧内收

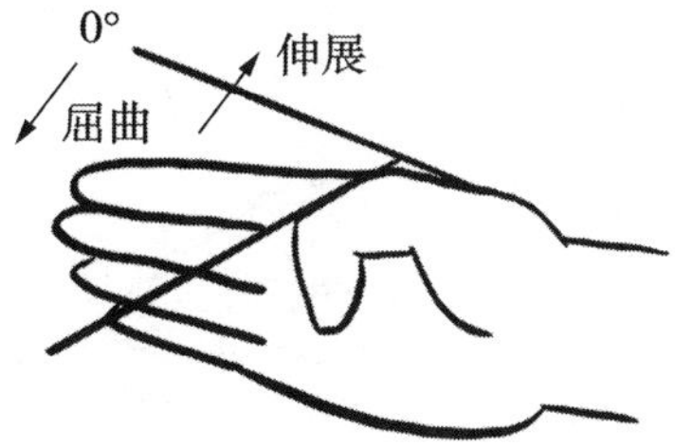

图 5-4　拇指的 MP 屈曲、伸展

4. 拇指的 IP 屈曲、伸展(图 5-5、图 5-6)　体位:拇指的基本指位(指间关节中立位)。固定臂:第 1 节指骨纵轴线。移动臂:拇指末节纵轴线。轴心:指间关节(IP 关节)。运动:屈曲,末节指骨向掌心方向运动;伸展,从基本指位向背侧运动。正常值:屈曲 0°~80°,伸展 0°~10°。

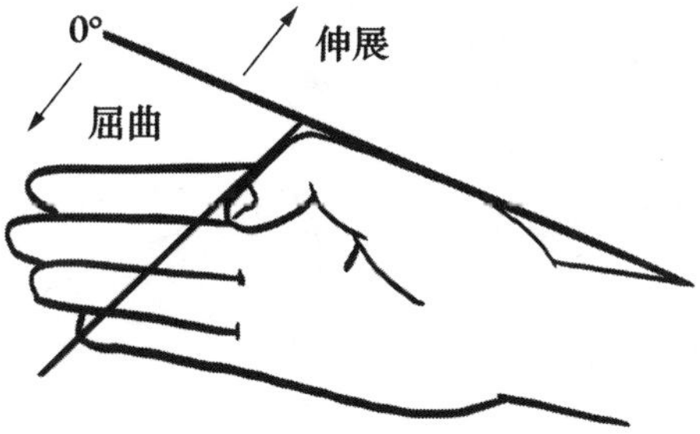

图 5-5　拇指 IP 屈曲、伸展

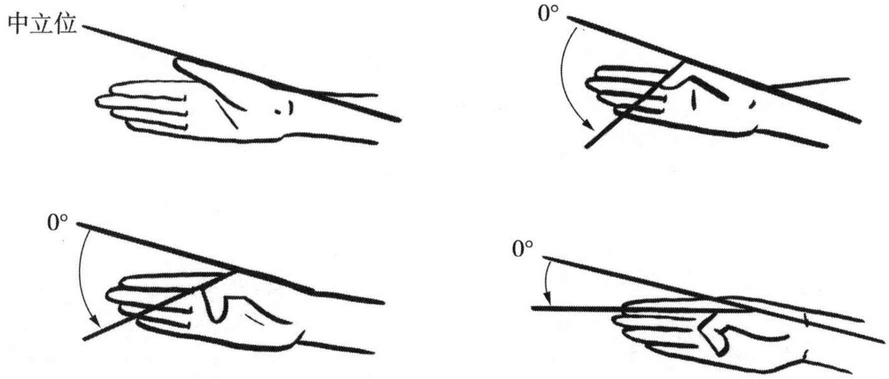

图 5-6　拇关节屈曲评定

5. 拇指的对掌(图 5-7)　拇指的对掌运动是拇指从基本指位做外展、回旋、屈曲三种运动的复合运动,是拇指尖端靠近小指尖端的运动。由于没有一个轴心测量的办法,因而用拇指尖端距离小指 MP 关节的距离表示。

6. 手指的屈曲、伸展(图 5-8)　手指的屈曲、伸展可以用测距法测定,即测定手指的尖端和手掌之间的距离。

7. 手指的外展、内收(图 5-9)　体位:腕关节中立位,手指伸展位。固定臂:第 3 指骨纵轴。移动臂:第2、第4、第5指骨纵轴。轴心:两轴的交点。运动:外展,示指、环指、小指在掌面做向远离中指方向的运动;内收,以上各指从外展返回中指方向的运动。正常值:外展0°~45°,内收°0~45°。

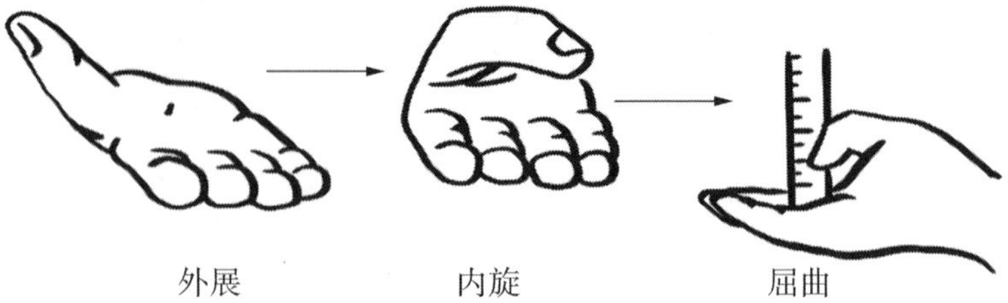

图5-7 拇对掌评定

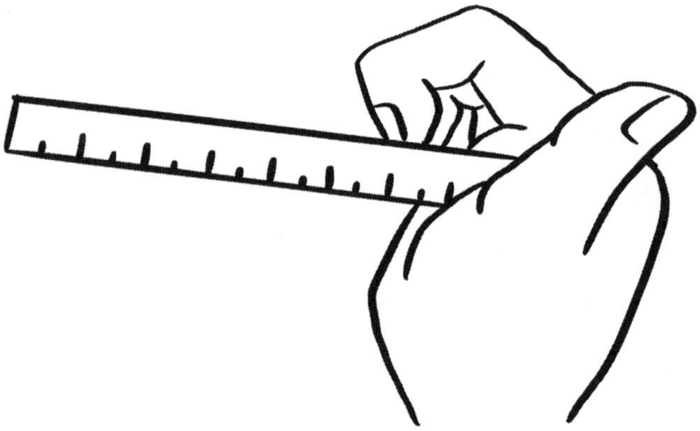

图5-8 手指的屈曲、伸展

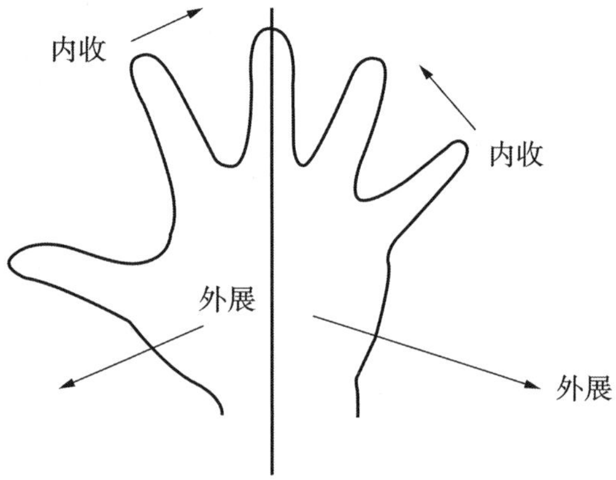

图5-9 手指的外展、内收

(三)腕关节的ROM测定

1. 掌屈、背屈(图5-10) 体位:坐位或立位,肘关节90°屈曲位,前臂中立位,腕关节伸直。固定臂:桡骨纵轴。移动臂:第2掌骨纵轴。轴心:腕关节。运动:掌屈是手掌向前臂屈侧的运动。背屈是手掌向前臂背侧的运动。检查时固定尺骨和桡骨,防止前臂的旋前,旋后。正常值:掌屈0°~90°,背屈0°~70°。

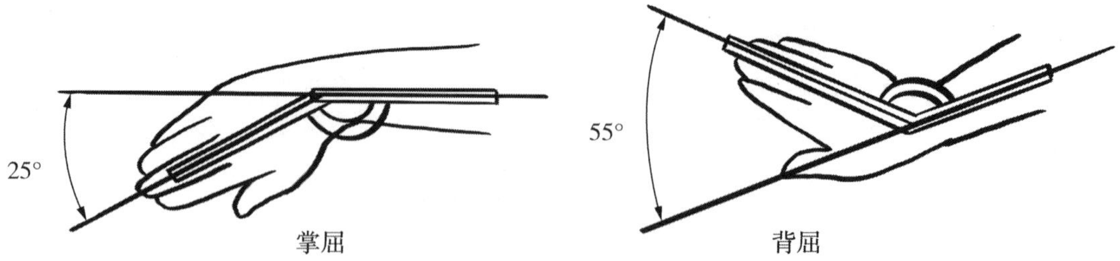

图5-10 腕关节的掌屈、背屈

2. 桡屈、尺屈(图5-11、图5-12) 体位:坐位或立位,肘关节屈曲90°,前臂旋前,腕关节伸直。固定臂:前臂轴线。移动臂:第3掌骨。轴心:腕关节。运动:桡屈,手向靠近桡骨方向运动;尺屈,手向靠近尺骨方向运动。正常值:桡屈0°~25°,尺屈0°~55°。

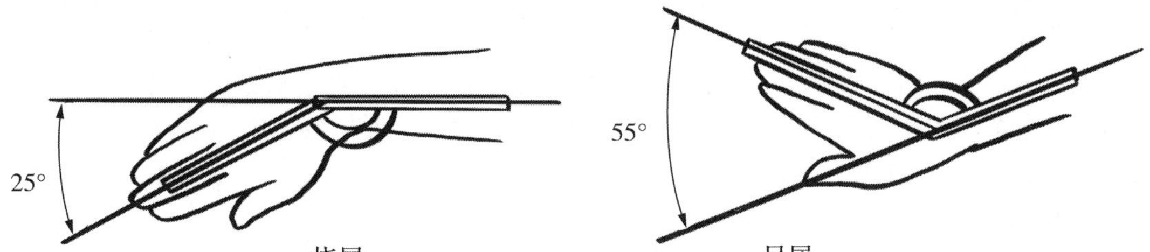

图 5-11　腕关节的桡屈、尺屈

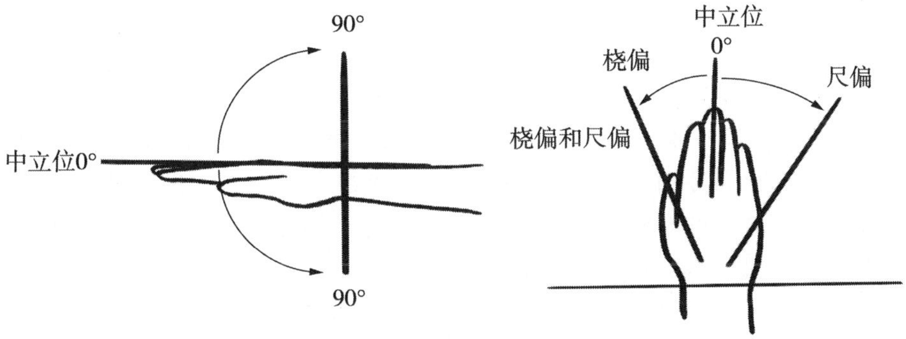

图 5-12　腕关节屈、伸及桡偏、尺偏

二、肌力评定

肌力检查：手损伤愈合后，通常进行手腕部和上肢肌力评定，损伤或手术早期不易检查肌力。握力和捏力以 N(kgf)表示。

（一）握力评定

主要反映屈肌肌力，正常值约为体重的 50%。使用标准可调的手测力计，常用 Jamar 测力计评定双手握力。尽管有些因素如年龄能影响肌力测定，但一般在第 1 或第 2 次抓握时即可获得最大读数。握力正常值一般用握力指数来表示。

握力指数=健手握力(N)/体重(kgf)×100%

正常握力指数应>50。测试时受试者坐位，肩内收，肘屈 90°，前臂中立位，连续 3 次用力握测力计，如果可能应双手交替，健手用作比较。手握力计测出的是等长收缩的肌力，而不是等张收缩的肌力。

（二）捏力评定

主要反映拇指对指肌力，约为握力的 30%。使用标准捏力计测试捏力。掌捏（拇指指腹对示指指腹），约为 51.94 N(5.3 kgf)；侧捏（拇指指腹对示指中节侧面），约为 73.5 N(7.5 kgf)；三指捏（拇指指腹对示、中指指腹），约为 77.42 N(7.9 kgf)。分别检测 3 次，并双侧比较。

（三）腕掌屈和背伸肌力评定

1. 腕掌屈肌力评定

(1) 主要动作肌：尺侧屈腕肌、桡侧屈腕肌。

(2)检查方法及分级:①5 级:坐位,前臂旋后,手放松,固定前臂做屈腕动作,助力加于手掌侧,能对抗较大阻力,完成全关节范围的屈腕动作。②4 级:体位同上,能对抗轻度阻力,完成全关节范围的屈腕动作。③3 级:体位同上,解除阻力,能完成全关节范围的屈腕动作。④2 级:坐位,前臂中立位,固定前臂,能做全关节范围的屈腕动作。⑤1 级:坐位,前臂中立位,固定前臂,能触及肌肉收缩者。⑥0 级:上面动作时,无收缩者。

2. 腕背伸肌力评定

(1)主要动作肌:尺侧伸腕肌、桡侧伸腕肌。

(2)检查方法及分级:坐位、卧位均可,置前臂于旋前位,手指肌肉放松(不得呈伸展位),检查者支撑其前臂,让被检侧腕关节向正直上方(不得出现偏歪)背屈,同时检查者施以阻力(3 块肌肉同时检查)。检查桡侧伸腕长、短肌时,阻力施于第 2、3 掌骨背侧(向屈曲、尺偏用力);检查尺侧伸腕肌时,阻力施于第 5 掌骨背面(向屈曲、桡偏用力)。

5 级与 4 级:能对抗最大阻力完成腕关节伸展的全关节活动范围运动者为 5 级,仅能对抗中等度阻力完成以上运动者为 4 级。

3 级:解除阻力,能克服肢体重力影响,完成腕关节伸展的全关节活动范围运动者为 3 级。

2 级:前臂及手置于台面上,前臂呈中间位,手内侧缘在台面上滑动做腕关节背屈,可完成全关节活动范围动作者为 2 级。也可利用抗重力检查法,对完成部分关节活动范围运动者定为 2 级(根据桡偏或尺偏判定不同肌肉的肌力)。

1 级与 0 级:做腕关节伸展动作,同时于第 2、3 掌骨腕关节桡侧背面触诊桡侧腕长、短伸肌腱,于第 5 掌骨近端尺侧背面触及尺侧腕伸肌腱,有收缩者为 1 级,无收缩者为 0 级。

(四)等速肌力测试

利用专门的等速肌力测试仪分别对肢体如腕关节屈伸活动的相应肌群进行肌力测试。测试时预先设置关节活动角速度,一般以慢速 60°/s 测试肌力,以快速 180°/s 测试耐力。

三、感觉功能评定

手部感觉功能评定主要包括浅感觉、深感觉、复合感觉,还有一些特殊感觉。

感觉功能评定有临床意义的主要是痛觉、触觉、两点辨别觉、实体觉,尤其是两点分辨觉,因为它能说明已有许多神经纤维到达末梢,是神经修复和手术成功的一个标志也有学者认为,实体觉试验比两点分辨觉更有价值。

(一)触觉

触觉是指手指的精细感觉,人只凭手部感觉而无须用眼看就能分别物体。触觉识别丧失的手可以说是“瞎”手,因此任何手的评定应包括触觉的评定。

评定手的触觉识别常用 Moberg 拾物实验。这一试验能代表手的感觉及运动的综合功能,并通过相应的活动测定感觉的精确度。

Moberg 拾物试验:试验时在桌上放一个 12 cm×15 cm 的纸盒,在纸盒旁放上螺母、回形针、硬币、别针、尖头螺丝、钥匙、铁垫圈、5.0 cm×2.5 cm 的双层绒布块、直径为 2.5 cm 左右的绒布制棋子或绒布包裹的圆钮等 9 种物品,让患者尽快地把每次一件物品拾起放到纸盒内。先用健手进行,在睁眼情况下拾一次,再在闭眼情况下拾一次;然后用患手按以上程序进行。计算每次拾完物品所需的时间,并观察患者拾物时用哪几个手指,用何种捏法。Moberg 测定正常睁眼下拾完 9 种物品需 10 s,非利手需 10 ~ 11 s;在闭眼情况下,利手需 13 ~ 17 s,非利手需 14 ~ 18 s。当双手均有疾患时,可参考正常人的数值。假如患者的拇指、示指、中指感觉减退或正中神经分布区皮肤感觉障碍,在闭目下,很难完成该试验。

恒定触觉:首先用铅笔橡皮头在感觉正常区域施加作用力,然后缓慢向远端移动,当刺激强度改变时注意患者反应。

移动触觉:铅笔橡皮头在感觉正常区域轻压,并慢慢向指尖远端移动,要求患者体会轻重刺激感觉的变化。

(二)痛觉

按 Swanson 标准分级

1. 极轻度(+)　刚好有不愉快的感觉,示有 0 ~25% 的损伤。

2. 轻度(++)　影响某些动作,示有 25% ~50% 的损伤。

3. 中度(+++)　影响大部分动作,示有 50% ~75% 的损伤。

4. 重度(++++)　影响全部或绝大部分动作,示有 75% ~100% 的损伤。

(三)温度觉

旨在测试人体对冷和热感觉信号的区分能力,评估的工具可以选择冷热区分工具组件或者分别装有 46 ~48 ℃温水和 4 ℃左右凉水的玻璃试管,通过患者对感觉的主观反馈来判断感觉功能。

(四)两点分辨试验(2PD)

人体任何部位皮肤都有分辨两个点的能力,但不同的部位,两点之间的距离不一样,当两点之间的距离小到一定程度时便难以分辨两点。

2PD 试验是一种重要的检查方法,是对周围神经损伤修复后,感觉功能恢复的一种定量检查,能客观有效地反映感觉功能。

轻触觉存在并不能表明两点分辨觉也存在,只有指尖能感受恒定触觉才能测试两点分辨觉,两点分辨觉测定更能反映手功能是否完好。临床上,将 2PD 分静态两点分辨试验和动态两点分辨试验。

1. 静态两点分辨试验(S2PD)　主要测定慢反应纤维密度,检查患者能否辨别是一点还是两点触觉,以及两点触觉的最小距离。

Weber 两点分辨试验,将手掌面测试的触感分为 6 级。①正常:2PD≤6 mm。②一般:2PD 在 7 ~10 mm。③差:2PD 在 11 ~15 mm。④保护性:能分辨锐与钝。⑤受影响:感到固定触觉压力。⑥无:完全无感觉。

Weber 检查方法:两点间距从 10 mm 开始逐步缩小和扩大,由远到近进行检查。患者闭眼,在 3 ~5 s 内说出是一点还是两点;在每个区域检查 3 次,有 2 次以上回答正确,再缩小检测两点间的距离继续检查。

2. 动态两点分辨试验(M2PD)　沿手指动态刺激,同时测快、慢两种反应纤维,此试验比 S2PD 更优越。手指末端 M2PD 距离正常值为 2 mm,在静态 2PD 建立前先检查动态 2PD,因为动态两点辨别觉比静态两点分辨别觉早恢复 2 ~6 个月。

两点分辨器轻触远端指垫,逐渐向近端移动。如果无反应,增加两点之间距离,至少在 3 s 之后重新测试。

(五)实体辨别觉

实体辨别觉属于复合感觉,指患者能够通过手部的感觉来判断和辨别出手中握的物体是什么,通过输入的感觉信号的整合处理后得出结论。实体辨别觉的测定是以手部的运动功能存在为前提的。

四、日常生活活动能力评定

主要测定手完成20种日常生活活动的能力，试验项目：①将钥匙插入锁；②拾起硬币并放入钱包；③从钱包中拿出硬币；④开、闭拉锁；⑤拿起方木；⑥拿起电熨斗；⑦用螺丝刀上螺丝；⑧在螺栓上套进螺母；⑨从水平放的广口瓶上取下瓶盖；⑩扣上4颗扣子；⑪切模拟的肉卷；⑫戴上手套；⑬用笔写字；⑭折叠信纸并放入信封；⑮夹上纸夹子；⑯拿起话筒；⑰旋转门把手；⑱将无柄罐内水倒入杯中；⑲将有柄罐内水倒入杯中；⑳将杯中水倒回罐内。

评定指标是观察患者完成20项试验所需的时间，左、右手分别测试，将治疗前、后结果相比较即可了解有无进步。

第二节　康复治疗

一、关节活动技术

（一）腕关节活动技术

1. 主动运动　腕部的运动比较复杂，桡腕关节可以进行掌屈、背伸、桡偏（外展）、尺偏（内收）4种运动；桡尺远端关节与近端关节共同完成旋前和旋后运动。

2. 被动活动　患者仰卧位，屈肘90°，前臂中立位，治疗师一手握住前臂远端，一手握住掌骨，分别做腕的掌屈、背伸、桡偏、尺偏运动以及上述动作结合起来做腕的环绕。

（二）手指关节活动技术

1. 主动运动

（1）拇指：腕掌关节可进行屈、伸、内收、外展及旋转。

（2）患者结合日常生活活动自主进行掌指关节的屈曲、伸展、外展、内收动作及指间关节的屈伸、伸展动作。如握拳是手指弯曲，放开是手指伸直；也可伸直，向手腕外侧打开后再夹紧。

2. 被动活动

（1）腕掌及腕骨间关节：患者仰卧位或坐位，前臂旋前。治疗师双手握住其手部，拇指放在手背，指向肘部，其余4指放在掌部。双手同时将腕骨及掌骨向手掌方向运动，然后还原。

（2）指间关节：患者仰卧位或坐位，治疗师一手固定其掌部，一手活动其近端指间关节，也可以一手固定近端指骨，一手活动中端指骨，或者固定中端指骨，活动远端指骨。

二、关节松动技术

（一）桡尺远端关节松动技术

1. 前后向滑动

作用：增加前臂旋前活动范围。

患者体位：坐位或仰卧位，前臂旋后，后前向滑动时前臂旋前。

治疗师位置及松动手法：坐或站在患侧，面向病人，双手分别握住桡骨和尺骨的远端，拇指放在掌侧，其余四指在背侧。松动时，握住尺侧的手固定，握住桡侧手的拇指将桡骨远端向背侧推动。如果关节僵硬比较明显，可改拇指为鱼际部位推动桡骨（图5-13）。

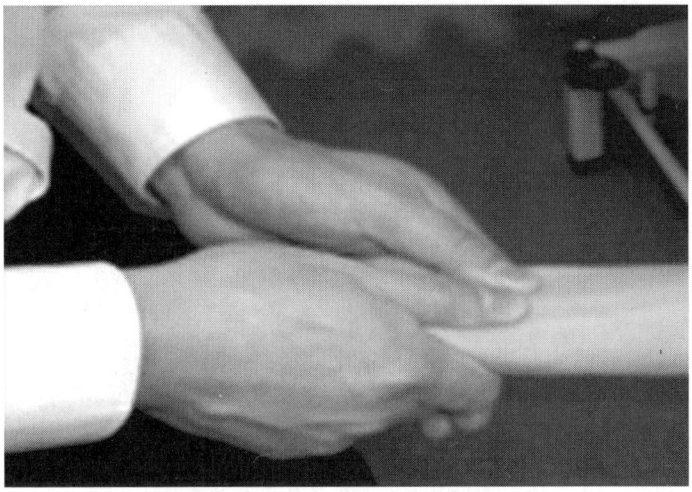

图 5-13　桡尺远端关节前后向滑动

2. 后前向滑动

作用：增加前臂旋后活动范围。

患者体位：坐位或仰卧位，前臂旋后，前臂旋前。

治疗师位置及松动手法：双手分别握住桡骨和尺骨的远端，拇指放在背侧，其余四指在掌侧。松动时，握住桡侧的手固定，握住尺侧手的拇指将尺骨远端向掌侧推动。如果关节僵硬比较明显，可改为鱼际部位推动尺骨（图 5-14）。

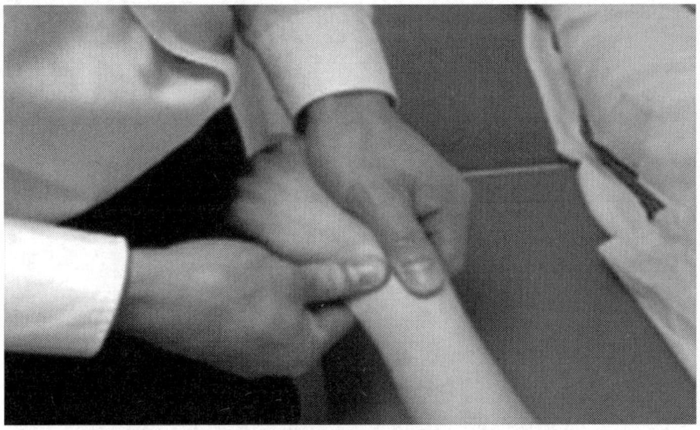

图 5-14　桡尺远端关节后前向滑动

（二）腕关节松动技术

1. 分离牵引

作用：一般松动，缓解疼痛。

患者体位：坐位，前臂旋前放在治疗床或治疗台上，腕关节中立位伸出床沿或桌面，手前臂下可垫一个毛巾卷。

治疗师位置及松动手法：一手握住前臂远端固定，另一手握住腕关节的近排腕骨处并向远端牵拉腕骨（图 5-15）。

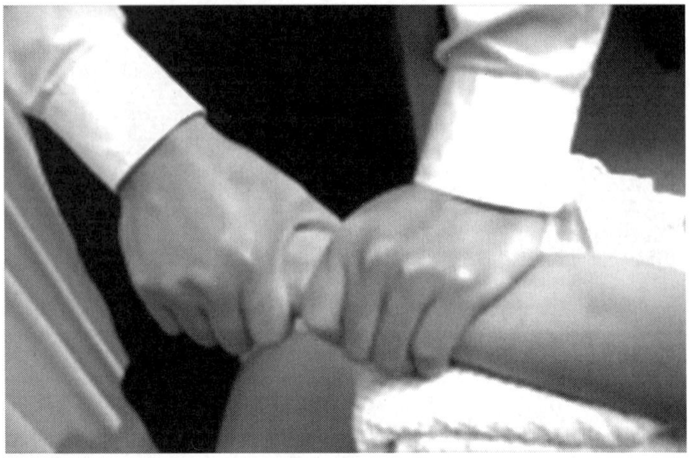

图 5-15　腕关节分离牵引

2. 前后向滑动(图 5-16)

作用:增强屈腕活动范围。

患者体位:坐位或仰卧位,前臂和腕关节中立位。

治疗师位置及松动手法:一手握住手背近端腕骨处固定,另一手握住前臂远端桡侧,并向背侧推桡骨。

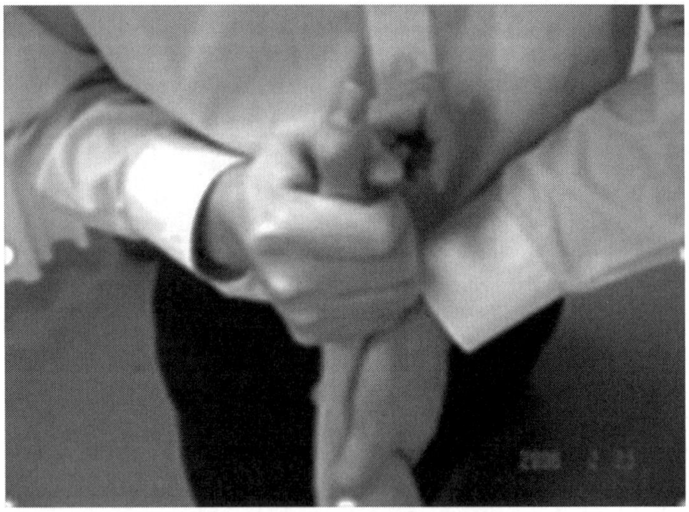

图 5-16　腕关节前后向滑动

3. 后前向滑动(图 5-17)

作用:增加伸腕活动范围。

患者体位:坐位或仰卧位,屈肘 90°,前臂和腕关节中立位。

治疗师位置及松动手法:一手握住近端腕骨掌侧固定,另一手握住前臂远端桡侧背面,并向掌侧推桡骨。

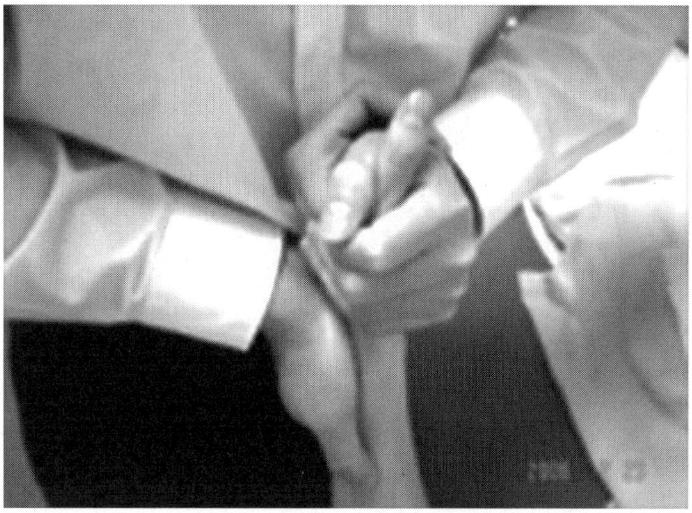

图 5-17　腕关节后前向滑动

4. 尺侧滑动(图 5-18)

作用:增加腕桡侧偏斜的活动范围。

患者体位:坐位或仰卧位,伸肘,前臂和腕关节中立位,伸出治疗床或治疗台缘。

治疗师位置及松动手法:一手固定前臂远端,另一手握住近端腕骨桡侧,并向尺侧推动。

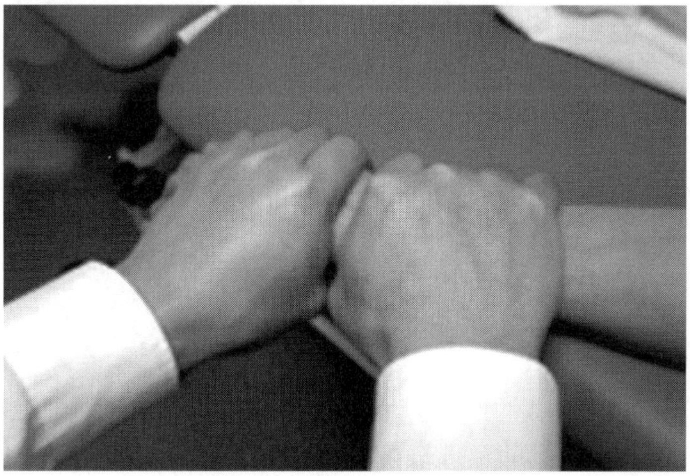

图 5-18　腕关节侧向滑动

5. 桡侧滑动

作用:增加腕尺侧偏斜的活动范围。

患者体位:坐位或仰卧位,肩关节外展,内旋,伸肘,前臂旋前或旋后,腕关节中立位。

治疗师位置及松动手法:一手固定前臂远端尺侧,另一手握住近端腕骨尺侧,并向桡侧推动。

6. 旋转摆动

作用:增加腕关节旋转活动范围。

患者体位:坐位或仰卧位,屈肘 90°,前臂和腕关节中立位。

治疗师位置及松动手法:一手固定前臂远端固定,另一手握住近端腕骨,将腕骨顺时针或逆时针转动。

（三）掌指关节松动技术

1. 分离牵引

作用：一般松动，增加掌指关节屈曲活动范围。

患者体位：坐位，前臂中立位放在治疗床或治疗台上，腕关节中立位，掌指关节屈曲90°。

治疗师位置及松动手法：一手固定掌骨远端，另一手握住指骨近端，将指骨处并向掌骨远端牵拉。

2. 长轴牵引

作用：一般松动，增加掌指关节屈伸活动范围。

患者体位：坐位，前臂旋前放在治疗床或治疗台上，腕关节中立位，手指放松。

治疗师位置及松动手法：一手握住掌骨远端固定，一手握住指骨近端，将指骨沿长轴向远端牵拉。

3. 掌指关节前后向或后向前滑动

作用：前后向滑动增加掌指关节屈曲活动范围，后向前滑动增加掌指关节伸展活动范围。

患者体位：坐位，前臂旋前或中立位放在治疗床或治疗台上，手指放松。

治疗师位置及松动手法：一手握住掌骨远端固定，一手握住指骨近端，前后向滑动时将近端指骨向背侧推动，后向前滑动时将近端指骨向掌侧推动。

4. 掌指关节侧方滑动

作用：增加掌指关节内收、外展的活动范围。

患者体位：坐位，前臂旋前或中立位放在治疗床上，腕关节中立位，手指放松。

治疗师位置及松动手法：一手握住掌骨远端固定，一手握住指骨近端内外侧，将指骨向桡侧或尺侧来回推动。

5. 掌指关节旋转摆动

作用：一般松动，增加掌指关节活动范围。

患者体位：坐位，前臂旋前放在治疗床上，手指放松。

治疗师位置及松动手法：一手握住掌骨远端固定，一手握住指骨近端，将指骨稍做长轴牵引后再向掌侧转动，或向背侧转动。

（四）指间关节松动技术

指间关节松动技术包括分离牵引、长轴牵引、前后向或后向前滑动、侧方滑动、旋转摆动。这些手法的治疗作用及具体的操作手法与掌指关节松动技术相同。

三、肌力训练技术

（一）增强屈腕肌群肌力

1. 肌力1～3级

患者体位：坐位，前臂中立位，置于治疗床上，手放松伸直。

治疗师位置：立于患侧，一手固定腕关节近心端，另一手扶住手的掌指关节。

方法：1级肌力时，治疗师给予助力于手掌指关节帮助屈腕，2～3级肌力时只帮助固定，不予屈腕助力。

2. 肌力4～5级

患者体位：坐在桌旁，前臂旋后放在桌上。

治疗师位置:立于患侧,一手放在前臂远端掌侧,固定前臂,一手握住手掌并向桌面施加阻力。

抗阻力方法:患者抗阻力全范围屈腕。

(二)增强伸腕肌群肌力

1. 肌力 1 ~3 级

患者体位:坐在桌旁,前臂旋前放在桌上,手放松伸直。

治疗师位置:面向患者而坐,一手固定前臂远端,另一手放在手的掌指关节。

方法:1 级肌力时,治疗师给予助力于手掌指关节帮助伸腕,2 ~3 级肌力时只帮助固定,不予伸腕助力。

2. 肌力 4 ~5 级

患者体位:坐在桌旁,前臂旋前放在桌上。

治疗师位置:面向患者,一手放在前臂远端背侧,固定前臂,一手握住手背并向桌面施加阻力。

抗阻力方法:患者抗阻力全范围屈腕。

(三)增强腕桡侧偏或尺侧偏肌群肌力

1. 肌力 1 ~3 级

患者体位:坐在桌旁,前臂中立位放在桌上,手超出桌沿自然下垂。

治疗师位置:立于患侧,一手放在前臂远端,固定前臂,另一手握住训练侧手背。

方法:1 级肌力时给予助力于手背帮助腕关节桡侧偏或尺侧偏,2 ~3 级肌力时只帮助固定,不予腕关节桡侧偏或尺侧偏助力。

2. 肌力 4 ~5 级

患者体位:同上。

治疗师位置:立于患侧,一手放在前臂远端,固定前臂,当增强桡侧偏肌群肌力时,另一手放在第 1 掌骨桡侧并向尺侧施加阻力;当增强尺侧偏肌群肌力时,另一手放在第 5 掌骨尺侧并向桡侧施加阻力。

抗阻力方法:患者抗阻力全范围桡侧偏或尺侧偏。

(四)增强屈掌指关节肌群肌力

1. 肌力 1 ~3 级

患者体位:坐在桌旁,前臂旋后放在桌上。

治疗师位置:立于患侧,一手握住掌骨,另一手握住指骨。

方法:1 级肌力时治疗师给予助力于指间关节的远端帮助屈曲掌指关节,2 ~3 级肌力时只帮助固定,不予屈曲掌指关节的助力。

2. 肌力 4 ~5 级

患者体位:坐在桌旁,前臂旋后放在桌上。

治疗师位置:立于患侧,一手握住掌骨,一手放在近端指骨掌面并向下施加阻力。

抗阻力方法:患者保持指间关节伸直,抗阻力全范围屈曲掌指关节。

(五)增强对掌肌群肌力

1. 肌力 1 ~3 级

患者体位:坐在桌旁,前臂旋后放在桌上。

治疗师位置:面向患者坐在桌旁,一手握住腕关节,固定上肢,另一手拇指和示指握住拇指或小指掌骨。

方法:1 级肌力时治疗师给予助力于掌骨帮助拇指或小指对掌,2 ~3 级肌力时只帮助固定,不予拇指或小指对掌的阻力。

2. 肌力4～5级

患者体位：坐在桌旁，前臂旋后放在桌上。

治疗师位置：面向患者坐在桌旁，双手分别握住拇指和小指掌侧并向外侧施加阻力。

抗阻力方法：患者抗阻力对掌。

（六）增强屈指肌群肌力

1. 肌力1～3级

患者体位：坐在桌旁，前臂旋后，腕呈中立位。

治疗师位置：立于患侧，一手握住指间关节近端，固定近端指骨，另一手握住指间关节的远端。

方法：1级肌力时治疗师给予助力于指间关节的远端帮助屈曲指间关节，2～3级肌力时只帮助固定，不予屈曲指间关节的助力。

2. 肌力4～5级

患者体位：坐在桌旁，前臂中立位放在桌上。

治疗师位置：立于患侧，一手握住指间关节近端，固定近端指骨，另一手握住指间关节的远端并向指背施加阻力。

抗阻力方法：患者抗阻力全范围屈曲指间关节。

四、感觉功能训练

感觉康复训练，即感觉再训练，是指帮助周围神经损伤修复后的患者学会感知由再生神经纤维传入的、与原来性质不同的神经冲动，重建中枢与外周神经正确联系的一类治疗方法。感觉训练的技术多种多样，根据不同患者、不同病情、不同地点、不同条件等因地制宜进行选择。感觉训练常分三个阶段进行，即脱敏和保护阶段、早期训练和后期训练阶段。

（一）脱敏和保护阶段

在手部神经损伤修复的初期，患者因不能感知针刺、温度、压迫及摩擦等变化，而容易被扎伤、烫伤、冻伤及擦伤。此阶段重点是教会患者如何利用视觉及常识来帮助判断肢体的位置及活动方法。给患者以特别的指导，并对环境作必要的调整以使患者避免接触冷、热及尖锐物体，尤其注意拇指、示指、中指尖部及小指、手掌等易受伤的部位。

脱敏治疗有各种不同的方法，连续使用不同程度的刺激，由软到硬，如棉丝到砂纸、手指轻按到振动计刺激，逐渐增强患者异常感觉区对触觉的耐受力。研究表明，中枢神经有抑制性感觉神经元的存在，有助于理解脱敏的效果。脱敏技术与感觉训练在概念上是一致的，它们有相同的大脑可塑性机制。感觉训练是使患者学习联想，用旧名称联系新的模式或已改变的传导冲动的形象，识别他所触及的物品；而脱敏技术使患者学习抑制不适的感觉，去感知有内涵的感觉冲动。

（二）早期训练阶段

用感觉测试决定开始此期训练的合适时间，当手掌可感知30 Hz振动觉及动态触觉时即可开始早期的感觉训练。

训练的目的：辨别和区分快反应纤维系统与慢反应纤维系统的功能，重点是区分动态触觉和静态触觉、压力感觉及定位能力的训练。

具体做法：在直视下，用橡胶等软物摩擦手指掌侧近端，然后闭眼去体会这种感觉和感觉发生的部位。位置可由近端逐渐向指尖延伸，逐渐提高感觉的敏感度，完成这种摩擦训练后，即建立了动态感觉。再进行静态感觉训练，即用物体静置于手掌部，在眼睛的帮助下，体会这种感觉和通过触觉辨认位置，同样逐渐向指尖延伸。因振动觉最后恢复，故振动觉训练在静态触觉恢复后进行。先用 30 Hz 音叉置于第 1 指节，逐渐向指尖训练。当指尖的 30 Hz 振动觉恢复时，可改用 256 Hz 音叉训练。训练场地最好是安静的环境，使患者易于集中精力。每天都应坚持训练 3 ~ 4 次，每次 15 min。治疗师除指导和督促患者训练外，还应定期检查患者指尖部各种感觉的恢复情况。在训练过程中，患者通过视觉进行引导和修正，使感觉再学习成为一个再接触、再认识和再记忆的过程，视觉的修正、加强和明确作用很重要，可帮助大脑皮质对新的感觉传入建立可重复性记忆。振动觉、动态触觉、静态触觉的恢复都是早期再训练的内容。当患者指尖的 256 Hz 振动觉恢复后，患者可进入后期感觉再训练阶段。

（三）后期训练阶段

训练的目的：提高患者手的触辨觉即触觉感悟，其过程涉及对多种物体大小、形状、质地和材料的鉴别等训练。

具体方法：将一系列不同大小、不同形状、不同质地、不同材料制成的物体给患者用手辨认。例如，剪刀、螺钉、回形针、扣子、硬币、橡皮块等。物体由大到小，由简单到复杂，由粗糙质地到纤细质地，由单一类物体到混合物体。先让患者触认剪刀、眼镜、手表等体积较大的物体，这样易使患者辨认清楚，一旦患者见到再训练有成效，会坚定继续训练的决心。随着患者手的触辨能力增高，所辨认物体的难度也应增加，可逐步改变所辨物体如别针，回形针，硬币正、反面等，最后可将别针、回形针等物置于沙子或黄豆里等，让患者触辨出来。在后期感觉再训练的过程中，应鼓励患者多利用日常物品进行练习，以提高精细的感觉辨别能力。

五、作业疗法

作业疗法（OT）在手功能康复中的应用逐渐兴起并日趋重视，正发展为新的治疗体系，临床上与物理治疗联合应用，为手功能康复整体治疗的一部分。作业疗法是针对伤手的功能障碍，从日常生活活动（ADL）、手工操作劳动和文体活动中选出一些有助于恢复伤手功能和技能的作业，让伤者参与适应性活动，并按指定的要求进行训练。作业治疗的程序可分为早期、中期和后期阶段。每个阶段都有其预定的治疗目标，根据该目标选择与其相适应的活动。作业治疗具体方法与内容如下。

（一）手治疗泥锻炼

OT 用的黏土主要采用普通的黏土或着色的橡胶黏土。根据早期、中期和后期的不同治疗目的，调节黏土的量及其软硬度，有增强手指肌力、耐力及改善手指灵巧性、协调动作的效果。

1. 粗大对指锻炼

（1）将治疗泥捏成一锥体形，粘在平面上，将手指、拇指放入治疗泥，使手指在锥体上靠近。

（2）将治疗泥做成扁盘粘在一平面上，将手指和拇指从圆盘上插入并向圆盘中心靠拢。

2. 粗大手指屈曲锻炼　将治疗泥放在手掌，屈曲手指成握拳状，使劲捏治疗泥。

3. 单独手指屈曲锻炼　将治疗泥放在任一手指掌侧，用力屈曲手指，其他指重复该项运动。

4. 单独分指对指锻炼　将治疗泥球放在拇指和示指之间，捏球直到手指相碰，用其他手指重复该项运动。

5. 指外展锻炼　将治疗泥环套在近端和远端指间关节之间，将手指伸展分开泥环。

6. 粗大手指伸展

（1）将手指和拇指放在对指位，将泥环套在掌指关节和近端指间关节之间，向外伸展手指（伸展和外展）。

（2）将治疗泥扁盘按在桌上，用手指将治疗泥按薄，即伸展手指。

（3）保持手指呈伸展位，将治疗泥揉成一卷条。

7. 手指内收锻炼　将一片治疗泥置于两手指之间，将两手指靠拢。

8. 拇指屈伸锻炼　将治疗泥做成一圆柱状，放在一平面上，手呈中间位，将拇指向圆柱体深深按压，然后拿出。

9. 腕背伸锻炼　将前臂和肘放在桌子上，腕在桌边缘外放松，同时握住治疗泥，用另一只手抓住治疗泥的另一端，用腕部向上拉治疗泥。

（二）弹力带锻炼

根据弹力强度和治疗用途不同，进行分级别的抗阻力练习。在手部作业治疗中，治疗带主要用于肌力、耐力、协调性和关节活动范围的训练。

（三）娱乐治疗

袖珍玩具和游戏机在手作业治疗中是非常有用的练习器具。它具有趣味性、治疗针对性强等优点，特别适合青少年手外伤患者的康复治疗，对改善手的灵巧性、手眼协调、感觉训练、脱敏治疗和掌指关节、指间关节的主动屈曲有明显的治疗效果。

1. 利用斜板支架训练腕关节屈伸运动

（1）屈腕训练：①将跳棋放置于桌面，毗邻斜板高的一端；②前臂安置于斜板上，腕关节位于顶端的外方；③患者需尽最大可能屈腕，才能捡起跳棋。然后，将拾到的跳棋放入另一盒中。

（2）伸腕训练：①将跳棋放置于斜板的最高端；②前臂放置于斜板上，同时肘部支撑于桌面；③患者需要最大程度伸腕来捡到跳棋，然后将捡到的跳棋放入另一盒中；④肢体抬高也有助于消肿。

（3）旋前/伸腕训练：患者前臂旋后，将跳棋放入邻近盒中，当跳棋放回原位时，便训练了前臂旋前伸腕动作。

2. 掌指关节屈曲和对指练习　以改善掌屈，通过感觉训练或者脱敏训练。训练方法：伤手从盒子中捡起某小件物品（例如：玻璃球），然后又将该物品放回盒中。如此反复进行，并记录每次花费的时间。目的是改善腕关节、掌指关节屈曲和手指灵巧度。

3. 利用镊子或衣夹进行对指、夹捏和手的灵巧和协调性的练习　调节衣夹的弹簧强度不同，可进行轻度、中度及重度的肌力、耐力训练。

4. 插孔板游戏　可单人进行，也可双人或多人进行。记录每人完成动作花费的时间，花费时间短者为优胜者。练习的目的是消除肿胀，主动活动肘关节、肩关节。为了防止身体侧弯的代偿动作，应让患者坐下，稳定骨盆。

（1）训练方法：①插孔板可平放于桌面，也可斜置于桌面，或悬挂于墙面；②木销钉可制成宽度为2.5～5.0 cm，长度为7.5～15.0 cm；③嘱咐患者按要求将木销钉插入孔中。

（2）强化训练：①增加木销钉的长度；②增加木销钉的重量（用铅皮包裹）；③用布带蒙住患者的眼睛，以增加感觉刺激；④将插孔板放置于各个方向，练习肩关节内旋、外旋活动。

5. 串珠子游戏　增强手的灵巧性和眼手协调能力。嘱咐患者将木质制成的大小各异的珠子或玻璃球，按要求串在圆柱上，并记录每次完成的时间。强化训练：①可增大各圆柱间的距离；②加高圆柱的高度。

6. 套环器锻炼　铁丝制成形状各异的环圈。铁丝上有垫圈，让患者手握把柄，设法让垫圈从铁丝的一端移动至另一端。目的是进行腕关节屈伸、旋转练习。

7. 手灵巧度练习　用测定手指协调的9孔插板进行。9孔插板和插棒：9孔插板为一块13 cm×13 cm的木板，上有9个孔，孔深1.3 cm，孔与孔之间间隔3.2 cm，每孔直径0.71 cm，插棒为长3.2 cm、直径为0.64 cm的圆柱形棒，共9根。练习方法：在板旁测试手的一侧放一个浅皿，将9根插棒放入其中，让患者用测试手每次1根地将木棒插入洞中，插完9根后再每次1根地拔出放回浅皿内，计算共需花费的时间，测定时先利手后非利手。

8. 改善心理状态作业训练　心理治疗可通过作业活动减轻伤残者和手外伤患者的抑郁、悲观、恐惧、愤怒、依赖等心理平衡失调和行为异常，帮助他们树立康复信心，自强、自立、自尊，提高康复效果，重返工作岗位，重返社会。①转移注意力的作业训练：书法、绘画、编织、插花、木工等。②镇静情绪的作业训练：园艺、音乐欣赏、书法、绘画等。③增强自信心的作业训练：绘画、编织、木工、泥塑等。

9. 再就业前的职业训练和评定　再就业前的职业技能指导和训练，可帮助手外伤患者选择合适的工种，增加就业的机会，如木工、黏土、编织刺绣、缝纫等。

六、物理因子治疗

物理因子治疗是指应用天然或人工产生的物理因子针对性地作用于手与腕部，通过对手腕部皮肤、肌肉、骨骼、神经、血管等组织器官的影响，以及对神经、体液、内分泌和免疫等生理调节机制，达到改善手部能力的一种治疗方法。物理因子治疗具体应用：

1. 电疗法　通过使用不同频率的电流作用于人体相应部位来治疗疾病的方法。根据手部治疗的需要可选用直流电药物离子导入疗法、低频电疗、中频电刺激、高频电疗等方法。

2. 超声波疗法　对手部组织有微细按摩作用、温热作用，促进组织的生物化学效应。常用移动法、水下法。

3. 光疗　光疗是应用人工光源或日光辐射治疗疾病的方法。主要应用光的热效应、光电效应和光化学效应。常用的光疗法有红外线疗法、可见光疗法、紫外线疗法和激光疗法。

4. 水疗　利用水的温度、静压、浮力和所含成分治疗疾病的方法。

5. 温热疗法　温热疗法除温热作用以外，还能提高痛阈、缓解肌紧张、增加结缔组织伸展性。温热包括蜡疗的传导热、红外线的辐射热、微波等高频振荡的转换热。温热生成有浅部、深部之分。蜡疗、红外线属于浅部温热。在进行浅部温热治疗时，要特别注意手部末梢神经损伤引起感觉障碍的患者，以及末梢循环障碍的患者。因为血液循环障碍，不能将热带走，致使表面过热易致烫伤。

6. 肌电生物反馈　肌电生物反馈(EMGBF)在手康复中的应用日益广泛，其主要作用是通过信号反馈，促进肌肉恢复功能。EMGBF 治疗手部伤病目的是让患者实现对更多运动单位控制，或恢复运动功能的协调性，或促进肌肉放松。作用方式是使肌肉易化和放松，或同时进行。

7. 磁疗法　磁疗具有消炎、消肿、止痛、促进创面愈合、软化瘢痕、促进骨折愈合等作用。

第三节　常见伤病康复

一、手部骨折康复

★病例

患者，男，41 岁，因“右第 5 掌骨颈骨折术后 1 d”由康复科进行术后早期康复介入。3 d 前患者因愤怒，频繁拳击墙壁致右手第 5 掌指关节处肿胀、疼痛，伴伸屈小指，当时无皮肤破损，见皮下瘀血。无发热，无畏寒，急诊于医院骨科，行右手 X 射线检查示：右第 5 掌骨颈骨折伴位移位。完善术前准备，并行“臂丛麻醉下行右第 5 掌骨颈骨折切开复位克氏针内固定术”，术顺。现为术后第 2 天，患者神清，精神可，表情痛苦；切口敷料干燥无渗出，为预防术后并发症、促进功能恢复，康复早期介入。

问题与思考：①请结合上述病例，对该患者进行哪些康复评定。②请根据患者目前情况制定患者的康复目标和计划。③请根据评定的结果，制定相应的康复方案。

手部骨折主要包括掌骨骨折和指骨骨折，简称掌指骨骨折。手部骨折十分常见，45% ~50% 为远节指骨骨折，30% ~35% 为掌骨骨折，15% ~20% 为近节指骨骨折，8% ~12% 为中节指骨骨折。手部骨折多为外伤等原因引起，常见于直接暴力导致。

手部骨折可有局部肿胀、疼痛、畸形、压痛、异常动度、骨擦音、骨擦感、纵向叩击痛、活动障碍等表现。局部肿胀、疼痛和掌指关节伸屈功能障碍，是常见的掌骨骨折的症状。触摸掌骨骨折局部有明显压痛，纵压或叩击掌骨头时疼痛加剧。有重叠移位时有骨缩短，可见掌骨头凹陷，握掌时尤为明显。掌骨颈、掌骨干骨折时可有骨擦音。指骨骨折有横断、斜形、螺旋、粉碎或波及关节面等形式。骨折后局部疼痛、肿胀，手指屈伸功能受限。有明显移位时，近节、中节指骨骨折可有成角畸形，末节指骨基底部背侧撕脱骨折有锤状指畸形，手指不能主动伸直，同时可扪及骨擦音，有异常活动。骨折对位对线及骨痂形成情况可行手部 X 射线片检查，包括掌、指骨全长，对某些特殊骨折必要时加拍健手 X 射线片。对于骨折不明确但又不能排除者及复杂骨折者均可行 CT 检查，三维 CT 重建可以更直观便捷地进行骨折分型，对治疗方案选择帮助很大，目前临床上常用。

手部骨折首先是复位与固定问题，必须正确复位，不能有成角、旋转、重叠移位。对于开放性骨折，首先要争取伤口一期愈合，同时注意对骨折的正确整复。对掌指骨骨折大部分用闭合复位外固定疗法。其次是局部肿胀、疼痛、活动受限问题；还可能出现肌肉萎缩、关节僵硬等问题。其中导致关节僵硬的最主要原因是长期固定和持续性水肿。

肌力评定、关节活动度评定、感觉功能评定等前已述及。手功能评定即手的灵活性和协调性评定，常用评定方法有 Jebson 手功能测试和测定手指协调的 9 孔插板试验。手的灵活性和协调性有赖于感觉和运动的健全，并与视觉等其他感觉灵敏度有关。

掌指骨骨折后的康复治疗一般分为两个阶段：骨折固定期和骨折愈合期（即早期和后期）。固定时间因骨折部位和程度不同而有所差异。早期康复的重点是控制水肿，控制疼痛，促使骨折早期愈合。对于固定良好的骨折，一旦肿胀和疼痛减轻（一般在伤后 5 ~7 d），即可开始主动活动，以减少水肿和防止失用性肌萎缩。后期康复目的不同于早期，治疗的重点是：①消除残存的肿胀；②软化松解纤维瘢痕组织；③增加关节的 ROM；④恢复正常的肌力和耐力；⑤恢复手功能协调和灵活性。

掌指骨骨折后康复首先是复位，然后是固定。手固定的正确位置是掌指关节屈曲 60° ~70°，指间关节屈曲 10°或中立位，优点是指关节韧带的张力最高，可以防止关节严重挛缩。掌指骨骨折后既需要充分固定，又要适当早期活动，最重要的是防止掌指关节的僵硬，各种治疗中都必须包括此关节的运动治疗，有利于手功能的恢复。

（一）掌骨骨折康复

1. 骨折固定期

（1）抬高肢手：患手所在肢体远端必须高于近端，近端要高于心脏平面。

（2）运动疗法：患手示指、中指、环指和小指进行主、被动活动。开始时以被动活动为主，进行指间关节的屈伸运动。待局部疼痛消失后，以主动活动为主，每次活动时间以局部无疲劳感为宜。

（3）物理疗法：减轻肿胀疼痛，改善血液循环，促进骨痂形成，减轻粘连、软化瘢痕。

（4）超短波 患部对置，骨折 1 周内无热量，1 周以后微热量，每次 10 ~15 min。可在石膏外进行，但有金属内固定物时禁用。

（5）紫外线 骨折局部，亚红斑量或红斑量，每天或隔天 1 次，3 ~5 次为 1 疗程。

（6）磁疗 选用脉冲电磁疗法，患手位于环状磁极中，或采取对置法，每次 20 min，每天 1 次，20 次为 1 疗程。

（7）超声波 适用于骨折延缓愈合的患者。骨折局部接触移动法，0.5 ~1.0 W/m^2，每次 5 ~8 min，每天 1 次。

(8)石蜡疗法 适用于骨折愈合后，盘蜡法，温度 42 ℃，每次 30 min，每天 1～2 次。继蜡疗后进行关节被动或主动运动，有利于肢体功能恢复。

(9)按摩 在骨折部位近心端，使用向心性手法进行按摩，对患手软组织进行揉搓挤捏，每次以局部有明显的热感为宜。

2. 骨折愈合期

(1)物理治疗：蜡疗、红外线、短波、热敷促进血液循环，改善关节活动范围；碘离子导入软化瘢痕，松解粘连。

(2)按摩 继热疗后进行，并着重于深推和按压，以牵伸粘连纤维及消除残存的肿胀。与早期相比，后期的治疗手法应增强，通过按摩可减轻疼痛。揉捏和摩擦引起肌肉内的活动，有助于牵伸粘连以获得更大的运动范围。

(3)运动疗法：根据骨痂形成及内固定牢靠程度，开始主动运动。①拇指外展、内收、对掌及屈伸活动练习。开始时以被动活动为主，用健侧手握住拇指进行，运动幅度不宜过大，以骨折部位不感到疼痛为限。②1 周后以主动活动为主，运动范围逐渐加大。③做关节主动活动前，先进行蜡疗（蜡浴或蜡饼）。④伤后 8 周进行肌力、耐力训练。肌力为 1 级时（MMT），可采用被动运动、助力运动等方法。肌力为 2～3 级时，以主动运动为主，助力运动为辅。做助力运动时，助力应小，以防止被动运动代替了患者自主练习的主动运动。肌力达 4 级时，应进行抗阻运动练习，以促进肌力最大限度的恢复。

(4)支具和矫形器的应用：闭合式骨折应用支具既能稳定手骨折部位，又提供功能活动，有利于骨折断面的接触，促进更多骨痂生成。当关节挛缩严重时，为维持治疗效果，可在治疗间歇期内用支具或矫形器固定患肢，以减少纤维组织的弹性回缩。随着关节 ROM 的改善，支具和矫形器也应做相应的调整。

(5)作业疗法：根据骨折后患者具体的功能障碍，从日常生活活动、手工操作劳动和文体活动中选出一些有助于患肢功能和技能恢复的作业治疗。

(二)指骨骨折康复

1. 骨折固定期

(1)抬高肢手：患手所在肢体远端必须高于近端，近端要高于心脏平面。

(2)物理疗法：同掌骨骨折康复。

(3)运动疗法：①术后第 2 天，开始健指主动活动。若健指与患指的屈伸活动没有联动关系，则可以进行主动活动；若有联动，则以被动活动为主，每次活动应达到最大范围。②腕关节、前臂的主动活动；待患指疼痛、肿胀开始消退，进行被动的屈伸活动。③活动范围应根据骨折部位和症状进行调整。若中节、远节指骨折，MP 关节活动范围可大一些；若近节指骨折，MP 关节活动范围会影响骨折愈合，所以不宜活动 MP 关节。

2. 骨折愈合期

(1)运动疗法：①重点是指间关节屈伸练习。若骨折愈合好，先进行被动附属活动，继之以被动生理活动为主，主动活动为辅；若骨折愈合不良，活动时将手指固定保护好骨折部位，然后进行指间关节的被动活动。②待指间关节的挛缩粘连松动后，以主动活动为主，助动活动为辅，直至各个关节活动度恢复到最大范围。③远节指骨折，指端常合并过敏，需脱敏治疗，可用不同质地的物质摩擦、敲打和按摩指尖。

(2)物理治疗、按摩治疗、支具和矫形器的应用及作业疗法同掌骨骨折康复。

(三)肿胀的康复

掌指骨骨折后难免长时间的制动，结果总是伴有关节的肿胀和僵硬，其处理要点有以下 2 个方面。

1. 间歇性加压　促进静脉与淋巴回流，通常治疗是使用弹性袖套45 min，压力8.8 kPa，加压30 s，间歇30 s。

2. 关节松动术　去除石膏后立即开始。主动运动不能达到全关节范围的活动或活动范围不再增加时则增加辅助运动，辅助运动的极限是适度的疼痛。各项主动运动最好与日常生活活动相结合，与日常的衣食住行结合，应当逐渐增加运动阻力以恢复肌力。

二、桡骨远端骨折康复

★病例

患者，女，68岁，因“右腕关节活动受限伴拇指3周”入院，患者乘车摔倒后右腕着地当即感右腕肿痛，畸形，活动受限，头部有撞伤，送至医院急诊，无明显头晕头痛，无恶心、呕吐等症状，头颅CT未见明显异常，X射线示右桡骨远端粉碎性骨折，有移位，右尺骨茎突骨折，予以复位石膏固定，入院后完善相关检查，2周前医院骨科在臂丛麻醉下行右桡骨远端骨折切开复位内固定手术，术中见骨折端粉碎，移位明显，予以复位后锁定钢板固定。

问题与思考：①请结合本病例，对该患者进行哪些康复评定。②请根据患者情况制定患者的康复目标和计划。③请根据评定的结果，制定相应的康复方案。

桡骨远端骨折是指发生在桡骨远端3厘米以内的骨折。桡骨远端是腕关节的主要构成部分，若未经规范的外科及康复治疗，常会引起腕关节及手的功能障碍。桡骨远端骨折约占全身骨折的1/6。好发于中老年人，女性多见，青壮年发生多为外伤暴力较大者。

（一）病因

直接暴力和间接暴力均可造成桡骨远端骨折，但以间接暴力为主，多为跌倒时手部着地，暴力向上传导，发生桡骨远端骨折。根据受伤的机制不同，可分为伸直型骨折（Colles骨折）、屈曲型骨折（Smith骨折）、关节面骨折（Barton骨折）。

1. Colles骨折（图5-19、图5-20）　最常见，多为间接暴力致伤。跌倒时腕关节处于背伸及前臂旋前位、手掌着地，暴力集中于桡骨远端松质骨处而引起骨折。骨折远端向背侧及桡侧移位。儿童可为骨骺分离；老年人由于骨质疏松，轻微外力即可造成骨折且常为粉碎骨折，骨折端因嵌压而短缩。粉碎骨折可累及关节面或合并尺骨茎突撕脱骨折及下尺桡关节脱位。

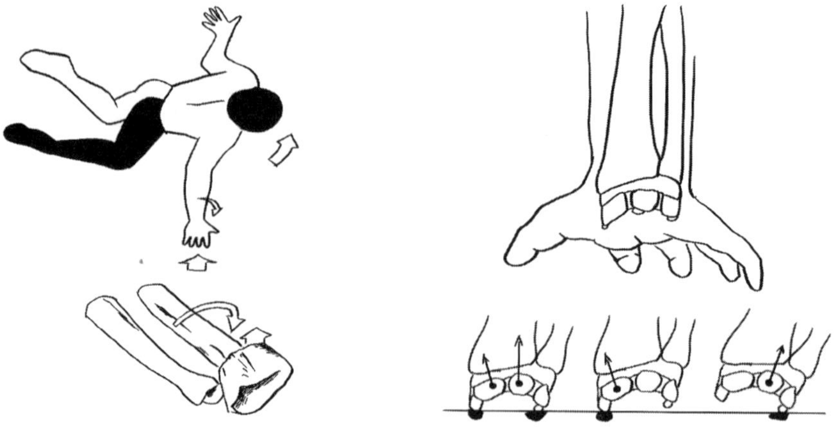

图5-19　Colles骨折（1）

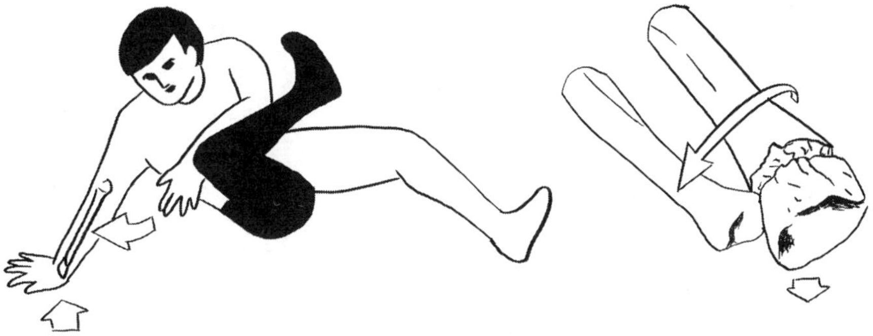

图 5-20 Colles 骨折(2)

2. Smith 骨折(图 5-21) 较少见,跌倒时手背着地,骨折远端向掌侧移位,骨折近端向背侧移位。

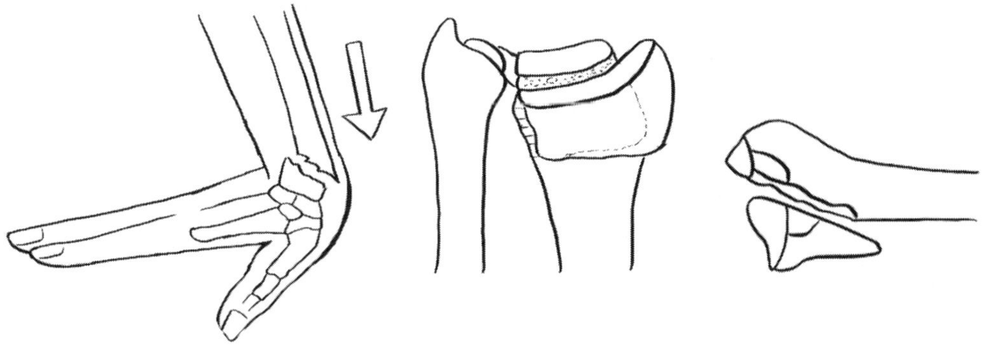

图 5-21 Smith 骨折

3. Barton 骨折 指桡骨远端关节面纵斜型骨折。跌倒时手掌或手背着地,暴力向上传递,通过近排腕骨的撞击引起桡骨关节面骨折,在桡骨下端掌侧或背侧形成一骨折块(带关节面软骨),骨块常向近侧移位,并伴腕关节脱位或半脱位。

(二)临床特点

伤后腕部疼痛、肿胀,手和腕部活动受限。伸直型骨折常出现骨折远端向背侧移位,典型者伤手呈"银叉"畸形或"枪刺"畸形(图 5-22),尺桡骨茎突在同一平面,直尺试验阳性。屈曲型骨折畸形与伸直型相反。注意正中神经有无损伤。X 射线片是桡骨远端骨折的常规检查,对了解骨折的类型、移位情况、复位固定情况和骨折愈合情况等均有重要的价值。为详细了解关节面骨折及骨折块的移位情况,可行三维 CT 检查。

(三)康复问题

1. 疼痛和肿胀 骨折后腕部肿胀是由于组织损伤引起无菌性炎症反应,体液的渗出,同时并发出血,导致局部肿胀。骨折愈合过程中由于血管壁弹性减弱,运动减少致肌肉的"唧筒作用"减弱,血液回流障碍引起肢体肿胀。

2. 肌肉萎缩和肌力下降 肢体被固定时,肌肉收缩减少,局部组织血流减少,导致肌肉萎缩和肌力下降。另外肌肉对废用十分敏感,肢体制动后肌肉的失用性萎缩很快发生。

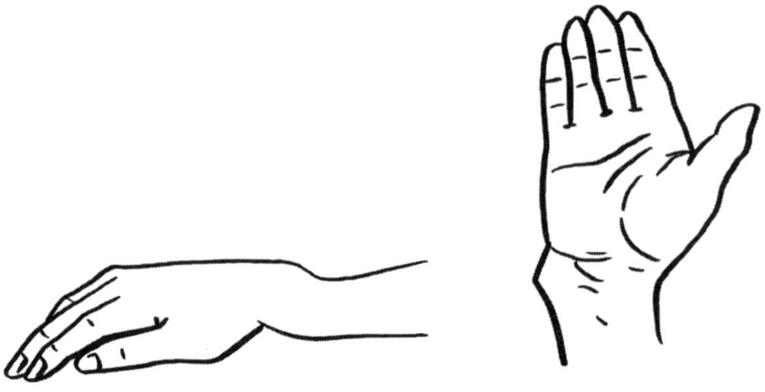

图 5-22 “银叉”或“枪刺”畸形

3. 关节活动障碍 骨折固定后因关节制动,关节囊、肌腱、韧带和疏松结缔组织缺乏必要的牵拉而逐渐挛缩;关节周围软组织损伤后局部血肿和渗出物吸收不完全,造成纤维化和瘢痕粘连;制动时关节内滑膜纤维、脂肪组织增生,软骨表面血管翳增生,可侵蚀软骨,导致关节内粘连、关节内骨折等,继发创伤性关节炎;非外伤部位的关节也可因长期不活动导致关节僵硬等,均可使关节活动障碍。

4. 关节稳定性减弱 制动使关节韧带强度降低,部分肌肉萎缩、肌力下降,导致关节失稳。并且因吸收及缓冲应力的能力减弱,致使韧带失去支持和保护,而容易损伤。

5. 日常生活活动能力下降 局部制动、肌力下降、关节活动受限及整体功能下降,均可使患者日常生活和工作受到明显影响。

(四)康复评定

1. 一般情况评定 疼痛和压痛,局部肿胀,畸形与功能障碍。

2. 肢体长度和周径测量 两侧肢体进行对比,判断骨折后肢体长度及周径有无改变及改变程度。

3. 肌力评定 多用徒手肌力检查法评定。

4. 关节活动度评定 了解关节活动有无受限和受限程度,需双侧进行对比。可用通用量角器测量,或者目测法评估。

5 感觉评定 主要进行深、浅感觉的评定,判断有无神经损伤及损伤程度。

6. 手功能评定 桡骨远端骨折常会引起腕关节及手等的功能障碍,可以评定手功能。临床常用手功能评定表或者上肢生理肌电检查等。

7. ADL 能力评定 骨折后影响日常生活活动的患者,应对其进行 ADL 能力评定。通常使用 Barthel 指数或 FIM 评估法。

(五)康复治疗

1. 术后 0 ~ 1 d 给予正确的保护性制动(图 5-23):热塑性腕部支具使腕关节背伸 0° ~ 20°,应避开鱼际纹和远侧掌横纹,以利于拇指指蹼及掌指关节的活动。

减轻水肿和疼痛:休息,冰敷,抬高患肢,手举高并主动握拳(动作轻柔有控制,不引起明显疼痛,视情况逐渐增加动作幅度及用力程度)。

2. 术后 2 ~ 3 d 邻近关节功能训练 可开始做肩部、肘部全范围主动运动,以及握拳、伸拳、拇指对指等主动练习,并逐步增加用力的程度。可以辅助理疗促进血液循环,消肿消炎,缓解疼痛等。

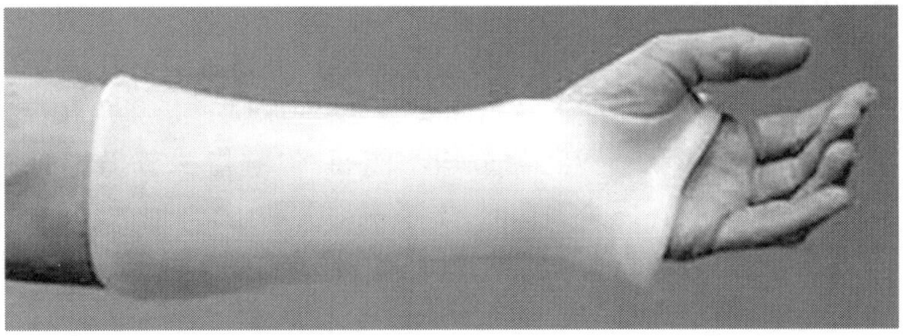

图 5-23　手腕部支具

3. 术后第 2 周　伸直型骨折的患者增加手握拳做屈腕肌静力性收缩练习。切开复位内固定稳定的患者可开始进行腕关节轻柔的主动活动及主动辅助活动练习，每个动作在最大活动位置保持 10 s，5～10 组/次，2 次/d。

4. 术后第 3 周　增加屈指、对掌的抗阻练习。每次练习 10 min 左右，每日数次。在骨折部位进行向心性按摩，有助于消除肿胀。当骨折涉及关节面时，固定 2～3 周后，即应每日取下石膏托，做腕关节不负重的主动运动。运动后，再予固定，每日进行 1～2 次。开始时幅度不宜过大。重复次数也宜较少，以后逐渐增大运动幅度、用力程度和重复次数。

5. 术后 4～6 周　可拆除外固定，逐渐开始腕关节活动。以主动运动为主，受累关节进行各个方向的主动活动，运动幅度应逐渐增大，在患者耐受范围内进行每次 30 min 左右，每日数次如腕关节的屈伸功能练习。除了进行主动运动，也要增加肌力和耐力训练。肌力训练经常采用抗阻训练，如肩、肘抗阻练习。

6. 术后 7～8 周

(1) 瘢痕治疗：伤口愈合后可开始进行瘢痕按摩。

(2) 继续强化腕关节及前臂活动度练习：如果骨折愈合情况允许，可由治疗师进行轻柔的关节松动术治疗。在屈肘 90°进行前臂旋转练习，注意避免肩关节代偿运动。

(3) 继续邻近关节的活动度训练及肌肉力量训练。

(4) 轻度功能性活动练习：写字、小物品的操控等精细活动练习，拧毛巾、开启瓶盖等日常活动训练。

7. 术后 9～12 周

(1) 进行腕关节及前臂渐进性抗阻练习：从抗重力到一定阻力的弹力带等阻力单元。

(2) 达到腕关节可能的最大活动范围。

(3) 开始工作适应性训练。

(4) 恢复日常生活和工作。

三、指屈肌腱术后康复

指屈肌腱是前臂屈肌的附属部分，为非特化、弹性小、血供少、代谢低的组织，其主体结构主体是致密胶原纤维束。指屈肌腱有 9 条，其中指屈肌腱 8 条，包括指浅屈肌腱和指深屈肌腱各 4 条，拇长屈肌腱 1 条。

(一) 病因

手部指屈肌腱损伤的致伤原因主要在外部因素，如挫伤、利器割伤、钝器打击及挤压等，慢性滑膜炎也会导致手部指屈肌腱损伤。

(二)临床特点

指屈肌腱将前臂屈肌与指骨联系起来,其功能是屈指。指屈肌腱损伤主要临床表现为屈指受限或不能。指浅屈肌腱断裂,患指不能屈近端指间关节;指深屈肌腱断裂,固定患指中节时,不能屈远端指间关节;指深浅屈肌腱均断裂,指间关节均不能屈,但掌指关节仍能屈曲。拇长屈肌腱断裂,远节拇指不能屈曲。指屈肌腱不完全损伤时,手指主动活动正常,但活动时有疼痛,且主动屈曲力量减弱。MRI 成像检查对确诊肌腱损伤是十分有效的检查手段;超声检查也能够评估肌腱断端的情况;X 射线检查可发现肌腱损伤处是否存在骨折等。

(三)康复评定

1. 一般情况评定　对患者手局部一般情况,包括皮肤、瘢痕、肿胀程度、伤口情况、畸形、手指血供等进行整体评估。

2. Litter 法　主动屈曲患指,测量掌指关节(MP)、近端指间关节(PIP)、远端指间关节(DIP)活动范围的总和,将其结果进行比较。

正常值:MP 90°,PIP 80°~90°,DIP 70°~90°。手指关节总活动范围:大于 220°。

3. 指关节角度测量　测量术后肌腱所控制的每一个关节的主动、被动活动角度,此法测量客观,反应结果准确。

4. 手指总主动活动范围测量法(TAM)　将 MP、PIP、DIP 主动屈曲角度总和,减去这些关节主动伸直受限的角度总和,即为 TAM。

(1)公式表示:总主动活动范围=总主动屈曲角度之和—总主动伸直受限角度之和。即 TAM=(MPf+PIPf+DIPf)-(MPe+PIPe+DIPe)

(2)评价标准:①优:TAM > 220°为屈伸活动正常。②良:TAM 200°~220°为健侧 75% 以上。③中:TAM 180°~200°为健侧 50% 以上。④差:TAM<180°为健侧 50% 以下。⑤极差:其结果不如术前。

(四)康复问题

1. 疼痛和肿胀　指屈肌腱损伤多为开放性,以切割伤较多,体液的渗出及出血,导致局部疼痛肿胀。

2. 肌肉萎缩和肌力下降　手部被固定时,肌肉收缩减少,局部组织血流减少,导致肌肉萎缩和肌力下降。

3. 关节活动障碍　指屈肌腱损伤,手指屈曲活动受限或不能。

4. 肌腱粘连、关节僵硬　指屈肌腱损伤后易发生软组织粘连、屈肌腱挛缩、失用性肌萎缩等,从而导致患手关节僵硬、握力下降等。

5. 日常生活活动能力下降　肌力下降、关节活动受限及手整体功能下降,使患者日常生活和工作受到明显影响。

(五)康复治疗

1. 早期制动　术后当天用低温热塑板制作的腕背夹板固定受伤手,维持腕屈 30°~45°,掌指关节屈 45°~60°,指间关节完全伸直。随着肌腱的愈合及抗张强度的提高,逐步减少腕关节或掌指关节屈曲的角度,增加屈肌腱主动滑行距离。

2. 物理疗法　术后第 2 d~2 周,选用超短波,无热量,每天 1 次,每次 10~20 min;紫外线,红斑量,隔天 1 次。两者主要作用:消炎、消肿及促进伤口早期愈合。术后 3~4 周,选用超声波和水疗,每天 1 次,每次 10~20 min,主要作用减少粘连及增加手部血液循环。

3. 瘢痕治疗　贯穿于康复治疗的始终,早期可用超声波、激光等,也可用手法推瘢痕。

4. 分阶段的具体康复治疗

(1)术后第一阶段(第1～4周)

康复目标:控制水肿、瘢痕护理;保护性制动。

治疗措施:①全程佩戴支具:具体同动力支具;②从术后第2 d开始,患者在治疗师带领下每只手指每小时主动伸展10次,腕屈曲并做被动运动,以减少屈肌肌腱的张力;③向心性按摩,抬高患肢等措施控制水肿,预防瘢痕形成。

(2)术后第二阶段(第4～6周)

康复目标:增加肌腱滑动性。

治疗措施:①保护性制动:腕关节中立位,掌指关节屈曲30°～45°;②保护下活动:进行被动保持握勾拳位;逐渐进行主动肌腱固定活动:直拳、勾拳、复合拳。此期内肌腱尚未完全愈合,不可以有任何抗阻活动。

(3)术后第三阶段(第6～8周)

康复目标:到第8周可被动做全范围活动,ADL能自理。

治疗措施:①腕关节从屈曲位到中立位时被动伸直手指;②主动进行肌腱固定活动(如同第二阶段);③逐渐主动进行肌腱滑动训练;④阻力练习,使用强度各异的海绵球、塑料治疗泥等长抓握练习,以维持手的抓握能力。

(4)术后第四阶段(第8～16周)

康复目标:能主动做关节全范围活动,握力达健侧75%。

治疗措施:①被动可做关节全范围活动;②强化抗阻练习,增强肌力、耐力:捏球、运用橡皮筋手指练习器等训练;③精细动作控制活动;④第12周时可完全参与到日常生活中,可以循序渐进抗阻提举重物;16周后可以逐渐参加体育锻炼或干重活。

注意事项:①术后处理与功能恢复有密切关系,必须向手术者了解肌腱修复情况,以及术中达到的关节活动范围,防止活动时断裂;②滑车重建者应用环形粘胶带或热塑指环保护6个月。

5. 肌腱粘连松解术后康复

肌腱修复后,往往因制动或早期活动延迟使修复肌腱与周围组织发生粘连,影响手功能恢复。此时需进行肌腱粘连松解术。术后需要及时正确的康复:

(1)术后12～24 h。①支具:前臂静态伸展支具,除运动治疗和伤口处理之外均连续使用,共2周。②运动疗法:主动运动,用健手使患指尽量被动屈曲,然后主动收缩保持指屈位;移去健手,依靠患侧自身的屈肌腱力量维持屈指,然后主动伸直。如此每小时重复5～10次。腕屈位完成上述动作则屈肌腱的活动小些,也可被动使掌指和近指关节保持伸位而单纯主动屈远端指间关节,或固定掌指关节于伸展位而单独屈曲近端指间关节。被动运动:关节活动范围受限时,各关节均行全范围的被动运动,每日3～10次,每次重复10遍。

(2)术后第2周。①支具:白天逐渐减少使用静态或渐进性支具,晚上仍保留;动力支具:若关节有挛缩,听取手术医师建议,决定是否使用和使用时间。②运动:保持屈曲运动同前;握勾拳:开始全伸手指,然后主动屈近端与远端指间关节,促进屈指深、浅肌腱互相滑动;全握拳:指尖达掌横纹然后伸开,指深屈肌腱相对于骨的滑动达到最大;握直拳:开始全伸手,然后主动屈掌指和近端指间关节,伸远端指间关节,指浅屈肌腱相对于骨的滑动达最大,以上活动每小时重复3～10次。③日常生活活动:参加轻微日常生活活动,无阻力的握拳与放松运动。

(3)术后4～7周。①支具:静态支具白天必要时使用,晚上持续使用至术后6个月;动力伸展支具白天可持续使用,并可在支具上进行抗阻力屈曲;②运动:继续前述运动,在密切监视下逐渐增加等长抗阻运动。

四、指伸肌腱术后康复

★病例

患者,李先生,31岁,办公室职员,5月19日意外切割伤致右手示指伸肌腱Ⅴ区断裂,右手疼痛出血伴活动受限。伸肌腱修复术后一个月,自觉手指屈伸、抓握等功能存在障碍,康复科就诊。

问题与思考:①请结合本病例,对该患者进行哪些康复评定。②请根据患者情况制定患者的康复目标和计划。③请根据评定的结果,制定相应的康复方案。

手部指伸肌腱共8条,分为桡侧组和尺侧组。桡侧组与拇指运动有关,有拇长、短伸肌腱2条。尺侧组与第2~5指的指伸运动有关。指伸肌腱损伤后的康复与指屈肌腱损伤后的康复类似,处理不当会影响手功能。不同区域伸肌腱具有不同的特征,康复治疗也不尽相同。

(一)病因

主要或常见病因包括外伤或疾病继发损伤,如利器割伤、钝器打击等外部因素导致手部指伸肌腱损伤,一些关节炎症也会导致手部指伸肌腱损伤。

(二)临床特点

临床上不同区域伸肌腱具有不同特点。手部的单条伸肌腱损伤,通常不会导致伸指功能的完全障碍,但指伸肌腱损伤有特征性的表现。指伸肌腱在止点断裂或在远端指间关节与近端指间关节之间断裂,则不能主动伸指远端指间关节,出现锤状指畸形。在掌指关节与近端指间关节之间因肌腱中央束断裂,侧束向掌侧滑移,则远端指间关节不能伸直,而掌指关节和远端指间关节仍能伸直。在掌指关节近侧断裂,侧束及其相连的横纤维使两个指间关节仍能伸直,而掌指关节则不能完全伸直。在手背部伸肌扩张部断裂,包括侧束完全断裂,则损伤部位以下的所有关节伸展活动均丧失。只有一指的伸肌腱断裂,联合肌腱的作用,患指仍能部分或完全伸直。拇长伸肌腱断裂,当固定掌指关节时,指间关节不能伸直。

(三)康复评定

1. 一般情况评定　对患者手局部一般情况,包括皮肤、瘢痕、肿胀程度、伤口情况、畸形、手指血供等进行整体评估。

2. 指关节角度测量　参见指屈肌腱功能评定

3. 指总体主动活动和总体被动活动测量法　了解肌腱移动(主动)和关节活动(被动)情况,把握手指功能状态。

(四)康复问题

1. 疼痛和肿胀　指伸肌腱损伤多为开放性,以切割伤较多,体液的渗出,同时并发出血,导致局部疼痛肿胀。

2. 肌肉萎缩、肌力下降　手部被固定时,肌肉收缩减少,局部组织血流减少,导致肌肉萎缩和肌力下降。

3. 关节活动障碍　指伸肌腱损伤,手指伸展活动受限或不能。

4. 肌腱粘连、关节僵硬　指伸肌腱损伤后也易发生软组织粘连、伸肌腱挛缩等,从而导致患手关节僵硬等。

5. 日常生活活动能力下降　肌力下降、关节活动受限及手整体功能下降,可使患者日常生活和工作受到明显影响。

(五)康复治疗

指伸肌腱损伤患者的早、中期和后期康复目标各不相同,其不同区域的康复方法亦有其特异性。早期以消炎镇痛、控制水肿为主；中期以增加关节活动幅度，增加肌腱滑动以减低或防止关节僵硬、组织挛缩畸形；后期则以训练关节活动度、肌力、耐力等为主。

1. 掌侧支具的应用　掌侧支具使腕关节背伸30°～40°位，掌指关节0°位，同时用橡皮筋牵拉伸直所有指间关节。掌侧支具可以防止MP关节屈曲。

2. 指伸肌腱术后康复治疗

（1）Ⅰ和Ⅱ区：远节指骨背侧部分指伸肌腱由两侧束汇集而成，Ⅰ和Ⅱ区损伤使两侧束断裂时，不能伸DIP关节，即锤状指。损伤既可是开放的，也可是闭合的，伴或不伴骨折，或骨折脱位。锤状指的治疗和预后取决于相关组织损伤和损伤后治疗时间。

术后1～5周，用支具固定DIP关节于伸展位，逐步恢复肌腱连续性，并活动DIP关节，以防止感觉僵硬；术后6～8周，取下支具，开始DIP关节轻柔无阻力的屈曲练习，练习完后继续佩戴支具；术后9～12周，间断卸去支具，开始轻柔握拳等功能练习，并进行感觉训练。

（2）Ⅲ和Ⅳ区：Ⅲ和Ⅳ区伸肌腱损伤容易出现纽扣畸形，主要原因是PIP关节背侧伸肌腱破裂或损害会引起侧束逐渐向掌侧移动和缩短，使PIP关节丧失伸展活动，并使DIP关节过伸。当PIP关节背侧疼痛、压痛、肿胀和主动伸指能力减弱时应注意Ⅲ区伸肌腱损伤。

1）术后1～5周：支具固定PIP关节于伸展位，活动DIP关节，否则出现关节僵硬会使康复过程复杂化。其中第3～4周，PIP关节屈25°进行控制力作用下被动运动。如果伸肌腱力矩臂为0.75 cm，PIP关节从0°到屈曲25°的被动运动将使中央腱产生3 mm移动。在控制力作用练习期间，支具仍应使PIP关节伸展位。

2）术后6～7周：首先放松PIP关节，然后使其屈曲，最后进行中等力度的伸展练习。教会患者在伸展PIP关节时使患指近节指骨维持屈曲很重要。

3）术后8～10周：逐渐增加肌腱移动距离和阻力。如果不存在伸展延迟，使用动力支具能促进指屈曲，增加伸肌腱移动距离，所用支具有：MP关节伸展位锁定，并牵引中节指骨的前臂动力支具；MP关节伸展位锁定，并鼓励PIP关节在勾拳位屈曲的手练习支具；支撑近节指骨，并主动屈曲PIP关节的手远端关节DIP伸展支具。支具能控制指肿胀，按摩和硅橡胶模板施压能软化瘢痕，重点进行每个锁定关节的主动抓握练习。

4）术后11～12周：用主动和被动运动及支具方法，恢复关节活动范围。

（3）Ⅴ和Ⅵ区：Ⅴ和Ⅵ区是位于MP关节段肌腱。此区肌腱损伤后由于伸肌腱帽的存在使断端回缩不多，修复后固定MP关节于半屈位，并间歇进行保护性MP关节伸屈功能锻炼；如果损伤累及伸肌腱帽，则需修复伸肌腱帽，使指伸肌腱能保持在MP关节背侧中央位置。

1）术后1～3周：要注意伤口护理和术后合适制动以保护修复结构，避免粘连形成和关节僵硬，控制水肿很重要。早期急性炎症可限制关节运动。为防止修复部位断裂，需使腕和指关节处于伸展位。支具使腕关节制动在40°～50°伸展位，MP关节在0°～20°屈曲位，IP关节0°伸展位。在术后3～5 d，检查伤口、支具及对关节进行评定。用外力使腕处于最大伸展位，同时使指关节完全伸展。如果MP关节已僵硬，应使MP关节在控制力作用下，进行被动运动。

2）术后3周：在保护下开始主动活动。手任何损伤，皮肤清洁和软化是初始治疗。在进行手部清洁和清创时，使腕和指处于伸展位。为了减轻水肿和松解粘连，指导患者进行向心性按摩。

3）术后第4周：腕伸展位，轻柔主动助力运动，重点伸展MP关节。腕和MP关节伸展位，进行IP关节全范围练习。在指伸展位，腕主动从中立位向伸展位活动。在练习间期，戴掌侧静态支具限定活动范围。如果MP关节僵硬，背侧动力伸展支具使MP关节处于0°静息位，但白天戴支具控制屈曲，预防修复部位过度张力，利于关节运动和增加肌腱移动。

4）术后第5周：指伸展练习及分离外源性指伸肌腱的手“爪状”姿势练习，使控制力直接作用于粘连组织。腕制动支具提供5周保护。

5)术后第6周:应用不同大小木钉促进指复合屈曲(多关节屈曲)。

6)术后第7周:指关节和腕关节同时屈曲,功能性电刺激,屈曲动力支具均是整体安全治疗计划内容。如果外源性肌腱愈合形成致密粘连,一定要使用功能性电刺激和早期动力支具。

7)术后第8~12周:第8~9周用较小阻力练习,第10~12周开始较大阻力练习。

(4)Ⅶ区:腕部指伸肌腱属滑膜性的,经腕部6个纤维骨性管道进入手部。滑膜鞘和背侧支持带起滑车作用,在方向变化时维持肌腱和骨之间关系。这一区域滑膜鞘对肌腱营养起重要作用。腕部指伸肌腱具有最大力矩臂和移动距离。

如果指伸肌腱受损,在制动期MP关节和腕关节一定要处于伸展位。指总伸肌多个分支受损修复后,在3~6周开始不同肌腱滑动练习。为了完成和重建每指独立运动,屈曲活动分阶段进行,如第3周,屈30°,第4周,屈45°,第5周,屈60°,第6周,屈90°。邻近指则处于伸直位。第6~8周,结合使用动力屈和伸支具,使肌腱间产生切应力,促进差异性滑动。其他相关运动和支具使用时间与Ⅴ区类似。

支持带远端瘢痕妨碍腕和指屈曲,腕和指共同伸展也发生障碍,因为瘢痕限制腕背侧韧带下的肌腱向近端滑动。按摩和硅橡胶模板压迫,作用于所有肌腱运动区域6周前的瘢痕,使之缓解。

(5)拇指:拇指伸肌腱分为5区,拇指Ⅰ和Ⅱ区损伤后治疗类似其余四指Ⅰ和Ⅱ区治疗。Ⅱ区损伤行保守治疗时,支具连续固定8周,使IP关节在0位或轻度过伸位,若手术修复则固定5~6周。在练习阶段两种方法均需使用支具额外制动2~4周。

Ⅲ和Ⅳ区损伤,支具使MP关节处于0°位,并轻度外展,腕背伸30°,拇MP关节轻度桡偏3~4周。

Ⅴ区拇伸肌腱是位于拇指MP关节部位的拇短伸肌腱和拇长展肌腱。此两肌腱损伤常伴有位于鼻咽窝的桡神经感觉支和桡动脉的损伤,修复后支具将腕关节固定在40°~50°伸展位,桡偏约5°,固定2~3周。此区损伤康复较困难,支持带区致密粘连通常限制拇长伸肌移动。MP关节过伸位或虎口扩张不充分的长时间固定,引起MP关节伸展挛缩及虎口挛缩。第4周开始适当使用MP关节动态支具使腕和第1掌骨伸展,以矫正MP关节;第6周,为了解决移动问题,需应用支具适当练习拇外展和屈曲。

附　腕与手的运动学基础

一、骨学

手部骨骼由8块腕骨、5块掌骨和14块指骨组成。

(一)腕骨

腕骨共8块,由韧带联系在一起,形成手掌面凹进、手背面凸起的骨弓。

1.近侧列腕骨　由桡侧向尺侧依次为:手舟骨、月骨、三角骨和豌豆骨;其中手舟骨、月骨和三角骨所构成的近侧列腕骨与桡骨构成腕关节,三块腕骨间构成舟月骨间关节和月三角骨间关节。豌豆骨属近侧列腕骨,但它不参与构成近侧列腕骨间的关节。豌豆骨是一个籽骨,有尺侧腕屈肌止于其上。手舟骨的重要特征是具有独特的两极,其近侧极有凸起的关节面和桡骨远端关节面构成关节;月骨以其近侧和桡骨远端关节面构成桡腕关节的中央部分。三角骨在腕部仅有较小部分参与腕关节组成,与尺骨远端不直接接触,其间有三角纤维软骨相隔。

2.远侧列腕骨　由大多角骨、小多角骨、头状骨和钩骨构成。这些骨除依次相互构成关节外,其整体与掌骨底构成腕掌关节,与近侧列腕骨构成腕中关节。远侧列腕骨相互间紧贴,相对运动极小。大多角骨有马鞍形的远侧关节面和拇指的掌骨底形成关节,小多角骨的大小在腕骨中仅次于豌豆骨。头状骨在腕部诸骨中最大,腕运动中心在头状骨的头部。钩骨的尺侧有一显著突起的钩,是腕屈肌腱支持带的附着处。

(二)掌骨

由桡侧向尺侧，依次为第1～5掌骨，5块掌骨形态上较相似。近端为底，远端为头，中间部为体。掌骨的底部膨大，除第1掌骨外其余掌骨底有多个关节面与邻近掌骨及远侧列腕骨相关节。掌骨底的掌背侧面较粗糙，有韧带附着。第3掌骨的基底有向近侧突出的茎突。掌骨的背侧面平滑，掌骨体向背侧凸起，较为平坦的掌骨背侧面仅与皮肤隔以指伸肌腱。掌骨体的内、外侧面上有骨间肌附着。掌骨头膨大与近节指骨底相关节，头下的骨性突起是侧副韧带附着点。

掌骨头和指骨底关节面构成的关节属杵臼关节。掌骨头完全由软骨覆盖，掌骨头的掌侧较背侧宽大。稳定掌指关节的主要结构是侧副韧带、辅助侧副韧带、背侧关节囊、掌板、手内肌和手外肌。侧副韧带和掌板是掌指关节的主要稳定结构，掌指关节的侧方稳定性由侧副韧带提供。侧副韧带起于掌骨头的背部，斜行向远侧下方，止于近节指骨底侧面的骨性结节。韧带起点在掌指关节屈伸轴的背侧，因此关节伸直时韧带松弛，关节屈曲时韧带紧张。除韧带起点因素外，掌骨头关节面形状也对关节屈曲时韧带紧张性产生影响。侧副韧带这些解剖学特征对损伤后关节固定位置有重要的指导意义。

（三）指骨

共14块，属长骨。拇指有2节，分近节指骨和远节指骨；其余各指为3节，为近节指骨、中节指骨和远节指骨。每节指骨的近端为底，中间部为体，远端为滑车，所有指骨均呈现一定程度的向掌侧弯曲。近节指骨的近侧关节面比较浅平，指骨头有滑车样的关节面和中节指骨形成链式关节。

指骨间关节为链式关节，背侧的关节囊较薄弱，由伸肌腱的扩张部保护其稳定性。指骨间关节掌侧稳定性由掌板提供。

二、手部肌肉

活动手部的肌肉除来自前臂的长腱外，还有很多短小的手肌，全部集中于手的掌侧，分为外侧、内侧和中间三群。

（一）外侧群

外侧群为大鱼际，较发达，共4块肌，分浅、深两层。拇短展肌在浅层外侧，拇短屈肌在浅层内侧。拇对掌肌位于拇短展肌的深面，拇收肌位于拇对掌肌的内侧。此4肌的作用是分别使拇指展、屈、对掌和内收。

（二）内侧群

内侧群为小鱼际，有3块，分浅、深两层。小指展肌位于浅层内侧，小指短屈肌位于浅层外侧，小指对掌肌位于前两肌深面。此3肌作用是分别使小指屈、外展和对掌。

（三）中间群

中间群位于掌心，包括4条蚓状肌和7块骨间肌。

1. 蚓状肌　为4条细束状小肌，均起自指深屈肌腱桡侧，经掌指关节的桡侧至第2～5指的背面，止于指背腱膜。蚓状肌的作用是屈掌指关节、伸指间关节。

2. 骨间肌　位于掌骨间隙内，分为掌侧骨间肌，3块，收缩时使第2、第4和第5指向中指靠拢（内收）；背侧骨间肌，4块，它们以中指的中线为中心，能外展第2、第3和第4指，且能协同蚓状肌屈掌指关节和伸指间关节。

三、肌腱、韧带、神经

（一）肌腱

是连接骨骼肌和骨的致密结构组织，由胶原纤维、腱内膜、腱外膜、腱旁组织构成。肌腱外包绕滑膜鞘。腕部、手部肌腱正常滑动、发挥肌腱正常功能的重要结构有腱周组织、滑膜鞘、纤维鞘管和肌腱支持带等组织。肌腱本身不具有收缩能力，但能传导肌腹收缩产生的力，牵拉指骨使之产生运动。

指屈肌腱是连接前臂指浅屈肌、指深屈肌和拇长屈肌肌腹与中末节指骨之间的致密胶原纤维结缔组织带，是相应肌肉的组成部分。指屈肌腱共12条，其中腕屈肌腱3条、指屈肌腱8条、拇屈肌腱1条。指伸肌腱装置是指背腱膜，主要由指总伸肌腱、骨间肌肌腱、蚓状肌腱在指背构成。指伸肌腱共8条，通常分为两组：桡侧组和尺侧组。桡侧组与拇指运动有关，有拇长、短伸肌腱2条；尺侧组与第2～5指的指伸运动有关，包括4条指伸肌腱，示指固有伸肌腱和小指固有伸肌腱。

（二）手指肌腱分区

1. 手指屈肌腱分区

（1）指屈肌腱分区　指屈肌腱从前臂肌肉-肌腱连接处，经过前臂、腕管、手掌和手指纤维鞘管，至其止点处，依其本身和周围组织的解剖关系，分为5区，肌腱损伤修复及功能恢复过程中，应根据每个区域特征，作适当处理。

(2)拇长屈肌腱分区　拇长屈肌是屈拇指的重要肌肉,其腱的解剖关系与其他屈指肌腱有所不同,因此单独划分,也分5区。

2. 手指伸肌腱分区　指伸肌腱从前臂背侧到手指末节背侧,均行走于皮下,仅腕部一段肌腱位于纤维鞘和滑膜鞘内。

(三)手部神经

手部主要由正中神经、尺神经、桡神经支配。正中神经的肌支主要支配除拇收肌之外的鱼际肌、第一第二蚓状肌、前臂除肱桡肌、指深屈肌尺侧半、尺侧腕屈肌。尺神经肌支主要支配小鱼际肌、骨间肌、第三第四蚓状肌、指深屈肌尺侧半和尺侧腕屈肌和拇收肌。桡神经肌支主要支配前臂伸肌。正中神经的皮支主要支配手掌掌侧桡侧三指半和背侧远指端桡侧三指半皮肤。尺神经皮支支配掌侧和背侧一指半皮肤。其余由桡神经支配。

四、关节与关节运动

手关节是手部骨与骨之间的间接连结形成的关节,包括腕关节、腕骨间关节、腕掌关节、掌骨间关节、掌指关节和手指间关节。

(一)手关节组成

1. 腕关节　腕关节又称桡腕关节,是典型的椭圆关节,注意尺骨不参与此关节的组成。腕关节由手的舟骨、月骨和三角骨的近侧关节面作为关节头,桡骨的腕关节面和尺骨头下方的关节盘作为关节窝而构成。关节囊松弛,关节的前、后和两侧均有韧带加强,尺侧副韧带连于尺骨茎突与三角骨之间,桡侧副韧带连于桡骨茎突与舟骨之间,其中掌侧韧带最为坚韧,所以腕的后伸运动受限。

腕关节可作屈、伸、展、收及环转运动,其中伸的幅度比屈的小,是由于桡腕掌侧韧带较为坚韧,使后伸的运动受到限制。

屈曲:向手心方向运动称为屈腕,也称掌的屈曲。伸展:仰向手背方向运动称为伸腕,也称掌的背伸。桡屈,手向靠近桡骨方向运动;尺屈,手向靠近尺骨方向运动。

2. 腕骨间关节　由腕骨间的关节面构成,包括下列三组关节:①近侧列腕骨间关节。②远侧列腕骨间关节。上述二组是由相邻接的腕骨间构成,均属平面关节,只能微动。③腕横关节 又称腕中关节,属于球窝关节,由近侧列腕骨的远侧端做成关节窝,远侧列腕骨的近侧端作为关节头构成,关节腔略呈"S"形。由于受腕关节两侧副韧带的限制,此关节仅能作屈伸运动,且幅度很小。腕横关节一般和桡腕关节联合运动。

3. 腕掌关节　由腕骨远侧列和掌骨底构成。拇指腕掌关节由大多角骨和第1掌骨底构成,属鞍状关节,关节囊厚而松弛,可作屈、伸、收、展、环转及对掌运动。第2~5腕掌关节由一个共同的关节囊包裹,属于微动复关节。

4. 掌骨间关节　由第2~5掌骨骨底相邻面构成,属平面关节,活动甚微。

5. 掌指关节　由掌骨小头与第1节指骨底构成,共5个。拇指掌指关节属于滑车关节,主要作屈伸运动,微屈时,也可作轻微的侧方运动,运动幅度均较小;其余四指为球窝关节,可作屈、伸、收、展运动。

6. 手指间关节　由各指相邻的两节指骨的底和滑车构成,属滑车关节,能做屈、伸运动。

(二)关节运动

对于手部关节运动的定义应有明确概念,特别要区分容易混淆的一些运动。

1. 指间关节　各指间关节,仅有屈曲及伸展运动,比较简单,无侧方活动,只有在侧副韧带断裂时出现被动的侧方活动。

2. 拇指　具有5种运动。

(1)拇指伸展:是指拇指在手掌同一平面上与手掌分开的活动(包括腕掌关节、掌指关节及指间关节)。

(2)拇指屈曲:是指与拇指伸展运动相反方向运动。

(3)拇指外展:是指拇指离开手掌桡侧缘向与手掌相垂直方向运动,即拇指指间关节伸直位,掌指关节略屈曲位,腕掌关节对掌位。

(4)拇指内收:是指与拇指外展相反方向的运动。

(5)拇指旋转:是指拇指从休息位或内收位开始,向伸直、外展、对掌位作弧形运动,而腕关节略产生旋前。

3. 其他四指　具有4种运动。

(1)手指屈曲:以掌指关节为轴,手指向掌侧屈曲称之。

(2)手指伸展:与屈曲位相反运动。

(3)手指外展:小指在伸直位时离开中指称外展。

(4)手指内收:环、小指在伸直位时与手指外展运动相反。

临床上以中指的纵轴为轴线,在手指伸直位时手指离开此轴线方向的运动称外展,向此轴线方向靠拢的运动称内收,食、环、小指如上述,而中指不管是向尺侧或向桡侧倾斜都叫外展,为使说明更确切,故将中指向桡侧离开中指中线称桡倾,向尺侧离开中指中线称尺倾。

本章小结

本章主要介绍了手部骨折、手部肌腱损伤的康复评定、康复治疗以及手骨骨折、肌腱损伤的病因、临床特点等。康复评定中介绍了关节活动度、肌力、感觉功能、日常生活活动能力等方面的评定。康复治疗中介绍了关节活动、关节松动、肌力训练、感觉功能训练、作业疗法、物理因子治疗等技术,分述了手部骨骨折、桡骨远端骨折、指屈肌腱术后、指伸肌腱术后的具体康复治疗。

思考题

一、单选题

1. 手部骨结构中腕骨有(　　)

A. 5 块　　B. 3 块　　C. 8 块

D. 14 块　　E. 11 块

2. 不属于手部感觉神经功能评定(　　)

A. 恒定感觉　　B. 移动触觉　　C. 温水起皱试验

D. 两点辨别觉　　E. 轻触觉

3. 桡腕关节是(　　)

A. 滑车关节　　B. 鞍状关节　　C. 杵臼关节

D. 椭圆关节　　E. 平面关节

4. 拇长屈肌主要由(　　)支配

A. 尺神经　　B. 桡神经　　C. 正中神经

D. 腋神经　　E. 臂丛神经

5. Lovetter 的 6 级分类法定量评定上肢功能,其中 3 级是(　　)

A. 肌肉轻微收缩,不能带动关节活动

B. 关节有活动,但不能抵抗地心引力

C. 抗地心引力,关节活动到位,但不能抵抗阻力

D. 可抵抗一定的阻力,活动到位

E. 完成正常的生理活动,并抵抗强阻力

6. 手部神经损伤后常出现手部肌肉瘫痪、主动运动消失,出现畸形外观,其中正中神经损伤易出现(　　)

A. 爪形手　　B. 猿形手　　C. 垂腕手

D. 枪形手　　E. 祝福手

7. 多发伤引起手部残疾的原因中,最重要的是(　　)

A. 骨折　　B. 神经损伤　　C. 肌肉损伤

D. 软组织渗液、肿胀、机化所致的严重纤维化　　E. 其他

8. 早期瘢痕组织是由未成熟的新陈代谢非常活跃的胶原组织组成,有(　　)的特性

A. 实变　　B. 蠕变　　C. 弹性蠕变

D. 等长变化　　E. 其他变化

9. 手外伤屈肌练习的方式有(　　)

A. 勾拳　　B. 直拳　　C. 完全握拳

D. 半握拳　　E. A+B+C

10. 腕关节最常见的韧带损伤为(　　)

A. 舟月骨韧带　　B. 腕横韧带　　C. 腕掌侧韧带

D. 月三角韧带　　E. 三角钩韧带

二、简答题

1. 掌指骨骨折的临床特点?
2. 掌指骨骨折康复治疗分期和各期的康复重点是什么?
3. 桡骨远端骨折的病因及骨折常规分型?
4. 指屈肌腱术后可能存在的康复问题有哪些?
5. 指屈肌腱粘连松解术后的康复治疗有哪些?

（杨来福）

第六章 髋部与大腿伤病康复

★教学目标 ①掌握：股骨颈骨折、股骨干骨折、股四头肌挫伤的康复评定和康复治疗。②熟悉：髋关节结构及关节运动；髋部与大腿肌肉、肌腱、神经。③了解：股骨颈骨折、股骨干骨折、股四头肌挫伤的病因、临床特点等。④具有骨科临床康复思维与素养，能进行髋部与大腿损伤的康复评定与康复治疗技术的操作。⑤能与患者及家属进行良好沟通，开展髋部与大腿伤病相关的康复教育，帮助和指导患者进行康复训练。

第一节 康复功能评定

一、关节活动范围评定

（一）屈曲、伸展

体位：测屈曲取仰卧位或侧卧位，骨盆固定，方法有膝关节屈曲和伸展两种；测定伸展时呈俯卧位。固定臂通过大转子的垂直轴线，移动臂为股骨纵轴，轴心在大转子。运动：屈曲，下肢在矢状面做向前上方的运动；伸展，下肢在矢状面上做向后方的运动。正常值：屈膝伸展位时0°～90°，膝屈曲位时0°～125°，伸展0°～15°（图6-1）。

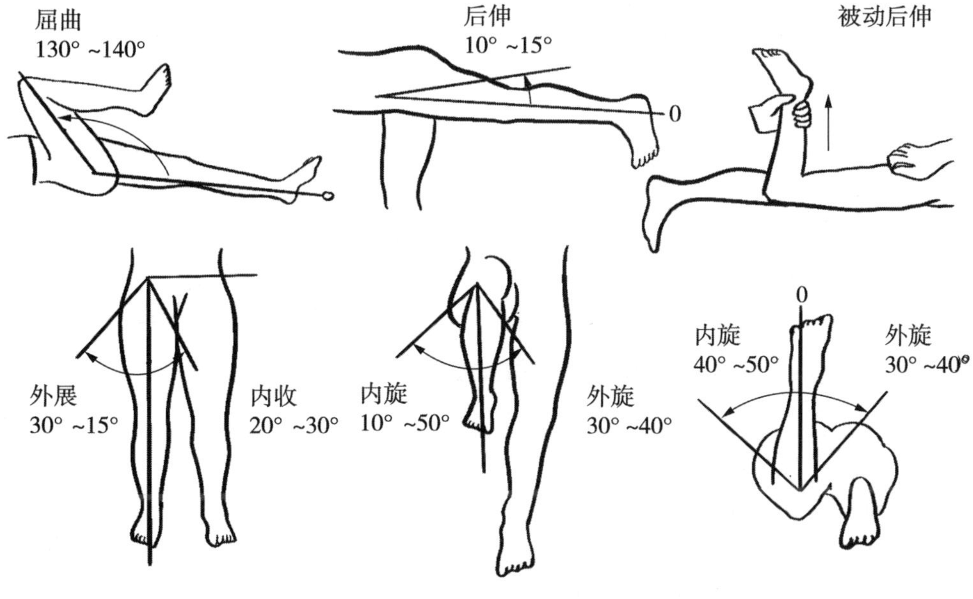

图6-1 髋关节活动范围评定

（二）外展、内收

体位：仰卧位，骨盆固定。固定臂：左右髂前上棘连线。移动臂：股骨纵轴（髂前上棘与髌骨中心连线）。轴心：髂前上棘。运动：外展，下肢在冠状面上做向外的运动。内收，下肢在冠状面上做向内的运动。正常值：外展 0°～45°，内收 0°～20°（图 6–1）。

（三）外旋、内旋

体位：仰卧位或俯卧位，膝关节呈 90°屈曲位。仰卧位时，被测定下肢在床边自然下垂，另一侧下肢在床上呈膝立位。固定臂：通过髌骨中心的垂直轴线。移动臂：胫骨纵轴。轴心：髌骨中心。运动：外旋，小腿向另一侧下肢的方向运动。正常值：外旋 0°～45°，内旋 0°～45°（图 6–1）。

二、肌力评定

骨折后，由于肢体运动减少，常发生肌肉萎缩，肌力下降。肌力检查是判定肌肉功能状态的重要指标，常用徒手肌力评定（MMT 法）。

（一）髋关节前屈肌群

1. 主要受检肌肉　髂腰肌。

2. 受检肌肉的作用　使髋关节屈曲

3. 检查体位与方法　患者坐于床边，两小腿下垂，两手把持床边固定躯干。固定患者骨盆，阻力施加于大腿远端上面。嘱患者屈曲髋关节，以抵抗阻力并评估，能抗充分阻力和部分阻力分别为 5 级、4 级；可抗重力下能做屈髋动作为 3 级。侧卧可主动屈髋为 2 级，于腹股沟上缘扪到肌肉活动为1 级，无肌肉活动为 0 级（图 6–2）。

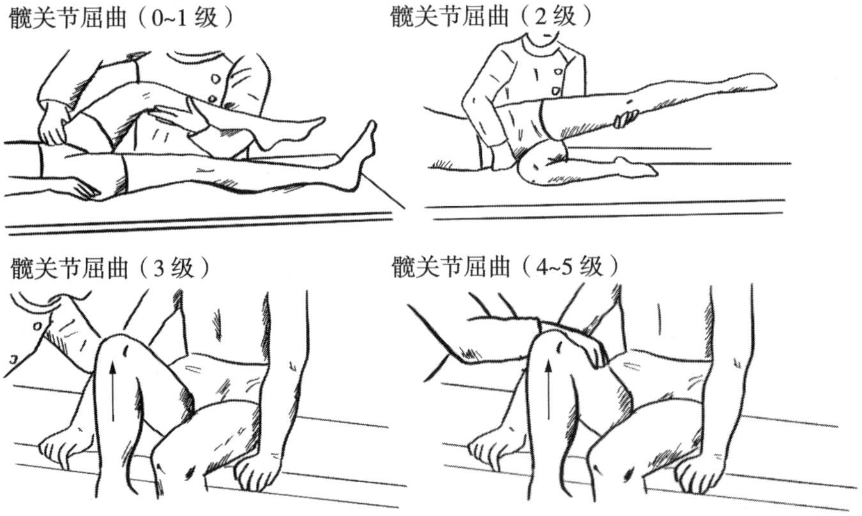

图 6–2　髋关节前屈肌力评定

（二）髋关节后伸肌群

1. 主要受检肌肉　臀大肌及腘绳肌。

2. 受检肌肉的作用　使髋关节屈曲。

3. 检查体位与方法　患者俯卧位，检查者固定患者骨盆，在大腿远端后侧施加阻力，嘱患者伸展髋关节，以抵抗阻力并评估，能抗充分阻力和部分阻力分别为 5 级、4 级；可抗重力下能做伸髋动作为 3 级；侧卧可伸髋为 2 级，扪到肌肉活动为1 级，无肌肉活动为 0 级（图 6–3）。

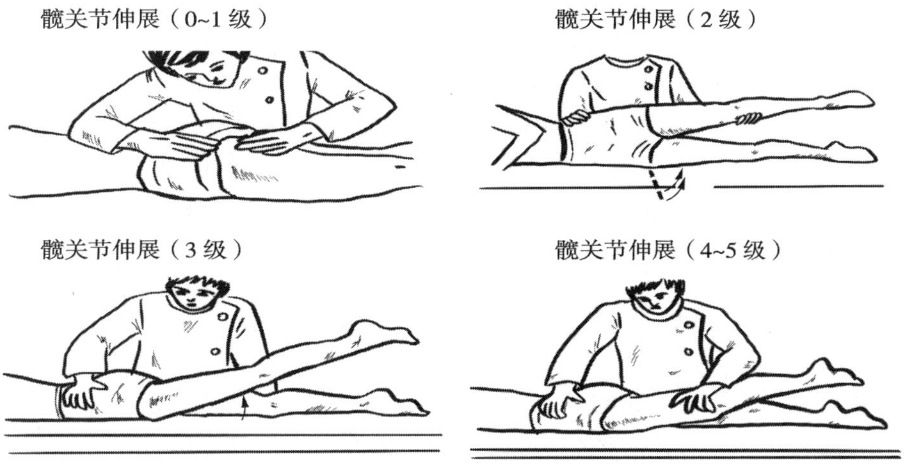

图 6–3　髋关节后伸肌力评定

（三）髋关节外展肌群

1. 主要受检肌肉　臀中肌、臀小肌及阔筋膜张肌。

2. 受检肌肉的作用　使髋关节屈曲。

3. 检查体位与方法　患者侧卧位，受检侧下肢位于上方，腿伸直，对侧腿在床面上半屈膝，固定患者骨盆，嘱患者受检髋关节外展，阻力加于膝关节外侧（检查臀中、小肌时，髋关节应稍过伸展位，膝关节应屈曲；检查阔筋膜张肌时，髋关节宜屈曲 45°，膝关节应伸直），以抵抗阻力并评估。做髋外展动作，能抗充分阻力和部分阻力分别为 5 级、4 级，可抗重力做伸髋动作为 3 级。患者仰卧，在减重或在滑板上能做髋外展动作为 2 级，扪到肌肉活动为 1 级，无肌肉活动为 0 级（图 6–4）。

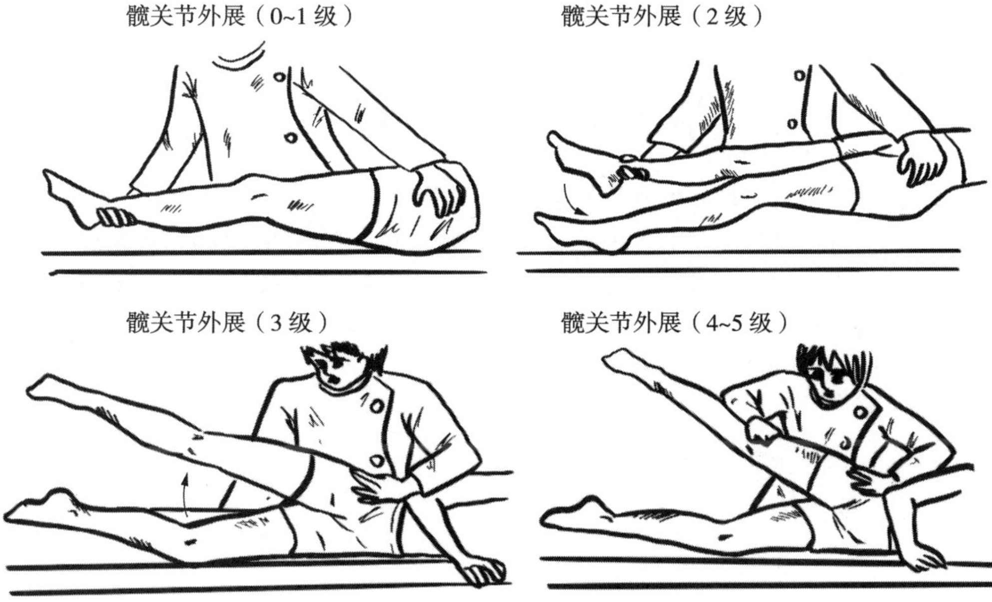

图 6–4　髋关节外展肌力评定

（四）髋关节内收肌群

1. 主要受检肌肉　内收肌群（包括长、短收肌，内收大肌，股薄肌及耻骨肌）。

2. 受检肌肉的作用　使髋关节内收。

3. 检查体位与方法　患者侧卧位，受检侧下肢位于下方，两腿伸直，检查者托住非受检侧下肢（或应用悬吊带把下肢吊起），嘱患者受检髋关节内收，阻力加于大腿远端内侧，以抵抗阻力并评估。做髋内收动作，能抗充分阻力和部分阻力分别为 5 级、4 级，可抗重力髋内收动作为 3 级。患者仰卧，在减重下或滑板上能做髋内收动作为 2 级，扪到肌肉活动为 1 级，无肌肉活动为 0 级（图 6–5）。

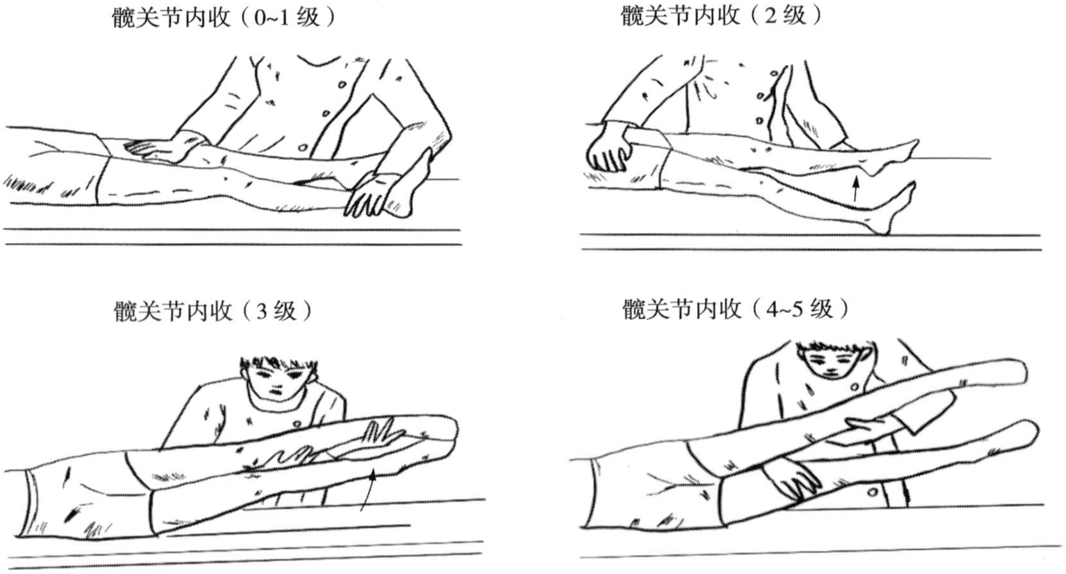

图 6–5　髋关节内收肌力评定

（五）髋关节外旋肌群

1. 主要受检肌肉　股方肌，梨状肌，闭孔内、外肌及臀大肌。

2. 受检肌肉的作用　使髋关节屈曲。

3. 检查体位与方法　患者坐位，小腿垂于床缘外，双手把持床边，固定骨盆防止臀部移动；检查者在膝关节上方固定大腿，以防止大腿外展或屈曲，在踝关节上方内侧施加阻力，嘱患者小腿向内摆（使髋关节外旋），以抵抗阻力并评估。能抗充分阻力和部分阻力分别为 5 级、4 级，可抗重力髋外旋动作为 3 级。患者仰卧伸腿，髋可做部分范围的外旋动作为 2 级，扪到大转子上方肌肉活动为 1 级，无肌肉活动为 0 级（图 6–6）。

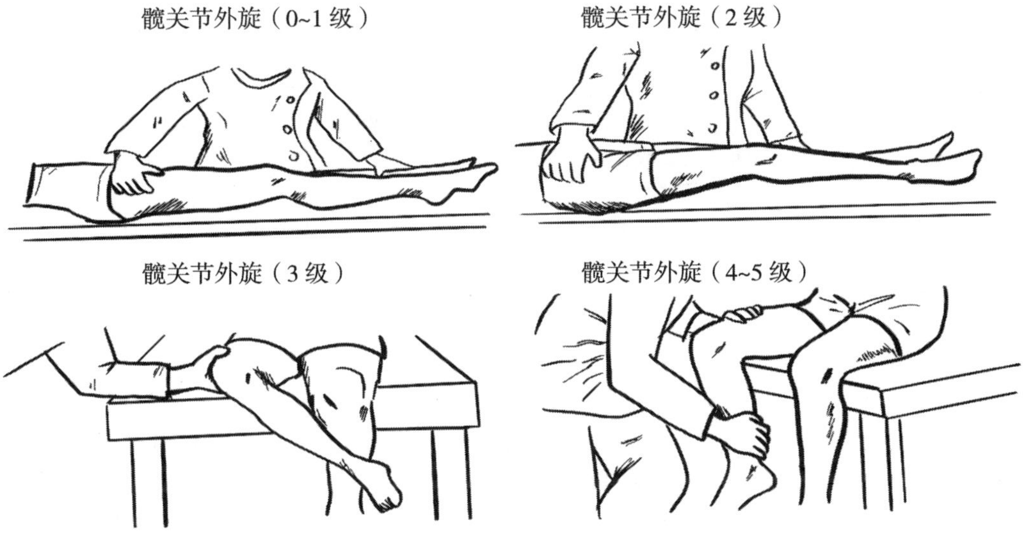

图 6-6 髋关节外旋肌力评定

（六）髋关节内旋肌群

1. 主要受检肌肉 臀小肌及阔筋膜张肌。

2. 受检肌肉的作用 使髋关节屈曲。

3. 检查体位与方法 患者坐位，小腿垂于床缘外，双手把持床边，固定骨盆防止臀部移动。检查者在膝关节上方固定大腿，以防止大腿内收，并在踝关节上方外侧施加压力，嘱患者小腿外摆（使髋关节内旋），以抵抗阻力并评估。能抗充分阻力和部分阻力分别为 5 级、4 级，在抗重力下髋内旋动作为 3 级。患者仰卧伸腿，髋可做部分范围的内旋动作为 2 级，扪到大转子上方肌肉活动为 1 级，无肌肉活动为 0 级（图 6-7）。

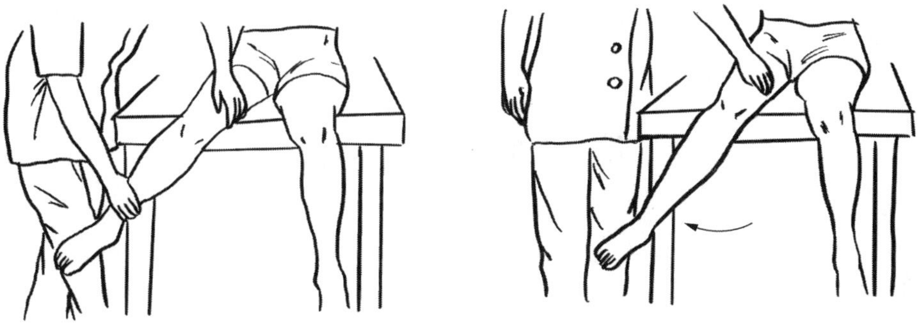

图 6-7 髋关节内旋肌力评定

三、肢体长度及周径的测量

髋部和股骨干骨折后，肢体的长度和周径可能发生变化，测量肢体长度和周径是必要的。

1. 肢体长度的测量 下肢长度有真性长度和假性长度之分。假性长度指从脐到内踝间的距离，假性长度的测量方法在临床上并不常用，下肢真性长度的测量常用。下肢真性长度的测量方法是用皮尺测量髂前上棘通过髌骨中点至内踝（最高点）的距离。测量时可以测量整个下肢长度，也可分段测量大腿长度和小腿长度。大腿长度是指测量从髂前上棘至膝关节内侧间隙的距离，腿长度是指测量从膝关节内侧间隙至内踝的距离。

2. 肢体周径的测量进行　肢体周径测量时，必须选择两侧肢体相对应的部位进行测量。为了解肌肉萎缩的情况，以测量肌腹部位为佳。测量时用皮尺环绕肢体已确定的部位一周，记取肢体周径的长度。患肢与健肢同时测量进行对比，并记录测量的日期，以作康复治疗前后疗效的对照。下肢测量常用的部位是测量大腿周径时取髌骨上方 10 cm 处。

四、神经功能评定

常检查的项目有感觉评定、反射检查、肌张力评定等（参见第一章第二节）。

五、步态分析

步态是步行的行为特征。步行的控制十分复杂，包括中枢命令、身体平衡和协调控制，涉及足、踝、膝、髋、躯干、颈、肩、臂的肌肉和关节协同运动。任何环节的失调都可能影响步态，而某些异常也有可能被代偿或掩盖。髋部疾患和股骨干骨折后极易影响下肢步行功能，应对患者进行步态、负重分析检查和下肢功能评定。步态分析评测患者的一般步态，如步幅、步频、步宽及行走时站立相和摆动相步态。最常用的步态分析方法为临床观察法、录像观察法、足印法和三维运动分析法。前三种经济实用，在临床上使用较为普遍；三维运动分析法是最为精确的步态分析方法，包括时间/空间参数测定、压力测定、表面肌电、气体代谢等方式，能够反映步态的运动学、动力学，相关肌肉活动及能量消耗的情况，需要运动捕捉系统、测力平台等器械，国际上已广泛使用。

六、日常生活活动能力评定

常用改良 Barthel 指数评定和功能独立性测量。

七、影像学检查

骨折愈合情况 包括骨折对位对线、骨痂生长情况、骨折愈合情况等，主要通过 X 射线检查，必要时 CT 和 MRI 检查。

第二节　康复治疗

一、关节活动技术

1. 髋关节前屈　患者取仰卧位，治疗师立于患侧，一手托住患侧小腿近膝关节处，另一只手用手心托住患侧足跟处，双手将患侧大腿沿矢状面向上弯曲，使大腿前部尽量接近患者腹部。

2. 髋关节后伸　患者取俯卧位，治疗师立于患侧，一手抓握患侧踝关节上方，另一只手从下方抓住患侧膝关节前部，并用前臂托住患侧小腿和膝关节部位，用力向上方抬，被动伸展髋部。

3. 髋关节内收、外展　患者取仰卧位，治疗师立于患侧，一手托膝关节后方，前臂支撑大腿远端，另一手握足跟，在髋关节轻度屈曲的状态下，完成髋关节的外展，然后返回原来位置。

4. 髋关节内旋、外旋　患者取仰卧位，下肢伸展位，治疗师一手固定患者膝关节上方，另一手固定踝关节上方，完成下肢轴位的转移，足尖向内侧为髋关节外旋，足尖向外侧为髋关节内旋。

二、关节松动技术

髋关节松动术以髋关节的生理运动和附属运动作为治疗手段，在关节可活动的范围内完成的一种手法操作技术。具体到髋关节部位关节松动手法如下。

（一）长轴牵引（图 6-8）

1. 患者体位　仰卧位，下肢中立位，双手抓住床头，以固定身体。

2. 治疗师位置　面向患者站立，双手握住大腿远端，将小腿夹在内侧上肢和躯干之间。

3. 松动手法　双手同时用力，身体向后倾，将股骨沿长轴向足部牵引。

4. 作用　一般松动，缓解疼痛。

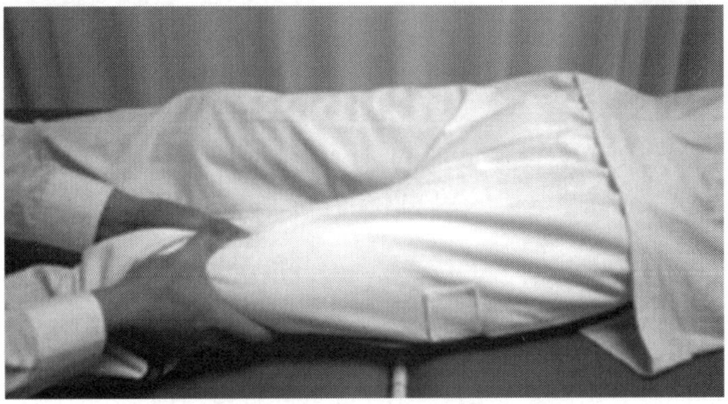

图 6-8　髋关节长轴牵引

（二）分离牵引（图 6-9）

1. 患者体位　仰卧位，患侧屈髋 90°，屈膝并将小腿放在治疗师的肩上，对侧下肢伸直，双手五指交叉抱住大腿近端。

2. 治疗师位置　面向患者站立于患侧，上身稍向前弯曲，肩部放在患腿的小腿下，双手五指交叉抱住大腿近端。

3. 松动手法　上身后倾，双手同时用力将股骨向足部方向牵拉。

4. 作用　一般松动，缓解疼痛。

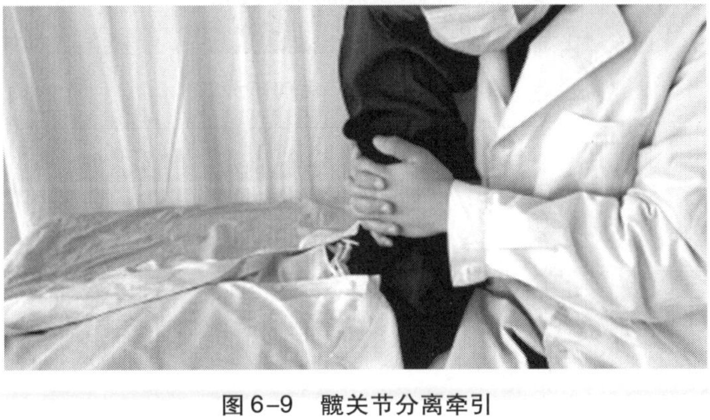

图 6-9　髋关节分离牵引

(三)前后向滑动(图6-10)

1. 患者体位　仰卧位,患侧下肢稍外展。
2. 治疗师位置　面向患者站在患侧,上方手掌放在大腿近端前外侧,下放手放在腘窝内测。
3. 松动手法　下方手将大腿稍托起,上方手不动,借助身体及上肢力量将股骨向背侧推动。
4. 作用　增加屈髋和髋外旋活动范围。

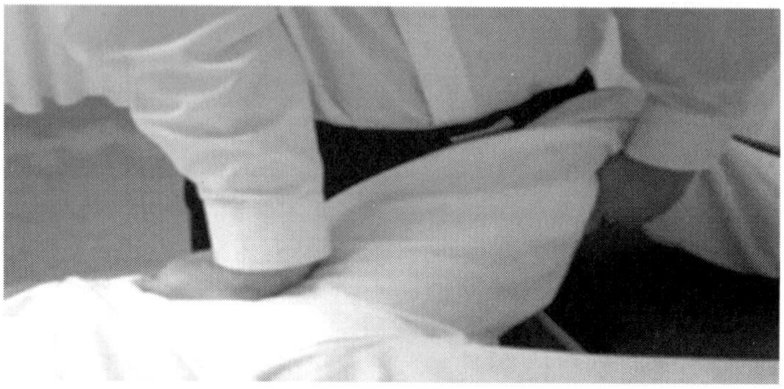

图6-10　髋关节前后向滑动

(四)后前向滑动(图6-11)

1. 患者体位　俯卧位,健侧下肢伸直,患侧下肢屈膝。
2. 治疗师位置　面向患者患侧站立,上方手放在大腿近端后面,下方手托住膝部和大腿近端。
3. 松动手法　下方手稍向上抬起,上方手固定,上身稍前倾,借助上肢力量将股骨向腹侧推动。
4. 作用　增加髋后伸及内旋活动范围。

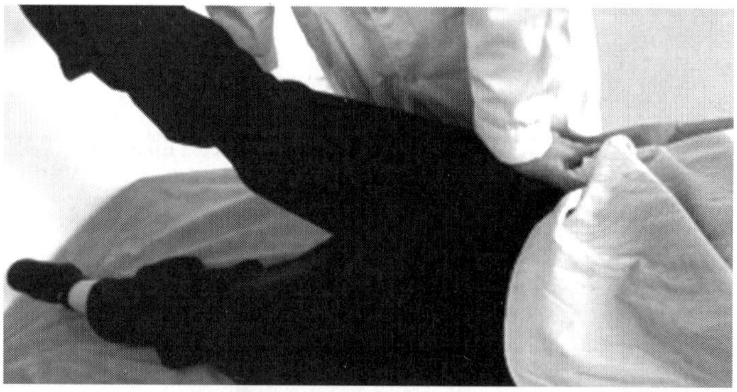

图6-11　髋关节后前向滑动

(五)屈曲摆动(图6-12)

1. 患者体位　仰卧位,患侧下肢屈髋,屈膝,健侧下肢伸直
2. 治疗师位置　面向患者站立,上方手放在膝关节上,下方手托住小腿。
3. 松动手法　双手同时将大腿向腹侧摆动,使患侧下肢髋关节发生被动屈曲。
4. 作用　增加髋屈曲活动范围。

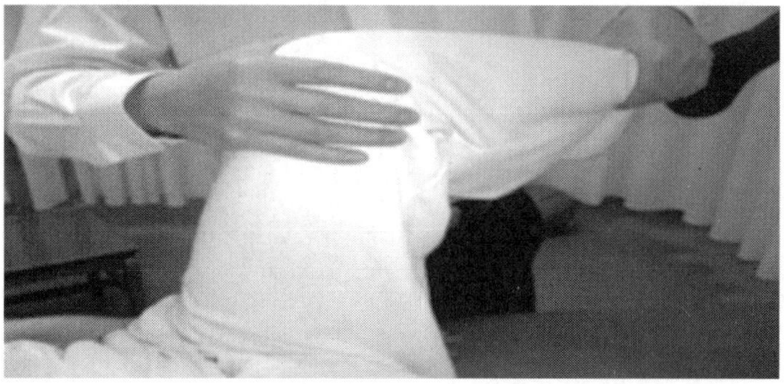

图 6-12　髋关节屈曲摆动

（六）旋转摆动（图 6-13）

1. 仰卧位

（1）患者体位：仰卧位，患侧下肢分别屈髋，屈膝 90°，健侧下肢伸直。

（2）治疗师位置：面向患者站立，上方手放在髌骨上，下方手握住足跟，将小腿抬起。

（3）松动手法：内旋时，上方手向内摆动大腿，下方手向外摆动小腿；外旋时，上方手向外摆动大腿，下方手向内摆动小腿。

2. 俯卧位

（1）患者体位：患者俯卧位，患侧下肢屈膝 90°，健侧下肢伸直。

（2）治疗师位置：站在患者患侧，上方手放在臀部固定，下方手握住小腿远端的内外脚踝处。

（3）松动手法：内旋时，下方手将小腿向外摆动；外旋时，下方手将小腿向内摆动。

1 与 2 共同的作用：增加髋内旋或外旋活动范围。

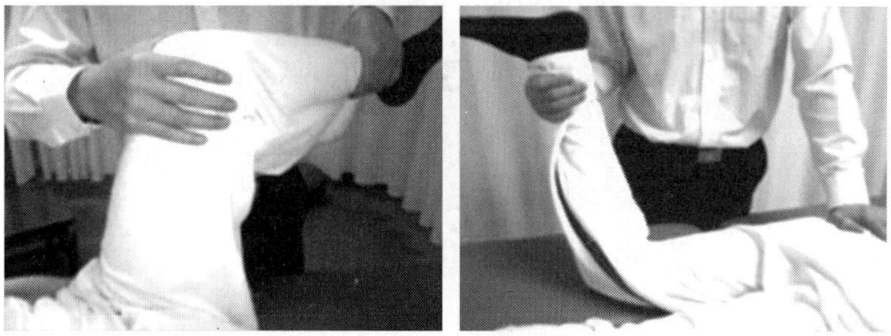

图 6-13　髋关节旋转摆动

（七）内收内旋摆动（图 6-14）

1. 患者体位　仰卧位，患侧下肢屈髋屈膝，足放在治疗床上，健侧下肢伸直。

2. 治疗师位置　面向患者站立于患侧，上方手放在患侧髋部，下方手放在患膝髌骨上。

3. 松动手法　上方手固定，下方手将大腿向对侧髋部方向摆动。

4. 作用　增加髋内收，内旋活动范围。

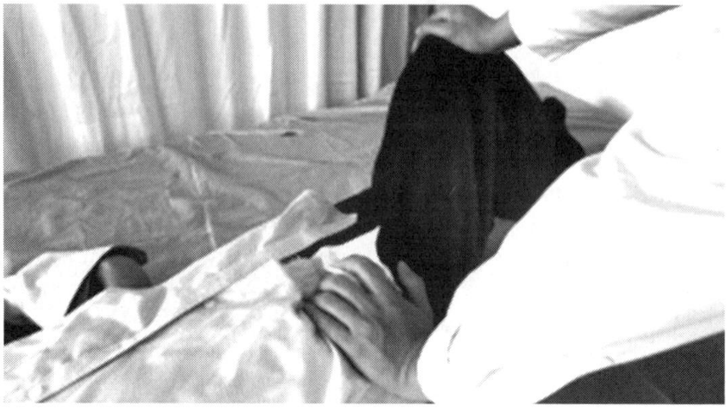

图 6-14　髋关节内收内旋摆动

（八）外展外旋摆动（图 6-15）

1. 患者体位　仰卧位，患侧下肢屈髋屈膝，足放在对侧膝关节上。呈 4 字状，健侧下肢伸直。

2. 治疗师位置　面向患者站立于患侧，上方手放在对侧骨盆上，下方手放在患侧膝关节。

3. 松动手法　上方手固定，下方手将膝关节向下摆动。

4. 作用　增加髋外展、外旋活动范围。

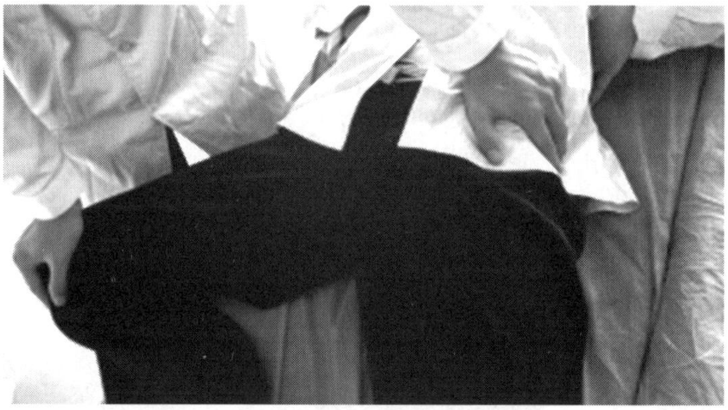

图 6-15　髋关节外展外旋摆动

髋关节松动术的禁忌证：关节活动已经过度、外伤或疾病引起的关节肿胀、关节炎症、恶性疾病及未愈合的骨折患者。

髋关节松动术的注意事项：①治疗中注意患者的治疗反应，轻微疼痛为正常反应。疼痛如果持续 24 h 没有减轻反而增强，说明治疗强度过大或持续时间过长；②治疗疼痛的手法要达到痛点而不超过痛点，治疗僵硬应超过僵硬点；③手法要平衡有节奏，持续 30 s 到 1 min；④操作方向可以平行或垂直治疗平面，如果是分离要垂直于治疗平面，滑动和长轴牵引要平行于治疗平面；⑤当疼痛和僵硬同时存在时，先用Ⅰ级、Ⅱ级手法缓解疼痛，再用级Ⅲ、Ⅳ级手法改善髋关节活动。

三、关节牵伸技术

牵伸技术是物理治疗缓解痉挛手法技术中最常用的方法，不但可以起到暂缓痉挛及保持痉挛肌群纤维的长度，而且还可维持关节的活动范围，防止关节挛缩变形。

（一）治疗前评价

痉挛的程度及分布情况；髋关节关节的活动范围；痉挛肌群纤维的走向和伸展性；痉挛肢体有无疼痛、异位骨化、骨质疏松现象等。

（二）被动徒手牵伸

1. 牵拉髋关节的屈曲肌群　患者呈俯卧位，治疗师先屈患者患侧膝关节，然后，用一只手把患侧骨盆固定于床上，另一只手缓慢上抬患侧膝关节。

2. 牵拉髋关节内收肌群　患者呈仰卧位，治疗师用一只手固定患者一侧的踝关节，用另一只手完成被动牵拉髋关节内收肌群的目的。

3. 牵拉髋关节内外旋肌群　患者的体位可选用仰卧位或坐位，髋关节和膝关节呈屈曲 90°，治疗师用手（患者呈坐位）或身体（患者呈仰卧位）固定好患侧的大腿，使之始终保持与躯干一垂直位，之后，在缓慢地把患者的小腿沿髋、膝关节所形成的轴，进行旋内和旋外的牵拉。

4. 牵拉腘绳肌的方法　患者呈仰卧位，治疗师把患者的足部放丁肩上，双手控制患者的膝关节保持伸展位，缓慢地进行直腿抬起的活动，在运动的末端稍做 5 ~ 10 s 的停顿，待腘绳肌的痉挛缓解后，再缓慢地回到起始位。

（三）自我牵伸

在治疗师的指导下，独自完成的一种牵伸技术。通过自我牵伸，增加屈髋、伸髋、内收、外展、内外旋转活动范围。

四、肌力训练技术

肌肉包覆在关节的外面，以主动收缩的方式维持关节的稳定性并产生肢体活动。当肌肉力量缺乏时，容易造成关节稳定性不足、肢体活动困难，进而使生活质量下降。肌力训练，可防止组织粘连与挛缩，恢复正常关节活动范围，增强关节周围肌群的力量，重建髋关节的稳定性，最终恢复髋关节日常活动的功能，提高生活质量。

早期进行肌力训练，有助于促进血液循环、提高代谢水平、促进手术切口的愈合，还可防止下肢深层静脉血栓。后期的肌力训练，如训练股四头肌和腘绳肌有助于恢复和强化膝关节活动及控制能力，训练臀中肌和臀大肌可降低髋关节脱位的发生概率。

临床上通过徒手肌力评定分级来使用不同的肌力训练方法，主要使用传递神经冲动训练、助力训练、悬吊训练、主动训练、抗阻训练等。

髋关节肌力训练主要包括：屈髋肌群肌力、髋后伸肌群肌力、髋外展肌群肌力、髋内收肌群肌力、髋内外旋转肌群肌力。

1. 增强屈髋肌群肌力

（1）肌力 1 ~ 3 级

患者体位：健侧侧卧位，伸髋，屈膝 90°。

治疗师位置：面向患者站立，一手托住踝关节，一手托住大腿远端及膝关节。

方法：1 级肌力时给予助力帮助屈曲髋关节，2 ~ 3 级肌力时只帮助托起训练侧下肢，不予屈曲髋关节助力。

(2)肌力 4 ~5 级

患者体位:仰卧位,下肢屈髋,屈膝。

治疗师位置:面向患者站立,双手将下肢扶起,屈髋 90°,膝关节自然屈曲,一手托住足跟及踝关节,一手放在大腿远端,向足的方向施加阻力。

抗阻力方法:患者抗阻力全范围屈髋。

2. 增强伸髋肌群肌力

(1)肌力 1 ~3 级

患者体位:对侧卧位,屈髋 90°,屈膝 90°。

治疗师位置:站在患者身后,一手托住足跟及踝关节,一手托住大腿远端。

方法:患者注意力集中,努力作全范围的伸髋。1 级肌力时给予助力帮助后伸髋关节,2 ~3 级肌力时只帮助托起训练侧下肢,不予伸髋关节助力。

(2)肌力 4 ~5 级

患者体位:俯卧位,下肢伸直。

治疗师位置:立于患侧,上方手及前臂放在臀部,固定骨盆,下方手放在大腿远端腘窝上并向下施加阻力。

抗阻力方法:患者抗阻力全范围后伸髋。

3. 增强髋外展肌群肌力

(1)肌力 1 ~3 级

患者体位:仰卧位,下肢伸直。

治疗师位置:立于患侧,一手放在股骨远端后方,一手放在脚后跟处,托起下肢。

方法:1 级肌力时治疗师给予助力帮助外展髋关节,2 ~3 级肌力时只帮助托起训练侧下肢,不予外展关节助力。

(2)肌力 4 ~5 级

患者体位:仰卧位,下肢伸直。

治疗师位置:立于患侧,上手放在髂前上棘处固定骨盆,下方手放在大腿远端外侧并向内侧施加阻力。如果膝关节无疼痛,下方手也可放在外踝处并向内侧施加阻力。

抗阻力方法:患者抗阻力全范围外展髋。

4. 增强髋内收肌群肌力

(1)肌力 1 ~3 级

患者体位:仰卧位,对侧下肢髋关节外展 25°,训练侧下肢外展约 30°。

治疗师位置:立于患侧,一手放在膝关节腘窝处,一手放在脚后跟处,托起下肢。

方法:1 级肌力时给予助力帮助内收髋关节,2 ~3 级肌力时只帮助托起训练侧下肢,不予内收髋关节助力。

(2)肌力 4 ~5 级

患者体位:卧位,对侧下肢髋关节外展 25°,训练侧下肢外展约 30°。

治疗师位置:立于患侧,上方手放在髂前上级固定骨盆,下方手放在大腿远端内侧并向外施加阻力。如果膝关节无疼痛,下方手也可放在内踝处并向外施加阻力。

抗阻力方法:患者抗阻力全范围内收髋(由外展位经中立位到内收位)。

注:上述方法也可以在侧卧位进行。

5. 增强髋内旋或外旋肌群肌力

(1)肌力 1 ~3 级

患者体位:仰卧位,膝关节伸直位,髋关节外旋/内旋位。

治疗师位置:立于患侧,外旋时一手放在膝关节内侧,一手握住脚踝。内旋时一手放在膝关节外侧,一手握住脚踝。

方法:1 级肌力时给予助力帮助内旋或外旋髋,2 ~3 级肌力时只帮助托起训练侧下肢,不予内旋或外旋髋关节助力。

(2)肌力 4 ~5 级

患者体位:坐位,双下肢垂于治疗床,训练侧大腿下方垫一毛巾卷。

治疗师位置:立于患侧,增强内旋髋肌群肌力时,内侧手放在膝关节上方固定股骨,外侧手握住外踝处并向内侧施加阻力;当增强外旋髋肌群阻力时,外侧手放在膝关节上方固定股骨,内侧手握住内踝处并向外侧施加阻力。

抗阻力方法:患者抗阻力全范围内旋髋(小腿向外)或外旋髋(小腿向内)。

五、物理因子治疗

髋部及大腿损伤物理治疗是指针对髋部及大腿损伤特点及相关病症,选择最佳物理因子进行治疗,使患者康复的方法。

(一)超声波疗法

超声波疗法对组织的微细按摩作用、温热作用、促进组织的生物化学效应等,使神经兴奋性降低及传导速度减慢,能镇痛及刺激结缔组织增生,促进皮肤再生、解痉、使增生结缔组织软化及促进骨痂生长。

(二)紫外线

紫外线有杀菌、消炎、镇痛、脱敏、促进组织生长、调节机体免疫力等作用,促进肉芽及上皮组织生长、关节炎症消退、伤口感染愈合。

(三)电疗法

电疗法种类繁多,根据髋部及大腿损伤情况和是否手术情况可选用直流电药物离子导入疗法、低频电疗法、中频电疗法、高频电疗法等。

(四)石蜡疗法

石蜡疗法除温热作用以外,还有机械作用和润滑作用,能提高痛阈、缓解肌肉紧张、增加结缔组织伸展性。石蜡疗法在髋部及大腿损伤主被动训练前的治疗尤为重要。

(五)冷疗法

冷疗法是利用低温治疗疾病的方法。髋部及大腿损伤主要利用冷疗止血、减少渗出、减轻水肿的作用。冷疗法在髋部及大腿损伤主被动训练后的应用较好。

六、心理康复

对髋部与大腿伤病患者出现焦虑、抑郁等心理问题,治疗师通过对患者情绪方面的评估,能够准确掌握其心理症状的严重程度,帮助患者采取积极应对措施,挖掘患者最大潜能,从而达到最佳康复效果。

第三节　常见伤病康复

一、股骨颈骨折康复

★病例

曹××，男，58岁，因"跌伤后右髋疼痛伴活动受限5 d余"入院，5 d前患者骑车时不慎摔倒，右髋着地，当即感到右髋剧烈疼痛，不能站立负重，活动受限。伤后患者无昏迷和意识障碍，无恶心呕吐，无胸腹痛。急送当地医院就诊骨科，X射线片示"右侧股骨颈骨折"，完善辅助检查，术前准备，在全麻下急行"右股骨颈骨折切开复位空心钉内固定术"，术后对症、预防感染治疗，患者切口愈合良好，术后X射线片示骨折复位及内固定良好，术后一周转入康复科继续康复治疗。受伤以来，患者担心以后右腿残疾，不能行走和跑跳。

问题与思考：①请结合上述病例给予临床康复诊断。②根据患者目前情况，应对患者进行哪些康复评定？③请根据康复评定的结果，总结患者存在的主要功能障碍，确定康复目标。④思考患者目前如何康复，并给出具体治疗方案。

股骨颈骨折是指股骨头下至股骨颈基底部之间的骨折，是临床的常见病、多发病，多摔伤所致，常伴有骨质疏松，以中老年患者发病率最高。

（一）病因

股骨颈骨折的发生常见病因为跌倒摔伤和外界暴力打击。年轻人多为由高能量的暴力所致，如车祸伤、高处坠落等，这些暴力传导至股骨颈引起骨折。老年人多由低能量的暴力所致，特别是骨质疏松者，股骨颈骨小梁薄弱，走路跌倒时，受轻微外力即可致骨小梁断裂引起骨折。

（二）临床特点

伤后患者出现髋部疼痛、局部肿胀，患肢呈内收、外旋畸形，一般外旋不超过60°。髋关节疼痛性活动受限，肢体活动困难、不能站立行走。骨折3～7 d，臀部或者髋部瘀斑明显。一般的骨折，常规X射线片即可做出诊断，CT检查及图像三维重建有助于骨折的全面了解。

（三）康复问题

1. 畸形　患肢多有轻度屈髋屈膝及外旋畸形。

2. 疼痛　髋部除有自发疼痛外，移动患肢时疼痛更为明显。在患肢足跟部或大粗隆部叩打时，髋部也感疼痛，在腹股沟韧带中点下方常有压痛。

3. 肿胀　股骨颈骨折多系囊内骨折，骨折后出血不多，又有关节外丰厚肌群的包围，因此，外观上局部不易看到肿胀。

4. 步态异常　患者在伤后就不能坐起或站立，步行障碍。

5. 日常生活活动能力障碍　骨折影响患者的日常生活活动能力。

（四）康复评定

1. 肢体长度及周径测量　参见本章第一节康复评定中肢体长度及周径的测量。

2. 肌力评定　具体评定参见本章第一节康复评定中肌力评定。

3. 关节活动度评定　检查患者关节活动范围是康复评定主要内容之一，检查方法常用量角器法，测量髋、膝关节各方向的主、被动关节活动度。

4. 下肢功能评定　重点是评估步行、负重等功能。可用Hoffer步行能力分级、Holden的功能步行分类。

5. 神经功能评定 常检查的项目有感觉功能检查、反射检查、肌张力评定。

6. 疼痛评定 通常用 VAS 法评定疼痛的程度。

7. 平衡功能评定 常用的量表主要有 Berg 平衡量表、Tinnetti 量表，以及“站起走”计时测试。

8. 步态分析 参见本章第一节康复功能评定中步态分析。

9. 日常生活活动能力 评定常用改良 Barthel 指数和功能独立性评定。

10. 电生理检查 对有运动和感觉功能障碍的患者进行电生理检查，以确定有无神经损伤。

11. 骨折愈合情况 包括骨折对位对线、骨痂生长情况，有无愈合延迟或不愈合或畸形愈合。主要通过 X 射线检查完成，必要时 CT 检查。

12. 心理评定 对骨折患者出现焦虑、抑郁等心理问题，可用汉密尔顿焦虑量表、抑郁量表等评定。

(五)康复治疗

1. 股骨颈骨折(骨牵引保守治疗)康复治疗

(1)牵引期：骨牵引阶段(根据骨折断端愈合情况约 8 ~ 10 周不等)，在骨折复位并进行牵引 2 ~ 3 d 后，局部损伤反应开始减退，生命体征平稳即可开始康复治疗。康复目的：减轻疼痛，消除肿胀，促进愈合。此期以等长肌力练习为主，并结合物理因子治疗。

1)活动足趾及踝关节：如疼痛允许，即开始踝泵练习。通过小腿肌肉收缩与舒张的挤压作用促进血液及淋巴的回流。5 min/组，1 ~ 2 组/h。此练习对于预防肿胀及深静脉血栓，促进患肢血液循环具有重要意义。

2)股四头肌及腘绳肌等长收缩练习：即大腿前方及后方肌肉的绷紧及放松。练习时必须确保牵引的位置，不能移动肢体，不能产生膝关节屈伸动作，大于 300 次/d。在不增加疼痛的前提下尽可能多做。

3)物理因子治疗 常用的方法有温热疗法、直流电疗法、低频磁疗、超声波疗法、经皮神经电刺激疗法、神经肌肉电刺激疗法等，以改善肢体血液循环，促进肿胀消退，减轻疼痛、减少瘢痕粘连，促进骨痂生长，加速骨折愈合等作用。

(2)早期：骨牵引拆除后。康复目的：开始膝及髋关节活动度练习，开始肌力练习；髋关节屈曲角度未达到 90°前，绝对禁止正常姿势坐起，只能半坐起。

1)直抬腿肌力练习：伸膝后直腿抬高至足跟离床 15 cm 处，保持 10 s 后缓慢伸直。10 ~ 20 次/组，1 ~ 2 组/d。

2)主动关节屈伸练习：在无或微痛及骨折稳定的前提下，动作幅度在刚开始练习时无法达到最大范围角度，角度必须逐渐增加。缓慢、用力，最大限度屈膝屈髋，保持 10 s 后缓慢伸直。10 ~ 20 次/组，1 ~ 2 组/d。如骨折愈合良好，力求在 6 ~ 8 周左右膝关节屈曲达 120°，髋关节屈曲角度接近 90°。

3)有条件可以使用 CPM 练习角度：如骨折愈合良好，力求在 6 ~ 8 周左右膝关节屈曲达 120°，髋关节屈曲角度接近 90°。

4)开始下地扶拐行走：如无痛，患腿可部分负重(小于 1/4 体重)，注意保护，不得摔倒。

(3)中期：通过 X 射线检查确定是否可以开始负重。康复目的：强化关节活动度，强化肌力，改善关节稳定性，逐步尝试患腿负重改善步态。

1)负重及平衡练习：必须在骨折愈合程度允许的前提下才能进行。负重由：1/4 体重至 1/3 体重至 1/2 体重至 2/3 体重至 4/5 体重至 100% 体重逐渐过渡。5 min/次，2 ~ 3 次/d。

2)继续加强关节活动度练习：须在骨折愈合程度允许的前提下，坐位抱腿，开始前测量脚跟与臀部间距离，逐渐使距离缩短至与健侧腿角度相同。在髋关节感到疼痛处保持 5 ~ 10 min/次，1 ~

2 次/d。如条件允许，可以使用固定自行车练习，轻负荷至大负荷，并逐渐减低座位的高度，20 ~ 30 min/次，2 次/d。

3）开始腿部肌力练习：①后抬腿练习，患腿伸直向后抬起至足尖离床面 5 cm 为 1 次，30 次/组，4 ~6 组连续，组间休息 30 s，2 ~3 次/d。②俯卧位抗阻屈膝：10 次/组，10 ~ 15 s/次，每次间隔 5 s，4 ~6 组连续练习，组间休息 30 s，并逐渐过渡至"立位抗阻屈膝"。③抗阻伸膝练习：以沙袋或皮筋为负荷在髋关节无痛的活动范围内进行，10 次/组，10 ~ 15 s/次，每次间隔 5 s，4 ~6 组连续练习，组间休息 30 s。④提踵练习：2 分/次，休息 5 s，3 ~5 次/组，2 ~3 组/d。

4）物理因子治疗：局部紫外线治疗可促进钙质沉积与镇痛；温热疗法在功能训练前应用，促进血液循环，软化瘢痕，提高训练效果；超声波疗法、音频电疗可软化瘢痕、松解粘连等。

（4）后期：骨折完全愈合，并具备足够牢固程度，即可开始以下练习。目的：强化肌力及关节稳定，全面恢复日常生活各项活动。

1）静蹲练习：随力量增加逐渐增加下蹲的角度（始终小于 90°），2 min/次，间隔 5 s，5 ~10 次/组，2 ~3 组/d。

2）跨步练习：包括前后、侧向跨步练习，20 次/组，组间休息 45 s，4 ~6 组连续练习，2 ~4 次/d。

3）患侧单腿蹲起练习：要求缓慢、用力、有控制，20 ~30 次/组，组间间隔 30 s，2 ~4 组/d。

2. 股骨颈骨折切开复位内固定术后康复治疗

（1）早期：又称炎性反应期，即术后 0 ~1 周。康复目的：减轻疼痛，消除肿胀；早期以肌力、活动度练习为主，以避免粘连及肌肉萎缩。功能练习的早期及初期，因肌力水平较低，组织存在较为明显的炎性反应，且骨骼断端的连接尚较为脆弱。故以静力练习（关节不活动，保持某一姿势直至肌肉疲劳）为主。逐渐增加小负荷的耐力练习，即选用轻负荷（完成 30 次动作即感疲劳的负荷量），30 次/组，组间休息 30 s，2 ~4 组连续练习，至疲劳为止。

髋关节外展中立位放置患肢，避免髋内收动作（交叉腿等）；平卧时双腿之间垫枕头，使双腿不能并拢。不得向患侧翻身，向健侧翻身时应保护患腿，使其在整个运动过程中保持髋稍外展位；侧卧后双腿之间垫高枕头，使患腿保持髋稍外展位；不得过多行走；行走中扶双拐，患腿绝对不得受力负重，更不应以行走作为练习方法；术后患肢摆放于伸直位，可用枕头垫于腿下，以抬高患肢预防肿胀。

1）麻醉消退后开始活动足趾及踝关节，即开始踝泵练习：通过小腿肌肉收缩与舒张的挤压作用促进血液及淋巴的回流，5 min/组，1-2 组/h。此练习对于预防肿胀及深静脉血栓，促进患肢血液循环具有重要意义，应认真练习。

2）股四头肌及腘绳肌等长收缩练习：大于 300 次/d。应在不增加疼痛的前提下尽可能多做。

3）术后 3 d：开始练习 CPM，2 次/d，30 min/次，练习后即刻冰敷 30 min（角度在无或微痛情况下逐渐增大），由医务人员指导完成。整个运动过程中保持髋关节外展中立位，关节有活动的练习后即刻冰敷 20 分左右，如平时（站立、行走后）有关节内明显发热、发胀的感觉，可冰敷 3 ~5 次/d。

（2）初期：术后 2 ~4 周。康复目的：加强活动度及肌力练习。髋关节屈曲角度未达到 90°前，绝对禁止正常姿势坐起，只能半坐起（即半躺半坐）。

1）开始直抬腿肌力练习：10 ~20 次/组，1 ~2 组/d。

2）开始主动关节屈伸练习（在无或微痛及骨折稳定的前提下）：主动髋屈伸练习：坐位，足不离开床面。缓慢、用力，最大限度屈膝屈髋，保持 10 s 后缓慢伸直。10 ~20 次/组，1 ~2 组/d。

3）加大 CPM 练习角度：如骨折愈合良好，力求在 4 周左右膝关节屈曲达 120°，髋关节屈曲角度接近 90°。

4）开始下地扶拐行走：如无痛，患腿可部分负重（小于 1/4 体重），注意保护，不得摔倒。

（3）中期：5 周 ~3 个月。康复目的：强化关节活动度，强化肌力，改善关节稳定性，逐步尝试患腿负重改善步态。通过 X 射线检查确定是否可以开始负重。

1)负重及平衡练习:必须在骨折愈合程度允许的前提下,随骨折愈合的牢固程度,负重由1/4 体重至1/3 体重至1/2 体重至2/3 体重至4/5 体重至100% 体重逐渐过渡。可在平板健康称上让患腿负重,以明确部分体重负重的感觉。逐渐至可达到患侧单腿完全负重站立,5 min/次,2 次/d。

2)继续加强关节活动度练习:须在骨折愈合程度允许的前提下进行。坐位抱腿,开始前测量脚跟与臀部间距离,逐渐使距离缩短至与健侧腿角度相同。在髋关节感到疼痛处保持 5 ~ 10 min/次,1 ~ 2 次/d。

3)有条件可以开始固定自行车练习,轻负荷至大负荷,并逐渐减低座位的高度。20 ~ 30 min/次,2 次/d。

4)开始腿部肌力练习:①后抬腿练习:30 次/组,4 ~ 6 组连续,组间休息 30 s,2 ~ 3 次/d。②俯卧位抗阻屈膝:10 次/组,10 ~ 15 s 保持/次,每次间隔 5 s,4 ~ 6 组连续练习,组间休息 30 s。③抗阻伸膝练习:以沙袋或皮筋为负荷在髋关节无痛的活动范围内进行,10 次/组,10 ~ 15 s 保持/次,每次间隔 5 s,4 ~ 6 组连续练习,组间休息 30 s。④提踵练习:2 分/次,休息 5 s,3 ~ 5 次/组,2 ~ 3 组/d。

5)物理因子治疗:局部紫外线治疗可促进钙质沉积与镇痛;蜡疗在功能训练前应用,促进血液循环,软化瘢痕,提高训练效果;超声波疗法、音频电疗可软化瘢痕、松解粘连等。

(4)后期:4 ~ 6 个月。康复目的:强化肌力及关节稳定,全面恢复日常生活各项活动。如骨折完全愈合,并具备足够牢固程度,即可开始以下练习。

1)静蹲练习:随力量增加逐渐增加下蹲的角度(小于 90°),2 min/次,间隔 5 s,5 ~ 10 次/组,2 ~ 3 组/d。

2)跨步练习:包括前后、侧向跨步练习,20 次/组,组间休息 45 s,4 ~ 6 组连续练习,2 ~ 4 次/d。

3)患侧单腿蹲起练习:要求缓慢、用力、有控制,20 ~ 30 次/组,组间间隔 30 s,2 ~ 4 次/d。

二、股骨干骨折康复

★病例

王××,男,34 岁,因“车祸伤后右大腿疼痛伴活动受限 3 h”入院。3 h 前,患者骑摩托车时不慎摔倒,当即感到右大腿剧烈疼痛,不能站立负重,并发现右大腿短缩外旋畸形。伤后患者无昏迷和意识障碍,无恶心呕吐,无胸腹痛。急送当地医院就诊骨科,X 射线片示:右侧股骨干上段骨折,远端移位向上重叠约 5 cm。完善辅助检查,术前准备,在全麻下急行“右股骨干骨折切开复位空心钉内固定术”,术后对症、预防感染治疗,患者切口愈合良好,术后 X 射线片示骨折复位及内固定良好,术后 5 d 转入康复科继续康复治疗。

问题与思考:①根据患者目前情况,应对患者进行哪些康复评定?②请根据康复评定的结果,针对患者目前存在的主要功能障碍,确定康复目标。③思考患者目前如何康复,并给出具体治疗方案。④股骨干骨折运动治疗时应注意哪些?

股骨干是指股骨小转子下 2 ~ 5 cm 到股骨髁上 2 ~ 4 cm 之间的部分。股骨是人体最长最粗的管状骨。股骨的强度大,可承受较大的应力,对负重、行走、跑跳等下肢活动起重要的传导和支撑作用。股骨干骨折的发生率略低于粗隆部骨折和股骨颈骨折,约占全身骨折的 3% 左右,但其伤情严重,其好发年龄为 20 ~ 40 岁的青壮年,10 岁以下的儿童及老年人也时有发生。

(一)病因

骨折的类型是依据暴力的性质和作用方向决定,直接暴力垂直作用于骨的长轴可产生横断或短斜形的骨折,有局部软组织损伤,如沿着股骨长轴的暴力损伤,可引起髋和膝关节的损伤。

（二）临床特点

股骨干骨折多由于严重的外伤引起，出血量较大，闭合性骨折估计出血约在1000～1500ml，开放性骨折则更多。同时还表现为疼痛、局部肿胀、成角畸形、异常活动、肢体功能受限及纵向叩击痛或骨擦音。如合并有神经、血管损伤，足背动脉可无搏动或搏动轻微，伤肢有循环异常的表现，也可有浅感觉异常或远端被支配肌肉肌力异常。一般于正、侧位X射线片上能够显示骨折的类型、特点及骨折移位方向。X射线片应包括股骨的全长及上下髋膝关节。

（三）康复问题

1. 疼痛和肿胀　股骨干出血伴体液的渗出导致局部疼痛肿胀。

2. 肌肉萎缩、肌力下降　骨折后被固定时，肌肉收缩减少，局部组织血流减少，导致肌肉萎缩和肌力下降。

3. 关节活动障碍　骨折患者在伤后不能坐起或站立，关节活动障碍。

4. 肌腱粘连、关节僵硬　骨折后易发生软组织粘连，从而导致患关节僵硬等。

5. 步态异常　骨折后可能存在步行异常。

6. 日常生活活动能力下降　骨折影响患者的日常生活活动能力。

（四）康复评定

1. 肢体长度及周径测量　参见本章第一节康复评定中肢体长度及周径的测量。

2. 肌力评定　骨折后，由于肢体运动减少，常发生肌肉萎缩，肌力下降。具体评定参见本章第一节康复评定中肌力评定。

3. 关节活动度评定　检查患者关节活动范围是康复评定主要内容之一，检查方法常用量角器法，测量髋、膝、踝关节各方向的主、被动关节活动度。

4. 步态分析　参见本章第一节康复功能评定中步态分析。

5. 下肢功能评定　重点是评估步行、负重等功能。可用Hoffer步行能力分级、Holden的功能步行分类。

6. 神经功能评定　常检查的项目有感觉功能检查、反射检查、肌张力评定。

7. 疼痛评定　通常用VAS法评定疼痛的程度。

8. 平衡功能评定　常用的量表主要有Berg平衡量表、Tinnetti量表，以及“站起走”计时测试。

9. 日常生活活动能力评定　常用改良Barthel指数和功能独立性评定。

10. 骨折愈合情况　包括骨折对位对线、骨痂生长情况，有无愈合延迟或不愈合或畸形愈合。主要通过X射线检查完成，必要时CT检查。

评定须在详细了解病史，全面检查患者的基础上进行，切忌只顾局部，不看整体，或单凭X射线片做出草率诊断或评估。评定要在治疗前、中、后分别进行，并需粗略了解患者手术情况。随着康复的进程，康复评定的内容有所侧重和调整。

（五）康复治疗

1. 外伤炎症期康复治疗　此期约在外伤后3周之内。此期康复治疗的主要作用是：改善患肢血液循环，促进患肢血肿、炎性渗出物的吸收，以防止粘连；维持一定的肌肉收缩运动，防止失用性肌萎缩；通过肌肉收缩增加骨折断端的轴向生理压力，促进骨折愈合；利用关节运动牵伸关节囊及韧带等软组织，防止发生关节挛缩；改善患者身心状态，积极训练，防止并发症的发生。

（1）运动疗法

1）在麻醉清醒后开始指导患者进行患肢的足趾及踝关节主动屈伸活动，以及髌骨的被动活动（尤其是髌骨的上下活动非常重要），以促进肢体的肿胀消退、骨折断端紧密接触，并可预防关节挛缩畸形。该活动训练至少每日 3 次,每次时间从 5 ~ 10 min 开始,逐渐增加活动量。同时在骨折部位近心侧进行按摩,以促进血液回流,水肿消退,并可防止肌肉失用性萎缩和关节挛缩,每日 1 ~ 2 次,每次 15 min 左右。

2)术后次日开始行患肢肌肉的等长收缩练习,主要是股四头肌。进行患肢肌肉“绷紧放松”的练习,训练量亦从每日 3 次,每次 5 ~ 10 min 开始,根据患者的恢复情况逐渐增加运动量,每次训练量以不引起肌肉过劳为度为宜,即练习完后稍感肌肉酸痛,休息后次日疼痛消失,不觉劳累。

3)膝关节活动度的练习:施行手术治疗的患者,股四头肌等长收缩练习 3 ~ 5 d 后可以逐渐过渡到小范围的主动伸屈膝练习,1 ~ 2 次/d。内固定后无外固定者可在膝下垫枕,逐渐加高,以增加膝关节的活动范围,逐渐增大活动范围,争取术后早期使膝关节活动范围超过 90°或屈伸范围接近正常。非手术治疗的患者去除外固定后开始膝关节活动度的练习。

4)CPM 治疗:手术治疗的患者术后麻醉未清醒的状态下即可开始使用 CPM 训练,最迟于术后 48 h 开始。将患肢固定在 CPM 机上被动屈伸,首次膝关节活动度在患者无痛的范围内进行,以后可根据患者耐受程度每日增加 5° ~ 10°;1 周内增加至 90°,4 周后 > 120°。每天的训练时间不少于 2 h,根据患者的耐受情况,甚至可以全天 24 h 不间断地进行。

5)对健肢和躯干应尽可能维持其正常活动,尤其是年老体弱者,应每日做床上保健操,以改善全身状况,以防止制动综合征。在患肢的炎症水肿基本消除后,如无其他限制情况,患者可扶双拐下地,进行患肢不负重行走练习。

(2)物理因子治疗

1)温热疗法:在患肢伤口无明显渗出后即可开始温热治疗,包括传导热疗(如蜡疗)和辐射热疗(如红外线、光浴)等均可应用。无石膏外固定时可在局部直接进行治疗,如有石膏外固定时则应在石膏上开窗或在外固定的两端进行治疗,亦可在健肢相应部位治疗,通过反射作用,改善患肢血液循环,促进吸收,加速愈合。治疗每日 1 ~2 次,每次 30 min,10 次为一疗程。

2)超短波疗法和低频磁场疗法:超短波疗法和低频磁场可通过加强骨再生代谢过程,促使成纤维细胞和成骨细胞的分裂增殖,从而加速骨愈合过程。深部骨折适用超短波治疗,电极在骨折断端对置,微 ~ 温热量,每次 10 ~ 15 min,每日 1 ~2 次,10 次为 1 个疗程。此法可在石膏外进行,但有金属内固定物时禁用。对浅部骨折如手足骨折,适合用低频磁场疗法,可局部应用,剂量 0.02 ~ 0.03 T,每次 15 ~20 min,每日 1 次。

3)直流电钙、磷离子导入疗法:断端相应部位石膏局部开窗,两电极对置,电量适中,治疗 20 min,每日 1 次,10 次 1 疗程。此法有助于骨痂形成,尤其对骨痂形成不良、愈合慢的病人适用。

4)超声波疗法:患肢伤口拆线后,可在骨折局部应用,接触固定法,剂量小于 1.0W/cm^2,接触移动法,剂量 1.0 ~ 1.5 W/cm^2,每次治疗 5 ~ 10 min,10 次一个疗程。此疗法消肿作用明显,并可促进骨痂生长。

2. 骨痂形成期康复治疗　一般骨折的骨痂形成期约在伤后 3 ~ 10 周,但由于股骨干的密质很密,骨折后愈合时间相对较长,故此期的时间要相对较晚,期间的病理变化主要是骨痂形成,化骨过程活跃。临床上疼痛和肿胀多已消失,但易发生肌肉萎缩,组织粘连以及膝关节僵硬。此期康复治疗的主要作用是促进骨痂形成、恢复关节活动范围、增加肌肉收缩力量、提高肢体活动能力。

(1)运动疗法:基本同外伤炎症期。但此期骨折端已形成纤维骨痂,骨折已相对稳定,不易发生错位,故可以适当加大运动量,增加运动时间。因骨折固定肢体时间较长,易发生关节挛缩,此期重点应为恢复 ROM 训练。运动疗法训练每日上下午各 1 次,每次时间 20 ~ 30 min。另外,此期应开始增加患肢肌力的训练,可以在医务人员的保护下开始直腿抬高练习,也可以在膝下放一个橡皮球,伸膝同时将膝关节用力向下压以锻炼股四头肌的肌力。注意此期进行肌力训练时不可在股骨远端施加压力,以免骨折处应力过高,发生再次断裂。

(2)物理因子疗法:基本同外伤炎症期,此期重点在于防治瘢痕形成及组织粘连,尤其防治踝关节挛缩,除前述方法外可配合水疗及应用矫形器。

(3)作业疗法:此期可进行适当的 ADL 训练,提高患者的生活能力和肢体运动功能,以训练站立和肢体负重为主。开始时进行患肢不着地的双拐单足站立和平行杆中健肢站立练习;X 射线片上显示有明显骨痂形成时可扶双拐下地行走,患肢从负重 1/4 开始,逐渐过渡到 1/2 负重、3/4 负重、全负重,即从足尖着地开始,逐渐过渡到前足着地,再渐过渡到大部分足着地至全足着地,扶双腋拐步行。

3. 骨痂成熟期康复治疗　临床上骨折端已较稳定,一般已去除外固定物,此期康复治疗重点在于骨折后并发症的处理,如防治瘢痕、组织粘连等,并最大限度地恢复关节活动范围和肌肉收缩力量,提高患者日常生活活动能力和工作能力。

(1)运动疗法:重点是增加关节活动度训练,同时注意进行肌力训练和患侧膝关节本体感觉的训练。以主动运动为主,并根据需要可辅以被动运动和抗阻运动。

1)主动运动:患侧的髋、膝、踝关节进行各方向的主动活动,尽量牵伸挛缩、粘连的组织,注意髋关节的外展内收和踝关节的背伸跖屈活动。此时开始进行下蹲练习,利用自身的体重作为向下的压力,既可帮助增加膝关节的 ROM,又练习了肌力。运动幅度应逐渐增大,以不引起明显疼痛为度,每一动作重复多遍,每日练习数次。

2)关节牵引:若膝关节比较僵硬,关节松动手法不能收到满意的效果时可进行关节功能牵引治疗。操作时固定膝关节近端,通过牵引装置施加适当力量的牵引,一般采用俯卧位,在患侧踝关节处加牵引力。牵引重量以引起患者可耐受的酸痛感觉,又不产生肌肉痉挛为宜,通常 5 ~ 15 kg,每次 5 ~ 15 min,每日 1 ~ 2 次。在热疗后进行或牵引同时给予热疗效果更好。

3)恢复肌力训练:此期因骨折端已比较稳定,可以加大肌力训练的强度。恢复肌力的有效方法就是逐步增强肌肉的工作量,引起肌肉的适度疲劳。以主动运动为主。肌力达 4 级时进行抗阻运动,如利用股四头肌训练椅进行肌力练习、下蹲练习等,以促进肌力最大限度的恢复。

(2)物理因子疗法

方法:①局部紫外线照射,促进钙质沉着与镇痛;②蜡疗、红外线、短波、湿热敷等疗法,促进血液循环,改善关节活动功能;③直流电碘离子导入、超声波、音频电流等:软化瘢痕、松解粘连;④如合并周围神经损伤时,可应用直流电碘离子导入、低中频电疗等疗法。

(3)作业疗法:此期可以进行斜板站立练习、跨越障碍物练习、上下斜坡及上下楼梯等练习,以提高患者生活自理能力,尽早回归家庭和参与社会生活。

三、股四头肌挫伤康复

★病例

黎××,男,20 岁,因“踢伤后左大腿肿胀疼痛 2 h”来门诊就诊,2 h 前患者在踢足球中被对方球员踢中左大腿并倒地,当即感到左大腿疼痛明显,旋即出现肿胀。伤后患者无昏迷和意识障碍,无恶心呕吐,无胸腹痛。急送当地医院就诊骨科门诊,X 射线片示“左侧股骨颈及股骨干无骨折”,骨科转介至康复科治疗。

问题与思考:①结合上述病例考虑如何诊断。②根据患者目前情况,应进行哪些康复评定?③根据患者目前情况如何康复,并给出具体治疗方案。

股四头肌通过维持髋关节和膝关节的结构来支撑体重,股四头肌挫伤是外力冲撞、强力收缩或受到异常应力时所致,该损伤通常十分痛苦且损伤部位难以得到休息。股四头肌挫伤可分为轻、中、重三级。

（一）病因

股四头肌由4块肌肉组成，即股外侧肌、股内侧肌、股中间肌和股直肌。其中任何一块皆可拉伤，但是股四头肌拉伤最为常见。由于短跑、跳跃和重量训练等运动所产生的力的作用可使肌肉发生微细损伤；但在橄榄球与曲棒球等高冲击性运动中所产生的负荷的作用下，肌肉受到强力牵拉时，则可造成肌肉从其附着点上完全撕脱。损伤成因：股四头肌强力地收缩或外力冲撞。

（二）临床特点

股四头肌挫伤可分为三级，第Ⅲ级最为严重。

体征和症状：Ⅰ级：轻微的压痛或疼痛，轻微或无肿胀，可发挥最大力量；Ⅱ级：明显的压痛和疼痛，中度肿胀或伴随血肿，力量明显下降；Ⅲ级（完全撕裂）：极度疼痛，肌肉变形，肿胀变色，丧失收缩能力。

未及时处理的并发症：Ⅰ、Ⅱ级拉伤若未及时进行治疗，可导致肌肉继续撕裂，损伤恶化。Ⅲ级拉伤如未及时治疗则将造成运动能力下降以及肌肉伸展性严重丧失，严重的病例常常继发骨化性肌炎。

（三）康复问题

股四头肌挫伤可能存在的康复问题为疼痛、肿胀、行走困难等。

（四）康复评定

1. 肌力评定　常用徒手肌力检查法进行大小腿肌力评定，还可行等张肌力测定及等速肌力评定。

2. 肢体周径的测量　选择两侧肢体相对应的部位进行测量与对比。测量大腿周径时取髌骨上方10 cm处，测量小腿周径时，取髌骨下方10 cm处。

3. 髋膝关节活动范围评定　用于判断伤后髋膝关节障碍程度及康复治疗后功能改善情况。

4. 疼痛评定　通常用VAS法评定疼痛的程度。

5. 肌骨超声检查　了解肌肉损伤和血肿情况。

（五）康复治疗

1. 限制活动期　应用"RICE"原则进行治疗，棉垫加压包扎，休息、抬高患肢、冰袋降温。禁止热疗、按摩以及髋膝的屈伸活动。轻度挫伤24 h、中重度挫伤48 h，后开始股四头肌、腘绳肌等长收缩运动。

2. 关节活动康复期　依据损伤程度，在病情稳定后，即可开始轻微的膝关节主动屈伸活动。先练习伸膝功能，屈曲练习依据病情缓慢开始，先在床上练习，逐步过渡到下地行走，逐步加强髋膝关节屈伸能力训练。可行超短波、热敷和按摩，以促进血液循环和损伤痊愈，冰敷冷疗以减轻炎症反应和消除水肿。

3. 功能恢复期　髋膝关节活动度训练至完全恢复正常，逐渐增加伸膝抗阻力训练，同时继续行超短波、热敷、按摩促进血液循环和损伤痊愈，直至恢复正常。

4. 加强股四头肌的训练

（1）当患者股四头肌肌力为0级时选用被动运动，功能性电刺激和生物反馈疗法，并维持关节活动度，预防肌肉萎缩。

（2）当患者股四头肌肌力为1～2级时，可进行辅助主动运动。在外力的辅助下，通过患者主动收缩肌肉来完成（图6-16）。

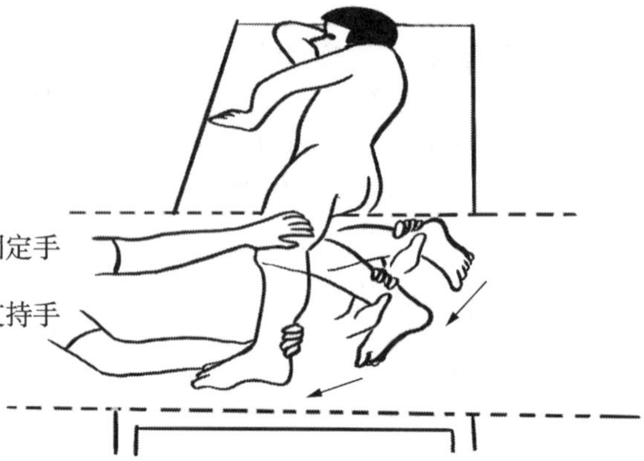

图 6-16　股四头肌(1 ~2 级)训练

(3)当患者股四头肌肌力达到 3 级时,可在让患者在抗重力体位主动收缩肌肉的形式完成。患者可以躺在治疗床上,利用股四头肌训练器来进行主动训练,也可坐在床旁进行主动伸膝训练,注意避免出现代偿动作(图 6-17)。

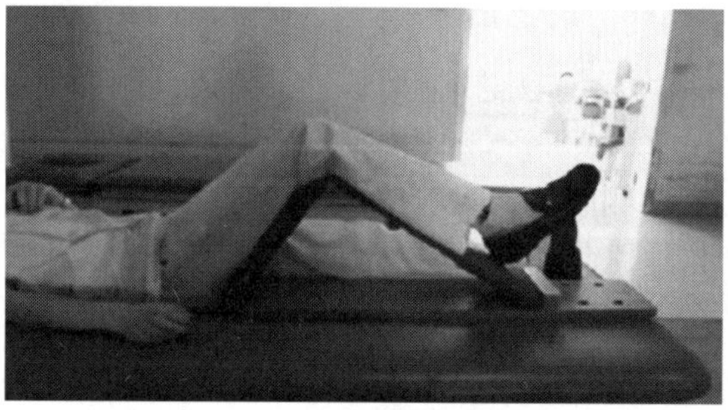

图 6-17　股四头肌(3 级)训练

(4)当患者股四头肌肌力达到 4 ~5 级时,应进行抗阻力主动运动(图 6-18)。

方法 1:徒手抗阻力主动运动 患者坐在床边,治疗师一手固定患者的膝关节,另一手施加阻力于患者的小腿远端,嘱患者用力完成伸膝动作,注意治疗师手给予的阻力大小要适当,阻力施加的位置根据患者股四头肌力量的大小调整高度,阻力的施加方向与患者肢体的运动方向相反。注意避免患者出现代偿运动。

方法 2:重物抗阻力主动运动 直接把一些重物,如沙袋、哑铃固定在踝关节上,让患者完成伸膝动作。或者利用一些专门的股四头肌训练器进行更针对性的训练。

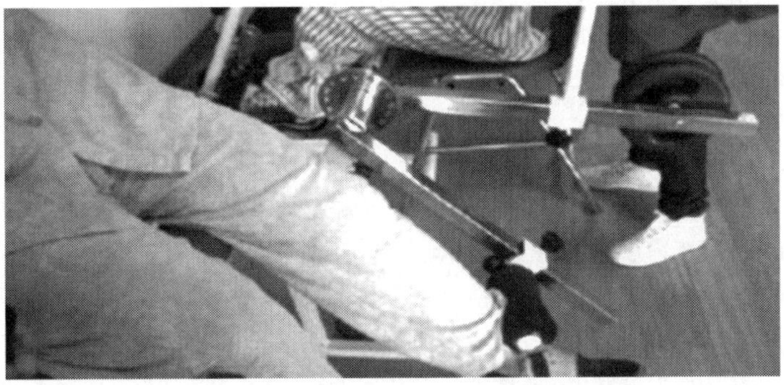

图6-18 股四头肌抗阻训练

附 髋部与大腿的运动学基础

一、骨学

髋骨为不规则的扁骨，上部扁阔，中部窄厚，有朝向下外的髋臼。16岁以前由髂骨、坐骨及耻骨以软骨连结而组成，成年后软骨骨化，三骨在髋臼处互相愈合。髋臼是髋骨外面中央的环形关节窝，由髂骨、坐骨、耻骨三骨的体构成，与股骨头相关节，其底部中央粗糙，无关节软骨附着，称为髋臼窝。窝的周围骨面光滑，附以关节软骨，叫作月状面。

1. 髂骨　位于髋骨的后上部，分为髂骨体和髂骨翼两部分。髂骨体位于髂骨的下部，参与构成髋臼后上部。由体向上方伸出的扇形骨板叫髂骨翼，翼的内面凹陷称髂窝，为大骨盆的侧壁，窝的下方以弓状线与髂骨体分界。弓状线前端有一隆起名髂耻隆起，髂窝的后分粗糙，有一近横位的耳状面，与骶骨的耳状面相关节。髂骨翼的上缘肥厚且呈弓形向上凸起，叫髂嵴。两侧髂嵴最高点的连线约平齐第4腰椎棘突，是计数椎骨的标志。翼的前缘弯曲向下，达于髋臼，有上、下两个骨突，分别叫作髂前上棘和髂前下棘。翼的后缘也有上、下两骨突，分别命名为髂后上棘和髂后下棘。髂后下棘下方有深陷的坐骨大切迹，两侧髂后上棘的连线约平第2骶椎。

2. 坐骨　位于髋骨的后下部，可分为坐骨体与坐骨支两部分。坐骨体构成髋臼的后下部和小骨盆的侧壁。体组成髋臼的2/5，体的后缘有一向后伸出的三角形骨突，叫作坐骨棘。坐骨棘与髂后下棘之间的骨缘呈弧形凹陷，为坐骨大切迹，坐骨棘下方的骨缘小缺口称坐骨小切迹。由体向下延续为坐骨上支，继而转折向前内方，叫作坐骨下支，其前端与耻骨下支相连。坐骨上、下支移行处的后部，骨面粗糙而肥厚，叫坐骨结节，是坐位时体重的承受点。

3. 耻骨　位于髋骨的前下部，分为耻骨体及耻骨支两部分。耻骨体构成髋臼的前下部。由体向前下内方伸出的骨叫耻骨上支，继而以锐角转折向下外方为耻骨下支。耻骨上、下支移行处的内侧面为一卵圆形粗糙面，为耻骨联合面，与对侧同名面之间以纤维软骨连接，构成耻骨联合。耻骨联合面对于男性而言终生不可滑动，对于女性而言分娩时可滑动。耻骨上支的上缘有一锐利的骨嵴，叫作耻骨梳，其后端起于髂耻隆起，前端终于耻骨结节。

股骨　股骨是人体最长、最结实的长骨，约占身高的1/4，分为一体两端。上端朝向内上方，其末端膨大呈球形，叫股骨头，与髋臼相关节。头的中央稍下方，有一小凹称股骨头凹，为股骨头韧带的附着处。头外下方较细的部分称股骨颈。颈与体的夹角称颈干角。颈与体交界处的外侧的隆起称大转子，内下方较小的隆起，称小转子。大、小转子间，前有转子间线，后有转子间嵴相连。两者之间称股骨粗隆间，是骨折多发处。

二、肌学

下肢髋肌、大腿肌，主要功能是支持体重、维持直立姿势和行走。

髋肌分布于髋关节周围，能运动髋关节，也是维持髋关节稳定的重要动力因素。根据功能分为：屈曲肌群、后伸肌群、内收肌群、外展肌群、内旋肌群、外旋肌群。

1. 屈曲肌群

(1) 髂腰肌：是屈肌群中主要肌肉，为髂肌和腰大肌的合称，位于髋关节的前面，一部分起于第12胸椎和全部腰椎的侧面，另一部分起于髂窝，由髂窝及腹后壁下行，其联合腱止于股骨小转子，肌腱与小转子间有一恒定的髂肌腱下滑囊，髂腰肌上被覆以髂筋膜。该肌除有强大屈髋作用外，还有外旋股骨的作用。

（2）股直肌：为股四头肌之一，为厚且长的呈纺锤状的双羽状肌，起点为一短且坚强的分叉腱，直头起于髂前下棘，与肌肉方向一致。另一反折头起于髋臼上部，覆盖髂股韧带的侧部，直头与肌肉方向一致。下部与股四头肌各组互相融合成坚强的股四头肌腱，止于髌骨，向下延续为髌韧带，再止于胫骨粗隆，股直肌具有强有力的屈曲髋关节作用。

（3）缝匠肌：起于髂前上棘，斜越大腿前面全程，下端变成扁平之薄腱，越过股薄肌及半腱肌的表面，止于胫骨粗隆的内侧及胫骨上端前缘内侧，肌肉收缩时能使大腿及小腿屈曲，并使已屈关节外旋、外展。

2. 伸展肌群

（1）臀大肌：是全身最大的肌肉，肌肉扁平呈棱形，肌肉粗壮有力、丰厚坚强。其上被覆的伸筋膜较薄弱。臀大肌起点广泛，起于髂骨臀后线以后的髂骨臀面，短腱起于髂后上棘，骶骨下部、尾部的背面等处。粗大的肌纤维平行向外下、大部分移行于髂胫束的深面，小部分止于股骨的臀肌粗隆。臀大肌近端固定时，其拉力方向是由前外向后内上，肌收缩使大腿在髋关节处伸展，并内收且内旋。远端固定时，臀大肌拉力方向是由后内上向前外下。肌收缩时使骨盆后仰和使前屈的躯干回复到直立，在步行、起立、登高、弹跳时起重要作用。

（2）股二头肌：与半腱肌、半膜肌同属大腿后侧肌肉，合称股后肌，均起自坐骨结节，止点均越过股骨而止于小腿骨，三者均能伸髋屈膝。

股二头肌长头起于坐骨结节上部的下内压迹，短头起于股骨粗线外侧唇下部外侧的肌间隔，下端合为一腱，止于腓骨小头，为腘窝之外界。股二头肌除能伸髋屈膝外，尚有微外旋膝关节作用。

（3）大收肌坐骨部：大收肌起于坐骨结节的下部，在股骨下 1/3 止于收肌结节。大收肌斜行部及股骨下端内侧围成收肌裂孔。

3. 内收肌群

（1）大收肌：起自坐骨结节，坐骨下支及耻骨下支的前面，向外扩张，止于股骨粗隆线全长及内髁骨上嵴的上部，按照大收肌的起点和肌纤维方向可以分为横行部、斜形部、坐骨部三部分。

（2）长收肌：起于耻骨体和耻骨上支前面上部，止于股骨粗线内侧唇中 1/3。为长三角形扁肌，其内侧缘前倾，构成股三角的内界。长收肌参与构成内收肌管。

（3）短收肌：起于耻骨体及其下支的前面，止于股骨粗线内侧唇上 1/3，肌腹较短，位于收肌之前，长收肌及耻骨肌之后。

（4）耻骨肌：起于耻骨梳及耻骨上支，向下外后斜行，绕过股骨颈向后，止于股骨耻骨肌线。

（5）股薄肌：位于缝匠肌与半膜肌之间。股薄肌起于耻骨弓，起部肌腱宽而薄，下端细且薄，肌腱尾呈扇形，止于胫骨内髁。股薄肌与内收肌作用一致，具有内收大腿的作用。

4. 外展肌群

（1）臀中肌：起于臀后线及臀前线前部的髂骨臀面、髂嵴外唇及阔筋膜，形成扇形扁平肌束，止于股骨大转子尖端的上面和外侧面。臀中肌前部由阔筋膜张肌所覆盖，后部为臀大肌所盖。而在二肌之间的臀中肌浅面仅覆盖有臀筋膜和皮肤。臀中肌主要功能是使髋关节外展。

（2）臀小肌：起于臀前线以下与髋臼以上的髂骨背面，渐成扁腱，止于大转子的上面和外侧面。臀小肌位于臀中肌的深面，其深面为髋关节上部和髂骨。前面肌纤维较厚，覆盖股直肌的两头。

（3）阔筋膜张肌：起于髂前上棘及髂嵴外唇前 2.5 cm 处，被覆以阔筋膜，行于缝匠肌与臀中肌之间，肌腹呈梭形，其肌纤维向下后方行走，在股上、中 1/3，移行于髂胫束。由臀大肌、阔筋膜张肌及髂胫束在臀部成浅部肌层。臀大肌向后上、阔筋膜张肌向上牵引髂胫束，单独收缩具有内旋作用。二者同时收缩有伸膝功能。

5. 内旋肌群

髋关节不存在单纯的起内旋作用的肌群，而是由臀中肌、臀小肌的前部肌纤维及阔筋膜张肌起内旋髋关节的作用。因为这部分肌肉位于髋关节垂直轴的前方，故收缩时可以内旋大腿，并由内收大肌、内收长肌来增强。屈髋时，内收受坐股韧带及关节囊本身的限制；伸髋时又受到髂股韧带的限制，所以内旋运动较弱。肌力也较弱，仅为外旋肌力的 1/3。

6. 外旋肌群

（1）梨状肌：大部分起于第 2～4 骶椎前面的骶前孔外侧，出骨盆之后，有起于骶髂关节囊，骶棘韧带和骶结节韧带的附加纤维参加，几乎占据整个坐骨大孔，由此出骨盆后移行为肌腱，紧贴髋关节囊后上部，向外止于大转子上缘的后部。

(2)股方肌:起于坐骨结节的外侧,止于股骨大转子后面的股方肌结节。股方肌下缘与坐骨结节下端在同一平面,越过小转子的后面。股方肌由股方肌上、下动脉营养。由骶坐分支支配。

(3)闭孔内肌:为贴于小骨盆侧壁的三角扁肌,起自闭孔膜周围的骨面及膜内面。其肌束向坐骨小切迹集中,肌腱与坐骨间有恒定的闭孔内肌坐骨囊,后经坐骨小孔而入臀深部。最后越过髋关节后面,止于转子窝的内侧面。

(4)上、下孖肌:上孖肌起于坐骨小孔的上缘坐骨棘,下孖肌起于坐骨小孔下缘的坐骨结节。位于闭孔内肌腱的上下缘。三肌位于梨状肌之下,股方肌之上,介于二者之间。止于转子窝。由骶丛分支支配。

(5)闭孔外肌:闭孔外肌与闭孔内肌相对应,起于闭孔膜外面及闭孔周围骨质;止于转子窝,起外旋作用。

三、关节与关节运动

髋关节由髋骨的髋臼与股骨头构成,是连接躯干和下肢的重要关节,也是人体最大、关节窝最深、负重最大的关节,也是最典型、最完善的杵臼关节。主要功能为负重,将躯体的重量传达给下肢,同时能做相当范围的前屈、后伸、内收、外展、内旋、外旋和环转运动,且有吸收、减轻震荡的功能。

髋关节为多轴性关节,能作屈伸、收展、旋转及环转运动。但由于股骨头深嵌在髋臼中,髋臼又有关节盂缘加深,包绕股骨头近2/3,所以关节头与关节窝二者的面积差甚小,故运动范围较小。加之关节囊厚,限制关节运动幅度的韧带坚韧有力,因此稳固性大,而灵活性则甚差。这种结构特征是人类直立步行,重力通过髋关节传递等机能的反映。

髋关节ROM:先置于中立位,其活动度:前屈:145°,后伸40°,外展30°~45°,内收20°~30°,内旋40°~50°,外旋40°~50°。

本章小结

本章主要介绍了股骨颈骨折、股骨干骨折、股四头肌挫伤的康复评定、康复治疗以及髋部与大腿结构及关节运动、神经肌肉等解剖情况。康复评定中分别介绍了关节活动度、下肢肌力、神经功能、步态分析、日常生活活动等方面的评定及一些常规检查。康复治疗中分别介绍了3种髋部与大腿疾病的具体康复治疗方法。

思考题

一、单选题

1. 下列除那块肌肉外皆起自坐骨结节(　　)

A. 股二头肌　　B. 半腱肌　　C. 半膜肌

D. 股薄肌　　E. 大收肌坐骨部

2. 屈髋和屈膝的肌是(　　)

A. 缝匠肌　　B. 臀大肌　　C. 股二头肌

D. 股四头肌　　E. 梨状肌

3. 患者右股骨干骨折,石膏固定,此时为减少股四头萎缩,应进行(　　)

A. 等张收缩　　B. 向心性收缩　　C. 离心性收缩

D. 等长收缩　　E. 等速收缩

4. 髋关节内收外展活动度测量错误的是(　　)

A. 体位为仰卧位　　B. 轴心在髂前上棘

C. 固定臂为左右髂前上棘连线的垂直线

D. 移动臂为髂前上棘至髌骨中心的连线

E. 正常值为内收外展各0°~60°

5. 患者,男,46岁,因股骨干骨折切开复位加压钢板螺钉内固定术后1周,可配合的康复治疗不

包括(　　)

A. 患侧股四头肌等长收缩活动

B. 患侧髋关节无痛范围内的被动活动

C. 患侧膝关节无痛范围内的被动活动或主动运动

D. 长腿平坐,双上肢支撑练习

E. 扶双拐下地负重行走练习

6. 股四头肌挫伤后一般可分为(　　)

A. 2 级　　B. 3 级　　C. 4 级

D. 5 级　　E. 6 级

7. 下列不是髋关节松动术的禁忌证(　　)

A. 过度的关节活动范围　　B. 外伤或疾病引起的关节肿胀

C. 关节炎症　　D. 恶性疾病　　E. 愈合的骨折患者

8. 患者坐位乘车时,急刹车,右膝前方受到撞击,出现右髋剧痛,髋关节运动障碍,处于屈曲、内收、内旋畸形状态。可能出现哪些合并损伤(　　)

A. 坐骨神经损伤　　B. 股神经损伤　　C. 闭孔神经损伤

D. 胫神经损伤　　E. 腓总神经损伤

9. 患者坐位乘车时,急刹车,右膝前方受到撞击,出现右髋剧痛,髋关节运动障碍,处于屈曲、内收、内旋畸形状态,在诊断明确的情况下,应选择哪种治疗方法(　　)

A. Hippocrates 法　　B. Kocher 法　　C. Allis 法

D. 骨牵引　　E. 皮牵引

10. 关于股骨颈骨折康复的描述不正确的是(　　)

A. 多为跌倒时扭转患肢暴力传导股骨颈引起

B. 严重移位者髋关节多呈外旋畸形

C. 术后最早的康复训练是踝泵练习

D. 患肢负重练习不利于骨折愈合

E. 在运动治疗结束后可进行冰敷

二、简答题

1. 股骨颈骨折切开复位内固定术后康复治疗的分期与康复治疗?

2. 股骨干骨折的骨痂成熟期康复治疗措施具体有哪些?

3. 针对髋关节活动障碍采用的关节松动术具体如何操作?

4. 股四头肌挫伤限制活动期如何康复治疗?

(杨来福)

第七章 膝部与小腿伤病康复

★教学目标 ①掌握:髌骨骨折、胫腓骨骨折、膝关节半月板损伤、交叉韧带损伤、膝关节骨性关节炎的康复评定及治疗。②熟悉:股骨下端、髌骨、胫骨、腓骨的结构及关节运动特点。③具有膝关节临床康复思维与结构框架,能对膝关节及小腿的常见损伤进行简单的康复评定及指导。④能与患者及家属进行良好沟通,开展膝关节及小腿相关疾病的宣教,并帮助和指导患者进行康复介入。

第一节 康复评定

一、关节活动度评定

膝关节屈曲、伸展患者俯卧位,髋膝关节伸展,评定者将角度尺中心置于股骨外侧髁,固定臂为股骨纵轴,移动臂为腓骨头和外踝连线,屈曲或伸展膝关节至最大范围。参考值:屈曲 0°~135°(图 7-1),伸展 0°(图 7-2)。

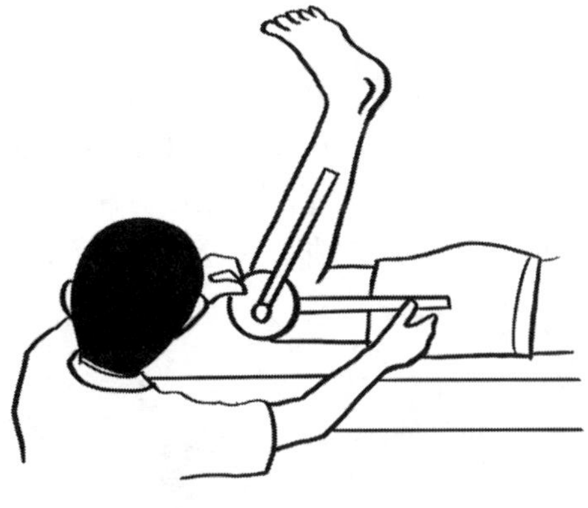

图 7-1 膝关节伸展

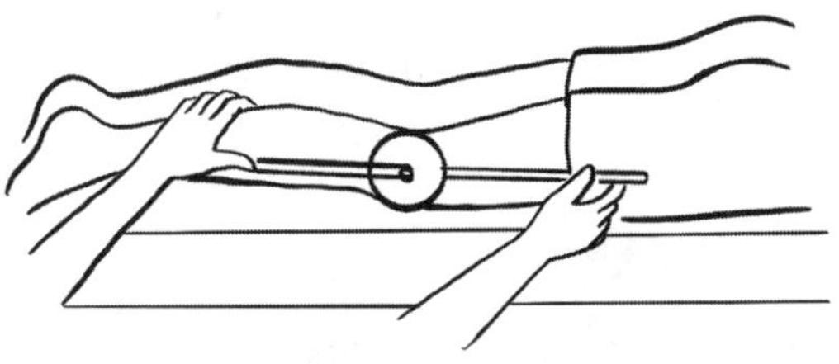

图 7-2 膝关节屈曲

二、肌力评定

(一)膝关节屈曲

膝关节屈曲动作主要由股二头肌、半腱肌、半膜肌评定分析如下。共同收缩完成,缝匠肌、股薄肌、腓肠肌缩辅助动作完成。

评定 5 级与 4 级:患者俯卧位,双下肢伸展,足伸出评定台外。评定者一手固定忠者骨盆,另一手于踝关节处施加阻力,检查股二头肌时应使小腿外旋,检查半腱肌、半膜肌时应使小腿内旋。嘱患者完成关节屈曲运动,能对抗充分阻力完成膝关节全关节活动范围屈曲运动者为 5 级;能对抗一定阻力完成以上运动者为 4 级。

3 级:体位及固定方法同前,不施加阻力,能克服肢体重力的影响,完成膝关节屈曲运动者为

3 级(图 7-3)。

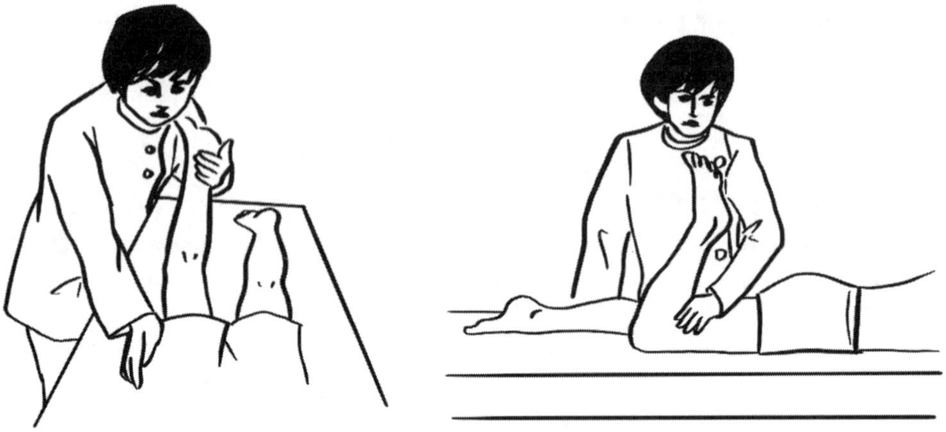

图 7-3　膝关节屈曲

2 级:患者侧卧位,双下肢间放一光滑平板,被检下肢膝关节伸直置于平板上,位于下方的下肢膝关节屈曲。评定者令被检下肢完成膝关节屈曲动作,在解除肢体重力影响下,可完成膝关节全关节活动范围屈曲运动者为 2 级。

1 级与 0 级:患者俯卧位,试图屈膝时,评定者在大腿后侧膝关节附近触及肌收缩者为 1 级;无收缩者为 0 级。

(二)膝关节伸展

膝关节伸展动作主要由股四头肌(受股神经 1 的支配)收缩完成。评定分级如下。

5 级与 4 级:患者坐位,双小腿自然下垂,双手握住评定台面边缘以固定干,身体稍后倾。评定者一手固定患者大腿,另一手在踝关节上方向下施加阻力。其完成伸展关节的运动,能对抗充分阻力完成膝关节全关节活动范围伸展运动者为 5 级;能对抗一定阻力完成以上运动者为 4 级(图 7-4)。

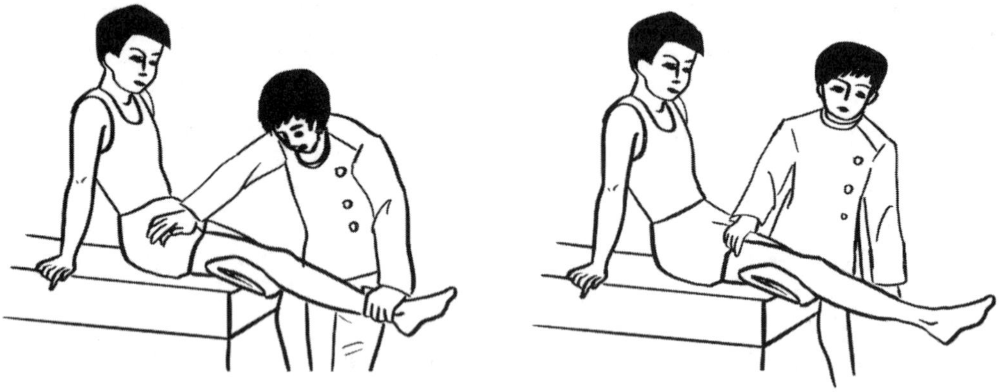

图 7-4　膝关节伸展

3 级:体位及固定方法同前,不施加阻力,能克服肢体重力的影响,完成膝关节全关节活动范围伸展运动者为 3 级(图 7-4)。

2 级:患者侧卧位,双下肢间放一光滑平板,被检下肢关节屈曲置于平板上,位于下方的膝关节亦屈曲。评定者令被检下肢完成膝关节伸展动作，在解除体重力影响下可完成关节全关节范围伸展运动者为2级。

1级与0级：患者仰卧位，试图伸展关节时，在韧带上方触诊股四头肌，有收缩者为1级；无收缩者为0级。

三、疼痛评定

一般用视觉模拟评分法(visual analogue scale, VAS)。参见第一章第二节康复功能评定。

四、下肢功能评定

重点是评估步行、负重等功能。如Hoffer步行能力分级(表7-1，表7-2)。

表7-1　横穿膝关节的肌肉动作和神经支配

肌肉	动作	神经支配	神经丛
缝匠肌	髀弯曲、外旋和外展 膝弯曲和内旋	股神经	腰丛
股薄肌	髀弯曲和内收 膝弯曲和内旋	闭孔神经	腰丛
股四头肌、股直肌	膝伸展和髀弯曲	股神经	腰丛
股中肌群	膝伸展		
腘肌	膝弯曲和内旋	股神经	骶丛
半膜肌	髀伸展 膝弯曲和内旋	坐骨神经(胫骨部分)	骶丛
半腱肌	髀伸展 膝弯曲和内旋	坐骨神经(胫骨部分)	骶丛
股二头肌(短头)	膝弯曲和外旋	坐骨神经(腓总神经部分)	骶丛
股二头肌(长头)	髀伸展 膝弯曲和外旋	坐骨神经(胫骨部分)	骶丛
腓肠肌	膝弯曲 踝跖屈	胫神经	骶丛
跖肌	膝弯曲 踝跖屈	胫神经	骶丛

表7-2　Hoffer步行能力分级

分级	评定标准
Ⅰ　不能步行	完全不能步行
Ⅱ　非功能性步行	借助于膝-踝-足矫形器(KAFO)、手杖等能在室内行走，又称治疗性步行
Ⅲ　家庭性步行	借助于踝-足矫形器(AFO)、手杖等能在室内行走自如，但在室外不能长时间行走

续表 7-2

分级		评定标准		
Ⅳ　社区性步行		借助于 AFO、手杖或独立可在室外和社区内行走、散步、去公园、去诊所、购物等活动。但时间不能持久，如需要离开社区长时间步行仍需坐轮椅		
时间				
分级				
评定者				
级别		表现		
0 级：无功能		患者不能走，需要轮椅或 2 人协助才能走		
Ⅰ级：需大量持续性的帮助		需使用双拐或需要 1 人连续不断地搀扶才能行走或保持平衡		
Ⅱ级：需少量帮助		能行走但平衡不佳，不安全，需 1 人在旁给予持续或间断的接触身体的帮助或需使用膝-踝-足矫形器（KAFO）、踝-足矫形器（AFO）、单拐、手杖等以保持平衡和保证安全		
Ⅲ级：需监护或语言指导		能行走，但不能正常或不够安全，需 1 人监护或用语言指导，但不接触身体		
Ⅳ级：平地上独立		在平地上能独立行走，但在上下斜坡，在不平的地面上行走或上下楼梯时仍有困难，需他人帮助或监护		
Ⅴ级：完全独立		在任何地方都能独立行走		
时间				
分级				
评定者				

五、平衡功能评定

膝关节和小腿作为下肢运动链的重要组成部分，一旦发生骨伤、损伤、关节炎等疾病常常会影响患者下肢肌肉肌力、耐力、本体感觉等功能，进而会影响患者的平衡能力。临床常用的量表主要有 Berg 平衡量表。

六、肢体周径的测量

进行肢体周径测量时，必须选择两侧肢体相对应的部位进行测量。为了解肌肉萎缩的情况，以测量肌腹部位为佳。测量时用皮尺环绕肢体已确定的部位一周，记取肢体周径的长度。患肢与健肢同时测量进行对比，并记录测量的日期，以作康复治疗前后疗效的对照。下肢测量常用的部位是测量大腿周径时取髌骨上方 10 cm 处，测量小腿周径时，取髌骨下方 10 cm 处。

七、骨折韧带愈合情况

包括骨折对位对线、骨痂生长情况，有无愈合延迟或不愈合或畸形愈合，韧带愈合程度。骨折主要通过 X 射线检查完成，必要时 CT 检查，韧带主要通过 MRA 检查。

八、心理评定

对骨折患者出现焦虑、抑郁等心理问题，可用汉密尔顿焦虑量表、抑郁量表等评定。

第二节　康复治疗

一、关节活动技术

1. 被动活动技术　患者仰卧位，治疗师一手托膝关节置后方（腘窝），另一托足跟进行膝关节的屈曲。然后在髋关节屈曲状态下完成膝关节伸展。

2. 主动助力活动技术　患者取仰卧位、膝关节屈曲 90°，先将滑轮套带套在踝关节上方，再将绳通过滑轮，绳索两端固定把手，滑轮位于正前上方、患者双手握住绳两端的把手向下拉，完成膝关节伸展运动。

3. 主动活动技术　患者取坐位或卧位，主动进行膝关节伸展训练。

二、关节松动技术

（一）胫股关节

1. 长轴牵引（图 7–5）

作用：增大膝关节间隙。

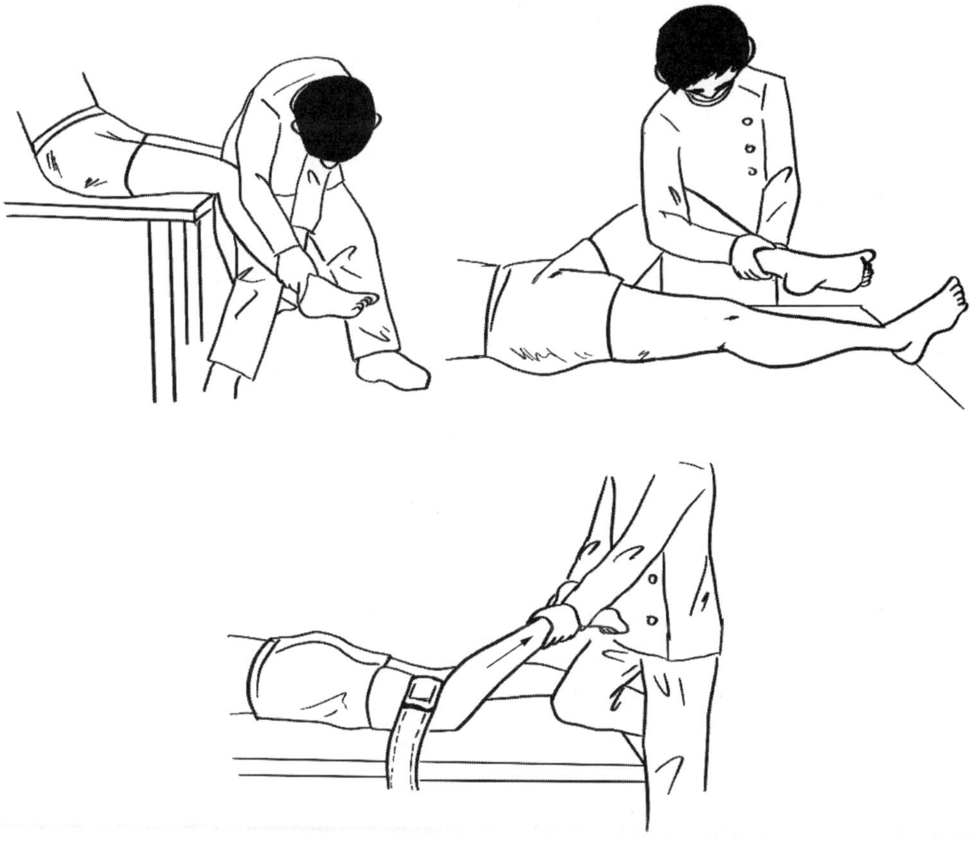

图 7–5　长轴牵引

患者体位:坐位、卧位或俯卧位,以膝关节休息位开始。

治疗师体位:双手抓住小腿下段。

松动手法:沿着胫骨长轴牵拉,分离关节面。

2. 向前后滑动(图 7-6)

作用:改善膝关节屈曲角度。

患者体位:仰卧,足部平放床面。

治疗师体位:坐在床上,以其大腿固定患者足部,双手握住小腿近端,拇指朝前,其余四指朝后。

松动手法:治疗师上肢伸直,将身体前倾,以拇指将胫骨向后推。

3. 后向前滑动(图 7-7)

作用:改善膝关节伸直功能。

患者体位:俯卧,膝关节休息位。

治疗师体位:远端手抓住胫骨末端,近端手掌面放于胫骨近端的后侧面。

松动手法:通过放在胫骨近端的手,给予向前的推动力。

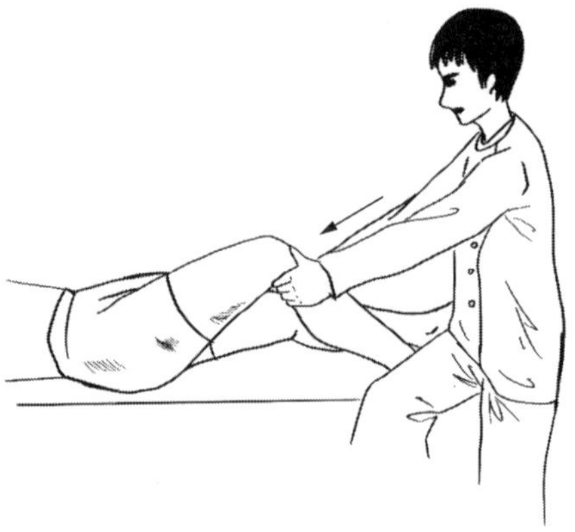

图 7-6 前后向滑动

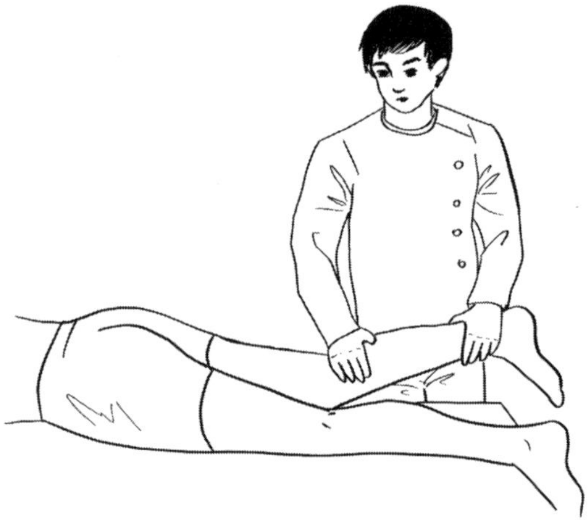

图 7-7 后向前滑动

(二)髌骨关节

1. 向远端滑动(图 7-8)

作用:改善髌骨活动度,以改善屈膝活动度。

患者体位:仰卧,伸膝。

治疗师体位:站在患者大腿旁,面向其足部,一只手拇指指腹握住髌骨上缘,另一只手做加强用。并列四指放于另一侧做松动手法:将髌骨向尾端滑动,平行于股骨。

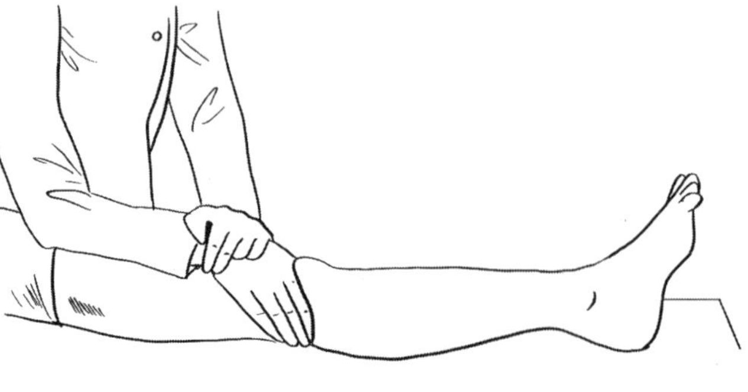

图 7-8 向远端滑动

2. 内-外侧滑动

作用:改善髌骨活动度。

患者体位:仰卧位,伸膝。

治疗师体位:双手拇指、手指分别置于髌骨的内外侧。

松动手法:将髌骨往内、外侧滑动。

三、关节牵伸技术

(一)站姿膝屈肌牵伸

站直,右脚跟在左脚趾前方 30 ~ 61 cm,右膝保持伸直位,左膝微屈,腰部挺直,弯腰时腹部尽量贴近大腿前侧,双手向右脚方向伸。

(二)坐姿膝屈肌牵伸

两腿伸直坐在平面上,两腿并拢;两腿成自然放松姿势,两手放在两腿两旁;腰部挺直,弯腰时腹部尽量贴近大腿前侧,如果可能的话,将膝关节的后部置于地面,向前弯腰时,手沿着脚的方向滑动,置于两腿旁边。

(三)平躺姿势膝屈肌牵伸

右腿抬起放在门框上,右膝直立,左腿平放在地上,两手掌分别放在臀部两侧,右腿保持笔直,用力慢慢地向门框处移动臀部,直到腿后面有牵伸感。

(四)单腿站姿髋屈肌和膝伸肌牵伸

直立,重心在左腿。左脚指向正前方,左膝几乎笔直,为了平衡,左手扶墙。屈右膝,紧紧抓住右脚或右膝,向后略向上拉右脚踝,使之离臀部 10 ~ 15 cm,同时向前推髋。

四、肌力训练技术

(一)坐位伸屈膝

1. 坐位伸膝　坐在椅子上,将双足平放在地上,然后逐渐将左(右)膝伸直,并保持直腿姿势 5 ~ 10 s,再慢慢放下。双腿交替进行,重复练习 10 ~ 20 次。

2. 坐姿屈膝　坐在椅子或床的边缘,身体略微向后倾斜,双手抓住边沿,两腿伸直,双脚并拢,脚跟距离地面几厘米。这是该动作的起始姿势。平缓地抬起膝盖,直到膝盖距胸部约 15 ~ 25 cm。在此过程中呼气,动作完成时呼气结束,腹肌保持收缩状态。这是该动作的结束姿势。

(二)股四头肌静力收缩

1. 股四头肌静力收缩锻炼　坐位或仰卧位,下肢伸直(主要是保持膝关节伸直状态),踝关节尽量向自己怀里的方向勾脚,感觉到大腿上方的肌肉收缩绷紧,维持 5 ~ 10 s,放松 1 s。每组 10 ~ 15 次。

2. 股内侧肌锻炼　站立位、坐位或仰卧位,下肢伸直(主要是保持膝关节伸直状态),双膝间夹个枕头,双膝尽量用力向内侧夹枕头,可感觉大腿内侧肌肉收缩,维持 5 ~ 10 s,放松 1 s。每组 10 ~ 15 次。

3. 股外侧肌锻炼　站立位,保持身体站立挺拔(肩、髋、踝在一条线),手扶椅背或桌子以支撑,以健侧腿为支撑,患肢向侧面抬腿,可感觉大腿外侧肌肉收缩,维持 5 ~ 10 s,放松 1 s。每组 10 ~ 15 次。一定要注意上身保持原姿势,不要倾斜,膝关节一直保持伸直状态。不能站立的病人可采取侧卧位锻炼。患侧在上侧卧位,保持身体呈一条直线,患肢向天花板抬腿,可感觉大腿外侧肌肉收缩,维持 5 ~ 10 s,放松 1 s。每组 10 ~ 15 次。

(三)踝泵运动

踝泵运动分为屈伸和绕环两组动作。

屈伸动作:患者躺或坐在床上,下肢伸展,大腿放松,缓缓勾起脚尖,尽力使脚尖朝向自己,至最大位置时保持 10 s,然后脚尖缓缓朝下至最大位置时保持 10 s,然后放松,一组动作完成。稍休息后可再次进行下一组动作。反复地屈伸踝关节,最好每小时练习 5 min,5 ~ 8 次/d。

绕环动作:患者躺或坐在床上,下肢伸展,大腿放松,以踝关节为中心,作 360°绕环,尽力保持动作幅度最大。绕环,可以使更多的肌肉得到运动。

(四)静蹲练习

背靠墙,双足分开,与肩同宽,逐渐向前伸,和身体重心之间形成一定距离,大概 40 ~ 50 cm。此时身体就同时已经呈现出下蹲的姿势,使小腿长轴与地面垂直。蹲的时候最好在不引起明显疼痛的角度进行,否则练习不当会加重损伤。大腿和小腿之间的夹角不要小于 90°。因为蹲得太深,会明显增加髌股关节的压力,也不对大腿肌肉力量产生强烈的锻炼效果。

第三节　常见伤病康复

一、髌骨骨折康复

髌骨骨折为关节内骨折,约占全身骨折的 1.05%,多发生于 30 ~ 50 岁的成人,儿童较少见。髌骨位于膝前皮下,易受直接暴力或间接暴力损伤。暴力直接作用于髌骨,如跌倒时跪地、髌骨直接撞击地面而发生骨折,骨折多呈粉碎性。

(一)病因

间接暴力多为股四头肌剧烈收缩所形成的牵拉性损伤。如突然滑倒时,膝关节半屈曲位,股四头肌骤然收缩,牵拉髌骨向上,髌韧带固定髌骨下部,而造成髌骨骨折,多为横行骨折。髌骨骨折的最大影响是膝关节伸膝装置失去连续性及髌股关节的动作不协调。

(二)临床表现

伤后膝部疼痛、肿胀,不能主动伸膝。检查时可发现局部压痛、浮髌试验阳性。骨折移位者可触及骨折间隙或阶梯状。髌骨位置表浅,诊断根据病史和局部检查多不困难,X 射线摄片可进一步明确骨折的类型、移位情况及程度。摄 X 射线片时应采用膝关节正侧位及斜位,而不用前后位。此外常规的正侧位 X 射线片不易发现髌骨纵行骨折,对可疑者应摄髌骨轴位片,有时还需摄健侧髌骨 X 射线片,用以鉴别髌骨边缘骨折与副髌骨。

(三)康复问题

髌骨骨折首先是复位与固定问题,必须正确复位,不能有成角、旋转、重叠移位。对于开放性骨折,首先要争取伤口一期愈合,同时注意对骨折的正确整复。临床过程中最常见是局部肿胀、疼痛、活动受限问题,还可能出现肌肉萎缩、关节僵硬等问题,影响患者步行及日常生活能力。其中导致关节僵硬的最主要原因是长期固定和持续性水肿。

(四)康复评定

见本章第一节。

(五)康复治疗

1.一般治疗　骨折的健康教育,避免不利于骨折愈合的活动;饮食教育,多吃富含维生素和粗纤维的食物,多喝水。戒烟,因为吸烟影响骨折愈合。

2.局部抗炎、止痛、促进伤口愈合

(1)紫外线:根据应用的目的及时期不同,选择不同的剂量。因其穿透深度较浅,仅用于治疗浅层炎症,适用于开放性损伤术后。主张在病灶中心用大剂量,病灶周围 10~15 cm 亦照射中等剂量。炎症浸润期,采用红斑量 2~3 MED;化脓期,为强红斑量 4~5MED;肉芽生长期,为亚红斑量 1~2 MED;愈合期,为无红斑量或亚红班量 0.5~1.0 MED。用于止痛,5~10 MED;促进伤口愈合时,小剂量既能促进上皮细胞分裂,又能避免细胞受损,故对清洁伤口,需要小剂量,照射间隔时间亦较长。在骨折局部或伤口照射,每日或隔日一次,3~5 次为一个疗程。

(2)超短波:可用于深层组织的炎症治疗。超短波的温热效应使毛细血管扩张,血流加快,组织供氧和营养增加,渗出减少,促进致炎、致痛物质的排出。采取患部对置法,骨折 1 周内无热量,1 周以上微热量,每次 10~15 min,每日一次,15~30 次为一个疗程。

(3)经皮神经肌肉电刺激疗法:起镇痛的作用并能防止失用性肌萎缩。

(4)干扰电疗法:对疼痛、骨延迟愈合、失用性肌萎缩均有较好的疗效。分固定法和抽吸法。两者治疗剂量、时间、差频相同。根据病情选择不同的差额,每次治疗选择 1~3 种差频,每次 10~15 min,总治疗时间为 20~30 min,电流强度以患者能耐受为准。

3.促进骨折愈合、维持肌力和关节活动度

功能训练:骨折后由于创伤的反应和肢体长期固定不动或不运动,使静脉和淋巴回流受阻,患肢组织中浆液性纤维渗出物和纤维蛋白沉积,使关节内外发生粘连,导致关节僵硬;肢体因废用而发生萎缩和肌力下降,骨折局部功能受抑;骨钙、体液钙和血浆钙的交换形成负平衡,形成骨质疏松。因此,骨折复位后应及时功能锻炼,可以改善局部血运,促进骨折愈合,改善关节活动度,提高肌力。功能锻炼应选取对骨折愈合有促进作用的动作,而一些不利于骨折愈合的动作则尽量避免。要注意臀肌、股四头肌和腓肠肌的肌力改善和保持踝关节活动度。

4.运动疗法

(1)保守治疗

1)第 1~2 周:行主动的卧位股四头肌收缩训练,30 次/组,3 组/d。可带石膏或矫形器行直腿抬高练习,患肢抬高与床面呈 30°,30 次/组,3 组/d。在训练开始前可以适当做一些物理治疗,如红外线、磁疗及蜡疗等,有利于预防关节粘连和肌肉萎缩,促进骨折愈合。

2)第 2~4 周:患肢可在石膏保护下,拄拐患肢不负重下地行走。每次训练完毕需抬高患肢,以减轻肿胀,预防深静脉血栓的形成。

3)第 4~6 周:通常骨折已愈合或接近愈合,行 X 射线片检查显示骨折愈合时,可去除石膏或外固定矫形器。可在 CPM 机上行膝关节被动活动,逐渐开始膝关节的主动屈伸活动训练。关节活动度训练应循序渐进,以患者能够耐受为宜。拄拐患肢部分负重行走,以增强肌力。

4)6 周以后:患肢逐渐过渡至完全负重行走,主动下蹲练习,行患肢肌肉抗阻训练。

(2)术后康复

1)抬高患肢:开始 48 h 用弹力绷带加压包扎,将患肢抬高 20°~30°,以促进静脉回流、消除肿胀。

2)术后 1 d:行股四头肌等长收缩训练 40~50 次/h,分 2~3 次进行。行足趾,踝关节关节的主动活动,踝关节的活动要求完成屈伸及环绕运动 40~50 次,并尽量做到全幅运动,20~ 30 min/次,3~4 次/d。

3）术后2 d～1周：于床上行膝关节的屈伸活动，治疗师以手托住患者膝部后方，嘱患者放松，依靠小腿重力屈曲膝关节，再缓慢伸直，3～5次即可，关节活动范围>50°。用CPM机行患肢膝关节的持续被动活动，从45°开始，每天增加5°，1～2 h/次，1～2次/d。

4）术后1～2周：指导患者主动练习膝关节屈伸活动，6～8次/d。患者可坐于床沿，小腿下垂再主动伸直。

5）术后2～3周：拄双拐下地患肢不负重行走训练，并在站立位练习直腿抬高和膝关节屈伸活动。

6）术后3～4周：可逐步进行患肢不负重、部分负重及完全负重的站立、下蹲及步行训练，但必须避免摔倒及不正确的过度活动。

7）术后4～6周：根据骨折愈合情况，行患肢膝关节关节活动度训练，开始使用单拐，患肢部分负重步行，如关节无明显不稳，室内行走可以弃拐。

8）术后6～8周：复查X射线片，根据骨折愈合情况，弃拐行走，逐渐使关节屈曲达到130°以上。逐渐增强肌力训练及患肢的抗阻训练，行上下楼梯训练。

（六）心理治疗

保持患者良好的心理状态，培养战胜疾病的信心，树立正确的康复理念，积极主动地参与康复治疗。

二、胫腓骨骨折康复

胫腓骨骨干是长管状骨中最常发生骨折的部位，占全身骨折的10.0%～13.7%。

（一）病因

1. 直接暴力　如重物打击、机械或者车轮碾压，外界直接打击小腿导致本病。

2. 间接暴力　高处坠落时，足着地，暴力通过足、踝关节向上传导，导致本病。

（二）临床表现

胫腓骨骨干骨折可分为3种类型：胫腓骨干双骨折、单纯胫骨干骨折及单纯腓骨干骨折。其中胫腓骨干双骨折最为常见，单纯胫骨干骨折次之，而单纯腓骨干骨折最多见，常见临床症状如下。①小腿疼痛：受伤后小腿剧烈疼痛，难以忍受，拒绝人按压，不敢活动。②肿胀：小腿肿胀明显。③畸形：小腿长度变短，断裂部位成角，有时在损伤部位看见突起的骨折断端。④皮肤瘀斑：小腿骨折部位皮肤可见青紫色瘀斑。⑤活动受限小腿活动障碍，无法站立和行走。⑥骨摩擦感：有时不慎活动小腿时，患者可感觉到骨折断端相互摩擦。⑦开放性骨折：小腿不规则伤口，流血，骨骼、肌肉外露。

（三）康复问题

参见髌骨骨折康复。

（四）康复评定

见本章第一节。

（五）康复治疗

1. 一般治疗　参见髌骨骨折康复。

2. 局部抗炎、止痛、促进伤口愈合　参见髌骨骨折康复。

3. 促进骨折愈合、维持肌力和关节活动度　参见髌骨骨折康复。

4. 支具的使用。

胫腓骨骨折用拐是暂时的。患者一般只选用拐杖。根据不同类型患者的需要，选用手杖、臂杖和腋杖。所有下肢骨折病人在骨痂形成期后开始离床下地锻炼均应扶双拐，进行不负重或轻负重行走；步幅不宜过大，速度不宜过快，每分钟不超过 25 步；小腿骨折有轻度向外成角者，应先去患侧拐，以保持在行走时患肢外展，纠正和防止成角加大。

骨折愈合后应该及时弃拐。弃拐的原则是骨折部达到骨性愈合。当患肢肌力较差时，可使用两根腋杖练习走路，以后逐渐改为两根手杖，注意不要只用一根，以免造成不平衡的行走习惯，只有在患肢肌力已经充分增强，步态正确时，才能弃杖行走，以免造成因支撑力不够而形成日后难以纠正的错误步态。

然而，在实际工作中发现部分病人弃拐过早，导致骨折畸形，影响病人的康复，甚至需要再次手术。也有部分病人对骨折愈合存有顾虑，不敢弃拐，时间久了，可以造成双下肢肌力不平衡而不利于患肢的康复。

5. 术后康复

(1) 术后 1 d ~1 周：术后患肢保持中立位，抬高患肢 20° ~30°，预防肿胀。指导患者行患肢的足趾及踝关节主动屈伸运动，以及患肢肌肉的等长收缩运动，5 min/组，1 组/h。

(2) 术后 1 ~3 周：继续行股四头肌、腘绳肌、趾长伸肌及小腿三头肌的等长收缩运动，20 次/组，5 ~8 组/d。开始膝关节的 ROM 训练，5 ~10 min/次，4 次/d。可用 CPM 机辅助练习膝关节屈伸运动，20 min/次，2 次/d。稳定性骨折可拄双拐下地部分负重行走。

(3) 术后 3 ~6 周：可在保护下扶双拐下地部分负重行走，进行适当的 ADL 训练，提高患者的生活能力和患肢运动功能。

(4) 术后 6 ~12 周：增强患肢肌力训练及抗阻训练，提高下肢负重能力、耐力和行走能力。负重从 1/4 体重逐渐过渡至 100% 体重。

(5) 术后 12 周以后：以抗阻活动和加强患肢关节活动范围为主，提高下肢负重能力、耐力和行走能力，逐渐、全面恢复日常生活各项活动。

6. 心理治疗　保持患者良好的心理状态，培养战胜疾病的信心，树立正确的康复理念，积极主动地参与康复治疗。

三、膝关节半月板损伤康复

膝关节半月板损伤的主要症状是膝关节疼痛、弹响，有时还可能出现膝关节交锁，导致膝关节突然卡住，固定于某一姿势不敢继续屈伸活动。半月板损伤以内侧半月板居多，最常见者为半月板后角的损伤，且以纵形破裂最多。

(一) 病因

半月板损伤的病因多由旋转外力所致。膝关节由屈曲至伸直运动同时伴有旋转时，最易产生半月板损伤。

(二) 临床表现

半月板是我们膝关节内的结构，它主要是起到增加膝关节的关节稳定和缓冲震荡的作用。当半月板损伤后，患者会感到膝盖内有撕裂感，随即就会出现关节的疼痛、肿胀、活动受限等一系列的问题。但是在急性期内除了典型的关节绞锁和半月板移位外，诊断还是比较困难的，需要经过短期的保守治疗，待患侧膝盖的疼痛减轻、肿胀消退些，体征显露后才可做出明确的诊断。需要综合患者的临床症状、压痛点以及各种阳性实验才可做出最后诊断。临床常用检查如下：

1. 压痛　在膝关节内侧和外侧间隙，沿胫骨髁的上缘（即半月板的边缘部），用拇指由前往后逐点按压，在半月板损伤处有固定压痛。

2. 麦氏(McMurray)试验(回旋挤压试验)　患者仰卧,检查者一手握小腿踝部,另一手扶住膝部将髋与膝尽量屈曲,然后使小腿外展、外旋;外展、内旋;内收、内旋;内收、外旋,逐渐伸直。出现疼痛或响声即为阳性,根据疼痛和响声部位确定损伤的部位。

3. 强力过伸或过屈试验　将膝关节强力被动过伸或过屈,如半月板前部损伤,过伸可引起疼痛;如半月板后部损伤,过屈可引起疼痛。

4. 侧压试验　膝伸直位,强力被动内收或外展膝部,如有半月板损伤,患侧关节间隙处因受挤压引起疼痛。

5. 单腿下蹲试验　用单腿持重从站立位逐渐下蹲,再从下蹲位站起,健侧正常,患侧下蹲或站起到一定位置时,因损伤的半月板受挤压,可引起关节间隙处疼痛,甚至不能下蹲或站起。

6. 研磨试验　病人取俯卧位,膝关节屈曲,检查者双手握住踝部将小腿下压同时作内外旋活动,损伤的半月板因受挤压和研磨而引起疼痛;反之,如将小腿向上提再作内外旋活动,则无疼痛。

(三)康复问题

半月板损伤后常见膝关节疼痛、肿胀,无法屈曲或伸展,严重者影响步行及上下楼梯活动,长时间会造成肌肉萎缩、肌力下降等问题,影响患者工作和生活。

(四)康复评定

见本章第一节。

(五)康复治疗

1. 关节镜下部分内外侧半月板切除术后康复方案

(1)一期——急性期

1)目标:减少炎症和水肿。恢复关节活动范围。重建四头肌功能活动。

2) 1～3 d:股四头肌电刺激,股四头肌活动,直腿抬高,髋内收,外展,自主辅助关节活动,尽可能在双拐辅助下负重。

3) 4～7 d:股四头肌电刺激。股四头肌活动。40°～90°膝伸展。髋内收、外展。平衡和本体感觉训练。自主辅助关节活动。关节活动范围训练,范围0°～115°,腘绳肌、腓肠肌、股四头肌牵张训练。尽可能单拐负重。弹力绷带和支具使用。

4)7～10 d:继续上述练习。轻重量下蹲压腿。脚尖抬起。腘绳肌收缩膝屈。关节活动范围0°～102°踏车。

(2)二期——中期

1)目标:恢复和改善肌力、耐力。恢复无痛的全关节活动范围。逐渐恢复功能活动。

2) 10～17 d:踏车,侧踢腿,前踢腿,1/2下蹲,40°～90°伸膝。腘绳肌收缩膝屈,髋内收、外展、髋屈伸训练,本体感觉和平衡训练。

3) 17 d至4周。继续上述练习。深水中跑、腿部活动。

(3)三期——高级活动期

进入标准:无痛的全关节活动范围。无痛及无触痛。满意的临床检查。提高肌力和耐力维持全关节活动范围。恢复体育运动和功能活动。继续闭合链练习。可以开始非等长活动。

2. 半月板修复后的康复方案

决定康复进展的关键因素:损伤解剖,部位缝合情况,其他病理情况。

(1)一期最大限度的保护(1～6周)

1)第1阶段1 d至3周:冰疗、压迫、患肢抬高,肌肉电刺激,伸膝,锁定支具。0°～90°关节活动范围训练。髌骨活动。瘢痕松动。被动活动。股四头肌、腘绳肌等长收缩。髋内收、外展。可忍受下的双拐辅助负重,支具0°锁定。本体感觉训练。

2）第2阶段4～6周：渐进性抗阻训练0.5～2.5 kg，限制性的膝伸展训练。脚尖抬起。轻微下蹲。踏车灵活性、柔韧性练习。

（2）二期保护（6～10周）

1）进入标准：0°～90°关节活动范围，股四头肌控制良好。

2）目标：增加肌力、爆发力和耐力。使关节活动范围正常。为高级的练习作准备。

3）练习：渐进性抗阻训练。柔韧性练习。轻微下蹲。等动练习。耐力训练。游泳（非蛙式）。踏车。楼梯机训练。水中跑。协调性练习。平衡板训练。水中快跑。倒退步行。非等长练习。

（3）三期（11～15周）

1）进入标准：无痛全关节活动范围。无痛或无触痛。满意的临床检查。

2）目标：增加爆发力和耐力。重点恢复功能活动。为无限制的活动作准备。

3）练习：继续上述练习。增强弹性带练习、水中练习、非等长练习。开始跑步练习。

四、交叉韧带损伤康复

（一）病因

交叉韧带的损伤都是由于较大的暴力造成的，膝关节在正常运动之中并不会造成交叉韧带损伤，但是当以下暴力较大的情况存在时就会造成交叉韧带的损伤：①各种车祸损伤；②高空坠落伤；③剧烈活动因姿势不当而造成扭转、损伤引发交叉韧带损伤。

（二）临床表现

剧烈疼痛而不能再继续运动或工作膝关节处出现肿胀，压痛与积液（血），膝部肌痉挛，患者不敢活动膝部，膝关节处于强迫体位，或伸直，或屈曲膝关节侧副韧带的断裂处有明显的压痛点，临床常用以下特殊检查帮助诊断。

1. 前叉韧带特殊检查

（1）前抽屉测试（Anterior Drawer Test）：前抽屉测试用于评估膝关节前向运动的稳定性。患者仰卧位，患侧下肢屈髋45°、屈膝90°，足部平放在床面上（该体位可以使得ACL与胫骨平台处于同一方向，并保持腘绳肌放松，从而避免腘绳肌稳定胫骨的作用）。治疗师坐在治疗床上，将患者足部置于治疗师大腿之下。治疗师双手四指从腘窝正下方握住胫骨，大拇指置于胫骨平台前面（注意不要压住腓神经），通过后倾躯干来达到向前拉动胫骨的作用。如果胫骨向前移动超过5 mm，则测试阳性，提示前交叉韧带损伤。

（2）拉赫曼测试（Lachman's Test）：也适用于评估ACL的完整性。Lachman's测试可简单理解为屈膝30°的前抽屉测试。患者仰卧位，屈膝30°（此为ACL的功能位，同时减少半月板以及胫骨隆起的后侧骨性突起的稳定作用）。治疗师一只手握住胫骨近端，另一只手握住股骨远端，用力向前拉动胫骨。如果患者疼痛或胫骨往前移动范围明显增大，提示前交叉韧带损伤。

2. 后叉韧带特殊检查（后抽屉测试）　患者屈膝90°，治疗师坐于患足上将其固定，于胫骨近端施加向后的力量。行该检查时，必须确认胫骨内侧平台和股骨内髁的正常关系，判断内侧胫骨平台1 cm的台阶状前凸是否存在，避免误认为是前抽屉试验阳性。该试验具有非常高的敏感性和特异性。

（三）康复问题

膝关节交叉韧带是维持膝关节被动稳定的重要结构，一旦损伤会造成膝关节稳定性下降，并伴随关节疼痛、肿胀、影响患者膝关节屈伸活动，进而使得患者步行、平衡等日常生活活动都受到影响。对于病程较长的患者，还会造成肌肉萎缩及负重减少形成的骨质疏松等问题。

(四)康复评定

见本章第一节。

(五)康复治疗

1. 前交叉韧带损伤的治疗　不完全撕裂或单纯附着点撕脱骨折无移位者,可用长腿石膏固定屈膝30°位4~6周,并行股四头肌主动收缩锻炼,去除石膏后行膝关节功能锻炼。完全撕裂应早期手术修复。附着点损伤,如撕脱移位骨折,可用螺钉或钢丝固定。如为附着点撕脱,可用钢丝通过预制骨槽缝合固定,使断端与松质骨愈合。韧带断裂可行对接缝合。陈旧性损伤伴不稳定者,行韧带重建术。

2. 后交叉韧带损伤的治疗　单纯性不完全断裂和完全性断裂无明显膝关节不稳定者,可行保守治疗。长腿石膏固定膝屈曲30°位6周,固定时锻炼股四头肌防止肌肉萎缩。对于单纯断裂膝不稳定者或韧带断裂合并膝关节其他损伤者应予手术修复。对陈旧性损伤,行动力性重建手术。

3. 术后康复方案

(1)术后第1周。①固定膝关节:夜间可采用支具、白天无须固定:在康复期第一阶段,支具的使用可防止组织进步损伤。②活动度:允许进行0°~90°的屈曲-伸展练习。③负重:允许半负重,但必须根据疼痛情况随时调整。如果在前交叉韧带重建的同时进行了半月板撕裂的修复。那么只允许负重20 kg。④体育运动:无。⑤康复训练:所有的训练都应在无痛、物理治疗师和(或)康复医师的监督下进行,直至患者可正确掌握。主要目的是缓解疼痛和肿胀,增加关节活动度,恢复拄拐下的生理性(正常)步态,增强肌肉控制力。

平地行走,上下台阶:一旦患者在关节支具可步行上、下台阶,并且局部伤口情况良好,则可出院回家,如果同期进行了半月板修复,则还应检查患者是否能正确负重20 kg。

髌骨在各个方向上的被动活动,防止组织粘连。

活动度0°~90°:主动/技动和连续被动运动装置(CPM)。

"疼痛导致基本肌肉稳定系统受到限制"进行以下训练:①股四头肌运动控制,等长收缩。②股四头肌和腘绳肌协同收缩。③协调性训练。④采用闭链,动力性练习进行伸膝肌群抗阻训练。⑤康复期第一阶段在任何情况下都不应孤立地进行伸膝训练(即开链动力性练习),否则将会导致胫骨前移,对刚刚重建好的前交叉韧带造成应力。⑥必要时还应进行软组织和肌肉的康复治疗:如果肿胀明显可增加淋巴系统的物理治疗。

(2)术后第2周。①固定膝关节:夜间可采用支具,白天无须固定。②活动度:全幅活动度(EOR)。可允许膝关节进行全关活动度练习。③负重:可允许全负重,但应根据疼痛情况随时调整(同期进行半月板修复者只允许负重20 kg)。④体育运动:不能。⑤康复训练:经专业人士评估良好者可进行全部康复训练:在任何情况下,疼痛、肿胀都是绝对禁忌,目的:增加活动度,增加负重,增强腘绳机和股四头肌的控制力。⑥早期本体感觉训练可允许进行本体感觉训练但同时患肢只能部分负重。⑦康复后期练习项目:全负重下本体感觉训练摇板上的平衡性练习。⑧本体感觉是指身体感受关节运动和关节位置的能力,可以使我们不用看就可清楚地知道我们的四肢在空间中的位置,其对完成日常生活动作具有重要意义。⑨本体感觉系统是潜意识的动作。⑩关节和韧带的损伤同时但伴随有感受器的损害,这就是说炎症反应也可同时向脑部发出信息并产生干扰效应、从而使关节感觉异常。⑪可通过专门的练习对本体感觉能力进行训练,对于运动员患者,本体感觉能力的恢复可弥补损伤本身所带来的不良结果,这具有降低再损伤概率的效应。

(3)术后第3周。①固定:同术后第2周。②活动度:全幅活动度(EOR),可允许关节进行全关节活动度练习。③负重:完全负重。④体育运动:静态自行车蹬踏练习、水中健身跑。⑤康复训练:在术后第1~2周康复训练的基础上继续并加强。目的:恢复正常步态。活动度练习增加到完全屈曲和伸直。

(4)术后4~12周:①固定:无。②活动度:全幅活动度。③负重:完全负重。④附加体育运动:平地骑自行车练习(从术后第9周开始).游泳(只可蛙泳)。⑤康复训练(从术后第1周至第12周康复训练的项目逐级进展):改善肌肉控制力,本体感觉和全身肌肉力量强化。

(5)术后13~16周:①活动度:全幅活动度。②完全负重。③附加体育运动:骑自行车练习(无限制)、健身跑(平地)。④康复训练(从术后第1周至第16周康复训练的项目逐级进展):开始专项体育训练,目的在于提高灵活性和反应速度,加强腿部力量。⑤恢复体育运动:对于运动员在术后3个月左右可以开始正常地跑步和相关训练并且逐步加强直至术后4个月,随后经历一个强化物理训练期。术后5~6个月运动员可恢复比赛。

五、膝关节骨性关节炎康复

关节骨性关节炎是一种原因不明、病情逐渐发展的慢性退行性疾病,最终导致的是关节软骨的纤维化、皲裂、溃疡、脱失从而引起疼痛。

(一)病因

1. 原发性膝关节骨性关节炎　多发于中老年,无明确的全身或者局部诱因,与遗传和体质有一定关系。

2. 继发性膝关节骨性关节炎　可发生于青壮年,继发于创伤、炎症、关节不稳、累积性劳损或先天疾病等。年龄是最明显的危险因素之一,骨关节炎的发病率随年龄增加而上升。

(二)临床表现

骨性关节炎是一种以退行性病理改变为基础的疾患。多患于中老年人群,其症状多表现为膝盖红肿痛、上下楼梯痛、坐起立行时膝部酸痛不适等,多数膝关节炎患者初期症状较轻,若不接受治疗病情会逐渐加重。主要症状有膝部酸痛、膝关节肿胀、膝关节弹响等症状。膝关节僵硬、发冷也是膝关节炎的症状之一,以僵硬为主、劳累、受凉或轻微外伤而加剧,严重者会发生活动受限。在膝关节部位还常患有膝关节滑膜炎、韧带损伤、半月板损伤、膝关节游离体、腘窝囊肿、髌骨软化、鹅足滑囊炎、膝内/外翻等关节疾病。

(三)康复问题

1. 关节疼痛及压痛　初期为轻度或中度性隐痛,休息后好转;晚期可以出现疼痛或夜间痛。疼痛常与天气变化有关,寒冷、潮湿环境均可加重疼痛。关节局部压痛,伴有肿胀时尤为明显。

2. 关节活动受限　晨起时关节出现发硬感,俗称晨僵,活动后缓解。持续时间一般较短,常为几分钟至十几分钟,极少超过30 min。中晚期可出现绞锁,最终导致残疾。

3. 肌肉萎缩　关节疼痛和活动能力下降可导致关节周围肌肉萎缩。

(四)康复评定

见本章节第一节。

(五)康复治疗

1. 健康教育　进行骨关节炎知识的宣教,根据患者的每日活动情况建议患者改变不良的生活及工作的习惯,避免上楼梯、跪位、下蹲、低座椅,停止高关节负荷的活动,如跑步、网球、篮球等活动,同时告知患者减轻体重,进而改善关节功能,减轻关节疼痛。

2. 运动治疗　可以改善和维持关节功能,保持关节活动度,延缓关节炎进程。由治疗师依据患者自身情况及病变程度指导制定个体化的训练方案。

(1)低强度有氧运动:如快走、慢跑、骑车、游泳等,可以减轻体重,减少关节负担。

(2)关节周围肌肉力量训练:既可改善关节稳定性,又可促进局部血液循环。可以徒手训练,也可以借助器械,包括等长、等张、等速训练。

(3)关节功能训练:指在非负重位下的屈伸活动,以保持关节最大活动度。主要是被动拉伸活动。

3. 物理治疗　常用方法包括水疗、冷疗、热疗、经皮神经电刺激、按摩、针灸等,主要作用是促进局部血液循环、减轻炎症反应,加快新陈代谢等。

4. 药物治疗　根据患者病情内外结合,进行个体化、进阶性的药物治疗。

(1)非甾体类消炎药:如西乐葆等,尽可能小剂量使用,注意不良反应。

(2)镇痛药物:对 NSAIDs 类药物无效,可应用非 NSAIDs 类药物、无阿片类镇痛剂等。

(3)膝关节内糖皮质激素注射治疗:效果在不同患者表现不同的差异;每年注射不能超过 3 次(因可能导致关节软骨软化和缺血性坏死);注意糖皮质激素诱发的炎症,夜间冰敷可能避免这种情况出现。

5. 手术治疗　手术的目的是减轻或消除患者疼痛症状、改善功能和矫正畸形。

(1)关节软骨修复术:适用于年轻、软骨缺如面积较小患者,包括自体骨软骨移植、软骨细胞移植等技术

(2)关节镜清理技术:属于微创手术,兼具诊断和治疗的作用,对伴有机械症状的膝关节骨性关节炎治疗效果较好。

(3)人工膝关节置换术:人工膝关节置换术是终末骨关节炎成熟且最有效的治疗方法,包括全膝关节置换术、单髁置换术、髌骨关节置换术三种。

6. 其他治疗　健侧使用手杖。减少膝关节负荷的支具使用。佩戴护膝等。

附　膝部与小腿的运动学基础

一、骨学

1. 股骨　位于大腿部,为人体最粗最长的长骨,约占身高的 1/4,分为上、下两端及中间的体。

上端有球形的股骨头与髋臼相关节。头顶端稍下方有一小凹称股骨头凹(供韧带附着),头下方较细的部分称为股骨颈。股骨颈与股骨体相连处有两个突起,外上方较大隆起称为大转子;在大转子后方的小突起称为小转子。两者在前面以转子间线相连,在后面以转子间嵴相连。在男性,颈与体之间形成 132°的角,女性约 127°,儿童约 150°,老年人角度变小。体重从髋骨经股骨头、股骨颈传至股骨体,故在外力作用下,易造成股骨颈的损伤。股骨体微向前凹。前面光滑,后面有一纵嵴称粗线。粗线分内侧唇和外侧唇,内外侧唇向上外侧延有粗糙部,称臀肌粗隆,向下延续至股骨下端时,二线间的骨面为腘面。

股骨下端左右有两个膨大,分别称为内侧髁和外侧髁。股骨内外侧面上各有一个突起,分别称内上髁和外上髁。内上髁上方有一小突起称收肌结节。在后面两髁之间有一凹陷称髁间窝。两髁前方的关节面彼此相连,形成髌面,与髌骨相关节。

2. 髌骨　是人体内最大的籽骨,呈栗形,位于股四头肌腱内,呈倒置的三角形,上宽为底,下窄为尖,前面粗糙,后面有光滑的关节面与股骨的髌面相对,参与构成膝关节。由于髌骨位置表浅,常可因受直接或间接暴力而引起骨折。

3. 胫骨　位于小腿内侧为呈三棱状粗大的长骨,与腓骨共同组成小腿骨。胫骨可分一体两端。

胫骨上端膨大,向两侧突出形成内侧髁和外侧髁。两髁上面光滑稍凹的关节面,称上关节面,与股骨内、外侧髁相关节。两关节面之间有一小突起叫髁间隆起。胫骨上端前面有一粗糙隆起叫胫骨粗隆。胫骨体呈三棱柱形,其前缘直接位于皮下。

胫骨下端稍膨大,内侧有一突起叫内踝,是重要的体表标志。内踝外侧的关节面称内踝关节面。下端的外侧有

一三角形切迹，称腓切迹，与腓骨相接。胫骨下端下面有一关节面称下关节面，与距骨相关节。

4. 腓骨　位于小腿外侧部，属长骨，细而长，有一体两端。上端膨大称腓骨头，是下肢的重要骨性标志，不参与膝关节的构成。下端膨大部为外踝，也是下肢重要的骨性标志，其内侧面有一关节面称外踝关节面。腓骨头和外踝在皮下可以触及。

二、膝关节的关节结构

膝关节为全身最大、结构最复杂的一个关节，参与这个关节的骨有股骨下端、胫骨上端、髌骨。从结构上看，是由股骨的内外侧髁与半月板的上面、胫骨的内外侧髁与半月板的下面、股骨的髌面与髌骨的关节面，分别组成股胫关节和髌股关节。从构成骨关节面的形态上看，关节头比关节窝大得多，膝关节很不稳定，但很少脱位，这是由于在膝关节周围和关节腔内有许多结构增强了其稳固性。从力学观点看，膝关节位于全身最大的两个杠杆（股骨与胫骨）之间，因此，在站立或运动时，均受到来自不同方向力的作用，易引起该关节的损伤。

1. 膝关节的基本结构　由股骨下端的内外侧髁关节面和胫骨上端的内外侧髁的上关节面及髌骨的后关节面共同构成。髌骨的后关节面与股骨的髌面构成滑车状的股髌关节。股骨下端的内外侧髁为关节头。胫骨上端的内外侧髁上关节面为关节窝构成椭圆状的股胫关节。因此，膝关节的关节面形状可视为滑车椭圆关节。膝关节的关节囊宽阔松弛，厚薄不一，但很坚韧，是由薄而坚韧的纤维膜，特殊的韧带和通过膝关节肌腱的强有力的扩展部所合成。滑膜层宽阔，除关节软骨与半月板的表面外，纤维层的内面、交叉韧带、髁间窝和髁间隆起等处均覆一层滑膜。关节腔隙较大，由交叉韧带及髌滑膜襞分为内外二部，并由半月板分为上、下两层，彼此相通，关节腔与附近的一些黏液囊相通。

2. 膝关节的辅助结构　由于膝关节在人体的站立行走受到不同方向力的作用，要求膝关节既灵活又稳固。因此，关节囊内外有许多辅助结构加强其稳固。

（1）髌韧带和髌骨：位于关节囊的前壁，髌骨有保护膝关节，改变股四头肌肌腱的抵止角度，增加肌力臂，从而增强股四头肌力量及伸直膝关节的作用。髌韧带位于膝关节囊的前部，为股四头肌肌腱延续部分，肥厚而坚韧，从前面加固膝关节。伸膝时，此韧带松弛；屈膝时则紧张。

（2）胫侧副韧带和腓侧副韧带：位于膝关节两侧。胫侧副韧带呈宽扁束状，位于膝关节的内侧。起自股骨内上髁，向下附着于胫骨内侧髁及相邻骨体，与关节囊和内侧半月板紧密结合。腓侧副韧带呈条束状，位于膝关节的外侧。起自股骨外上髁，向下附着于腓骨头。胫侧副韧带和腓侧副韧带分别增强膝关节内外侧强度和稳固性。两韧带在伸膝时紧张，有防止股骨向前过伸和旋外，加强膝关节稳固性的作用。半屈膝时，侧副韧带松弛，故此时可允许小腿在膝关节处作小范围的旋内、旋外活动。当膝关节两侧副韧带松弛时，如果受到膝部过度外展和内收的暴力，均可导致相应韧带的损伤。

（3）腘斜韧带：位于膝关节囊的后壁，由半腱肌腱延伸而来。起自股骨外上髁，止于胫骨内侧髁后面。可防止膝关节过度前伸。

（4）膝交叉韧带：为位于膝关节腔内连结股骨和胫骨的两条强有力的韧带组成。包括前交叉韧带和后交叉韧带。前交叉韧带起自胫骨髁间隆起的前方内侧向上后延伸至股骨外侧髁内侧，有限制胫骨前移的作用。后交叉韧带起自胫骨的髁间隆起的后方，向前延伸至股骨内侧髁外侧，有限制胫骨后移的作用，还能限制膝关节过伸。

（5）半月板：在股骨内、外侧髁与胫骨内、外侧髁的关节面之间的两块半月形纤维软骨板。内侧半月板较大，呈“C”形；外侧半月板较小，呈“0”形。半月板上面凹陷，外缘较厚，内缘锐薄，下面平坦。半月板两端借韧带附着于胫骨髁间隆起。半月板加深了关节窝的深度，使股胫骨连结更加适应，增加膝关节的稳固性。由于半月板可同股骨髁同对胫骨做旋转运动，因此增大了膝关节的运动范围。另外，纤维软骨具有一定的弹性，从而起弹性垫的作用。半月板的位置，随膝关节的运动而改变。屈膝时，半月板滑向前方；屈膝旋转时，一个半月板滑向前，另一个滑向后。由于半月板随膝关节运动而移动，因此在急骤强力动作时，因半月板来不及复位，易受到股骨髁的碾压而造成损伤和撕裂。且由于内侧半月板与关节囊内侧副韧带紧密相连，因而内侧半月板的损伤机会较多。

（6）滑膜皱襞：是由滑膜层皱襞伸入关节腔内形成的结构，起垫稳和加固关节、缓冲外力震荡等作用。

（7）滑膜囊：在膝关节周围有许多滑膜囊，有的与关节腔相通，有的则不通，最大的黏液囊为髌上囊。此外，膝关节周围肌腱附着处也有滑膜囊，对保护肌腱和关节的运动均有着一定的作用。”

（8）髌下脂肪垫：位于髌韧带下股骨髁与胫骨形成的三角区之间，有充填关节、滑润关节的功能。脂肪垫肥厚时，可侵入关节间隙引起伸膝时痛。接下来描述5个区域加强膝关节的稳定性（附表7-1）。

附表 7-1　加强膝关节囊的韧带、筋膜和肌肉

囊的位置	结缔组织的加强	肌内腱的加强
前	髌骨肌腱 髌外侧支持带纤维	股四头肌
外	外侧副韧带 髌外侧支持带纤维 髂胫束	股二头肌 腘肌腱 腓肠肌的外头
后	腘斜韧带 腘弓状韧带	腘肌 腓肠肌 腱腱，尤其是半膜肌的肌腱
后外	腘弓状韧带 外侧副韧带	腘肌腱
内	髌内侧支持带纤维 * 内侧副韧带 加粗的后内侧纤维 †	半膜肌腱的扩展 缝匠肌腱、股薄肌腱、半膜肌腱

* 经常被称为内侧髌股韧带。

† 经常被称为后内侧囊或后斜韧带。

(9)膝关节前囊：附着在膝盖边缘和髌骨肌腱上，并且被股四头肌和内侧与外侧髌韧带纤维支持。韧带纤维是覆盖股外侧肌、股内侧肌和髂胫束的结缔组织的伸展。这种广泛的网络似的纤维连接股骨、胫骨、髌骨、髌骨肌腱、侧副韧带和半月板。

(10)膝关节外囊：被腓骨侧副韧带、髌外侧支持带纤维和髂胫束加强。肌肉的稳定性由股二头肌、腘肌腱和腓肠肌的外头提供。膝关节后囊被斜的腘肌韧带和弓形的腘肌韧带加强。在内侧，斜的腘肌韧带源自后内侧囊与半膜腱。在外侧与后侧，纤维与外侧股骨髁附近的囊相结合。这条韧带在完全膝伸属时被拉紧，该姿势自然地包括胫骨相对于股骨的稍微外旋。直的腘肌韧带从股骨头长出，然后分成两个分支。更大更突出的一个分支以弓形绕过腘肌腱并附着在胫骨的后髁间区域，而且经常附着在嵌在腓肠肌外头内的籽骨上。后囊进一步被腘肌、腓肠肌和腘绳肌，尤其是被半膜肌腱的纤维伸展所加强。和肘部不同，膝关节没有骨质物来阻挡过度伸展。

(11)膝关节的后外囊：被弓形的腘肌韧带、外侧副韧带和腘肌及腘肌腱加强。这一组织经常被称为弓形复合体。膝关节的内侧囊以不同的厚度从髌骨肌腱向后囊延伸。其前侧的 1/3 由一层较薄的筋膜构成，该筋膜由髌内侧支持带进行加固。囊的中间 1/3 由髌内侧支持带的延续部分与(更大程度上)内侧副韧带的深层及浅层纤维进行加固中未显示深层纤维。囊的后 1/3 相对较厚，它源自内收肌结节，并与半膜肌的肌腱扩展部分相结合，延伸至邻近的后囊。囊的后 1/3 的定义相对较精确，它经常被描述为离散结构，并被称作后内侧囊或后斜韧带。后内侧囊由缝匠肌、股薄肌和半膜肌-统称为鹅足后 2/3 的囊与相关结构为膝盖提供了重要的稳定源。

三、膝关节的运动特点

膝关节属滑车椭圆关节，可沿两个基本运动轴运动。膝关节的运动以屈伸为主。但在膝关节半屈位时，小腿尚可作旋转(旋内、旋外)运动。

1. 绕膝关节额状轴　在矢状面内的运动膝关节屈伸运动约 130°左右。屈膝时，髌韧带和膝关节内交叉韧带紧张，两侧副韧带则松弛，此运动主要受到大腿后部肌群的限制。伸膝时，除髌韧带外，所有的韧带均紧张，此运动主要受膝交叉韧带和副交叉韧带带的限制。

2. 绕垂直轴在水平面内，小腿可作旋内、旋外的运动。当屈膝呈 90°时，其运动范围最大，可达 50°(其中旋内为 10°，旋外为 40°)。膝关节的屈伸运动伴随小腿的旋转运动。屈膝时，伴随小腿旋内，伸膝时则伴有旋外。膝关节弯曲时，由于侧副韧带放松，可做幅度不大的旋内(如踩水、夹水动作)、旋外(如踢子动作)运动。膝关节伸直时，由于侧副韧带紧张，不能做旋内、旋外运动，亦不能做外展、内收动作。

3. 膝关节的"拧紧"旋转　将膝关节稳定在完全伸展的位置需要大于 10°的外旋，由于最后大约 30°的伸展时可

见膝关节的扭转,旋转扭转动作被称为"拧紧"旋转。紧旋转的力学至少受3个因素的影响:内股节的形状、前交韧带的被动张力、股四头肌的稍微向外的拉力。最重要(或至少最明显)的因素是内股骨节的形状。正如描述的那样,内股节的表面在伸向髁间窝的过程中向外面弯曲大约30°。因为内骨节的关节面比外骨节上的关节面更向前伸展,所以胫骨不得不在胫骨绕股骨完全伸展时沿着这条向外面曲的路线运动。在股骨绕胫骨伸展时,股骨在胫骨上沿着向内弯曲的路线运动。不论哪一种情况,结果都是膝完全伸展的外旋。

4.膝部的双关节肌有下列的运动组合

(1)结合伸髋的屈膝:若使人俯卧或直立位伸髋再屈膝,腘绳肌必须在两个关节同时缩短,就很难完成此屈膝动作。在做这种运动时有些人还会诉说腘绳肌痉挛。所有的人将很快丧失其强度,缩短长度几乎耗尽。限制腘绳肌完全缩短的另一个因素是股直肌。此时股直肌在髋、膝两处同时被延伸导致股直肌的挛缩,使骨盆前倾,造成臀部将不自然地抬高。

(2)结合屈髋的伸膝:在仰卧或坐位时做直腿抬高(屈髋,膝保持伸直状态),在动作进行的一定范围内并无困难。随后主要的困难来自腘绳肌不能进一步延伸,部分来自股直肌肌力的减弱,因为它在髋、膝两处同时缩短。若腘绳肌的收缩或痉挛限制了直腿抬高(如30°),那么在步行时每步的距离将减小,当伸髓时一侧的膝关节可完全伸直,但对侧的小腿不可能向前移动到像正常时那么远(屈髋伸膝)。此时将缩短步伐并常用屈膝行走。

(3)结合屈髋的屈膝:当屈膝时,可使腘绳肌在髋部延长,得到较好的长度-张力关系。当屈膝和屈髋时,屈髋肌和腘绳肌协同收缩产生功能性有用的运动。

(4)结合伸髋的伸膝:这是有用的结合。它发生在如从坐位站起来,爬梯、跑步和跳跃等动作中。当股四头肌伸膝时,腘绳肌做伸髋动作,使腘绳肌在膝部伸长。在这运动中运用了长度-张力曲线的一个有效部分。

在闭链运动中,股四头肌和腘绳肌协同收缩来提高躯干(伸膝、伸髋)或降低躯干(屈膝、屈髋)。当一个人从坐位站起来,股四头肌向心收缩来伸膝。当人坐下去时这两块肌为离心收缩来控制屈膝(股四头肌)和屈髋(大腿后群肌)的比率。

(5)结合踝跖屈的屈膝:腓肠肌能围时做这两个动作。若在这两个关节做全部的动作,那么该肌必须缩短很长的距离,肌力将迅速下降。这不是个十分有用的运动。

(6)结合踝跖屈的伸膝:股四头肌伸膝而腓肠肌(和比目鱼肌)跖屈踝关节。当股四头肌伸膝时,腓肠肌在膝部延长,这对跖屈踝关节十分有利。这种功能结合常见于踮起脚趾尖跑步和跳跃动作。

四、膝关节肌肉运动功能

1.使膝关节伸的肌肉　位于膝关节额状轴的前方,只有股四头肌,位于大腿前外侧,为羽状肌。

股四头肌是全身中体积最大的肌肉,有4个头,分别称股直肌、股内侧肌、股外侧肌和股中间肌。股四头肌除股直肌起于髂前下棘外,其他肌头均起自股骨粗线内侧唇(股内侧肌)、股骨粗线外侧唇(股外侧肌)和股骨体的前上部(股中间期)。4个肌头向下形成一个腱包绕髌骨的前面和两侧,继而向下延续为髌韧带,止于胫骨粗隆。近固定时,肌拉力方向由下向上,跨过膝关节额状轴前方,有伸膝关节(正足背踢球动作)和屈髋关节的作用,如向前踢腿动作。远固定时,肌拉力方向由上向下,使大腿在膝关节处前伸(拉大腿向前运动),如保持股骨垂直位,伸膝维持人体站立姿势。股直肌使骨盆前倾,如下蹲后立起、上下楼梯,各种踏跳运动等。服四头肌是维持人体直立行走必不可少的肌肉。如果股四头肌损伤或萎缩,将丧失基本的行走功能。负重深蹲起、原地纵跳、后蹲跑等可训练该肌的力量。

2.使膝关节屈的肌肉　位于膝关节额状轴的后方,包括股二头肌、半腱肌、半膜肌、缝匠肌、股薄肌、胭肌和腓肠肌等。它们的合拉力线在膝关节冠状轴的后方跨过。近固定时,肌拉力方向由下往后上方,使小腿在膝关节处屈,如跑步中小腿的折叠、蛙泳的收小腿等动作。远固定时,肌拉力方向由上往下方,使大腿在膝关节处屈,如由站立下蹲开始阶段的动作。

股二头肌:位于股后部的后外侧,呈梭形,有长、短两个头,长头起自坐骨结节,短头起于股骨粗线外侧唇,两头在大腿后下1/3处汇合,以长腱共同止于腓骨头。近固定时,肌拉力方向由外下向内上,肌拉力线分别通过髋关节和膝关节额状轴后方,使膝关节屈;膝屈时,使小腿旋外,长头使髋关节伸。远固定时,肌拉力方向由内上向外下,使大腿在膝关节处屈;膝伸时,使骨盆后倾。

半腱肌:位于大腿的后内侧面,肌腱细长,几乎占肌的一半,在股二头肌的内侧,起于坐骨结节,止于胫骨上端的内侧。近固定时,肌拉力方向由内下向外上,肌拉力线分别通过髋关节和膝关节额状轴后方,使髋关节伸、膝关节屈;膝屈时,使小腿旋内。远固定时,功能同股二头肌。

半膜肌:在半腱肌的深层,为羽状肌,腹膜扁而薄,此腱膜几乎占肌长的一半。起自坐骨结节,止于胫骨粗隆内侧。功能同半腱肌。

大腿后肌群的股二头肌、半腱肌和半膜肌常称之为“腘绳肌”,习惯上又称股后肌群,收缩时可以既屈膝又伸髋。近固定收缩,使跑的后蹬动作充分,加大步幅;使小腿尽量折叠,减少转动惯量,对提高跑、跳成绩起重要作用。武术、体操等项目的直腿前摆动作,需要股后肌群有良好的伸展性;在跳高动作中,股后肌群远固定收缩,使骨盆后倾,即“送髋”。因此,在体育运动实践中,发展股后肌群的力量和柔韧性具有重要意义。

3. 使膝关节旋内的肌肉　位于膝关节垂直轴的前方,包括缝匠肌、半腱肌、半膜肌、股薄肌和腓肠肌内侧头等。它们的合拉力线与膝关节垂直轴交叉。当膝关节处于屈位时,由于侧副韧带松弛,旋内肌群在近固定时,可使小腿旋内,如足外侧踢球动作小腿伴随旋内。远固定时,使大腿在膝关节处于屈位时旋内,如右手持铁饼投饼时,上体向左转体,右支撑腿在膝关节处的旋内动作。

4. 使膝关节旋外的肌肉　位于膝关节垂直轴的后方,包括股二头肌和、腓肠肌外侧头等。两块肌肉合拉力线与膝关节垂直轴交叉。近固定时,使小腿旋外,如足内侧踢球伴随旋外动作。远固定时,使大腿在膝关节处于屈位时旋外,如右手持铁饼引臂转体时,右支撑腿在膝关节处的旋外动作。

本章小结

本章学习了膝及小腿伤病的康复评定方法,髌骨骨折、胫腓骨骨折、膝关节半月板损伤、交叉韧带损伤、膝关节骨性关节炎等常见疾病的病因、临床表现、康复评定方法及不同疾病的治疗方案。

思考题

一、单选题

1. 下述各肌哪一块既能屈髋关节又能伸膝关节(　　)

A. 缝匠肌　B. 股薄肌　C. 股直肌
D. 髂腰肌　E. 无上述肌

2. 最强大的屈曲膝关节肌是(　　)

A. 股二头肌　B. 半腱肌　C. 半膜肌
D. 腘绳肌　E. 无上述肌

3. 既屈膝关节又屈髋关节的肌是(　　)

A. 股薄肌　B. 缝匠肌　C. 股四头肌
D. 半膜肌　E. 无上述肌

4. 下面不属于半月板损伤的临床表现的是(　　)

A. 压痛　B. 骨擦音或骨擦感　C. 麦氏征阳性
D. 侧压试验阳性　E. 研磨试验阳性

5. 膝关节前交叉韧带损伤康复注意事项(　　)

A. 禁止做最后 30°的伸膝
B. 可以做被动的膝关节早期屈曲伸展活动
C. 控制膝关节肿胀
D. 膝关节周围肌肉早期康复介入
E. 以上都是

6. 膝关节交叉韧带损伤后屈曲活动受限下列哪种方法可以改善(　　)

A. 髌骨松动术　B. 胫骨前向后滑动　C. 胫骨长轴牵引
D. 膝周软组织松解　E. 以上都可以

7. 患者小王3月前外伤导致髌骨骨折，行开放内固定术后因不能步行就诊，临床常用评估方法有(　　)

A. 关节活动度评定　B. 肌力评定　C. 平衡及下肢功能评定
D. 骨折愈合情况评定　E. 以上都是

8. 骨性关节炎的发病主要是由于(　　)病变所引起。

A. 关节滑膜　B. 骨性关节　C. 关节软骨
D. 关节周围肌肉　E. 关节韧带

9. 膝关节损伤三连征是指(　　)

A. 髌骨骨折、交叉韧带损伤、半月板损伤
B. 外侧副韧带损伤、半月板损伤、内侧副韧带损伤
C. 髌韧带损伤、内侧副韧带损伤、半月板损伤
D. 交叉韧带损伤、髌韧带损伤、髌骨骨折
E. 内侧副韧带损伤、交叉韧带损伤、半月板损伤

10. 患者因为膝外伤导致关节疼痛、僵硬伴活动受限，现治疗师给予关节松动术分离活动治疗，该治疗手法作用不包括(　　)

A. 缓解疼痛　B. 减少关节面承重　C. 确定关节活动末端阻力性质
D. 牵伸关节囊和粘连　E. 缓解关节内结构压力

二、简答题

1. 膝关节康复治疗中的关节松动技术包括哪些？
2. 简述患者因为髌骨骨折内固定术后一月余而活动受限的康复方案？
3. 简述膝关节骨性关节炎康复方案？

（姚浩然）

第八章 踝部与足部伤病康复

★教学目标　①掌握：跟骨骨折、胫腓骨下段骨折、踝韧带损伤、跟痛症的基本特点和康复评定、康复治疗要点。②熟悉：踝部与足部骨学、肌学特点，常见足部骨与关节病特点。③了解：跟骨骨折、胫腓骨骨折、踝韧带损伤、跟痛症的病因和临床表现。④具有基本临床康复思维与素养，具有对患者进行康复评定和康复训练的能力。⑤能与患者及家属进行良好沟通，开展健康教育；能与相关医务人员进行专业交流，团结协作开展康复治疗。

★病例介绍

患者，男，32岁，车祸后左内踝部骨折、左侧距骨骨折2月，左踝疼痛，活动受限。

急诊CT重建片显示：左距体中间骨折，距骨体后半部分完全后脱位，跟距关节位置关系发生改变。手术固定后：距骨体骨折处得到良好解剖复位，螺钉长短适宜，跟距关节位置良好，内踝骨折块得到良好复位，踝穴位置良好。骨折处有骨痂形成，对位良好。

问题与思考：①请结合上述病例分析踝关节活动受限的原因。②请给出评定方案，总结患者存在的主要功能障碍。③确定康复目标，做出康复治疗方案。

第一节　康复功能评定

一、关节活动范围评定

(一)踝关节背伸

体位　仰卧位或坐位(坐位时膝关节屈曲90°)，踝关节处于中立位。

运动平面　矢状面。

轴心　外踝中点下约2.5 cm，紧靠足底。

固定臂　与腓骨长轴平行。

移动臂　与第5跖骨平行。

注意　测量起始位时，固定臂与移动臂的夹角为90°，故测量后需再减去90°为踝关节背伸活动范围。

正常值　0°~20°。

(二)踝关节跖屈

测量参照踝关节背伸。

正常值　0°~50°。

(三)踝关节内翻

体位　坐位或仰卧位(膝关节屈曲，踝关节于中立位)。

运动平面　额状面。

轴心　邻近跟骨的外侧面外。

固定臂　固定臂与胫骨长轴平行。

移动臂 与足跟的跖面平行。

注意 测量起始位时,固定臂与移动臂的夹角为90°,注意矫正测量结果。

正常值 0°~35°。

量角器摆放 轴心位于移动臂与足跟的跖面平行。注意:测量起始位时,固定臂与移动臂的夹角为90°,故测量后需再减去90°以获得正确ROM。

(四)踝关节外翻

体位 坐位或仰卧位(膝关节屈曲,踝关节于中立位)。

运动平面 额状面。

轴心 跖趾关节内侧面中点。

固定臂 固定臂与胫骨长轴平行。

移动臂 与足跟的跖面平行。

注意 测量起始位时,固定臂与移动臂的夹角为90°,注意矫正测量结果。

正常值 0°~35°。

二、肌力评定

(一)踝跖屈肌群肌力评定

1.0~2级肌力评定

体位 侧卧位,膝关节伸展,踝关节中立位。

方法 检查者固定其小腿,嘱被检查者跖屈踝关节。

结果判定 能完成踝关节跖屈,肌力为2级;不能完成踝关节跖屈,触摸小腿三头肌有肌肉收缩,肌力为1级;不能完成踝关节跖屈,触摸小腿三头肌没有肌肉收缩反应,肌力为0级。

2.3级肌力评定

体位 俯卧位,双足伸出床沿外,踝关节放松呈中立位。

方法 检查者在近踝关节处固定小腿,嘱被检查者跖屈踝关节。

结果判定 可抗重力完成踝关节全范围跖屈,肌力为3级。

3.4~5级肌力评定

体位 俯卧位,双足伸出床沿外,踝关节放松呈中立位。

方法 检查者在近踝关节处固定小腿,并施加阻力与足掌,嘱被检查者做踝跖屈。

结果判定 能对抗较小阻力,完成踝关节全范围跖屈,肌力为4级;能对抗较大阻力,完成踝关节全范围跖屈,肌力为5级。

(二)踝背伸肌群肌力评定

1.0~2级肌力评定

体位 侧卧位,膝关节伸展,踝关节中立位。

方法 检查者固定其小腿,嘱被检查者背屈踝关节。

结果判定 能完成踝关节背屈,肌力为2级;不能完成踝关节背屈,触摸胫前肌有肌肉收缩,肌力为1级;不能完成踝关节背屈,触摸胫前肌没有肌肉收缩反应,肌力为0级。

2.3级肌力评定

体位 俯卧位,双足伸出床沿外,踝关节放松呈中立位。

方法 检查者在近踝关节处固定小腿,嘱被检查者跖屈踝关节。

结果判定 可抗重力完成踝关节全范围背屈,肌力为3级。

3.4 ~5 级肌力评定

体位　俯卧位，双足伸出床沿外，踝关节放松呈中立位。

方法　检查者在近踝关节处固定小腿，并施加阻力与足背，嘱被检查者做踝背屈

结果判定　能对抗较小阻力，完成踝关节全范围背屈，肌力为 4 级；能对抗较大阻力，完成踝关节全范围背屈，肌力为 5 级。

三、感觉功能评定

通过感觉检查，可以了解感觉改变的范围，判断神经损伤程度，评估感觉恢复的情况，辅助临床诊断，为制定康复治疗方案提供客观依据和方向；在康复治疗过程中，通过随时检查感觉恢复情况以确定开始感觉再教育的时间，以及在康复治疗过程中是否需要给予预防受伤训练等。

足的所有运动神经和大部分感觉神经都来源于坐骨神经，仅有股神经分支（隐神经）分布于踝及足内侧，支配其皮肤的感觉。坐骨神经分为两个分支，直下走行的称为胫神经，外侧走行的称为腓总神经。胫神经在附管内分为跟内侧神经、足底内侧神经、足底外侧神经，主要分布于足底。腓总神经分为腓浅神经、腓深神经，主要支配足背部分。腓肠神经是一支浅感觉支，由部分胫神经分支和腓总神经分支组成，主要支配足外侧皮肤。

感觉评定方法详见本书第一章第二节康复功能评定。

四、步态评定

足部骨与关节损伤常见的异常步态有疼痛步态、强直步态、短腿步态、假肢步态、平足步态等。

1. 疼痛步态　患者通过改变步态减少疼痛下肢的负重，为受累的下肢快速向前摆动以缩短患肢的支撑相，踝足部疼痛主要呈踮脚步态。

2. 强直步态　踝跖屈挛缩 15°以上者，行走时，支撑相足尖点地，足跟不能着地，摆动相过度屈髋、屈膝，呈跨栏步态；踝背伸挛缩 15°以上者，行走时足跟着地，足尖不能着地，支撑相缩短，健侧摆动加快，亦呈踮脚步态。整个行走过程重心左右、上下移位均明显增加。

3. 短腿步态　患肢缩短达 2.5 cm 以上者，该侧足着地时，同侧骨盆下降，肩倾斜下沉，对侧摆动髋、膝过度屈曲、踝背伸加大，出现斜肩步；如缩短超过 4 cm，则步态特点可改变为患肢用足尖着地。整个行走过程重心上下、左右移位均明显增加。

4. 假肢步态　穿戴假肢后的步态取决于多种因素，如截肢平面、残端长度、假肢合适程度、假肢结构和性能好坏、行走训练是否恰当等，其中截肢平面是影响患者步态的关键。足部假肢具有较好的行走能力，具有以下特点：支撑相时间缩短，全足着地，膝关节屈曲减少，足跟足趾提前离地，摆动相膝关节屈曲角度减小。

5. 平足步态　稍久站或行走 1 ~2 km 即可引起足部酸痛，足抬起后疼痛减轻或消失，严重者行走时步态蹒跚，行走迟缓，全足着地，不敢提足跟，易疲劳、疼痛，可伴有八字步态。

第二节　康复治疗

一、关节活动技术

（一）主动运动

1. 跖屈—背伸　患者坐位，小腿悬垂。跖屈的同时屈曲足趾，背伸同时伸展足趾。

2. 内翻—外翻　患者坐位，小腿悬垂。踝内翻的同时屈曲足趾，外翻的同时伸展足趾。

（二）被动运动

1. 踝屈伸　患者仰卧，踝中立位。治疗师站在患足外侧，上方手握住小腿远端，下方手拇指和其余 4 指张开，握住脚掌侧，将踝关节跖屈与背伸 4 ~ 6 次，然后下方手托住足跟，前臂掌侧抵住足底，下方手将足跟稍向远端牵引，同时前臂将足压向头端。或者患者仰卧位，踝关节中立位，治疗师站在患者足侧，一手在下握脚跟，一手在上握脚掌，上方手使踝关节跖屈与背伸，下方手配合，在背伸时稍作牵伸。

2. 内翻-外翻　患者仰卧，踝中立位。治疗师站在患足外侧，上方手握住小腿远端，下方手拇指和其余 4 指分别握住脚掌侧，内翻时将足向内侧转动，外翻时将足向外侧转动。或者患者仰卧，踝中立位。治疗师站于患者足侧，双手交握住足掌，双手协同使足内、外翻。

3. 跗骨间关节旋转　患者仰卧，踝中立位。治疗师站在患足外侧，一手托住足跟，另一手放在附跖关节处。活动时一手将足掌先向足底方向转动，后向足掌方向转动。

4. 跖骨间关节活动　患者仰卧，踝中立位。治疗师站在患足外侧，上方手握住第一跖骨，下方手握住第二跖骨，上方手做上下左右旋转活动。依次做第二与第三、第三与第四、第四与第五跖骨间关节活动。

5. 跖趾关节屈伸　患者仰卧，踝中立位。治疗师站在患足外侧，一手固定踝关节，另一手放在近节趾骨处。活动时一手将足趾向足底方向或向足背方向活动。

（三）器械练习

1. 斜板站立　患者可取坐位或站立位，坐位时还可以在膝上加压，如沙袋等，用一斜板放在足的前部，足跟着地，使足背屈。踝背屈活动受限的患者，可以在保持足跟着地的同时，膝及小腿向前运动牵拉跟腱。也可靠墙斜板站立。

2. 踝屈伸练习器　患者坐位，双足放在练习器上，用固定带固定足前部，双手抓住助力杆做前后摆动，使踝关节屈伸。

3. 踝内翻、踝外翻练习器　患者坐位，患足放在练习器上，用固定带固定足前部，同侧手抓住助力杆做左右摆动，使足内、外翻。

二、关节松动技术

踝部关节运动与下胫腓关节、距上关节、距下关节以及附骨间关节有关。其生理运动包括踝跖屈、背伸、内翻、外翻等；附属运动包括长轴牵引、前后向滑动、后前向滑动、上下滑动等。

（一）下胫腓关节

体位　患者仰卧，患侧下肢屈膝 90°，踝关节放松。

操作手法　站在患侧。前后向滑动时，后方手掌根放置在内踝后面，前方手掌根放置在外踝前面，后方手固定，前方手向后推动外踝；后前向滑动时，后方手掌根放置在外踝后面，前方手掌根放置在内踝前面，前方手固定，后方手向前推外踝。

作用　增加踝关节活动范围。

（二）距上关节（下胫距关节）

1. 分离牵引

（1）方法一

患者体位　俯卧，患侧下肢屈膝 90°，踝部放松。

操作手法　治疗师面对患者站于患侧，双手握住内外踝远端相当于距骨处，同时可用一侧下肢屈膝压住患者大腿后面固定，双手同时向上牵引距骨。

(2)方法二

患者体位　仰卧位,下肢伸直,踝关节伸出床沿外。

操作手法　治疗师坐在患者足侧,双手握住足掌近端,借助上肢力量,将足向远端牵引。

作用　一般松动,缓解疼痛。

2. 前后向滑动

(1)方法一

患者体位　俯卧,患侧下肢屈膝90°,踝部放松。

操作方法　治疗师面对患者站立,下方手放置在内、外踝后方,上方手放置在距骨前方,下方手固定,上方手将距骨向后推动。

(2)方法二

患者体位　仰卧位,下肢伸直,踝关节伸出床沿外

操作方法　治疗师坐在患者足侧,上方手放置在内、外踝后方,下方手放置在距骨前面,拇指在内侧,四指在外侧,上方手固定,下方手将距骨向后推动。

作用　增加踝关节背伸活动。

3. 后前向滑动

(1)方法一

患者体位　俯卧,患侧下肢屈膝90°,踝部放松。

操作方法　治疗师面对患者站立,下方手虎口放置在内、外踝前面,上方手虎口放置在距骨后面,下方手固定,上方手将距骨向前推动。

(2)方法二

患者体位　俯卧位,下肢伸直,踝关节伸出床沿外,在胫骨远端放1条毛巾卷。

操作方法　治疗师坐在患者足侧,上方手放置在内、外踝后方,下方手放置在距骨后面,上方手固定,下方手将距骨向前推动。

(3)方法三

患者体位　仰卧位,下肢伸直,踝关节伸出床沿外。

操作方法　治疗师面对患者站立,上方手放置在内、外踝前方,上方手托住足跟,下方手固定,上方手将胫骨向下推动。

作用　增加踝关节背伸活动。

4. 内侧滑动

患者体位　俯卧,患侧下肢伸直,踝关节伸出治疗床沿,小腿前方垫1条毛巾卷。

操作方法　治疗师站在患侧,上方手掌心向上握住内、外踝前方固定不动,下方手掌根放置在距骨及跟骨外侧,上身前倾,下方手借助上肢力量向内侧推动距骨及跟骨。

作用　增加踝关节外翻活动范围,同时也可以松动距下关节。

5. 外侧滑动

患者体位　仰卧位,患侧下肢伸直,踝关节伸出治疗床沿。健侧下肢屈髋屈膝。

操作方法　治疗师面向患者站立,上方手握住内、外踝后方,下方手握住距骨及跟骨,上方手固定,上身前倾,下方手借助上肢力量向外侧推动距骨及跟骨。

作用　增加踝关节外翻活动范围,同时也可以松动距下关节。

6. 屈伸摆动

患者体位　俯卧,健侧下肢伸直,患侧下肢屈膝90°。

操作方法　治疗师站在患侧,上方手握住内、外踝后方,下方手握住足底。手固定于腿,下方手将足作屈、伸摆动。

作用 增加踝关节屈伸活动范围,同时也可以松动距下关节。

7. 翻转摆动

患者体位 俯卧,健侧下肢伸直,患侧下肢屈膝90°。

操作方法 治疗师站于患侧,一手握住足跟后部,另一手握住足跟前部,拇指均在足底,四肢在足背。内翻摆动时,双手将足跟向内侧翻转,外翻摆动时,双手将足跟向外侧翻转。如果关节比较僵硬,可以适当增加双手距离。

作用 内翻摆动增加踝关节内翻活动范围,外翻摆动增加踝关节外翻活动范围。

(三)距下关节

关节松动方法有分离牵引、前后向滑动、后前向滑动、内侧滑动、向外侧滑动、屈伸摆动、翻转摆动。

操作手法与距上关节相同,参阅本节相关内容。两者的区别:放于内外踝的手下移至距骨,放于距骨的手下移至跟骨,充分将力量作用于距下关节。

(四)跗骨间关节

患者体位 仰卧,稍屈髋、屈膝。或坐位,踝关节放松,稍跖屈。

操作方法 治疗师面对患者,双手拇指分别放置在患足相邻跗骨的背侧,或指放置在足底相应跗骨的跖面。向下滑动时,一手固定,另一手拇指向足底推动相邻跗骨;向上滑动时,一手固定,另一手示指向足背方向推动相邻跗骨。

作用 增加相邻跗骨间活动范围,扩大踝关节屈伸活动范围。

(五)跗跖关节

1. 上下滑动

患者体位 患者仰卧,踝关节放松稍跖屈。

操作方法 治疗师面对患者,上方手握住跗骨,下方手握住跖骨,上方手固定,下方手向上或向下推动跖骨。

作用 增加跗跖间活动范围。

2. 旋转摆动

患者体位 仰卧,踝关节放松稍跖屈。

操作方法 治疗师面对患者,一手握住跗骨,另一手握住跖骨近端,拇指在足背,四指在足底。上方手固定,下方手将跖骨向内(旋前)或向外(旋后)转动。

作用 旋前时可增加踝关节外翻活动范围,或旋后时可增加踝关节内翻活动范围。

(六)跖骨间关节(上下滑动)

患者体位 俯卧位,踝关节放松。

操作方法 治疗师面对患者,上手分别握住相邻跖骨,拇指在足底,四指在足背。一手固定,另一手向上或向下推动相邻跖骨。

作用 增加跖骨间活动范围。

(七)跖趾关节

1. 上下滑动

患者体位 俯卧位,患侧下肢屈膝90°。

操作方法 治疗师面对患者站立,上方手放置在跖骨上,拇指在足底,四指在足背;下方手放置在相应的趾骨近端,拇指在足底,四指在足背,上方手固定,下方手向上或向下推动趾骨。

作用 增加跖趾关节活动范围。

2. 内外滑动:手法同上,运动方向为向内或向外。

3. 屈伸摆动

患者体位　俯卧位,患侧下肢屈膝 90°。

操作方法　治疗师面对患者站立,上方手放置在跖骨上,拇指在足底,四指在足背;下方手放置在相应的近节趾骨远端,拇指在足底,四指在足背,上方手固定,下摆动趾骨。

作用　增加跖趾关节屈伸活动范围。

三、关节牵引技术

踝关节牵引包括手法牵引、自重牵引和器械牵引。

(一)手法牵引

详见关节松动技术中长轴牵引和分离牵引。

(二)自重牵引

可选用倒悬自重牵引。患者仰卧于倒悬牵引床上,固定足部,根据情况启动牵引床,倒立于 30°~90°,利用自身重力进行踝关节牵引。

(三)器械牵引

常用的有骨牵引、足踝吊带牵引、倒立牵引等。

1. 跟骨牵引　适用于胫骨髁部骨折、胫腓骨不稳定性骨折、踝部粉碎性骨折、跟骨骨折后上移位等。穿针时维持踝关节中立位,内踝尖与足跟后下缘连线中点为穿针部位,针与踝关节面呈 15°,牵引重量 3~5 kg。

2. 足踝吊带牵引　利用弹力带、牵引吊带等,根据不同的骨折部位、损伤特点、肌力变化、韧带损伤等,将踝关节固定牵引在不同的方向。

3. 倒立牵引装置　固定脚部,可以牵引腰椎、髋、膝、踝等关节,可用于家庭健身,也可以用于临床治疗,有增加大脑血供,增大椎间盘间隙,缓解颈腰椎疾病,牵引髋膝踝各关节等作用。

四、肌肉牵伸技术

(一)徒手被动牵伸

1. 踝跖屈肌群牵伸

患者体位　仰卧位,膝关节伸直。

操作方法　治疗师立于患者侧面,上方固定小腿,下方手握住患者足跟,前臂掌侧抵住足底,使距腓关节在中立位。下方手用拇指和其他手指向远端牵拉足跟,用前臂使足向近端运动,并轻轻加压力于近侧的跖骨,以牵拉腓肠肌,使踝背伸至最大的活动范围,持续 10~20 s。如在屈膝时采用此手法,主要牵伸的是比目鱼肌。

作用　增加踝关节背伸。

2. 踝背伸肌群牵伸

患者体位　坐位或者仰卧位。

操作方法　手法准备:治疗师立于患者侧面,上方固定小腿,下方手握住足背。下方手用力向下活动足至最大跖屈活动范围,持续 10~20 s。

作用　增加踝关节跖屈。

3. 足内翻肌群牵伸

患者体位　仰卧位,下肢伸直。

操作方法　治疗师立于患者侧面，上方手固定胫骨远端，下方手握住足背面。跖屈、足外翻：牵伸胫骨前肌，使足外翻踝关节达到最大的活动范围，持续 5 ~ 10 s。背屈、足外翻：牵伸胫骨后肌，使足外翻踝关节达到最大的活动范围，持续 5 ~ 10 s。

作用　增加踝外翻活动。

（二）自我牵伸

1. 患者可站在一楔形木板上，木板坡度根据挛缩程度来选择。

2. 足跟悬空站在楼梯台阶上，下肢伸直，借助自身重量进行牵伸。

3. 屈膝下蹲，背靠墙，健腿在前，患腿在后离墙壁约 20 cm，下蹲，腰部挺直，利用自身体重下沉对三头肌进行牵伸。治疗时必须感受到三头肌紧张牵拉感，双足跟不能离开地面。随着病情好转，患侧足跟逐渐靠近墙壁至约 15 cm，离墙壁越近其功能越好。每次 10 ~ 20 s，反复 5 ~ 10 次。

4. 屈膝下蹲，前面放一凳子，患腿在前，健腿在后，患足足跟不可离地，身体前倾，牵伸小腿三头肌。

五、肌力训练技术

（一）踝背屈肌群

1. 肌力 1 ~ 3 级

患者体位　侧卧位，训练侧下肢伸直悬挂于训练吊带上。或治疗师托起患侧下肢。

治疗师位置　面向患者站立，一手固定小腿远端，另一手握住足背。

方法　患者注意力集中，努力做全范围的踝背伸动作。1 级肌力时治疗师给予助力帮助背伸踝关节。2 级肌力时只固定小腿远端，不予背伸踝关节助力。3 级肌力时换为仰卧位抗重力背伸，不予助力。

2. 肌力 4 ~ 5 级

患者体位　仰卧位下稍屈膝（需下垫一枕头），踝中立位。

治疗师位置　面向患者站立，上方手放在小腿近端，固定胫骨，下方手握住足跟，前臂掌侧抵住足底并向足背方向施加阻力。

方法　患者抗阻力全范围背伸踝。根据肌力情况调整阻力大小，务必使患者完成全关节活动范围活动。

（二）踝跖屈肌群肌力

1. 肌力 1 ~ 3 级

患者体位　健侧卧位，训练侧下肢伸直悬挂于训练吊带上。

治疗师位置　立于患侧，一手固定小腿远端，另一手握住足背。

方法　1 级肌力时治疗师给予助力，帮助跖屈踝关节。2 级肌力时只固定小腿远端，不予跖屈踝关节助力。3 级肌力改为俯卧位抗重力训练，不予助力。

2. 肌力 4 ~ 5 级

患者体位　俯卧位，稍屈膝，小腿下垫一枕头，踝中立位。

治疗师位置　立于患侧，上方手放在小腿近端，固定胫骨，下方手抵住足底并向足背方向施加阻力。

方法　患者抗阻力全范围趾屈踝。根据肌力情况调整阻力大小，务必使患者完成全关节范围活动。

（三）踝内翻和外翻肌群肌力

1. 肌力 1 ~ 3 级

患者体位　仰卧位，踝关节中立位（内翻）或轻度跖屈（外翻）。

治疗师位置　立于患侧，一手握住小腿远端固定在床面，内翻时另一手握住足内侧缘，外翻时另一手握住足外侧缘。

方法　1级肌力时给予助力帮助内翻或外翻踝。2～3级肌力时只固定小腿远端，不予内翻或外翻踝助力。

2. 肌力4～5级

患者体位　坐位，小腿垂于床沿，足放在治疗者的大腿上。

治疗师位置　坐位，面向患者，一手握住小腿远端，当增强内翻肌群肌力时，另一手握住足的内侧缘并向下施加阻力；当增加外翻肌群肌力时，另一手握住足的外侧缘向下施加阻力。

方法　患者抗阻力全范围内翻或外翻踝。

其他重要的作业疗法、物理因子治疗等均参见第一章第三节康复治疗。

第三节　常见伤病康复

一、跟骨骨折康复

（一）概念

跟骨骨折指跟骨部位发生的骨折。由于跟骨是足弓构成的主要成分，也是唯一同时参与内外侧纵弓的跗骨，静止站立时，承重约为体重的70%，步行足跟触地时足跟承重超过体重的2倍，跑步或其他运动中，足跟承重更大，又因为其结构为骨松质结构，受力不当，极易发生骨折，跟骨骨折约占全身骨折的2%，占跗骨骨折的60%，其中双侧骨折约占2%，开放性骨折约占2%～15%。两条相关报道成人跟骨骨折中75%和56%的是关节内骨折，而儿童跟骨骨折的情况恰好与此相反，63%的儿童跟骨骨折是关节外骨折。

（二）病因

1. 垂直压力　约有80%的病例系自高处跌下或滑下所致，基本上以压缩性骨折为主。

2. 直接撞击　可以导致跟骨各种部位骨折。

3. 扭转暴力　多造成跟骨关节外骨折，如跟骨前突、载距突和内侧突骨折。

（三）临床特点

1. 疼痛　足跟部疼痛，不能站立和负重，足跟两侧挤压和足跟底部按压及沿跟骨纵轴扣压均有明显疼痛。

2. 畸形　足跟横径增宽，可有内翻或外翻畸形，并有程度不等的肿胀和青紫瘀斑。可有前足增长和足纵弓低平，多有外踝下膨出，甚至呈舟状畸形。

3. 活动受限　踝关节背伸、跖屈及内翻、外翻活动，均有明显受限。

（四）检查

X射线摄片是骨折的常规检查，也是重要检查，它对了解骨折的类型、移位情况、复位固定情况和骨折愈合情况等均有重要的价值。个别难诊断的关节内骨折，则需要依据CT扫描或MRI诊断。

1. X射线平片　X射线正、侧、轴位片可明确跟骨的结节关节角和其横径宽度的改变。

2. CT检查　跟骨CT扫描可以清楚地判断跟骨骨折的部位及移位程度，有助于骨折分型和手术治疗。冠状位CT片，可以清楚地看到后关节面、载距突、足跟外形以及屈蹲长肌腱和腓骨肌腱的位置，水平位CT片应注意观察跟骰关节、跟骨的外侧壁载距突及后关节面的前下部。

（五）康复问题

1. 疼痛和肿胀　跟骨骨折后有明显的足跟部肿胀与疼痛，尤其是足跟负重时疼痛尤其明显常表现为持续的剧烈疼痛。严重者会出现局部畸形。

2. 关节活动障碍　跟骨形状不规则，有多处韧带附着，如稳定踝关节的三组韧带中跟腓韧带、胫跟韧带附着于跟骨，跟骨外侧有腓骨长、短肌腱通过，跟骨结节有跟腱附着，跟骨内侧突、外侧突是跖筋膜和足底小肌肉起点，跟骨载距突上有三角韧带、跟舟足底韧带等附着，因此，跟骨骨折会导致踝关节、跗骨间关节的活动障碍。

3. 肌肉萎缩和肌力下降　因为疼痛和关节活动障碍，小腿和足部的肌肉日久会发生失用性萎缩，比如小腿三头肌、胫前肌等。

4. 骨质疏松　跟骨骨折后因为疼痛患肢不能负重和行走，久之就会导致失用性骨质疏松，即不利于骨折愈合，同时也会增加再次骨折的风险。

5. 关节稳定性减弱　关节的稳定与骨骼结构、韧带强度、肌肉力量等有关，跟骨骨折致踝关节骨性结构失稳，韧带和肌肉无力则导致关节稳定性进一步下降。

6. 日常生活活动能力下降　跟骨骨折因为疼痛足不能负重、行走、关节活动减少，严重影响日常生活活动。

（六）康复评定

1. 肌力评定　骨折后，由于肢体运动减少，常发生肌肉萎缩，肌力下降。肌力检查是判定肌肉功能状态的重要指标，常用徒手肌力评定（MMT 法），主要检查以下肌群。①跖屈肌群：腓肠肌、比目鱼肌。②背伸肌：胫前肌。③足外翻肌群：腓骨长肌、腓骨短肌。④足内翻肌群：胫骨前肌、胫骨后肌。⑤足趾关节屈曲肌群：踇短屈肌、蚓状肌、趾长屈肌、踇长屈肌。⑥足趾关节屈曲肌群：踇长伸肌、趾短伸肌、趾长伸肌。

2. 关节活动度评定　常用通用量角器测量踝关节各方向的主、被动关节活动度。详见本章第一节康复功能评定。

3. 其他评定　步态分析、下肢功能评定、神经功能评定、疼痛评定、平衡功能评定、日常生活活动能力评定、骨折愈合情况评定等，参见本书第一章第二节。

（七）康复治疗

跟骨骨折治疗困难，预后差。每个人情况不同，痊愈时间也不同，一般 3 ~ 4 个月基本骨质愈合。但由于下肢负重、跟骨形态、承重力线发生变化等因素，常使跟骨功能恢复不良，延长康复时间。

1. 一般治疗　早期诊断、早期手术或固定，患足抬高。患者早期进行康复治疗，可缩短治疗时间，有利于患者功能的尽早康复。

2. 非手术疗法　仅适用于严重的内科病不能手术者，或严重危及生命的外伤者，因为非手术方法必然会发生畸形愈合，改变足部结构、力线等，不利于后期康复。

3. 物理疗法　作用为消炎，减轻肿胀，缓解疼痛，改善血液循环，促进骨痂形成，促进骨折愈合，软化瘢痕，松解粘连。

（1）超短波：骨折 1 周内，患部对置，无热量，10 min/次，1 周以后，微热量，10 ~ 15 min/次，1 次/d，20 ~ 30 次为 1 疗程。此法可在石膏外进行，但有金属内固定物时禁用。

（2）紫外线：骨折体表部位，弱红斑量或中红斑量，每日或隔日 1 次，6 ~ 8 次为 1 疗程。如局部石膏固定，可在健侧相应部位照射。

（3）磁疗：选用脉冲电磁疗法，患肢位于环状磁极中，或采取患部对置法，20 min/次，1 次/d，20 次为 1 疗程。

（4）超声波、音频电或超声、中频电疗：均可应用。

(5)热疗:通常在主动或被动运动之前进行,目的在于镇痛、消肿、松弛拮抗肌、减少胶原的黏弹性。各种热疗法均可采用:如水疗、蜡疗、泥疗、红外线、热空气浴、高频电疗、超声等。

4. 运动疗法　骨折术后早期选择合适的功能活动和运动方法对病人进行训练是最基本和最重要的措施,对患者获得良好的踝、足关节功能是有益的。

(1)术后第1天:用矫形器将踝关节固定于90°功能位,鼓励早期活动足趾。

(2)术后第2~3天:开始患肢未被固定关节的主动运动,如伸趾练习,股四头肌练习等。

(3)第1~2周:保持中立位,增加踝屈伸和趾屈伸静力性肌肉收缩练习;持双拐的三点式步行(患足不着地,确保患肢非承重行走);开始坐位保健操等。

在上述练习中,特别注意避免局部疼痛及肿胀加重,以防止创伤性关节炎的发生。

(4)第3周:评估伤口。①如伤口愈合较差:可以继续上述训练,以观察情况。②如伤口愈合尚可,内固定比较稳定,可移去石膏等支撑物,开始轻度非承重的主动ROM训练。跖屈、背屈各15遍/次,4次/d;直腿抬高、股四头肌肌力练习;轻微牵伸运动(特别是背伸运动),每天2~3次。③内固定比较稳定,允许借助拐杖在4周时患足部分承重,但要以不引起疼痛为标准。④去除外固定后,踝部和足趾各方向主动运动,股四头肌和踝背伸肌肉的抗阻运动。

(5)第6周:可进行下列训练。①在步行套中,允许承重性行走2~4周。以后用Aircast型踝夹板代替步行套,直到全关节活动度和力量重新获得才弃用。②每天拆下支具4~5次,以方便治疗,进行等长肌力收缩练习如背伸、跖屈、外翻、内翻。③此时开始离心性肌力增强练习,即通过橡皮束条的抵抗力增加而取得进步。④开始ROM的牵伸,如跟腱的牵伸、倾斜板、腓骨肌腱的牵伸、跖屈牵伸。⑤如关节囊明显僵硬和骨折稳定,可做关节松动技术康复治疗。⑥进行本体感觉活动、运动觉敏捷性训练。⑦做足尖爬行。⑧若本体感觉和肌力增强已经恢复,可指导患者练习闭链运动。

5. 矫形支具　足底垫板或用踝足矫形器可以预防足下垂、内旋、外翻等畸形。对已发生踝关节挛缩时可使用塑形支具,阻力极大,可逐次增加关节的活动范围,最后达到完全矫正挛缩。对于严重的挛缩可行跟腱延长手术治疗。

二、胫腓骨下段骨折康复

(一)概述

胫腓骨下段骨折,即胫腓骨远端骨折。胫腓骨远端是人体比较难愈合的骨折部位之一,因为胫腓骨远端周围的软组织相对比较少,一旦出现骨折很容易伴发周围软组织损伤,就会导致骨折愈合延迟,甚至不愈合的情况。

(二)病因

1. 直接暴力　指外力直接撞击所致,多见于交通事故、工矿事故、地震及战伤情况下。

2. 间接暴力　主要为扭曲暴力,多见于生活及运动伤,骨折多为螺旋形或斜形,以闭合性骨折常见,如从高处坠落、强力旋转扭伤等所致的骨折。

(三)临床特点

1. 临床表现　局部疼痛、肿胀,畸形较显著,表现成角和重叠移位。应注意是否伴有腓总神经损伤,胫前、胫后动脉损伤,胫前区和腓肠肌区张力是否增加。往往骨折引起的并发症比骨折本身所产生的后果更严重。

2. 检查

(1)局部检查:局部疼痛、肿胀、畸形显著,可有骨擦音或异常活动,骨折处可有成角和重叠移位。

(2)血管神经检查:常规检查足背动脉、胫后动脉、腓总神经有无损伤。

(3)X 射线检查:X 射线平片即可确诊,可以了解骨折部位、类型、移位情况。

1)横断骨折:骨折线多呈横断型,多伴严重软组织挫伤,或皮肤坏死、骨外露。

2)斜形骨折:骨折线多呈斜形或螺旋形,多伴不同程度的断端成角、远端外旋、重叠移位等。

3)粉碎性骨折:骨折片在 3 块以上,有明显的软组织损伤,局部畸形。

(4)CT 检查:对于可疑骨折的患者可作 CT 检查提高确诊率;而对于粉碎性骨折者可做三维螺旋 CT 检查,可以精确地评估旋转对线,以及螺旋骨折的复位。

(四)康复问题

1. 疼痛和肿胀 疼痛、肿胀、畸形是骨折的基本临床特征,尤其对于胫腓骨骨折来讲,骨骼暴露,周围软组织薄、下肢位置低等原因,疼痛、肿胀会更加突出。

2. 出血 骨折部位不同,出血量不同,胫腓骨下端骨折一般出血量在 100 ~ 1 000 mL,开放性骨折或者伴有血管损伤者,可以达到 2 000 mL,出现失血性休克等。

3. 肌肉萎缩和肌力下降 骨折后出现肌肉萎缩肌力下降的原因为:①骨折周围的肌肉软组织损伤,肌力必然下降甚至萎缩。②骨折手术中损伤肌肉或韧带。③长时间固定导致失用性肌萎缩。④康复中因为害怕疼痛拒绝或者减少运动。

4. 关节活动障碍 胫腓骨下段骨折,如果损伤的是骨干,对于关节活动影响较小,但如果是内外踝等踝关节结构部分,会严重影响踝关节活动。

5. 日常生活活动能动障碍 骨折制动影响日常活动是暂时的,但是踝关节功能障碍对患者的 ADL 影响更大。

(五)康复评定

1. 肢体长度及周径测量 骨折后,肢体的长度和周径可能发生变化,测量肢体长度和周径是必要的。

(1)肢体长度的测量:下肢长度有真性长度和假性长度之分,假性长度指从脐到内踝间的距离,在临床上并不常用。真性长度的测量方法是用皮尺测量髂前上棘通过髌骨中点至内踝(最高点)的距离。测量时可以测量整个下肢长度,也可分段测量大腿长度和小腿长度。而小腿长度是指从膝关节内侧间隙至内踝的距离。

(2)肢体周径的测量:进行肢体周径测量时,必须选择两侧肢体相对应的部位进行测量。为了解肌肉萎缩的情况,以测量肌腹部位为佳。测量时用皮尺环绕肢体已确定的部位一周,记取肢体周径的长度。患者与健肢同时测量进行对比,并记录测量的日期,以作康复治疗的前后疗效的对照。

2. 肌力评定 骨折后,由于肢体运动减少,常发生肌肉萎缩,肌力下降。肌力检查是判定肌肉功能状态的重要指标,常用徒手肌力评定(MMT 法),主要检查足跖屈肌群、背伸肌群、足内外翻肌群,详见本章第一节肌力评定。

3. 关节活动度评定 常用量角器法,测量踝关节各方向的主、被动关节活动度,详见本章第一节关节活动度评定。

4. 下肢功能评定 重点是评估步行、负重等功能。可用 Hoffer 步行能力分级、Holden 的功能步行分类。

5. 其他评定 步态分析、神经功能评定、疼痛评定、平衡功能评定、日常生活活动能力评定、骨折愈合情况等。

(六)康复治疗

胫腓骨下段骨折根据情况可选择非手术治疗或手术治疗两种方案,一般情况下骨折需要手术治疗,但对于无明显移位的胫腓骨骨折可以选择保守治疗。对于因为严重损伤不适宜立即手术者，可以先保守治疗然后择期手术。

1. 非手术治疗康复　石膏或夹板固定后康复治疗。

(1) Ⅰ期(1～3周)：①控制水肿：包括患肢抬高、冰敷、电疗等。②主动关节活动度练习：包括髋、膝、跖趾关节和趾间关节的屈伸练习，需要在无痛前提下完成。③肌力训练：髋、膝关节周围肌群的主动或轻微抗阻运动。各方向的直腿抬高训练，如俯卧位后伸、侧卧位外展、仰卧位前屈、内收或外展。膝关节开链模式下的屈伸练习。④步态练习：在辅助工具保护下无负重的步态练习。

(2) Ⅱ期(4～6周)：①理疗：选择具有热效应的理疗，促进血液循环，松解粘连，如微波、超短波、高频电等。②关节活动：踝关节各方向活动，练习时可取下石膏，但其余时间仍需石膏固定。根据患者疼痛和肿胀程度，逐渐加大踝关节活动。③肌力训练：除髋、膝周围肌群的渐进性抗阻练习之外，可以进行踝关节周围肌肉的亚极量等长肌力训练。

(3) Ⅲ期(7～9周)：①负重练习：踝关节负重训练可以渐进开展。②活动度训练：可进行主动或抗阻活动度练习。③肌力训练、肌耐力训练：可以选择髋关节开链模式下抗阻训练，保护下的小角度压球下蹲。踝周围肌群的等长练习、渐进性抗阻练习；足内在肌：足趾毛巾抓握等。④柔韧性维持训练：牵伸腓肠肌和比目鱼肌，在治疗师手法帮助下放松足部软组织和筋膜。⑤本体感觉训练：振动平板、本体感觉平板，平衡系统上平衡训练。

(4) Ⅳ期(10～12周)：①运动疗法：增加以上各项活动的运动量、阻力和强度。②其他：逐渐恢复各项日常生活和文体活动。

2. 手术后康复治疗

(1) Ⅰ期(1～2周)：康复同非手术Ⅰ期康复。

(2) Ⅱ期(3～4周)：①内固定稳定者，去除石膏。②踝关节各方向活动。根据患者疼痛和肿胀程度，逐渐加大踝关节活动。

(3) Ⅲ期(5～8周)：①踝关节全范围活动度练习。②其他，负重、肌力训练、肌耐力、柔韧性、本体感觉等训练同非手术Ⅲ期康复。

(4) Ⅳ期(9～12周)：①肌力练习范围包括所有下肢肌，髋、膝、踝、跖、趾等所有运动和稳定肌肉。②半蹲练习，保护下完全下蹲，充分恢复踝关节背伸活动度和跟腱柔韧度。③提踵练习、上下台阶练习等。

(5) Ⅴ期(12周以后)：①肌力、耐力训练如增加运动量、运动强度、运动时间等。②本体感觉训练如各种静态或动态稳定性练，不断变换速度和干扰。③功能性活动恢复训练如单双足跳跃、连跳、定点跳等。

3. 矫形器　足底垫板或矫形器可以预防足下垂、内旋、内翻、外翻等后遗症。对关节挛缩者可以使用塑形矫形器，塑形矫形器极大阻力，可逐渐增加关节的活动范围，最后达到完全矫正挛缩。如果无效，可以配合手术做跟腱延长或肌腱松解。

三、踝韧带损伤康复

(一) 概述

踝关节韧带损伤是最为常见的软组织损伤之一，约占所有运动损伤的15%，而且若处理不当，20%～40%会导致踝关节不稳或慢性疼痛。

(二) 病因

踝关节韧带损伤常由于下楼踏空、运动中落地不稳、脚被踩绊等引起足内翻、内旋或过度的外翻、外旋，导致踝关节外侧或内侧韧带损伤。以外侧韧带损伤为最多，尤其以距腓前韧带损伤最常见。

1. 外踝韧带损伤　外踝韧带包括距腓前韧带、跟腓韧带及距腓后韧带。由于外踝的腓骨小头较内踝高 1 cm 左右，加之外侧韧带相对薄弱，所以临床上多见外侧韧带损伤。在外伤时的瞬间，足的屈伸位置不同，3 组韧带的受累亦不相同。

（1）距腓前韧带：当踝跖屈时，如受到内翻应力时，距腓前韧带即产生撕裂与完全性断裂。

（2）跟腓韧带：踝关节处于跖屈内翻时，除产生距腓前韧带损伤外，还可以使跟腓韧带损伤。如踝关节处于中立位极度内翻位时，则首先产生跟腓韧带的损伤。

（3）距腓后韧带：距腓后韧带损伤主要因足背伸内翻所致。

2. 内踝韧带损伤　内踝韧带又名三角韧带，分为 3 束。前为胫距前韧带，中为胫跟韧带，后为胫距后韧带。主要功能是限制踝关节外翻及过度外旋。三角韧带十分坚韧，不易断裂。

（三）临床特点

1. 临床表现

踝关节扭伤后局部出现疼痛、肿胀，伤处明显压痛，约 12 h 内出现皮下瘀血。韧带断裂者受伤时有撕裂感，伤后踝关节不稳。

临床诊断根据病情轻重可分为三度。

（1）Ⅰ度：轻度扭伤，侧副韧带仅有损伤而无撕裂，轻度肿胀，无或仅有轻度功能障碍，无关节不稳。

（2）Ⅱ度：中度扭伤，侧副韧带有部分撕裂，中度肿胀，丧失部分关节功能，轻度关节不稳。

（3）Ⅲ度：重度扭伤，侧副韧带完全撕裂，严重肿胀，患肢不能负重，关节不稳。

2. 检查

（1）X 射线片：X 射线拍片应包括正、侧及斜位片，常用于排除内踝、外踝、后踝等骨折。

（2）MRI：可以判断韧带的损伤部位及程度。

（3）特殊检查：主要用于判断关节失稳，所有特殊检查均应与对侧对比，特别是病人关节比较松弛时，这样才能避免误诊。①踝关节前抽屉试验—检查者一手固定胫骨前下端，另一手握住后跟向前用力，若前移超过 5 mm 则为阳性，表示距腓前韧带撕裂。②内翻加压试验—检查者一手固定胫骨前下端，另一手内翻踝关节，若移动超过 5 mm 则为阳性，表示距腓前韧带及跟腓韧带撕裂。

（四）康复问题

1. 疼痛、肿胀　踝关节韧带损伤必然会出现疼痛、肿胀、出血，疼痛部位即为韧带损伤部位，肿胀程度与损伤程度与损伤后的处理有关。

2. 运动功能障碍　韧带对于关节位置、关节稳定、关节运动都有关系，踝关节韧带损伤后，会导致踝关节运动功能障碍。如内侧韧带损伤，踝关节外翻受限，背屈、跖屈范围降低、负重不能。

3. 关节不稳　踝关节稳定与距骨与踝穴的关系、踝关节囊特点、踝关节韧带、踝关节周围肌肉力量、踝关节运动等因素有关。踝关节韧带损伤影响到关节囊、韧带、肌肉等，必然会导致踝关节不稳。

4. 步态异常　疼痛、患侧不能负重，踝关节内外翻等会导致步态异常，常表现为疼痛步态、单脚步态。

5. 心理功能障碍　踝关节损伤后由于疼痛、运动障碍、日常生活活动障碍、关节不稳、踝关节扭伤复发等，患者会出现烦躁、恐惧等心理。

（五）康复评定

1. 关节活动度评定　用于伤后判断关节障碍程度以及康复治疗后关节功能恢复情况，详见本章第一节康复功能评定。

2. 肌力评定　详见本章第一节康复功能评定。

3. 疼痛评定　参见本书相关内容。

(六)康复治疗

踝关节韧带损伤根据临床表现可以分为急性期、韧带修复期、功能恢复期。以下是韧带断裂的康复,如果韧带未断裂,周期缩短。

1. 急性期(0 ~4 周)　急性处理遵循 PRICE 原则。

(1)保护:运用支具、贴布等给予支持,不能长期依赖。

1)前距腓韧带损伤:用小腿石膏固定踝关节于外翻、背伸位。

2)跟腓韧带损伤:小腿石膏固定踝关节外翻、功能位(90° ~100°)。

3)距腓韧带损伤:小腿石膏固定踝关节外翻、跖屈位。

4)内踝韧带损伤:小腿石膏固定踝关节内翻位 4 ~5 周。轻度者亦可用宽胶布内翻位。

(2)休息:踝关节制动休息,但其他关节仍可运动。

(3)冰敷:1 ~3 d 内冰敷,每日 3 ~5 次,每次 10 min 左右,3 d 后改为热敷。

(4)加压:可使用弹力绷带或是长毛巾,向心包扎。

(5)抬高:躺下将足踝垫高超过心脏水平。

(6)运动疗法:仰卧做踝泵运动,股四头肌等长练习,直抬腿练习等。

2. 韧带修复期(4 ~8 周)

(1)关节活动度练习:伤后 4 周,石膏拆除,开始踝关节主动屈伸练习,逐渐增大活动度。在 1 ~2 个月内使踝关节的活动度达到与健侧相同。

(2)肌力练习:包括静蹲练习、抗阻勾足、抗阻蹦足。扶单拐脚着地行走,开始负重及重心转移练习。

(3)本体感觉、平衡及协调性训练:从部分负重到完全负重,渐进性进行本体感觉、平衡训练。可进行平衡板站立、单腿站立训练,有条件可以在平衡仪上进行平衡训练。

(4)功能性练习:前向跨步练习、后向跨步、侧向跨步练习,力量增强后增加负荷:可双手提重物或在踝关节处加沙袋。

3. 功能恢复期:伤后 8 周,此期韧带已愈合,可以进行以下训练。

(1)巩固关节活动度的训练:关节活动度达正常。

(2)肌力训练:使用弹力带进行小腿各方向的等张抗阻肌力训练。提踵训练,静蹲训练,上下楼梯训练等。

(3)牵伸练习:小腿三头肌、跟腱的牵伸练习。

(4)日常生活活动训练:恢复后,要加强关节功能训练,进行跑步、跳跃、“8”字跑、“Z”字跑等训练。对于专业运动员,针对专项进行某些运动素质、肌肉功能及柔韧性训练,以及专项运动所需要的平衡、协调性的训练,逐步恢复一般体育运动及专项运动。

四、跟痛症康复

足跟痛症是指由急性或慢性损伤所引起的足跟部周围疼痛的综合征。好发于 40 ~60 岁的中老年人,其与劳损和退化有密切关系。足跟脂肪垫萎缩、跖腱膜炎、跟下滑囊炎、跟骨骨刺、跟骨高压症、跟骨骨膜炎、跟骨骨折等均可引起跟痛症。

(一)病因

本病的发生与退行性变和积累性损伤有关。

1. 跖腱膜炎　跖腱膜属于深部足底筋膜,起自跟骨结节,向前伸展,止于足趾的趾骨上,是足纵弓的主要结构。人在站立、行走时跖腱膜受到强大牵拉力。中老年人跖腱膜弹性减弱,跟骨骨质疏松,韧带松弛、足弓变化,反复牵拉,导致炎症发生。另外,胫骨内翻、跟骨外翻、跟腱挛缩、足部畸形等跖腱膜承受的压力更大,更易发生炎症。

2. 跟腱炎 跟腱炎分为非止点性跟腱炎、止点性跟腱炎。

(1)非止点性跟腱炎:指跟腱距跟骨止点 4 cm 处是一个相对缺血区域,此处为最细部分,承受过度应力和反复的微小损伤时,容易发生损伤。

(2)止点性跟腱炎:跟腱在跟骨止点部位的病变,常因运动突然改变、在不平整的地面活动等,导致跟腱过度活动、反复应力引发跟腱炎。

3. 足跟脂肪垫炎或萎缩 足跟脂肪垫是在皮肤和跟骨特有的可以防止滑动、吸收震荡。长期慢性损伤、劳损、外伤等因素易使该垫发生炎性改变。

4. 跟骨骨刺 跟痛症患者足部 X 射线检查常可见跟骨结节、趾短屈肌附着处有大小不等的骨刺。但临床发现,绝大多数有骨刺的病例并无疼痛,跟痛症患者的疼痛程度与骨刺的大小也不成正比。

5. 小神经卡压 近年来有报道足踝部细小神经,特别是足底小趾展肌神经支卡压是引起足跟痛的主要原因。

(二)临床特点

1. 临床表现 本病多发生于中年以后的肥胖者、运动员等,一侧或两侧同时发病,疼痛轻重不一,起病缓慢。

本病主要临床表现为足跟疼痛、肿胀和压痛。常于劳累后出现,足跟着地时加重疼痛,疼痛可沿跟骨内侧向前扩展至足底,尤其是早晨起床以后或休息后开始行走时疼痛更明显,活动后可稍缓,继续行走,疼痛又加重。严重者,休息时也有疼痛。压痛点有跟骨内侧结节、跖腱膜起点处、跟腱断裂处(因为是跟腱部分断裂,压痛点可以随着踝关节屈伸而变化)等。

2. 影像检查

(1)X 射线检查:在跟骨底可见到骨刺或无骨刺,骨刺大小与临床表现不呈比例,有骨刺者可无症状,有症状者可无骨刺。

(2)MRI:不作为常规检查,跖腱膜炎可见跖腱膜增厚、水肿;跟腱炎可显示跟腱退变的程度和范围。

(三)康复问题

1. 疼痛 足跟痛的主要症状就是足跟部疼痛,程度轻重不一,范围大小不等,部分可以延伸到足弓,主要痛点在足跟结节内侧,疼痛多发生于刚开始运动时,在足跟着地时痛甚,严重者出现休息时疼痛。

2. 步态异常 患者可能会通过改变步态去避免痛楚,包括缩短步幅,不用脚跟而用脚趾先着地,或者是用足底外侧等,但这些改变亦可能引起其他的问题如膝关节、髌关节、腰脊或其他足部痛症。

3. 运动功能障碍 足跟痛时患者可能会减少运动或尽量避免运动,尤其是走、跑、跳等。

4. 日常生活活动能力障碍 疼痛严重会影响日常生活或工作。

5. 心理功能障碍 病变日久患者会有烦躁、抑郁等表现。

(四)康复评定

目前尚无跟痛症的专用评分标准,可以参考 Maryland 足部评分标准。

(五)康复治疗

1. 制动、休息 尽量减少足部负重,让足跟部充分休息,为损伤愈合创造条件。起步痛重时,可夜间运用夹板、石膏托或者矫形器将踝关节固定于背伸 5°~10°。

2. 物理因子疗法　可采用温水浸浴、热敷、冲击波、超声波、激光、电疗、激光、红外线等。

3. 药物疗法　可以外涂、内服或者局部封闭等。

(1)外用药物:先用温水泡脚,然后涂药、按摩,范围应大于疼痛范围。患者可在家中进行,对中老年人来说是一种方便的治疗方法。常用疗效较好的药物有骨友灵、伤痛一喷灵、正红花油等。

(2)口服药物:疼痛重的可口服消炎止痛药,可抑制局部炎症反应,促进组织愈合,缓解疼痛。

(3)封闭治疗:经内外服治疗无效时再封闭治疗。

4. 牵伸疗法　可以进行跟腱牵伸、足筋膜牵伸、腓肠肌牵伸。

(1)跟腱牵伸:对于跖腱膜炎导致的跟痛症,适度牵伸跟腱有助于炎症消退,每天反复牵张训练是减轻跟痛的有效办法。可以用踝足矫形器站立牵伸,或者用足尖站立于台阶用自身体重牵伸。

(2)足底筋膜牵伸:长坐位伸直膝关节,用毛巾或弹力带置于足前部向头侧牵伸,动作要慢,避免出现疼痛。

(3)腓肠肌牵伸:面墙弓步站立,健侧在前,患侧在后,双臂扶墙至肩水平,身体前倾,足跟不能离地,患腿尽量后伸,感觉腓肠肌被牵伸的感觉。

5. 中国传统疗法　针灸、针刀、按摩均可适当采用。

6. 足矫形垫　可选用适宜的鞋垫,如有较好的耐磨性及弹性的足跟垫,其特定的壳式造型可分散足跟承重压力,增加减震弹性,保护足跟部伤病部位,还能减少局部承重,防止跟痛症发生。

7. 手术　对于经久不愈的病人,考虑手术。手术方法有跟骨钻孔减压术、神经松解术、跟骨骨刺切除术、跟下滑囊切除术。

附　踝部与足部的运动学基础

一、骨学

踝与足部骨骼,包括胫骨、腓骨、足骨等。胫骨与腓骨详见第七章膝部与小腿康复。

(一)足骨

足骨包括跗骨、跖骨和趾骨。

1. 跗骨　共7块,属于短骨。其主要功能是支持体重,传递弹跳力量。分前、中、后3列。前列为内侧楔状骨骨、中间楔状骨、外侧楔状骨和骰骨;中间列为位于距骨前方的足舟骨;后列包括距骨、跟骨。

2. 跖骨　共5块,均属于长骨。由内侧向外侧依次为第一至第五跖骨。所有的跖骨近端为底,中间为体,远端为头。第五跖骨底特别粗大,称第五跖骨粗隆,是重要的体表标志。由于足部特殊的解剖特点,力的传导主要到第一跖骨和第五跖骨,着力点均在骨的头部。

3. 趾骨　共14块,均属于长骨。踇趾2块,其余均为3块,由近侧到远侧为近节、中节和远节趾骨。

(二)距骨

距骨属于跗骨,为短骨,不规则骨,可分为头、颈、体三部分。距骨表面2/3为关节软骨所覆盖,没有肌腱或肌肉附着。

距骨在上与胫骨和腓骨形成踝关节,在下与跟骨形成距下关节(距跟关节),在前与足舟骨、跟骨形成距跟舟关节。

距骨头位于由跟骨前、中关节面,足舟骨和弹簧韧带所组成的关节复合体中。其内侧为胫后肌腱。相对于距骨体,距骨颈轴线有15°~20°的内倾,距骨颈部没有关节软骨覆盖,是血供进入的主要部位,同时也是容易发生骨折的部位。距骨颈底面构成跗骨窦和跗骨管的顶部。距骨体前宽后窄,下宽上窄,与踝穴紧密匹配,可分为上表面、内侧面、外侧面和底面。上表面和胫骨远端构成胫距关节,外侧面和内侧面分别与外踝和内踝相关节,底面则和跟骨后关节面相关节。距骨外侧突是距骨体外侧关节面的延伸,无关节软骨覆盖,是距跟外侧韧带的起点,距骨外侧突的前方则是距腓前韧带的附着点。距骨骨质致密,因此距骨骨折大多为高能量损伤。

（三）跟骨

跟骨是足部最大跗骨，为松质骨组成的不规则长方形结构。跟骨有六面，分别为上面、前面、外侧面、内侧面、后面、下面。

1. 上面　分为 2 部分，前半部分为前距、中距、后距关节面，分别与距骨的前跟、中跟、后跟关节面相关节组成距下关节。后距关节面是最大的关节面，也是重要的负重面，支撑着距骨体。中关节面位于载距突上方，被跟骨沟将其与后关节面分离。前距、中距关节面可能完全分离、部分联合或完全融合为一个关节面。

2. 前面　与骰骨匹配的关节面呈马鞍状，关节软骨几乎覆盖整个关节面，水平方向为凸面，垂直方向为凹面。距舟关节、跟骰关节共同形成了跗中关节，并通过分歧韧带形成共同的运动轴。

3. 外侧面　腓骨结节斜行走向，为腓骨肌下支持带附着点。腓骨结节上方为腓骨短肌，下方为腓骨长肌，后侧附着有跟腓韧带。

4. 内侧面　包含载距突，载距突向前内、向上方延伸至跟骨体，起支撑距骨颈作用。载距突通过距跟骨间韧带、内侧距跟韧带及三角韧带复合体与距骨形成稳固连接。

5. 下面　呈三角形，有跟骨结节及结节前缘的内外侧突。外侧突为小趾外展肌的起点，而内侧突为拇展肌及主要跖筋膜的起点。

6. 后面　跟腱止于跟骨结节后下方。

二、关节与关节运动

足部关节包括踝关节、跗骨间关节、跗跖关节、跖骨间关节、跖趾关节、趾骨间关节等多个关节。

（一）踝关节

是足部最大关节，也是最主要关节，由胫、腓骨下端的关节面与距骨滑车构成，亦称距小腿关节。

1. 关节类型　踝关节属于车轴关节，关节窝呈叉状（又称踝穴），由胫骨下关节面、内踝关节面及腓骨外踝关节面共同围成；关节头由距骨体上和两侧关节面所组成，关节面呈滑车状，前宽后窄。

2. 结构特点　从冠状面看，外踝较内踝低 1 cm 左右；从矢状面看外踝较内踝偏向后 1 cm，后踝较前踝更向下延伸，限制距骨后移。

3. 关节囊　附于各关节面的周围，前、后壁薄而松弛，两侧有韧带加强。

4. 关节稳定　首先，踝穴结构至关重要，距骨体呈楔形，且前宽后窄，可有效地阻止距骨后移和向侧方移动。其次，大多数踝关节周围的韧带和肌腱均向下及后行，可阻止距骨后移。再者，在踝部韧带及骨有对抗肌力与重力的作用，可以阻止小腿骨的移位。

5. 关节运动　可踝跖屈（压脚尖）至 50°，踝背伸（勾脚尖）至 20°，约有 70°屈伸活动范围。如果配合膝关节、足跗关节运动，还可以完成内翻及外翻。

（二）跗骨间关节

为跗骨诸骨之间的关节，数且多，且活动度不大。以距跟关节（距下关节），距跟舟关节和跟骰关节较为重要。前两关节与踝关节同时活动，能做内翻和外翻运动。距跟舟关节和跟股关节构成跗横关节，它的关节线呈横置的“S”形，临床上常沿此线施行截足手术。

（三）跗跖关节

又称 Lisfranc 关节，由 3 块楔骨、1 块骰骨与 5 块跖骨底构成，属于微动关节。

（四）跖骨间关节

由第 2 ~ 5 跖骨底的毗邻面构成，属平面关节，连结紧密，活动甚少。

（五）跖趾关节

由跖骨头和近节趾骨底构成，可做轻微的屈、伸、收、展运动。

（六）趾骨间关节

由各趾相邻的两节趾骨的底与滑车构成，可做屈、伸运动。

三、肌学

（一）跖屈肌群

1. 腓肠肌　是小腿后面浅层的肌肉，俗称小腿肚。腓肠肌有两个头分别起自股骨的内、外上髁，与比目鱼肌在小腿中部结合，向下移行为粗壮的跟腱止于跟骨结节。主要作用是屈膝，足跖屈，由胫神经支配。

2. 比目鱼肌　在腓肠肌的深面，起于胫、腓骨上端的后面，与腓肠肌在小腿中部结合，向下移行为粗壮的跟腱止于跟骨结节。主要作用是足跖屈，由胫神经支配。

3. 踇长屈肌　属于小腿深层肌，位于小腿腓侧，起于腓骨后面及骨间膜，至踝关节上后方形成长腱，行向足底，止于踇指远节趾骨，主要作用为足跖屈、踇指屈，由胫神经支配。

4. 趾长屈肌　属于小腿深层肌，位于小腿胫侧，起自胫骨上部后面（比目鱼肌线下方），至踝关节上后方形成长腱，与胫骨后肌腱共同包裹于一个纤维鞘内，行向足底，并于楔骨远端发出4条肌腱，止于2～5趾远节趾骨底。主要作用为踝关节跖屈，屈2～5趾，由胫神经支配。

5. 胫骨后肌　位于趾长屈肌和拇长屈肌之间，起自胫腓骨后面及骨间膜，长腱经内踝之后，到足底内侧，止于舟骨粗隆和内侧、中间及外侧楔骨，主要作用为足跖屈、足内翻，由胫神经支配。

6. 腓骨长肌　位于小腿外侧浅层，是长羽状肌，起自腓骨外侧面，肌腱通过腓骨肌上、下支持带深面，经外踝后方转向前，绕至足底，斜行向足内侧，止于内侧楔骨和第一跖骨底的肌肉，作用为使足外翻和屈踝关节即跖屈，由腓浅神经支配。

7. 腓骨短肌　位于小腿外侧腓骨长肌远端深面，是短羽状肌，起自腓骨外侧面远端2/3，肌腱绕外踝后方止于第五跖骨底，主要作用是足跖屈、足内翻，由腓浅神经支配。

（二）背伸肌群

1. 胫骨前肌　位于小腿前面，起自胫骨外侧面，肌腱向下经伸肌上、下支持带的深面，止于内侧楔骨内侧面和第1跖骨底。作用足背伸、足内翻。由腓深神经支配。

2. 踇长伸肌　位于胫骨前肌和趾长伸肌之间，起于腓骨前面和骨间膜前面，肌腱在踝关节前方沿足背前伸，止于踇趾远节趾骨底，作用为足背伸、伸踇趾，由腓深神经支配。

3. 趾长伸肌　位于小腿前面深层，踇长伸肌后方，起于胫腓骨上端和骨间膜前面，肌腱在踝关节前方沿足背前伸，在足背分为4条肌腱，止于第2～5趾远节趾骨底主要作用为足背伸、伸踇趾，由腓深神经支配。

4. 第三腓骨肌　第三腓骨肌人类特有的细小肌肉。位于腓骨长肌、腓骨短肌深面的前部，起于腓骨前面下1/3和骨间膜前面，其肌腱在外踝前方下行，止于第5跖骨底背侧面，主要作用为足背伸、外翻、外旋。由腓深神经支配。

（三）内翻肌群

有胫骨后肌、胫骨前肌等。踇长屈肌、趾长屈肌可以辅助。

（四）外翻肌群

有趾长伸肌、第三腓骨肌、腓骨长肌和腓骨短肌等。

本章小结

本章主要讲述踝部与足部伤病常用康复评定技术、康复治疗技术等，并讲述跟骨骨折、胫腓骨下端骨折、踝关节韧带损伤、跟骨痛四种常见病、多发病。踝部与足部伤病康复中尤其注意站立、行走功能的评定，针对患者损伤部位、损伤结构特点及所处的阶段特点，制定适合患者的康复治疗计划，以最大限度恢复患者的功能，从而重返社会。

思考题

一、单选题

1. 踝关节内翻状态时踝关节扭挫伤早期可用绷带固定踝关节于（　）

A. 内翻位　　B. 外翻位　　C. 背伸位

D. 跖屈位　　E. 中立位

2. 踝关节韧带损伤多见的类型是（　）

A. 单纯内翻扭伤　　B. 外翻扭伤　　C. 跖屈内翻扭伤

D. 纵向挤压伤　　E. 跖屈外翻扭伤

3. 下列哪项不是踝关节周围主要的韧带（　）

A. 内侧副韧带　　B. 距腓后韧带　　C. 跟腓韧带

D. 上胫腓韧带　　E. 距舟韧带

4. 使足内翻的肌肉是(　)

A. 胫骨后肌　　B. 胫骨前肌　　C. 腓肠肌

D. 腓骨长肌　　E. 股直肌

5. 距上关节进行关节松动技术的方法有(　)

A. 分离牵引　　B. 前后向滑动　　C. 后前向滑动

D. 向内侧. 外侧滑动　　E. 以上均正确

6. 踝关节最不稳定的位置是(　)

A. 足跖屈　　B. 足背屈　　C. 足外翻

D. 足内翻　　E. 足中立位

7. 下列不是足部关节的是(　)

A. 踝关节　　B. 股骨关节　　C. 跗跖关节

D. 跗骨间关节　　E. 距跟关节

8. 胫腓骨下段骨折容易损伤的神经是(　)

A. 坐骨神经　　B. 腓总神经　　C. 胫神经

D. 皮神经　　E. 隐神经

9. 跟骨折主要的临床表现是(　)

A. 患肢肿胀　　B. 局部肿胀　　C. 瘀青

D. 感觉麻木　　E. 肌张力增高

10. 下列说法错误的是(　)

A. 局部肿胀、压痛和功能障碍是跟骨骨折的主要临床表现

B. 跟骨骨折多合并韧带损伤

C. 踝关节的损伤多为旋转、平移及轴向的间接暴力引起

D. 下肢功能评定重点是评定踝关节围度、下肢长度及肌力等

E. 踝关节损伤康复时间与损伤部位有关

11. 以下哪一项不会导致足跟痛(　)

A. 足跟脂肪垫炎　　B. 跖腱膜炎　　C. 跟骨骨刺

D. 胫前肌无力　　E. 跟下滑囊炎

12. 非止点性跟腱炎病变的部位为(　)

A. 跟骨结节　　B. 跟腱距跟骨止点 4 cm 处　　C. 跟腱距跟骨止点 2 cm 处

D. 足跟后侧　　E. 足跟内侧

13. 不属于踝关节韧带损伤急性处理原则的是(　)

A. 保护　　B. 休息　　C. 热敷

D. 加压　　E. 抬高

二、简答题

1. 简述并演示踝关节背屈关节活动度的测量方法。
2. 简述并演示踝背伸肌群牵伸的操作方法。
3. 简述并演示踝跖屈肌群 2 级肌力训练方法。
4. 简述踝关节韧带损伤的原因。
5. 论述跟痛症的康复训练方法。

(张永静)

第九章 脊柱伤病康复

★教学目标 ①掌握脊柱伤病的功能评定和康复治疗方法；掌握颈椎病、腰椎间盘突出症、脊柱侧凸、脊柱骨折的康复评定和康复治疗方法。②熟悉脊柱的功能解剖特点和运动学知识；熟悉颈椎病、腰椎间盘突出症、脊柱侧凸、脊柱骨折的临床特点。③了解颈椎病、腰椎间盘突出症、脊柱侧凸、脊柱骨折的病因和发病机制。④具备对颈椎病、腰椎间盘突出症、脊柱侧凸、脊柱骨折患者进行康复评定和实施康复治疗的能力，并能对患者实施康复教育。⑤能与患者和家属进行良好沟通，在工作中具备团队合作的能力。

★病例

女，43岁，主诉"腰痛及右下肢放射性疼痛3年余，加重2周"以"腰椎间盘突出症"为诊断收入院。患者自诉3年前无明显诱因出现腰痛，疼痛呈持续性酸困痛，弯腰受限，伴右下肢放射性疼痛、麻木。上述症状于晨起及活动后加重，卧床休息后减轻。2周前上述症状加重。患者神志清楚，发育正常，营养中等，步态正常。右小腿前外侧及足背内侧触觉减退，双下肢生理反射存在，病理反射未引出。专科检查：腰椎无侧弯，生理弯曲存在，弯腰受限，$L_3 \sim L_5$ 棘间及棘旁压痛，叩击痛(+)，仰卧挺腹试验(+)，右下肢直腿抬高试验40°(+)，加强试验(+)，左下肢直腿抬高试验(-)。双下肢腱反射正常，双下肢肌力、肌张力正常。辅助检查：门诊腰椎MRI提示 $L_3 \sim L_4$ 椎间盘膨出，$L_4 \sim L_5$ 椎间盘右侧后方突出，右侧神经根及硬膜囊受压。

问题与思考：①该患者的康复评定包括哪些内容？②如何对该患者进行康复治疗？

第一节 康复功能评定

一、关节活动度评定

(一)颈椎关节活动度测量

1. 颈前屈(0°~45°)

体位：端坐或直立位。

量角器摆放：轴心位于肩峰，固定臂在矢状面上与通过肩峰的垂直线一致，移动臂和外耳道与头顶的连线一致，要求受试者屈颈使下颌贴近胸部，检查者测量运动起始位与终末位之间的角度或从下颌至胸骨角的距离(图9-1)。

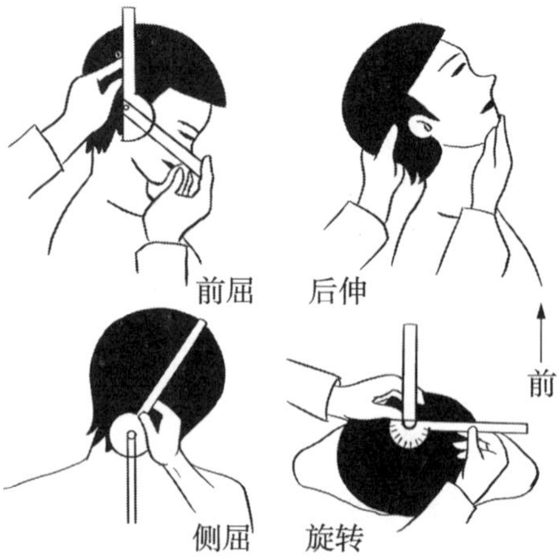

图9-1 颈椎关节活动度测量方法

2. 颈后伸(0°~45°)

体位：端坐或直立位。

量角器摆放：轴心位于肩峰，固定臂在矢状面上与通过肩峰的垂直线一致，移动臂和外耳道与头顶的连线一致，要求受试者仰望天花板，使头的背侧靠近背部。

3. 颈侧屈(0°~45°)

体位：端坐或直立位，固定脊柱，避免胸腰椎代偿。

量角器摆放:轴心位于第七颈椎棘突,固定臂与第7颈椎和第5腰椎棘突的连线平行,移动臂与枕骨粗隆和第7颈椎棘突连线平行。要求受试者向侧方屈颈使耳靠近肩部。

4. 颈旋转(0°~60°)

体位:端坐或直立位,固定脊柱,避免胸腰椎代偿。

量角器摆放:轴心位于头顶,固定臂与两肩峰连线平行,移动臂平行于头顶和鼻尖的延长线(图9-1)。

(二)胸腰椎关节活动度测量(图9-2)

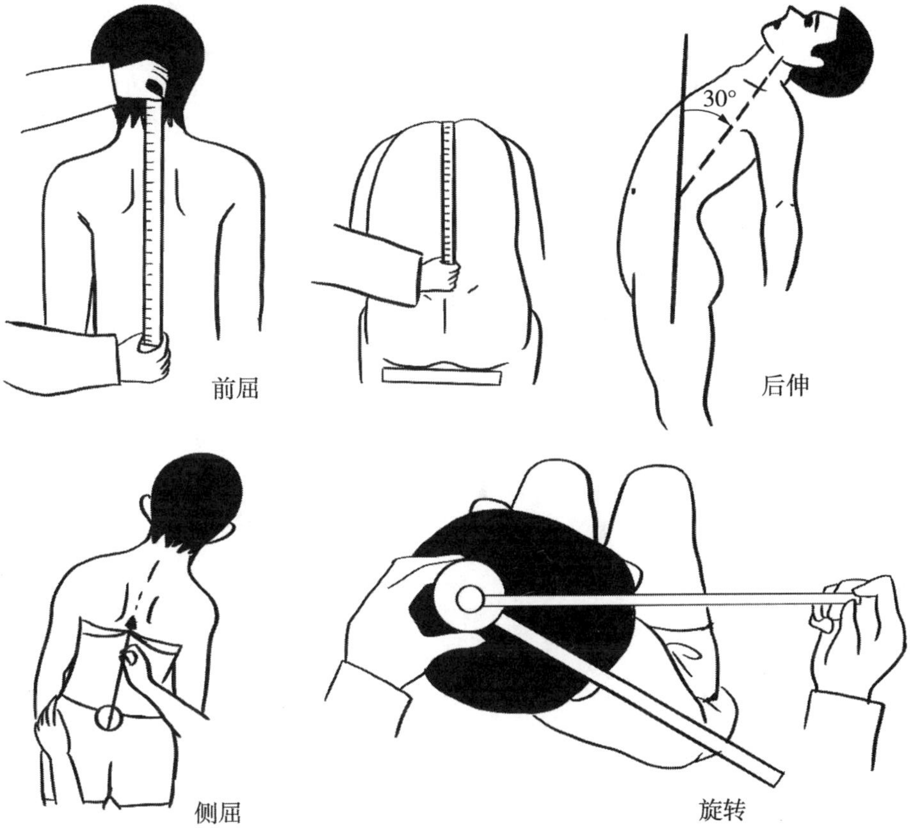

图9-2　胸腰椎关节活动度测量方法

1. 前屈(0°~80°)

体位:直立位。

共有4种方法:

第一种,测量躯干相对纵轴向前屈的角度,检查者固定受试者骨盆,并观察脊柱前屈过程中的变化。

第二种,评估受试者向前弯腰指尖所能触碰到的腿的位置。

第三种,测量受试者弯腰后指尖与地面的距离。

第四种,测量受试者直立和弯腰后的第7颈椎至第1骶椎的脊柱长度。正常成年人增加的平均长度为1.6 cm。

2. 侧屈(0°~40°)

体位:直立位。

共有两种方法:

第一种,用卷尺来测量躯干相对垂直位时所倾斜的程度。

第二种，使用长臂量角器，轴心在第 1 骶椎，固定臂与地面垂直，移动臂对准第 7 颈椎棘突。

3. 后伸(0°～30°)

体位：直立位或俯卧位。

运动测量：固定骨盆的同时向后伸展脊柱，测量时轴心在第 5 腰椎棘突，固定臂在通过第 5 腰椎棘突的垂直线，移动臂对准第 7 颈椎棘突。

4. 旋转(0°～45°)

体位：仰卧位或直立位。

运动测量：要求受试者在维持骨盆中立位的同时旋转躯干，直立位时尤其要注意固定骨盆，运动范围以角度为单位来记录，以头顶心为旋转轴，并通过肩的旋转来测量运动范围(图 9-2)。

二、肌力评定

躯干主要肌肉的徒手肌力检查见表 9-1。

表 9-1　躯干主要肌肉的徒手肌力检查

运动方式	3～5 级评定	0～2 级评定	固定位置	阻力位置
颈椎前屈	体位：仰卧位 5 级：做抬头动作，阻力加于前额，能抗较大阻力 4 级：能抗中等阻力 3 级：可做全范围运动	体位：侧卧位，托住头部 2 级：可做全范围运动 1 级：可触及肌肉收缩 0 级：未触及肌肉收缩运动	躯干	前额
颈椎后伸	体位：俯卧位 5 级：做抬头动作，阻力加于枕部，能抗较大阻力 4 级：能抗中等阻力 3 级：可做全范围运动	体位：侧卧位，托住头部 2 级：可做全范围运动 1 级：可触及肌肉收缩 0 级：未触及肌肉收缩	躯干	枕部
躯干前屈	体位：仰卧位 5 级：双手抱头能坐起 4 级：双上肢胸前交叉抱肩能坐起 3 级：双手前平举能坐起	体位：仰卧位 2 级：仅能抬头，肩不能离开床面 1 级：不能抬头，可触及肌肉收缩 0 级：未触及肌肉收缩	下肢	
躯干后伸	体位：俯卧位，胸以上在床沿外 5 级：能抗较大阻力抬起上半身 4 级：能抗中等阻力抬起上半身 3 级：仅抗重力能抬起上半身	体位：俯卧位 2 级：能做头后仰 1 级：不能使头后仰，可触及肌肉收缩 0 级：未触及肌肉收缩	骨盆	肩胛部
躯干旋转	体位：仰卧位，固定被检者双下肢 5 级：髋膝伸直，抱头后能坐起并向一侧转体 4 级：髋膝屈曲，双手前平举能坐起并向一侧转体 3 级：髋膝屈曲，仅能旋转上体使一肩离开床面	坐位，固定骨盆 2 级：去重力情况下能向一侧转体 1 级：不能转体，可触及肌肉收缩 0 级：未触及肌肉收缩		

三、感觉功能评定

（一）躯体感觉评定

躯体感觉是由脊神经和部分脑神经的皮肤、肌肉分支所传导的浅层感觉和深部感觉，包括浅感觉、深感觉和复合感觉。浅感觉评定包括触觉、痛觉、温度觉和压觉的评定；深感觉评定包括位置觉、运动觉和振动觉评定；复合感觉评定皮肤定位觉、两点辨别觉和图形觉等的评定。

（二）体表节段感觉评定

每一对脊髓后根的感觉纤维支配一定的皮肤区域，此种节段性分布在胸髓节段最为明显，在体表上的排列较为规律和整齐，有助于脊神经或脊髓损伤的定位诊断（表 9–2）。

表 9–2　脊髓感觉支配的节段性分布

平面	部位	平面	部位
C_2	枕骨粗隆	T_8	第八肋间（T_6 与 T_{10} 中点）
C_3	锁骨上窝	T_9	第九肋间（T_8 与 T_{10} 中点）
C_4	肩锁关节的顶部	T_{10}	第十肋间（脐水平）
C_5	肘前窝的外侧面	T_{11}	第十一肋间（T_{10} 与 T_{12} 中点）
C_6	拇指近节背侧皮肤	T_{12}	腹股沟韧带中点
C_7	中指近节背侧皮肤	L_1	T_{12} 与 L_2 之间上 1/2 处
C_8	小指近节背侧皮肤	L_2	大腿前中部
T_1	肘前窝的内侧面	L_3	股骨内髁
T_2	腋窝顶部	L_4	内踝
T_3	第三肋间	L_5	足背第三跖趾关节
T_4	第四肋间（乳线）	S_1	外踝
T_5	第五肋间（T4 与 T6 中点）	S_2	腘窝中点
T_6	第六肋间（剑突水平）	S_3	坐骨结节
T_7	第七肋间（T6 与 T8 中点）	$S_{4.5}$	肛门周围

（三）感觉定量测定

采用特定仪器对受试者的感觉功能进行定量分析。如神经感觉分析仪，是一种利用温度和振动的方法将受试者感觉功能量化的检测仪器，能够测试温度觉、痛觉及振动觉的感觉阈值。

四、疼痛评定

（一）疼痛特征评定

询问患者疼痛发生的诱因、疼痛部位、疼痛性质、疼痛程度、缓解与加重因素、伴随症状和治疗经过等。

（二）疼痛强度评定

视觉模拟评分法（VAS）和数字分级评分法（NRS）是临床上最常用的疼痛强度评定方法。

视觉模拟评分法由一条100 mm的直线组成，线的起始端表示“无痛”，线的终末端表示“无法忍受的痛”，患者将自己感受到的疼痛强度标记在这条直线上，线的起始端到标记点之间的距离（mm）为该患者的疼痛强度。

数字分级评分法是用数字测评疼痛的强度。数字范围为0～10，0代表“无痛”，10代表“最痛”，患者选一个数字来代表感受到的疼痛的程度。

简化McGill疼痛问卷是根据患者疼痛的生理感觉、情感因素和认识成分等多方面因素设计的疼痛问卷调查表，能够较准确评价疼痛的性质和强度，具有简便、快速等特点，该问卷由11个感觉类和4个情感类对疼痛的描述词以及现时疼痛强度和VAS组成。

五、脊柱特殊检查

（一）一般检查

1. 背面视诊　注意有无侧凸畸形。可从第7颈椎棘突垂一条直线来判断有无脊柱侧凸。脊柱侧凸可分为如下。

（1）姿势性侧凸：见于儿童发育期坐姿不良、腰椎间盘脱出症、脊髓灰质炎后遗症等。如站立位有侧凸而在坐位或卧位时消失，可能因两下肢不等长所致；

（2）器质性侧凸，儿童多为特发性和先天性脊柱侧凸，改变体位不能使侧凸纠正。同时注意双肩是否等高，双髂嵴是否在同一水平。

2. 侧面视诊　正常人脊柱有4个生理性弯曲，即颈段稍向前凸，腰段有较明显的前凸，胸段稍向后凸，骶椎则有较大幅度的后凸。

（1）脊柱后凸即脊柱过度后弯：多发生于胸段，也称驼背。检查时可发现胸部塌陷，腹部向前凸出。小儿脊柱后凸多为胸椎椎体结核引起，导致成角畸形。青少年胸段下部及腰段均匀后凸，多为发育期姿势不良或椎骨软骨炎的表现。成年人胸段呈弧形或弓形后凸，见于强直性脊柱炎。老年人脊柱后凸，多发生在胸段上半部，为胸椎椎体因骨质疏松被压缩导致。

（2）脊柱前凸即脊柱过度向前弯曲：发生在腰椎部分时，又称挺腰畸形。可见于妊娠等生理情况，也可因大量腹水、脊椎滑脱症、先天性髋关节脱位或炎症所致的髋关节屈曲畸形所致。

3. 压痛与叩击痛检查　检查脊柱的疼痛部位时，应使患者俯卧位，使椎旁肌肉放松，准确地找出压痛部位。检查脊椎压痛时用右手拇指自上而下逐个按压脊椎棘突，正常人脊椎无压痛。脊柱两旁肌肉有压痛时，常为急性腰背肌劳损所致。腰椎的横突上有腰肌的起止点。腰肌急慢性损伤时，常在横突上有不同程度的压痛。第3腰椎横突较其他腰椎横突长，所承受的腰肌拉力较大，损伤较为常见，称第三腰椎横突综合征。一般压痛表明病变较浅，而叩击痛则表明病变深在。

叩击痛可采用两种方法检查：①直接叩诊法，是以叩诊锤或手指直接叩击各个脊椎棘突。②间接叩击法，嘱患者取端坐位，医师用左手掌面放在患者的头顶，右手半握拳以小鱼际肌部叩击左手观察患者有无疼痛。正常人脊椎无叩击痛。如脊椎有病变，在病变部位可产生直接或间接叩击痛。常见于脊椎结核、脊椎骨折及腰椎间盘突出症。

（二）特殊体征

1. 前屈旋颈试验（Fenz试验）　先令患者头颈部前屈，再左右旋转活动，若颈椎处出现疼痛即为阳性，提示颈椎小关节退行性变。

2. 头部叩击试验　又称“铁砧”试验。患者坐位，检查者一手平置于患者头部，掌心接触头顶,另一手握拳叩击置于头顶部的手背,若患者感到一侧或两侧上肢痛、麻,则为阳性。提示颈椎间盘退行性变(图 9-3)。

3. 椎间孔挤压试验(Spurling 试验)　又称“头顶加压试验”。患者坐位,头略向患侧屈曲,检查者双手置于患者头顶,向下方挤压颈椎。当出现颈痛伴上肢放射性疼痛或麻木感时,即为阳性。常见于神经根型颈椎病。

4. 椎间孔分离试验(引颈试验)　与挤压试验相反,检查者以腹部顶住患者枕部,用双手托于颌下及枕部向上牵引,若患者原有根性症状减轻则为阳性,提示根性损害。

5. 臂丛神经拉伸试验(Eaten 试验)　又称“颈神经根张力试验”。检查者一手推患者的颞部,另一手握住患者的腕部向相反方向牵拉,患肢出现放射性疼痛为阳性(图 9-4)。如牵拉同时再使患肢做内旋动作,则称为 Eaten 加强试验。阳性见于神经根型颈椎病、前斜角肌综合征和颈椎肿瘤压迫等。

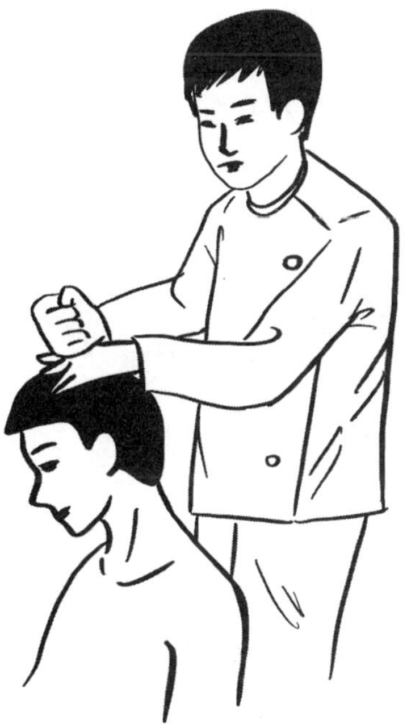

图 9-3　头部叩击试验

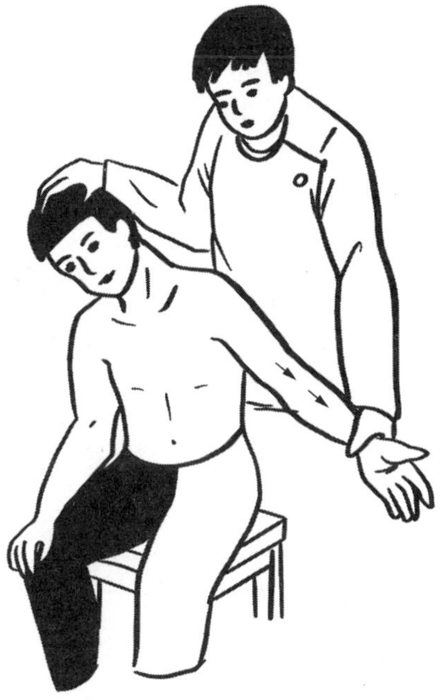

图 9-4　臂丛神经牵拉试验

6. 动态霍夫曼征　做霍夫曼征检查时,令其重复进行头颈屈伸运动,此时出现阳性反应者称动态霍夫曼征阳性。多出现在颈椎过伸时,提示颈椎管狭窄。

7. 椎间盘突出运动试验　本试验可帮助判断突出的腰椎间盘与脊神经根的位置关系。①突出物位于神经根之前站立位腰前屈幅度越大,腰痛越重。②突出物位于神经根内侧站立位前屈并向健侧旋转时腰痛加剧,反方向运动时则疼痛减轻或缓解。③突出物位于神经根外侧站立位前屈并向患侧旋转时腰痛加剧,反方向运动时则疼痛减轻或缓解。

8. 直腿抬高试验(Lasegue 试验)　患者仰卧,下肢平伸,检查者以一手握患者足跟,另一手保持膝关节伸直,缓慢抬高下肢。正常能直腿抬高 70°以上,除了腘窝部感觉紧张无其他不适者。抬高不能达到 70°且沿坐骨神经有放射性疼痛者为阳性。此时将患肢缓慢放低至疼痛刚消失,再将患侧足背屈,再次出现下肢放射性疼痛,称为直腿抬高加强试验(Bragard 试验)阳性(图 9-5)。有时健侧直腿抬高到一定高度时会引起患侧的坐骨神经痛,称为健侧直腿抬高试验阳性,见于腰椎间盘突出症病人。

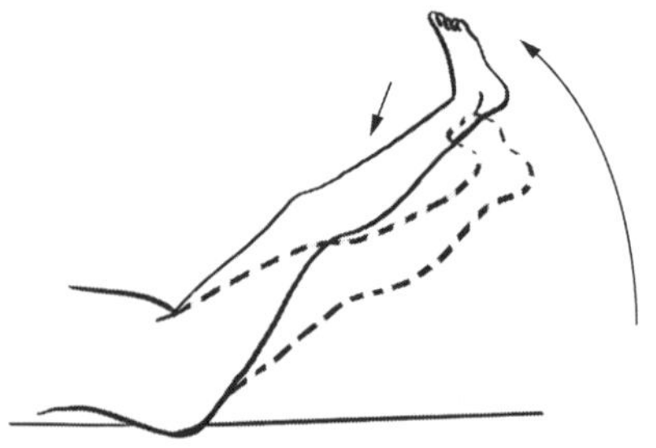

图 9–5　直腿抬高试验及加强试验

9. 仰卧挺腹试验　本试验通过增加椎管内压力，刺激神经根产生疼痛，提示椎间盘突出症。其具体操作分为四个步骤：①病人仰卧，以手放于腹部或身体两侧，以枕部和双足跟为着力点，将腹部及骨盆用力向上挺起，若患者感觉腰痛及下肢放射性疼痛为阳性。若放射性腿痛不明显，则进行第二步检查；②患者继续保持挺腹姿势，先深吸气后停止呼吸，用力鼓气，约 30 s，若有下肢放射性疼痛即为阳性；③在仰卧挺腹姿势下，用力咳嗽，若有下肢放射性疼痛即为阳性；④在仰卧挺腹姿势下，检查者用手压迫双侧颈内静脉，若出现下肢放射性疼痛即为阳性（图 9–6）。

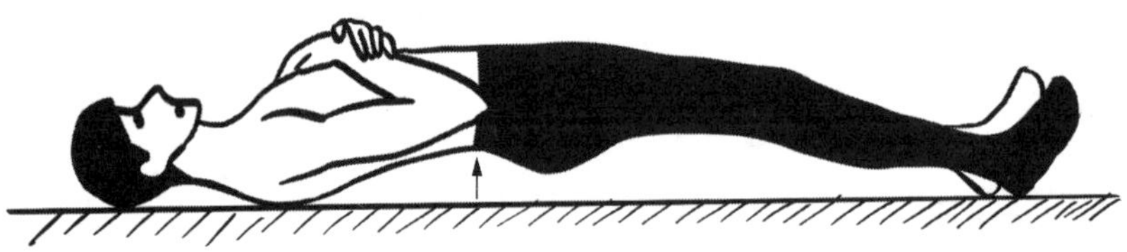

图 9–6　仰卧挺腹试验

10. 股神经牵拉试验　患者俯卧、屈膝，检查者将其小腿上提或尽力屈膝，出现大腿前侧放射性疼痛者为阳性，提示股神经受压，多见于腰椎间盘突出症（图 9–7）。

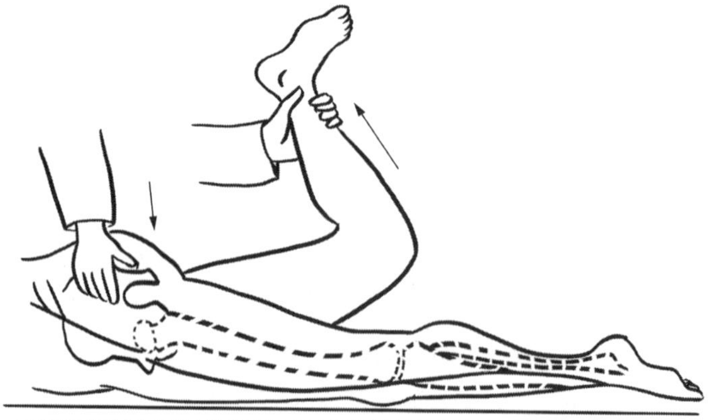

图 9–7　股神经牵拉试验

第二节　康复治疗

一、关节活动技术

(一)颈部活动技术

1. 被动活动技术　患者仰卧位,下肢伸展。治疗师双手固定患者头部两侧,依次做颈的前屈、后伸、侧屈、左右旋转活动。

2. 主动活动技术　患者坐位,分别进行颈椎前屈、后伸、侧屈和左右旋转活动。

(二)腰部活动技术

1. 被动活动技术　患者侧卧位,上方的下肢膝关节屈曲,下面的下肢伸直,治疗师一手固定患者上面的髋关节,另一只手放在同侧骨盆,使髋和骨盆向相反的方向旋转并停留数秒钟。

2. 主动活动技术　患者站立位,分别做腰区的前屈、后伸、侧屈和左右旋转活动。

二、关节松动技术

关节松动技术与按摩术、推拿术一起共同构成了治疗骨科康复的三大基本操作技术。由于澳大利亚的麦特兰德(Maitland)对这一技术的发展做出了重要贡献,因此也将其称为“麦特兰德手法”或“澳式手法。”

(一)颈椎

1. 分离牵引　患者体位:去枕仰卧位,头部伸出治疗床外,枕在治疗师的手掌上,颈部中立位。治疗师面向患者头部坐或站立,一侧手托住患者头后部,一侧手放在下颌处,双手将头部沿长轴纵向牵拉,持续约 15 s,然后放松还原。重复 3 次。颈椎上段病变在颈部中立位牵引,中下段病变在头前屈 10°~15°体位牵引。

2. 旋转摆动　患者体位同分离牵引。治疗师位置同分离牵引。向左旋转时,治疗师右手放在患者枕部托住其头部,左手放在其下颌,双手同时使头部向左缓慢转动。向右旋转时手法操作相反。

3. 侧屈摆动　患者体位同上,治疗师位置同上。向右侧屈时,治疗师的右手放在患者的枕后部,示指和中指放在患者颈椎左侧拟发生侧屈运动的相邻椎体横突上,左手托住患者下颌。操作时治疗师上身稍微向左转动,使颈椎向右侧屈,向左侧屈时手法操作相反。

4. 后伸摆动　患者体位同上,治疗师取坐位,大腿支撑患者头后部。双手放在颈部两侧向上提,使颈椎被动后伸。

5. 垂直按压棘突　患者体位:去枕俯卧位,双手五指交叉,掌心向上放在前额处,下颌稍收。治疗师位置同上,双手拇指指尖相对放在同一推体的棘突上,将棘突向腹侧垂直推动。操作时可以 C_2 或 C_7 的棘突为标准,依次向下(从 C_2 开始)或向上(从 C_7 开始)移动。

6. 垂直按压横突　患者体位及治疗师位置同上。双手拇指放在同一椎体的一侧横突上,拇指指背相接触,将横突垂直向腹侧推动。可以双手拇指同时推动,或内侧手拇指固定,外侧手推动。如果局部疼痛明显,外侧手的拇指可以靠近横突尖;如果关节僵硬明显,外侧手的拇指可以靠近横突根部。

(二)腰椎

1. 垂直按压棘突　患者体位:去枕俯卧位,腹部可垫一小枕,使腰椎生理性前屈变平,上肢放在体侧或垂于治疗床沿两侧,头转向一侧。治疗师站在患侧,下方手掌根部放在拟松动的棘突上,五指稍屈曲,上方手放在下方手腕背部。双手固定,上身前倾,借助上肢力量将棘突垂直向腹侧按压。

2. 侧方推棘突　患者体位同上。治疗师站在患侧,双手拇指分别放在相邻棘突一侧,指腹接触棘突,拇指尖相对或拇指相互重叠,其余四指自然分开放在腰部。双手固定,上身前倾,借助上肢力量将棘突向对侧推动。

3. 垂直按压横突　患者体位同上。治疗师站在患侧,双手拇指放在拟松动腰椎的一侧横突上,指背相接触或拇指重叠。双手固定,上身前倾,借助上肢力量将横突向腹侧推动。如果疼痛明显,拇指移向横突尖部;如果僵硬明显,拇指移向横突根部。

4. 旋转摆动　患者体位:健侧卧位,患侧在上,下肢屈髋、屈膝。屈髋角度根据松动的腰椎节段而定,松动上段腰椎,屈髋角度偏小,松动下段腰椎,屈髋角度偏大。治疗师面向患者站立,一侧肘部放在患者的肩前,另一侧肘部放在髂嵴上,双手示指分别放在拟松动相邻椎体的棘突上,同时反方向(肩向后,髂嵴向前)来回摆动。

三、牵伸技术

牵伸技术是运用外力拉长挛缩的软组织,做关节活动范围内的轻微超过软组织阻力的运动,恢复关节周围软组织的伸展性、降低肌张力、改善关节活动范围的技术。是临床治疗各种软组织挛缩导致关节功能障碍的常用技术之一。牵伸技术具有改善关节活动范围、预防软组织挛缩、调节肌张力、防治韧带粘连和缓解疼痛的作用。

(一)颈部肌肉牵伸技术

1. 徒手被动牵伸

(1)颈椎前屈

牵伸目的:牵伸伸颈肌群,增加颈椎前屈活动范围。

患者体位:坐位,两上肢自然置于体侧。

治疗师手的位置:站立位,上方手放于患者顶枕部,下方手放于上段胸椎。

牵伸手法:下方手固定脊柱,上方手放置于头部,轻柔地向前下压颈部伸肌群,使颈部屈曲达到最大活动范围。

(2)颈椎后伸

牵伸目的:牵伸屈颈肌群,增加颈椎后伸活动范围。

患者体位:坐位,两上肢自然置于体侧。

治疗师手的位置:站立位,上方手放于患者前额部,下方手放于上段胸椎。

牵伸手法:下方手固定脊柱,上方手在前额部向后推,牵拉屈颈肌群,使颈部后伸达到最大活动范围。

(3)颈椎侧屈

牵伸目的:牵伸对侧颈椎侧屈肌群,增加颈椎侧屈活动度。

患者体位:取坐位,两上肢自然置于体侧。

治疗师手的位置:站于患者身后,上方手放在牵拉侧的耳廓上,下方手放在同侧的肩部。

牵伸手法:下方手固定牵拉侧肩部,防止肩关节代偿运动;上方手轻柔缓慢地推动患者头部向对侧,牵拉颈部侧屈肌群,使颈部侧屈运动达到最大活动范围。

2. 自我牵伸　①颈部后伸肌群牵伸：坐在靠背椅子上，双上肢自然放松于躯干两侧，前屈颈椎牵伸颈部后伸肌群，增加颈椎前屈活动范围。②颈部前屈肌群牵伸：体位同上，后伸颈椎牵伸颈部前屈肌群，增加颈椎后伸活动范围。③颈部侧屈肌群牵伸：体位同上，颈部向一侧做侧屈运动，牵伸对侧颈部侧屈肌群。

（二）腰部肌肉牵伸技术

1. 徒手被动牵伸

（1）腰椎后伸

牵伸目的：牵伸腰部屈肌群，增加腰椎后伸活动范围。

患者体位：站立位，治疗过程中头部缓慢靠向治疗师的肩膀。

治疗师手的位置：站立于患者身后，上方手放于胸骨前，下方手放于腰骶部。

牵伸手法：下方手固定腰骶部；上方手在胸前轻轻向后推，牵拉腰部屈肌群，使腰椎后伸达到最大活动范围。

（2）腰椎前屈

牵伸目的：牵伸腰背部伸肌群，增加腰椎前屈活动范围。

患者体位：站立位，两上肢自然放松垂于身体两侧。

治疗师手的位置：站立于患者一侧，上方手放于胸背部，下方手放于腰骶部。

牵伸手法：下方手固定腰骶部，上方手在胸背部轻轻向下压，牵拉腰背部伸肌群，使腰椎前屈达到最大的活动范围。

（3）腰椎侧屈

牵伸目的：牵伸腰部侧屈肌群，增加腰椎侧屈活动范围。

患者体位：站立位。

治疗师手的位置：站立位，上方手置于牵拉侧肩膀，下方手放在对侧髂部。

牵伸手法：下方手固定腰骶部；上方手在肩部轻轻向对侧推，牵拉对侧屈肌群，使腰椎侧屈达到最大活动范围。

2. 自我牵伸

（1）腰椎后伸肌群牵伸：站立位，双手置于前方肋木上，做腰椎前屈运动至最大的活动范围，牵伸腰部后伸肌群。

（2）腰椎前屈肌群牵伸：站立位，双手叉腰，做后伸腰椎运动至最大的活动范围，牵伸腰部前屈肌群。

（3）腰椎侧屈肌群牵伸：站立位，先双手叉腰，随后一侧上肢外展上举，向对侧做腰部侧屈运动至最大的活动范围，牵伸腰部侧屈肌群。

四、肌力训练技术

肌力训练技术，是通过主动或被动运动的方式，采用不同的肌肉收缩形式恢复或增强肌肉力量的训练方法。肌力训练具有防治肌肉萎缩、促进神经损伤后肌力恢复以及矫治关节畸形、维持关节稳定等重要意义。此外，肌力训练也是提高平衡和协调能力的基础。

（一）颈部肌群肌力训练方法

1. 增强颈前屈肌群肌力

（1）肌力 1～3 级训练方法：患者侧卧位，头下垫枕，使头颈部保持水平，肩部放松。治疗师一手托住患者头部，一手固定患者肩部。患者尽力做全范围的颈前屈动作。肌力 1 级时，治疗师助力颈前屈动作；肌力 2～3 级时，只固定肩部、托起头部，不予助力。

(2)肌力4~5级训练方法:患者仰卧位,头下垫枕,使头颈部保持水平,肩部放松。治疗师一手固定患者肩部,一手置于患者头前额部,颈前屈施加阻力。

2. 增强颈后伸肌群肌力

(1)肌力1~3级训练方法:患者侧卧位,头下垫枕使头部保持水平,肩部放松。治疗师面向患者坐立,一手托住患者头部,一手固定患者肩部。1级肌力时给予助力帮助颈后伸动作,2~3级肌力时只固定患者肩部,不予颈后伸动作助力。

(2)肌力4~5级训练方法:患者体位俯卧位,肩部放松。治疗师面对患者背部站立,一手固定患者肩部,另一手放在患者头枕部施加阻力。患者对抗加在头后枕部的阻力作颈后伸动作。

(二)躯干肌群肌力训练方法

1. 增强躯干前屈肌群肌力

(1)肌力1~3级训练方法:患者仰卧位,双上肢置于体侧,下肢被固定,治疗师一手托住患者头部,一手固定患者骨盆。患者尽力做头、肩抬离床面动作。肌力1~2级时,治疗师助力做头、肩抬离床面动作;肌力3级时,只帮助固定骨盆,不予助力。

(2)肌力4~5级训练方法:患者仰卧位,肩部放松,治疗师双手固定患者双侧大腿,患者尽力做双手向前平举坐起和双手抱头坐起训练。

2. 增强躯干后伸肌群肌力

(1)肌力1~3级训练方法:患者俯卧位,双上肢置于体侧,下肢被固定,治疗师一手按在患者臀部,一手托住患者的上胸部。患者尽力做头、胸抬离床面动作。肌力1~2级时,治疗师给予助力帮助;肌力3级时,只帮助压住臀部,不予助力。

(2)肌力4~5级训练方法:患者俯卧位,双上肢置于体侧,下肢被固定,胸部以上在床沿外。治疗师一手压在臀部,一手放在患者的上背部施加不同大小的阻力。

3. 增强躯干旋转肌群肌力

(1)肌力1~3级训练方法:患者坐位,治疗师双手扶在患者的双肩,患者尽力将上身向左右两侧旋转。肌力1~2级时,治疗师给予助力辅助;肌力3级时,治疗师只保护患者防止失去平衡,不予助力。

(2)肌力4~5级训练方法:患者仰卧位,双上肢置于体侧,下肢被固定。治疗师双手固定患者的下肢,患者双手抱头,尽力向一侧转体坐起。

五、牵引技术

牵引是利用作用力和反作用力的原理,并将这一对方向相反的力量作用于脊柱或四肢关节,达到分离关节面、牵拉周围软组织和改变骨结构之间角度或力线等目的的一种康复治疗方法。牵引技术在脊柱康复中占有重要地位。

(一)颈椎牵引

1. 治疗机制　①增大椎间隙和椎间孔。②牵伸挛缩肌群,改善血液循环。③减轻小关节负荷。④减轻神经根受压。⑤制动。

2. 适应证和禁忌证　①适应证神经根型、椎动脉型和颈型颈椎病。②禁忌证颈椎结核、肿瘤;严重骨质疏松;椎动脉硬化、畸形;脊髓型颈椎病等。特别注意,对脊髓型颈椎病脊髓受压较明显者应严禁使用牵引治疗。

3. 牵引体位　①坐位牵引:将牵引带固定在吊架上,患者坐在有靠背的椅子上,调整滑轮与椅子的相对位置,套上枕颌带并固定。②卧位牵引:患者体弱不宜久坐者,可采用仰卧位牵引。患者仰卧于牵引床上,将枕颌带固定于患者下颌部和枕部,牵引绳一端与枕颌带连接,另一端通过滑轮连接牵引装置。

4. 牵引参数及其调节

(1)牵引角度:一般认为,垂直牵引时最大应力作用于颈椎上段。增加前屈角度则最大应力位置下移。前屈20°~30°牵引可使颈6、7椎间隙明显增大。临床上常根据患者的颈椎病类型决定牵引角度:神经根型颈椎病采用前屈20°~30°,颈型前屈<20°,椎动脉型前屈<5°。X射线结果显示颈椎曲度消失时采用垂直或略前倾牵引,颈椎呈反弓时,采用垂直或后伸位牵引。

(2)牵引重量:牵引重量应根据治疗次数、患者体质强弱、牵引时间长短以及采用持续牵引还是间歇牵引等因素来确定。一般初次治疗从3~5 kg开始,如患者无不适反应则每天增加1~2 kg。最大牵引重量需视患者体质及对牵引的反应而定,一般在14~20 kg之间。

(3)牵引时间:采用一般重量时,每次20~30 min;大重量牵引者牵引时间应相应缩短至5~15 min。

(4)牵引频率及疗程:1~2次/d,连续牵引10~15次为一疗程。

5. 注意事项

(1)牵引带的枕部带应以枕骨粗隆为中心,恰好包住枕骨,颌部带包住下颌部。两侧悬吊带要等长,作用力要相等。枕颌牵引套应防止压迫颈动脉及卡住喉部。

(2)牵引过程中如病人出现四肢麻木、无力加重应立即停止牵引,平卧观察,直至症状改善。

(3)牵引中患者应感到舒适,有不适时应立即停止牵引,及时检查调整。不能耐受牵引或对牵引感到恐惧者不应勉强,可改用其他治疗方法。

(4)牵引前或牵引时可同时进行局部温热疗法以缓解局部肌肉的痉挛。

(5)牵引结束后应原地休息1~2 min再开始活动。

(二)腰椎牵引

1. 治疗机制　①增大椎间隙,降低椎间盘内压。②增加后纵韧带张力,促进椎间盘还纳。③增加椎管及侧隐窝的容积。④纠正腰椎小关节的紊乱。⑤预防、松解神经根粘连。

2. 适应证和禁忌证

(1)适应证:腰椎间盘突出症;腰椎退行性变;腰椎小关节紊乱;无并发症的轻度腰椎压缩性骨折等。

(2)禁忌证:腰椎结核、肿瘤;腰椎管狭窄症或腰椎间盘突出合并马尾神经综合征;椎弓断裂;重度骨质疏松;严重高血压、心脏病和出血倾向等。

3. 牵引方法　一般采用仰卧屈髋屈膝体位,用骨盆带和束胸带分别固定骨盆和胸廓。牵引重量通常以自身体重的一半作为起始牵引重量,根据情况逐步增加,最多可加至相当于患者体重。以间断性牵引为主,每次牵引时间20~30 min,每天1~2次,10~15 d为一疗程。

近年来临床上应用的三维牵引技术是将中医的牵引、侧扳、旋转、推顶等手法与现代生物力学相结合、利用计算机数控技术实现的牵引治疗方法。三维数控牵引床可以实现多个方向、多个独立运动的组合,以及灵活的参数调节和较高的精度控制。

六、传统康复技术

(一)推拿方法

中医推拿治疗脊柱相关疾病,临床上主要用于颈椎病、腰椎间盘突出症、腰椎小关节紊乱等,手法多以“放松、穴位点按、整复、再放松”的顺序进行。

1. 放松　手法以拿法、滚法、捏法、揉法、运法、弹拨法等最为常见,一般10~15 min为宜。颈椎病多放松颈肩部、上肢、背部肌肉,腰背部疾病多放松两侧竖脊肌及臀部肌肉。治疗时顺纤维方向轻轻按压、理顺损伤的肌肉、腱膜等组织，可减轻症状，松弛痉挛的肌肉、韧带。

2. 穴位点按　多采用按法、点法、指揉法。每穴位 1 ~ 2 min，力度适中，以患者能耐受为度。颈椎病常用腧穴为阿是、风池、肩井、肩髃等穴，腰背部疾病多选用阿是、夹脊、委中、天宗、肾俞、大肠俞、腰阳关、关元俞、八髎、环跳、承山、足三里、昆仑等穴位。

3. 整复　操作时需注意必须是无阻力被动运动，即要求受术关节处于充分或尽可能放松状态时方可施术。同时需遵循关节运动轴面原则、关节运动区位原则及关节运动解剖结构学原则。

（二）针灸治疗

临床上以颈椎病、软组织损伤、腰椎病较为常用。治疗以舒筋活络、行气活血、消肿镇痛为治疗目的。

1. 颈椎病　取穴以颈项部局部取穴为主，如大椎、天柱、后溪、颈部夹脊等，针灸并用，泻法或平补平泻，大椎直刺 1.0 ~ 1.5 寸，使针感向肩臂部传导，夹脊穴直刺或向颈椎斜刺，并可根据病情加减穴位，如上肢及手臂麻胀者加曲池、合谷、外关直刺，头晕、头痛、眩晕者加用百会、风池、太阳开窍醒神等。

2. 脊柱软组织损伤　①急性扭伤针刺为主，不宜行灸法及拔罐疗法。选用泻法，取穴以局部和邻近取穴为主。如颈部选用大椎、天柱、风池、后溪、颈部夹脊、阿是等；腰部选用肾俞、腰阳关、腰眼、委中、腰部夹脊、阿是等。②慢性劳损取穴同颈椎病、腰椎病，针灸并用，可配合拔罐治疗。

七、物理因子治疗

物理因子治疗是指应用电、磁、声、光、力、热、冷、水等人工或自然因子治疗疾病的方法。物理因子治疗有镇痛、消炎、促进组织再生、松解粘连等作用，在脊柱疾病的治疗中发挥重要作用。应用于脊柱疾病的物理因子治疗种类多样，包括低中频电、高频电、红外线、短波、磁疗等。

对神经根型颈椎病急性期局部的水肿和肌肉痉挛，利用超短波电场的深部透热作用，可起到消肿、解痉、改善循环的作用；利用温热磁场的磁通量在人体内产生感应电流，可增强血液循环，影响自主神经功能，对交感型和椎动脉型颈椎病作用显著。对于颈肩局部疼痛的患者，采用低频调制的中频电疗法，可起到立竿见影的止痛作用。

对于急性腰扭伤患者，可选用超短波加中频治疗。超短波电流能改善神经功能，使炎症病灶处兴奋性降低，并能扩张血管，加速血流速度，改善血液循环，消除局部组织致痛物质。中频治疗可改善局部血液循环，减轻缺血所引起的肌痉挛。

对于腰肌劳损患者，可选用红外线加中频治疗。中频电所产生的电流直接作用于人体病变组织及其周围，可以消除炎症介质，改善神经纤维水肿，缓解血管痉挛，加速损伤组织的修复。而红外线辐射的热作用使皮肤温度上升，小动脉和毛细血管扩张，有利于渗出吸收并有消炎、消肿作用。

第三节　常见伤病康复

一、颈椎病康复

颈椎病是指因颈椎间盘退变及其继发性改变，刺激或压迫相邻脊髓、神经、血管和食管等组织，并引起症状或体征的临床综合征。

（一）病因

1. 颈椎退行性变　颈椎退行性改变是颈椎病发病的主要原因，其中椎间盘的退变得尤为重要，是颈椎其他结构退变的始动因素。

2. 发育性颈椎管狭窄　由先天性因素引起，影像学诊断标准为3个以上节段椎管中矢径与椎体中矢径之比小于0.75。

3. 慢性劳损　慢性劳损是指超过正常生理活动范围最大限度或局部所能耐受的各种超限活动。此种劳损的产生主要来自不当的工作姿势、不良的睡眠体位及不适当的体育锻炼。

（二）分型及临床表现

1. 颈型　也称局部型颈椎病，是指具有头、颈、肩部的疼痛，但没有手指放射性疼痛、麻木等神经根压迫症状。颈椎X射线侧位片常显示颈椎曲度变直或反弓。

2. 神经根型　此型发病率最高，主要表现为上肢（多为单侧）放射性疼痛、麻木，可向前臂和手指放射，咳嗽、喷嚏时可使症状加重。臂丛牵拉试验和压头试验阳性。

3. 脊髓型　早期表现为单侧或双侧下肢麻木、僵硬、行走"踩棉花感"，逐渐发展为行走困难和大小便功能障碍。霍夫曼征可阳性。此型上肢的表现同神经根型相似。

4. 椎动脉型　表现为一过性脑缺血症状，突然转头出现眩晕甚至猝倒，伴恶心、呕吐、耳鸣、视物不清等，当头回到原位时，症状消失。

5. 交感神经型　表现复杂多样，且缺乏特异性。临床表现为头晕、眼花、耳鸣、手麻、心动过速、心前区疼痛等一系列交感神经症状。

（三）检查与评定

1. 影像学检查　常规行颈椎正侧、双斜位X射线检查，必要时加拍颈椎过伸过屈位。X射线检查可见颈椎生理弯曲变直甚至反弓，椎体后缘、钩椎关节和关节突关节骨质增生，以及椎间孔变窄等改变。有时可见骨桥形成及项韧带钙化。颈椎管狭窄患者侧位X射线测量，椎管矢状径<13 mm，或椎管/椎体矢状径之比<0.75。CT检查在显示椎管内的骨性压迫及椎管测量方面更具优势。MRI检查对于脊髓压迫的观察具有极其重要的价值，已成为诊断脊髓型颈椎病必不可少的检查。神经肌肉电生理检查可了解脊神经根的受损情况，为神经根型颈椎病的诊断提供重要依据。

2. 功能评定

（1）关节活动度评定：颈椎病患者常有不同程度的颈椎活动受限。功能评定通常应用目测评估、测角器测定粗略估计颈椎活动度，必要时应用动态X射线检查可测定各节段的活动度。

（2）肌力评定：临床多采用徒手肌力检查6级评定法。通过颈部的主动运动或抗阻运动检查各肌群的肌力。神经根型、脊髓型颈椎病等常伴有上肢或四肢肌力改变，准确的四肢肌力测定有助于了解患者的神经功能受累状况，并对疗效进行评估。

（3）特殊检查：神经根型颈椎病患者应进行椎间孔挤压试验和臂丛神经牵拉试验检查，对于脊髓型颈椎病患者应进行霍夫曼征检查。

（4）疼痛评定：神经根型颈椎病急性期常伴有明显的上肢放射性疼痛，常采用VAS法明确患者的疼痛程度。

（四）康复治疗

1. 颈椎牵引　常用枕颌带牵引法，患者取坐位或卧位，以坐位多用。①角度：一般上颈段病变宜采用0°～15°屈曲位，下颈椎病变宜采用20°～30°屈曲位。C_5～C_6节段神经根型颈椎病多采用15°屈曲位。②时间：一般10～30 min/次，1次/d。③牵引重量：开始重量为体重的7%～10%，以后逐次增加 1 ~ 2 kg,最大可达 14 ~ 15 kg。④禁忌证:脊髓型颈椎病脊髓严重受压者为牵引禁忌。⑤注意事项:牵引过程中要注意观察患者反应,如有不适或症状加重应及时停止治疗,寻找原因或更改治疗。

2. 物理因子治疗

(1)直流电离子导入疗法:用冰醋酸、维生素 B_1、维生素 B_{12} 等进行导入,作用极置于颈后,辅极置于患侧上肢,20 min/次,1 次/d,20 次为一个疗程。

(2)调制中频电疗法:多用频率 2 000 ~ 8 000 Hz 的中频电为载频,频率为 10 ~ 200 Hz 的低频电调制。以不同频率方式进行组合,编制成不同处方。电极颈后并置或颈后、患侧上肢斜对置。20 min/次,15 ~ 20 次为一个疗程。

(3)超短波疗法:电极置于颈后和患肢前臂,急性期用无热量,12 ~ 15 min/次,慢性期用微热量,15 ~ 20 min/次,1 次/d,15 ~ 20 次为一个疗程。多用于神经根型颈椎病急性期的患者。

(4)超声波疗法:用 800 ~ 1 000 Hz 的超声波治疗机,输出功率 0.8 ~ 1.0 W/cm^2,声头在颈后、两肩胛冈上窝、肩胛区移动,8 ~ 12 min/次,1 次/d,15 ~ 20 次为一个疗程。

(5)红外线、蜡疗:每次 20 ~ 30 min,每日 1 次,15 ~ 20 次为 1 个疗程。

3. 手法治疗　手法治疗是以颈椎骨关节的解剖及生物力学的原理为治疗基础,针对其病理改变,通过操作者的双手对颈椎及颈椎小关节用推动、牵拉、旋转等手法进行被动活动治疗,以达到改善关节功能、缓解痉挛、减轻疼痛的目的。常用的手法有关节松动术等。

4. 推拿疗法　适用于除了严重脊髓受压的脊髓型颈椎病以外的所有其他各型颈椎病。手法包括按、摩、推、弹拨、牵拉、点穴和震颤等。具体操作包括牵引、旋转颈椎,松动棘突、椎间关节等。

5. 药物治疗　①营养神经药物:可口服维生素 B_1 和维生素 B_{12} 片(甲钴胺)。②缓解肌肉紧张药物:常用复方氯唑沙宗或盐酸乙哌立松片。③抗炎止痛药物:对于疼痛严重者,可用非甾体类抗炎药,如布洛芬、双氯芬酸钠等。④中药:如天麻片、颈复康、根痛平冲剂等,有活血化瘀、散风祛湿、舒筋止痛等作用。

6. 健康教育

(1)枕头与睡眠姿势:枕头要合适,采用圆形枕头或前面高后面稍低弧形的枕头。枕头高度一般为 12 ~ 15 cm,枕芯软硬度以舒适为准。

(2)工作姿势:坐位工作应尽量避免长时间低头,一般每工作 50 ~ 60 min 做 5 min 的头颈部活动或改变一下姿势。阅读时尽量保持眼睛和书平行,避免低头位阅读。

(3)日常生活与家务劳动:坐姿要直;不要躺在床上看书;看电视时间不宜过长;低头的家务劳动时间不宜过长,要经常改变姿势。

二、腰椎间盘突出症康复

腰椎间盘突出症是指腰椎间盘的纤维环破裂和髓核组织突出压迫和刺激相应的一侧和双侧神经根所引起的一系列症状和体征。其中 $L_4 \sim L_5$、$L_5 \sim S_1$ 节段突出占 90% 以上,35 ~ 50 岁年龄多发。

(一)病因

1. 腰椎间盘的退行性改变　为基本因素。髓核的退变主要表现为含水量的降低,并引起椎间失稳、松动等病理改变;纤维环的退变主要表现为坚韧程度的降低。最终纤维环破裂,髓核突出刺激或压迫神经根。

2. 慢性损伤　长期反复的外力造成应力积累,加重了退行性病变的程度。

3. 腰骶椎先天异常　包括腰椎骶化、骶椎腰化、半椎体畸形、小关节畸形和关节突不对称等。上述因素可使下腰椎承受的应力发生改变,从而易发生退行性病变和损伤。

4. 遗传因素 腰椎间盘突出症有家族性发病的现象,并且发病年龄偏低。

(二)分型

根据突出物的位置分为后外侧型、中央型和极外侧型。根据病理特点又可分为膨出型、突出型和脱出游离型。

(三)临床表现

1. 病史 青壮年多发,患者多有搬重物或腰部扭伤等诱因。

2. 症状 临床表现为腰痛、下肢放射性疼痛、麻木,自臀部、大腿后方向小腿后外侧及足背放射。咳嗽、打喷嚏或腹部用力时症状加重,卧床休息症状减轻。部分患者坐位时症状加重,站立可使症状减轻。中央型巨大椎间盘突出压迫马尾神经可出现鞍区麻木、大小便异常。

3. 体征 腰椎前凸减小,可有侧凸畸形。腰椎活动度明显受限,尤以前屈受限为多见。病变部位棘突间隙及棘旁压痛。腰椎间盘突出较重者,常伴有患下肢的肌肉萎缩,以拇趾背屈肌力减弱多见。根据受累神经支配范围可出现相应部位的感觉和腱反射改变(表 9-3)。

疼痛较重者表现为跛行步态,又称减痛步态,其特点是行走时尽量缩短患肢支撑期,重心迅速从患下肢移向健侧下肢。

表 9-3 腰椎间盘突出症定位诊断

病变节段	受压神经根	感觉异常	肌力	反射
$L_3 \sim L_4$	L_4	小腿前内侧	伸膝无力	膝反射减弱
$L_4 \sim L_5$	L_5	小腿前外侧,足背内侧	拇趾背伸无力	无改变
$L_5 \sim S_1$	S_1	小腿后外侧,足背外侧	偶有足跖屈无力	踝反射减弱

4. 影像学检查

(1)腰椎 X 射线片:正位片上可见腰椎侧弯,侧位片腰椎生理前凸减小或消失,腰骶角变小。侧位片椎间隙呈前后等宽甚至前窄后宽。

(2)腰椎间盘 CT:突出的椎间盘超出椎体边缘,硬膜囊和神经根受压变形、移位。

(3)腰椎 MRI:可清晰显示突出椎间盘和硬膜囊、神经根的关系。除了观察椎管横断面图像外,还能观察腰椎矢状面图像,对多节段腰椎间盘突出症的诊断更有价值。

(四)检查与评定

1. 腰椎活动度评定 腰椎的运动范围较大,运动形式复杂,表现为屈曲、伸展、侧弯、旋转等多方向的运动形式。$L_4 \sim L_5$ 和 $L_5 \sim S_1$ 节段是腰椎活动度最大的节段。评定主动运动时,患者取站立位,观察患者腰椎各方向活动是否受限,并观察主动活动是否自如,是否伴有疼痛、痉挛或僵硬。

2. 肌力评定 常用徒手肌力评定法。除评定腰椎的肌力外,还应评定拇趾背伸肌力和踝跖屈肌力,必要时检查股四头肌肌力。

3. 腰椎的特殊检查

(1)直腿抬高试验及加强试验:较为严重的患者可出现健侧的直腿抬高试验阳性,称为间接直腿抬高试验阳性。这是由于健侧下肢抬高时可使神经根牵动硬膜囊,从而相应改变了对侧神经根与突出物的相对位置,而诱发了疼痛。

(2)股神经牵拉试验:患者俯卧位,两下肢伸直,检查者站于患者侧旁,以手握住患者检查侧踝部,屈曲膝关节,使足跟尽量贴近臀部,患侧大腿前方出现放射痛为阳性。常见于 $L_3 \sim L_4$ 节段椎间盘突出。

(3)“弓弦”试验:患者行直腿抬高试验至产生疼痛,此时保持大腿位置不变,检查者轻度屈曲患者膝关节,待疼痛减轻,然后用拇指在患者腘部加压,如再次出现放射性疼痛,则弓弦试验阳性,说明坐骨神经在其走行区受到压迫。

(4)屈颈试验:患者仰卧位,上肢置于身体两侧。检查者一手按其胸前,一手置其枕后,缓慢屈其颈部,若出现腰部及患肢后侧放射性疼痛则为阳性,提示坐骨神经受压。此试验原理是:患者屈颈时,脊髓不同程度上移,神经根及硬膜囊受到牵拉而引起大腿后放射痛,严重者可引起患侧下肢屈曲。

(五)康复治疗

1. 治疗原则

(1)急性发作期:此期神经根水肿和无菌性炎症明显,应以卧床休息为主,卧床时间不应超过1周;活动时可借助腰围固定。理疗时禁用温热疗法。牵引力量不宜过大,时间不宜过长。手法治疗以肌肉松弛类手法为主。应避免腰背部的等张运动训练。

(2)恢复期:可用温热物理治疗,改善血液循环;手法治疗以松动手法为主,如推拿的旋扳手法。进行腰背肌和腹肌的肌力训练,改善腰椎稳定性;鼓励适度活动;避免可能加重症状的体位和姿势;减少腰背受力。

2. 保守治疗患者的康复方法

(1)腰椎牵引:①小重量持续牵引,对缓解腰背部肌肉痉挛有明显效果。牵引重量一般为体重的30% ~60% 。牵引时间急性期不超过10 min;慢性期一般20 ~30 min,1 ~2 次/d,10 ~15 d为一疗程。②三维多功能牵引:由微电脑控制,牵引重量大、作用时间短,多在牵引的同时施加中医的正骨手法。每次治疗重复牵引2 ~4 次,多数一次治疗即可,若需第2 次牵引,需间隔5 ~7 d。两次治疗无效者,改用其他治疗。对于后纵韧带和突出椎间盘骨化,以及髓核摘除术后的患者应慎用。

(2)物理因子治疗:①超短波疗法,腰腹部对置和/或腰与患侧小腿后并置,无热量。10 min/次,1 次/d。②调制中频电疗法:电极并置于下腰部,止痛处方,20 min/次,1 次/d。③微波疗法:圆形辐射器于下腰部,50 ~100 W,15 min/次,1 次/d,20 次为1 疗程。④超声波疗法:下腰部及患肢后侧,接触移动法,1.0 ~1.5 W/cm^2,15 ~20 min/次,1 次/d。⑤磁疗法:腰骶部及沿坐骨神经走行,旋磁法、贴敷法均可选用。⑥温热疗法:红外线、热光浴或蜡疗于腰部及患侧下肢后侧,20 ~30 min/次,1 次/d,20 次为1 疗程,多用于慢性期。

(3)运动疗法:腰椎间盘突出症急性期应卧床休息,在疼痛初步缓解后可进行运动疗法。

1)伸肌训练:①俯卧法:双上肢后伸,上胸部及伸直的两下肢缓慢同时离床,做背伸运动,维持5 ~10 s 后缓慢恢复俯卧位。该训练为最常用方法,适用于青壮年患者,老年或肥胖患者难以完成该组训练。②仰卧法(五点支撑):以双足、双肘及头为支撑点,用力使躯干及下肢离床,做脊柱和髋关节过伸训练。此种方法疗效较好,但合并颈椎疾患的患者应慎用此方法。

2)屈肌训练:腰椎间盘突出症患者进行腹肌训练有助于腹压的维持,减少腰椎的负载和增加腰部的稳定性。训练时仰卧位,屈髋屈膝,使腰椎前凸减少,然后头、肩离床,手触膝,使腹肌持续等长收缩5 ~10 s 后平卧,动作应平稳以保持腰部的相对稳定。一般每组训练10 ~20 次,每天训练2 ~3 组。

(4)推拿疗法:推拿疗法是祖国医学的重要组成部分,对皮肤、筋膜、肌肉、骨骼、神经等系统均有影响,具有镇静、镇痛、消肿、消炎、解痉、散淤等功能,是中国传统医学治疗腰腿痛的常用方法。常用的手法有揉、按、推、捶、滚、摇、搓、提拿、斜扳等手法。但应注意,孕妇禁用推拿治疗;腰椎结核和肿瘤患者也禁用推拿治疗。

3. 手术患者(髓核摘除术)的康复锻炼

(1)术后3 ~5 d:仰卧位直腿抬高运动及下肢的屈伸运动:防止神经根的粘连,由30°开始,保持时间由 15 s 逐渐增加,10 次/组,2 ~3 组/d。仰卧位踝关节背伸跖屈运动:每个动作保持10 s,重复20 次/组,3 ~4 组/d。

(2)术后 5 ~7 d:5 点支撑法,平卧于硬板床上,用头、双肘、双脚 5 点支撑,将臀部抬起。保持10 s,重复 20 次/组,2 ~3 组/d。

(3)术后 7 ~10 d:3 点支撑法,平卧于硬板床上,用头、双脚 3 点进行支撑,将臀部抬起。保持10 s,重复 20 次/组,2 ~3 组/d。

(4)术后 10 ~15 d:飞燕点水法,俯卧于硬板床上,头、双上肢,双下肢后伸。腹部接触床的面积尽量小,呈飞燕状。保持 10 s,重复 20 次/组,2 ~3 组/d。

三、特发性脊柱侧凸康复

脊柱侧凸是指脊柱的一个或数个节段向侧方弯曲,或伴有椎体旋转的脊柱畸形。国际脊柱侧凸研究学会对脊柱侧凸的定义为:应用 Cobb 法测量站立位全脊柱正位 X 射线平片的脊柱侧方弯曲,如角度大于 10°则定义为脊柱侧凸。

脊柱侧凸分为两大类,即非结构性脊柱侧凸和结构性脊柱侧凸。其中特发性脊柱侧凸(idiopathic scoliosis,IS)是结构性脊柱侧凸中最常见的类型。

(一)病因

脊柱侧凸多发于青少年,女性多于男性,男女之比为 1:9。确切病因至今尚不清楚,可能与遗传因素、内分泌系统异常、脊柱生长不对称等因素有关。

(二)临床分型

1. 婴儿型　发病年龄在 3 岁以内,男婴多见。侧弯多位于胸段和胸腰段,通常凸向左侧,多数侧弯在出生后 6 个月内进展。

2. 少儿型　发病年龄在 4 ~10 岁之间,占特发性脊柱侧凸的 12% ~21%,女性多见。其特点是在脊柱生长相对静止期进展,多为右侧胸弯和双弯。本型约 70% 呈进行性加重,可进展为严重畸形,损害心肺功能。

3. 青少年型　发病年龄在 11 ~20 岁,女性多见。此型影响病情进展的因素包括侧凸类型、年龄、月经初潮时间和 Risser 征。

4. 成年型　是指骨骼发育成熟以后(>18 岁)出现的脊柱侧凸。

(三)检查与评定

1. 身体形态检查　应从前方、后方和侧方仔细观察。注意乳房发育情况,胸廓是否对称,有无漏斗胸、鸡胸、肋骨隆起等。脊柱侧凸患者的脊柱外观畸形表现为:棘突偏离中线,双肩高低不一,胸廓不对称,一侧腰部出现皮肤皱褶、“剃刀背”征(图 9-8)。由腹侧或背侧观察,能发现由脊柱旋转所致的肋骨或椎旁肌的异常隆起;由侧方观察,常可见双侧肩胛骨高低不一致,脊柱前屈位时更明显。

2. 脊柱活动度测量　应用量角器测量颈椎及胸腰椎前屈、后伸、侧屈及旋转活动度,了解脊柱活动受限程度。

3. 肌力评定　应用徒手肌力评定或测力计法测量双侧背肌、腹肌肌力及四肢肌力。

4. 神经系统功能评定　对疑有脊髓和神经受压的患者,应详细评定患者的感觉、肌张力、深浅反射、病理反射,以及鞍区感觉、运动功能,确定有无脊髓及神经损伤,并判定神经损伤的程度。

5. 脊柱侧凸的特殊测量

(1)侧凸角度测量:脊柱侧凸的严重程度多通过对侧凸角度的测量进行评估,用于测量的 X 射线片为脊柱标准全长的正位相。常用 Cobb 角测量法。

Cobb 角测量法(图 9-9):首先确定侧凸的端椎。上、下端椎是指侧凸弧度中向脊柱侧凸的凹侧倾斜度最大的椎体。脊柱侧凸的凸侧椎间隙较宽,而在凹侧椎间隙开始变宽的第一个椎体被认为不属于该侧凸的一部分,因此其相邻的椎体被认为是该侧凸的端椎。在上端椎的椎体上缘画一横线,在下端椎的椎体下缘画一横线,对此两横线各做一垂直线,两垂直线的交角即为 Cobb 角。

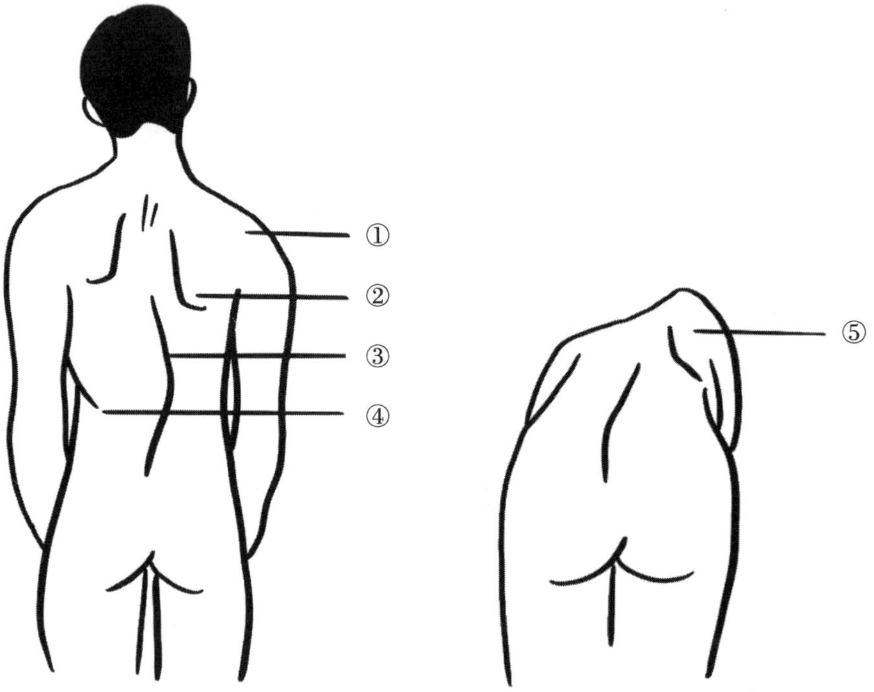

图 9-8　脊柱侧凸外观

①两肩不等高;②两肩胛骨不等高;③脊柱偏离中线;④腰部皱褶皮纹;⑤“剃刀背”征。

(2)脊柱侧凸旋转角度测量:通常采用 Nash-Moe 法(图 9-10),在正位 X 射线片上确定顶椎位置,将顶椎凸侧半个椎体平均分为 3 格,根据凸侧椎弓根的位置将其分为 5 度。

1)Ⅰ度:椎弓根对称。

2)Ⅱ度:凸侧椎弓根移向中线,但未超过第 1 格,凹侧椎弓根变小。

3)Ⅲ度:凸侧椎弓根已移至第 2 格,凹侧椎弓根消失。

4)Ⅳ度:凸侧椎弓根移至中央,凹侧椎弓根消失。

5)Ⅴ度:凸侧椎弓根越过中线,靠近凹侧。

(3)脊柱柔韧度:柔韧度指反向弯曲后侧凸矫正的程度,柔韧度大则矫正程度高,可通过拍摄仰卧位脊柱侧屈相了解脊柱柔韧度,从而估计可矫正的程度。

(4)脊柱侧凸成熟度的评定(Risser 征):成熟度的评价在脊柱侧凸的治疗中尤为重要,对保守治疗来说,治疗必须持续到骨骼发育成熟为止。必须根据生理年龄、实际年龄及骨龄来全面评估。最常用的脊柱侧凸成熟度评价方法是观察髂嵴骨骺移动(Risser 征)。方法是:将髂棘分为 4 份(图 9-11),骨化由髂前上棘向髂后上棘移动。骨骺移动 25% 为Ⅰ度,移动 50% 为Ⅱ度,移动 75% 为Ⅲ度,移动到髂后上棘为Ⅳ度,骨骺与髂骨融合为Ⅴ度。Risser Ⅴ度表示脊柱生长发育已结束。

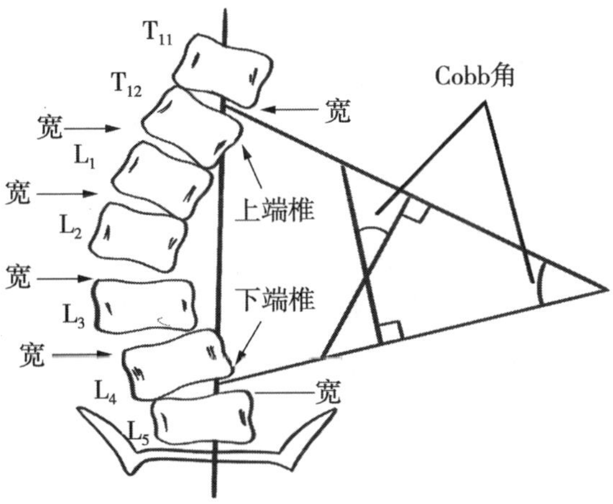

图 9-9　脊柱侧凸的 Cobb 角测量法

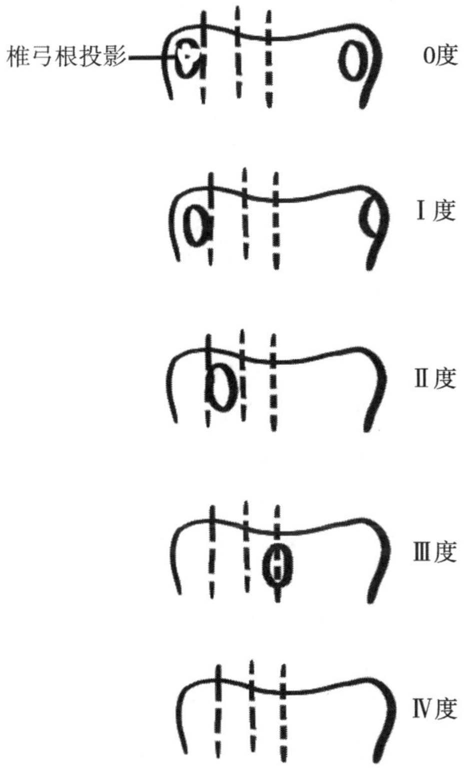

图 9-10　脊柱侧凸的椎体旋转度 Nash-Moe 测量法

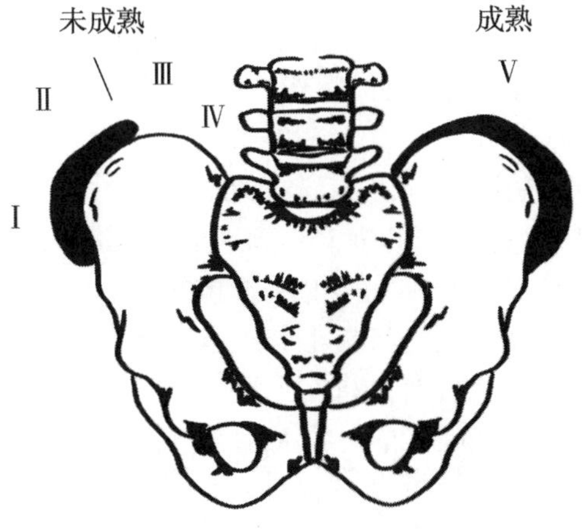

图 9-11　脊柱侧凸成熟度的评定(Risser 征)

(四)康复治疗

1. 治疗方案选择

(1)Cobb 角<25°,Risser 征 0 ~ Ⅱ度,进行姿势训练及矫正体操,每隔 3 ~ 4 月随访一次,有发展倾向者可佩戴矫形器。

(2)Cobb 角<25°,Risser 征Ⅳ ~ Ⅴ度,可行姿势治疗及矫正体操。

(3)Cobb 角 25°～45°,Risser 征 0～Ⅰ度,需立即应用矫形器治疗,同时配合侧方电刺激、姿势训练及矫正体操;

(4)Cobb 角 25°～30°,Risser 征Ⅱ～Ⅲ度,可行姿势训练及矫正体操,密切随访半年,如半年之内 Cobb 角增加>5°,则需应用矫形器治疗;

(5)Cobb 角 30°～45°,Risser 征Ⅱ～Ⅲ度,需立即应用矫形器治疗,配合侧方电刺激、姿势训练及矫正体操;

(6)Cobb 角>40°～45°,或曲度较小但旋转畸形严重者,应手术矫正。手术治疗前后仍需配合合适的矫正体操和姿势治疗,以巩固手术效果。

2. 康复方法　包括姿势训练、矫正体操、侧方电刺激、佩戴侧凸矫形器等方法。

(1)自我姿势矫正:在日常生活中,要指导患者了解卧位、坐位、站立位及学习、工作时的正确姿势,教会患者利用各种参照物如墙、柱子、镜子等学会自我姿势控制和调节,直至不用参照物的主动自我纠正。从单个体位下侧凸角度的姿势矫正开始,逐渐过渡到多体位下的姿势矫正,最终目标是达到多体位下主动、独立的自我姿势纠正,然后进行维持姿势的耐力训练。

(2)姿势训练:姿势训练的目的是减少腰椎和颈椎的前凸程度以伸长脊柱。包括骨盆倾斜训练和姿势对称性训练。

1)骨盆倾斜训练:通过骨盆倾斜运动减少腰椎前凸以伸长脊柱。腰骶角增大时,骨盆前倾,腰椎前凸增大,反之亦然。因此,要减少腰椎前凸程度,必须减小腰骶角,也就是减少骨盆前倾。可以通过增强腹肌力量上提骨盆前部,同时增强臀肌和腘绳肌力量使骨盆后壁下降,来达到骨盆后倾、减小腰骶角的目的。

训练方法如下:①患者仰卧,髋膝屈曲,下腰部紧贴治疗床面,并维持在此位置;然后平稳而有节奏的从地板上抬起臀部,同时注意下腰部不离开床面。当患者掌握了上述方法后,继续伸直双下肢,直至双髋和双膝完全伸直。②患者直立位,腰部紧贴墙壁,双膝屈曲,此时骨盆前倾可减少腰椎前凸;颈部紧贴墙壁可减少颈椎前凸。当患者掌握了上述方法后,可将两足靠近墙壁、双膝伸直位练习。

2)姿势对称性训练:患者通过主动的自我姿势纠正,维持坐立位躯干姿势挺拔和对称;在此基础上,进行上肢外展、高举前屈、腰背部前屈、后伸、双足交互抬起,以及进一步在俯卧位锻炼腰背肌、在仰卧位锻炼腹肌和下肢肌。

(3)矫正体操:矫正体操的作用原理就是有选择地强化脊柱维持姿势的肌肉。通过训练凸侧的骶棘肌、腹肌、腰大肌和腰方肌,牵伸凹侧的挛缩肌肉、韧带和其他软组织,调整两侧的肌力平衡,以达到矫形目的。以下是针对胸椎右凸腰椎左凸的矫正体操:

第 1 节　挺胸运动。仰卧,两腿伸直,将左上肢上举并挺起胸部,维持 10 s,重复 10 次。

第 2 节　抬左腿运动。仰卧,两腿伸直,将左上肢上举,抬起左腿,维持 10 s,重复 10 次。

第 3 节　左单腿“半桥”运动。仰卧,左上肢上举,左腿屈曲支撑床面,抬起臀部,挺胸,右腿伸直,维持 10 s,重复 10 次。

第 4 节　左侧卧抬头及肩运动。左侧卧,腰下垫小枕,左臂、左肩及头尽量抬起,右臂伸直,维持 10 s,重复 10 次。

第 5 节　右侧卧抬左腿运动。右侧卧,胸下垫小枕,左臂上举,左腿尽量上抬,维持 10 s,重复 10 次。

第 6 节　俯卧抬头、肩及左臂运动。俯卧,两腿伸直,头后仰,头和肩部以离开床面为原则,左臂尽量向后举,维持 10 s,重复 10 次。

第 7 节　俯卧抬左腿运动。俯卧,两腿伸直,左臂上举,左腿抬起,维持 10 s,重复 10 次。

第 8 节　俯卧抬左手、头、肩及左腿运动。俯卧,两腿伸直,左手上抬,头及肩上抬,左腿上抬,维持 10 s，重复 10 次。

第 9 节　肘膝位抬头及左臂运动。肘胸位，头尽量上抬，左臂上抬，维持 10 s，重复 10 次。

第 10 节　腕膝位抬左腿运动。腕膝位，头抬起，左腿抬高，维持 10 s，重复 10 次。

（4）侧方电刺激疗法：电刺激疗法主要适用于儿童和青少年的轻度脊柱侧凸。电刺激治疗成功的关键是选择正确的刺激部位、适当的刺激强度和坚持长期治疗。

1）刺激位置：应根据站立脊柱正位 X 射线片确定侧凸的顶椎，在患儿脊柱侧凸的凸侧找出与顶椎相连的肋骨，在此肋骨与腋后线及腋中线相交点做标志，作为放置电极板的中心参考点。在中心参考点的上、下方 5～6 cm 处做标记，作为电极板的中心位置。同一组电极板的距离不能小于10 cm。

2）刺激方法：①电极板的放置：胸椎侧弯，一般宜将刺激电极的阴极放在上方，阳极放在下方；腰椎侧弯，一般宜将阴极放在下方，阳极放在上方。②刺激强度：一般为 50～80 mA，肥胖者可适当加大。③刺激时间：与刺激强度一起逐日渐增。一般第一天 3 次，30 min/次；第二天 2 次，1 h/次；第 3 d 1 次，3 h/次。以后每天延长 1 h，直至达到每天 8 h 的夜间治疗（通常在 2 周时达到刺激强度 60～70 mA）。治疗过程中应根据患者耐受程度进行适当调整。

3）效果评定：应以肉眼观察到脊柱侧凸在电刺激时矫正变直，医生可触到棘突左右移动为达到理想效果的标志。比较刺激前及刺激中的俯卧位脊柱正位 X 射线片，刺激中的脊柱侧凸角度应减少 10°以上。如果在刺激强度达到 60 mA，而椎旁肌肉收缩时所拍的脊柱正位片显示脊柱侧凸角度无明显改变时，可围绕参考中心点前后移动电极位置，找到最佳刺激点。

在电刺激治疗过程中，应定期到门诊复查，在第 1 个月治疗结束后，应详细检查以确定治疗是否有效，分析刺激部位是否需调整。以后每 3 个月复查 1 次。电刺激治疗不能应用于脊柱骨骼已经发育成熟的患者。

（5）矫形器治疗：特发性脊柱侧凸非手术治疗中最有效的方法是佩戴脊柱侧凸矫形器。矫形器治疗可有效地控制早期脊柱侧凸的进展，特别是对轻型侧凸患者，可避免手术；对 35°以内的侧凸，Risser 征≤Ⅱ度的患者，其治疗的有效率可达 75%以上。

1）治疗原理：矫形器的治疗原理是根据生物力学中 3 点或 4 点矫正规律来矫正侧凸。3 点加力用于单纯胸腰段侧凸或腰段侧凸，4 点加力多应用于双侧凸。治疗胸段侧凸时，压力垫应压在侧弯凸侧，主要在与侧凸顶椎相连的肋骨上，侧弯的腋下吊带和骨盆外侧则产生对抗力，从而将凸侧椎体推向正常的位置，延缓侧凸的发展或使侧凸减轻。

2）适应证：在进行矫形器治疗前，必须对患者脊柱发育成熟与否、cobb 角的大小和侧凸的类型等指标进行评估，以确定其是否适合矫形器治疗。矫形器治疗主要适应于 Cobb 角为 20°～45°、处于生长发育期的特发性脊柱侧凸患者；对于 Risser 征<Ⅰ度，Cobb 角<20°的患者可先观察，如果发现 Cobb 角进展达 5°以上则应使用矫形器。Cobb 角>45°需手术者，在术前穿戴矫形器可用于防止畸形发展，为手术创造条件。但对先天性脊柱侧凸和骨骼发育成熟的特发性脊柱侧凸患者无效。

3）矫形器的选择治疗：脊柱侧凸的矫形器主要有两类：颈胸腰骶矫形器（CTLSO）和胸腰骶型矫形器（TLSO）。

CTLSO 矫形器：固定范围包括颈、胸、腰、骶椎。为带有颈圈（或颈托）及上部金属结构的矫形器，以 Milwaukee 矫形器为代表，由骨盆托、一根前支条和两根后支条、胸椎和腰椎压力垫以及带有枕骨托和喉部托的颈环等组成。适用于顶椎位于 T_7 以上的侧凸患者。

TLSO 矫形器：为不带颈圈的矫形器，固定范围包括中下段胸椎、腰椎和骶椎。最高部位在腋下水平，以 Boston 矫形器为代表。因 TLSO 支具可以被衣服遮盖不影响外观，颈部活动不受限制，故容易被患者接受。Boston 矫形器由有机塑料板制成，支具上端抵于腋下，下端包绕骨盆和骶骨。适用于顶椎位于 T_7 以下的侧凸患者。

4)穿戴注意事项:逐渐增加穿戴时间。由于矫形器施于脊柱和胸背部的压力较大,初期会给患者带来疼痛等不适,患者需要一个适应过程。应根据患者耐受情况逐渐增加穿戴时间,至2周后,每日应至少应穿戴22 h,余下1 ~2 h时间行皮肤及矫形器清洁和做矫正体操。

严格遵照规定时间穿戴,定期复查:患者适应后每天应保证22 ~23 h的穿戴时间,坚持穿戴至骨骼发育成熟、脊柱侧凸稳定后才能逐渐减少穿戴时间;穿戴期间,每3 ~6月复查X射线片,根据复查结果及时调整。

穿戴期间坚持矫形器内、外体操训练:要求患者每日行矫形器内体操,以呼吸训练、扩张胸廓、收缩腰腹肌和臀肌为主。另外每日应取下矫形器行矫正体操训练,以增加肌力,防止肌萎缩,增强和巩固矫正效果。

随着年龄增长、体型的变化,应及时更换矫形器,以保证矫正效果。穿戴矫形器过程中,应加强皮肤的护理,防止出现压疮。

5)停用矫形器的指征:Risser征4度以上,骨骼发育已接近成熟者;4个月内身高未增长;取下矫形器4 ~6 h后拍摄X射线片,Cobb角无改变;达到上述条件者可将矫形器穿戴时间减至20 h;4个月后复查如无变化,则将穿戴时间减为16 h;经3 ~4个月后再复查,无变化则减为12 h;再过3个月,除去矫形器24 h后,复查X射线片无改变方可停止使用。观察期间若侧凸畸形加重则仍需恢复23 h穿戴。

四、脊柱骨折康复

脊柱骨折是指由外力或疾病造成的脊椎各解剖结构的损伤,常合并脊髓、神经根或马尾神经损伤。临床上将脊柱骨折分为创伤性骨折和病理性骨折两大类。创伤性脊柱骨折是指正常脊柱受到强大暴力作用造成的损伤,是骨科常见创伤,以胸腰段发生率最高。病理性骨折是指在脊柱病变基础上较小外力即造成的脊柱损伤,如脊柱结核、脊柱肿瘤和严重的骨质疏松症等。本节只介绍创伤性脊柱骨折及其康复治疗。

(一)病因

创伤性脊柱骨折多见于男性青壮年。多由间接外力引起,如高处跌落时臀部或足着地、冲击性外力向上传至胸腰段发生骨折;少数由直接外力引起,如房子倒塌砸压伤、汽车撞伤或火器伤。颈椎骨折和骨折-脱位可由剪切、旋转及挥鞭样外力引起。

(二)分型

1.按部位分类　根据骨折部位可分为颈椎骨折、胸椎骨折、腰椎骨折和胸腰段骨折。

2.按暴力作用方向分类　颈椎骨折根据受伤时暴力作用的方向可分为屈曲型损伤、伸直型损伤、屈曲旋转型损伤、垂直压缩型损伤。

3.按骨折稳定程度分类　胸腰椎骨折根据骨折后的稳定程度可分为稳定性骨折和不稳定性骨折。

4.按骨折形态分类　胸腰椎骨折根据骨折形态可分为压缩骨折、爆裂骨折、撕脱骨折和Chance骨折。

(三)临床表现

1.骨折本身症状　脊柱骨折后局部出现疼痛,活动受限,不能翻身及起立。由于腹膜后血肿对自主神经的刺激,可导致肠蠕动减慢,表现为腹胀、腹痛等。检查可见脊柱畸形,皮下淤血,腰背部肌肉痉挛,骨折部有压痛和叩击痛。胸椎骨折时躯干活动受限;合并肋骨骨折时可出现呼吸运动受限。

2. 神经损伤症状　脊柱骨折合并脊髓和神经根损伤，造成损伤平面以下的运动、感觉、反射、括约肌和自主神经功能损害，出现相应的伴随症状：

（1）感觉障碍：损伤平面以下的痛觉、温度觉、触觉和本体觉减退或消失。

（2）运动障碍：脊髓休克期，损伤平面以下表现为软瘫，反射消失；休克期过后则表现为上运动神经元性瘫痪，即肌张力增高、腱反射亢进出、病理反射阳性。

（3）括约肌功能障碍：脊髓休克期表现为尿潴留。休克期过后，若脊髓损伤在骶髓平面以上，表现为不能随意排尿；若脊髓损伤平面在圆锥部骶髓或骶神经根损伤，则表现为尿失禁。大便异常同样表现为便秘和大便失禁。

（四）检查与评定

1. 影像学检查

（1）X 射线：侧位片可见椎体楔形改变或整个椎体被压扁，椎体前缘骨的连续性中断；粉碎性骨折者，可见椎体后缘碎骨块向后移位挤压椎管；骨折合并脱位者，椎体与椎体间有前后移位，或关节突的解剖关系改变及关节突骨折。正位片可见椎体变扁或一侧呈楔形，以及椎板、横突的骨折等。

（2）CT 检查：X 射线检查不能显示椎管内受压情况，凡疑有中柱损伤或有神经症状者均须作 CT 检查。CT 检查可以在横断面上显示出椎体的骨折情况，还可显示出有无碎骨片突出于椎管。三维 CT 重建图像对骨折的分型有重要价值。

（3）MRI 检查：在 MRI 图像上可以看到椎体挫伤和出血所致的信号改变和椎体前方的血肿，还可观察脊髓损伤所表现出的异常高信号，对合并脊髓损伤的诊断具有重要意义。

2. 胸腰椎损伤的 TLICS 评分　2005 年 Vaccaro 等提出胸腰椎损伤的 TLICS 评分系统，该系统包括损伤机制、后方韧带复合体、神经功能 3 个方面，根据不同情况赋予不同的分值，最后将 3 部分的分值相加，总分作为选择治疗的依据（表 9–4）。总分小于 4 分选择非手术治疗，大于 4 分选择手术治疗，4 分者可以选择手术或非手术治疗。

表 9–4　胸腰椎骨折 TLICS 评分

项目	评分内容
骨折形态	压缩型 1 分；爆裂型 2 分；剪力及旋转 3 分；牵张型 4 分
神经损伤情况	无损伤 0 分；神经根损伤 2 分
脊髓或圆锥损伤	完全损伤 2 分；不完全损伤 3 分；马尾神经损伤 3 分
后方韧带复合体	无损伤 0 分；不确定 2 分；确定断裂 3 分

3. 单纯脊柱骨折的功能评定

（1）疼痛评定：常用视觉模拟评分（VAS）评定患者的疼痛程度；对于胸腰椎骨折或腰椎骨折的患者也可以使用腰椎 Oswestry 功能障碍指数（ODI）评分进行评定。

（2）日常生活的能力评定：由于脊柱骨折患者需要较长时间卧床，除影响躯体运动功能外，还造成患者的活动受限和参与限制，可使用改良 Barthel 评分量表进行评定。

4. 脊柱骨折合并脊髓损伤的功能评定

除上述评定内容外，尚需进行脊髓损伤程度评定（完全性损伤和不完全性损伤），感觉及运动平面评定，反射、肌力、肌张力和大小便功能的评定。

(五)康复治疗

1. 稳定性骨折的康复治疗

(1)早期

1)卧床休息、复位、制动:对于单纯压缩性骨折患者,可采用如下方法:①卧硬板床休息 1 周。②仰卧硬板床。腰下垫枕,并逐步加高,以使伤区脊柱前凸,达到复位的目的。可选用矫形器制动。

2)缓解疼痛:主要手段为超短波疗法。采用局部左右或上下并置、也可用对置法,无热量或温热量,15 min/次,1 次/d,也可采用热敷、红外线照射等。

3)局部肌力训练:疼痛缓解后,患者应尽快地进行腰背肌、腹肌等长收缩,以逐渐改善局部的肌肉力量及脊柱前后肌肉力量的平衡。

4)预防并发症:胸腰椎骨折患者由于卧床、制动等可出现肌肉萎缩、关节挛缩、下肢静脉血栓形成、肺部感染等并发症,为避免此类并发症,应在床上进行非制动部位及上、下肢的肌肉静力性收缩、主动运动以及呼吸运动。

(2)中期

1)卧位肌力训练:卧床休息的患者在局部疼痛减轻后即可开始腰背肌训练。动作依次为:仰卧位挺胸、俯卧位抬头;仰卧位“半桥”“全桥”、俯卧位后抬腿;俯卧位“小燕飞”等。1 ~2 周后增加适度的腹肌训练,如仰卧位抬头、抬腿等。

2)站立位训练:卧位训练 4 ~6 周后如疼痛明显减轻,可佩戴支具起床进行站立、行走等训练。由卧位起立时,先移动身体至床沿俯卧位,然后一下肢先下地,再放下另一下肢成站立位,由站立位转为卧位时按相反的顺序进行。

(3)后期:骨折愈合、去除支具后应进一步进行强化运动功能的训练。

1)进一步的腰背肌肌力训练:可在前期训练的基础上增加运动强度和运动量。

2)腹肌肌力训练:腰背肌肌力训练的同时应结合腹肌肌力训练,以保持腰椎屈、伸肌的平衡,改善腰椎的稳定性。

3)腰椎柔韧性训练:重点加强腰椎屈曲、伸展、侧屈、旋转等方向的柔韧性。

4)职业强化训练:需要恢复工作的患者应在以上训练的基础上针对性地进行与职业直接相关的功能活动训练。

2. 不稳定骨折手术后的康复治疗

(1)1 ~2 周:卧床,被动轴向翻身。卧位上肢主动 ROM 训练;指间及掌指关节和肩肘关节全关节活动范围屈伸;下肢主动 ROM 训练;踝关节最大背伸,膝关节屈曲 90°后伸直。以上各关节每组训练 5 ~10 次,每日 3 组。

(2)3 ~4 周:卧床,协助下主动轴向翻身。佩戴胸腰骶骨支具每日床头可升高 5°,逐渐至 80°,每次保持斜坡位 30 min,每日至少 2 次。上下肢主动训练同上。仰卧位背肌等长收缩训练每次收缩 5 ~10 s,间歇 5 ~10 s,每组训练 5 ~10 次,每日主动训练 3 组。

(3)5 ~8 周:佩戴胸腰骶支具,主动轴向翻身。上下肢主要关节全关节范围内抗阻训练,每群肌肉每次收缩 5 ~10 s,间歇 5 ~10 s,训练 5 ~10 次,每日 3 组。腹肌及背肌等长收缩训练,背肌肌力增强训练。试行床边坐位及离床站立训练,每次约 20 min。

(4)9 ~12 周:卧位时可摘除支具,坐位及站立时佩戴 Jewett 支具,上下肢自主活动。步行训练,每天 2 次,每次至少 30 min。

(5)13 周以后:佩戴 Jewett 支具,恢复日常活动,逐步适应一般工作,指导患者加强日常活动训练,并进行针对性的职业康复训练,以利早日重返社会。

附　脊柱的运动学基础

一、骨学

幼年时椎骨为32～33块，分为颈椎7块，胸椎12块，腰椎5块，骶椎5块，尾椎3～4块。成年后5块骶椎融合成骶骨，3～4块尾椎融合成尾骨。

（一）脊柱的整体观

1. 脊柱前面观　自第2颈椎到第3腰椎的椎体宽度，自上而下随负载增加而逐渐加宽，到第2骶椎为最宽。由骶骨耳状面以下，由于重力经髂骨传到下肢骨，椎体已无承重意义，体积也逐渐缩小。从前面观察脊柱，正常人的脊柱有轻度侧屈，惯用右手的人，脊柱上部略凸向右侧，下部则代偿性地略凸向左侧。

2. 脊柱后面观　从后面观察脊柱，可见所有椎骨棘突连贯形成纵嵴，位于背部正中线上。颈椎棘突短而分叉，近水平位。胸椎棘突细长，斜向后下方，呈叠瓦状。腰椎棘突呈板状，水平伸向后方。

3. 脊柱侧面观　从侧面观察脊柱，可见成人脊柱有颈、胸、腰、骶4个生理弯曲。其中，颈曲和腰曲凸向前，胸曲和骶曲凸向后。脊柱的这些弯曲增大了脊柱的弹性，对维持人体的重心稳定和减轻震荡有重要意义。胸曲和骶曲凸向后方，在胚胎时已形成。婴儿出生后的抬头、坐起及站立行走使颈曲和腰曲凸向前方。也有认为凸向前方的颈曲在胚胎时也已显现，是胚胎伸头动作肌肉发育的结果。脊柱的弯曲均有其功能意义：颈曲支持头的抬起，腰曲使身体重心垂线后移，保持稳固的直立姿势，而胸曲和骶曲在一定意义上扩大了胸腔和盆腔的容积。

（二）椎骨的一般形态

椎骨由前方短圆柱形的椎体和后方板状的椎弓组成。椎体后面微凹陷，与椎弓共同围成椎孔。各椎孔上下贯通，构成容纳脊髓的椎管。

椎弓为弓形骨板，其紧连椎体的缩窄部分称椎弓根，根的上、下缘分别称椎上、下切迹。相邻椎骨的上、下切迹共同围成椎间孔，有脊神经和血管通过。椎弓根向后内扩展变宽，称椎弓板，两侧椎弓板于中线会合。由椎弓发出7个突起：①棘突1个，由椎弓后面正中伸向后方或后下方，尖端可在体表扪到；②横突1对，伸向两侧。棘突和横突都是肌和韧带的附着处；③关节突2对。在椎弓根与椎弓板结合处分别向上、下方突起，即上关节突和下关节突，相邻椎体的上、下关节突构成关节突关节。

（三）各部椎骨的形态特征

1. 颈椎　椎体较小，横断面呈椭圆形。上、下关节突的关节面呈水平位。第3～7颈椎体上面侧缘向上的突起称椎体钩。椎体钩与上位椎体下面的两侧唇缘相接，形成钩椎关节，又称Luschka关节。如椎体钩过度增生肥大，可致椎间孔狭窄，压迫脊神经，临床上可引起神经根型颈椎病。颈椎椎孔较大，呈三角形。横突有横突孔，有椎动脉和椎静脉通过。

第1颈椎又名寰椎，呈环状，无椎体、棘突和关节突，由前弓、后弓及侧块组成。前弓较短，后面正中有齿突凹，与枢椎的齿突相关节。侧块连接前后两弓，上面各有一椭圆形关节面，与枕髁相关节；下面有圆形关节面与枢椎上关节面相关节。后弓较长，上面可见横行的椎动脉沟，有椎动脉通过。

第2颈椎又名枢椎，椎体向上伸出齿突，与寰椎齿突凹相关节。齿突原为寰椎椎体，发育过程中脱离寰椎而与枢椎椎体融合。

第7颈椎又名隆椎，棘突长，末端不分叉，体表易于触及，常作为计数椎骨序数的标志。

2. 胸椎　椎体自上向下逐渐增大，横断面呈心形。其矢径较横径略长，上部胸椎体近似颈椎，下部胸椎体则与腰椎相似。在椎体两侧面后份的上缘和下缘处，有半圆形浅凹，称上、下肋凹，与肋骨头相关节。在横突末端前面，有横突肋凹与肋结节相关节。关节突的关节面呈冠状位，上关节突关节面朝向后，下关节突关节面则朝向前。棘突较长，向后下方倾斜，各相邻棘突呈叠瓦状排列。

3. 腰椎　椎体粗壮，横断面呈肾形。椎孔呈卵圆形或三角形。上、下关节突粗大，关节面几乎呈矢状位。上关节突后缘的卵圆形隆起称乳突。棘突宽短，呈板状，水平伸向后方。各棘突的间隙较宽，临床上可于此作腰椎穿刺。

4. 骶骨　由5块骶椎融合而成，呈三角形，底向上，尖朝下，前面凹陷，上缘中份向前突出，称骶骨岬。前面中部可见四条横线，是椎体融合的痕迹。横线两端有4对骶前孔。背面隆起、粗糙，正中线处为骶正中嵴，两侧有4对骶后孔。骶前、后孔分别有骶神经前、后支通过。骶前、后孔均与骶管相通。骶管上通连椎管，下端的裂孔称骶管裂孔。裂孔两侧有向下突出的骶角，骶管麻醉常以此为标志。骶骨外侧部上宽下窄，上份有耳状面与髂骨的耳状面构成骶髂关节，耳状面后方骨面凹凸不平，称骶粗隆（图9-5）。骶骨参与构成骨盆后壁，上连第5腰椎，下接尾骨。

5. 尾骨　由3～4块退化的尾椎融合而成。上接骶骨，下端游离为尾骨尖。跌倒或撞击可导致尾骨骨折或脱位。

（四）骨盆

由左右髂骨和骶、尾骨以及其骨连结构成。人体直立时，骨盆向前倾斜，两侧髂前上棘与两耻骨结节位于同一冠状面内，此时，尾骨尖与耻骨联合上缘位于同一水平面上。

骨盆由骶骨岬向两侧经弓状线、耻骨梳、耻骨结节至耻骨联合上缘构成的环形界线，分为上方的大骨盆和下方的小骨盆。

大骨盆又称假骨盆，由界线上方的髂骨翼和骶骨构成。由于骨盆向前呈倾斜状，故大骨盆几乎没有前壁。小骨盆又称真骨盆，是大骨盆向下延伸的骨性狭窄部，可分为骨盆上口、骨盆下口和骨盆腔。骨盆上口由上述界线围成，呈圆形或卵圆形。骨盆下口由尾骨尖、骶结节韧带、坐骨结节、坐骨支、耻骨支和耻骨联合下缘围成，呈菱形。两侧坐骨支与耻骨下支连成耻骨弓，它们之间的夹角称为耻骨下角。骨盆上、下口之间的腔称为骨盆腔。

骨盆是躯干与自由下肢骨之间的骨性成分，起着传导重力和支持、保护盆腔脏器的作用。人体直立时，体重自第5腰椎、骶骨经两侧的骶髂关节、髋臼传导至两侧的股骨头，再由股骨头向下到达下肢，这种弓形力的传递称为股骶弓。当人在坐位时，重力由骶髂关节传导至两侧坐骨结节，此种弓形力的传递称坐骶弓。

骨盆的位置可因人体姿势不同而变动，人体直立时，骨盆向前倾斜，骨盆上口的平面与水平面构成约50°～55°的角（女性可为60°），称为骨盆倾斜度。骨盆倾斜度的增减将影响脊柱的弯曲。如倾斜度增大，则重心前移，必然导致腰曲前凸增大。反之则腰曲减小。

二、脊柱的运动

（一）椎骨间的连结

可分为椎体间连结和椎弓间连结。

1. 椎体间的连结　椎体之间借椎间盘及前、后纵韧带相连。

（1）椎间盘：是连结相邻两个椎体的纤维软骨盘（第1及第2颈椎之间除外），成人有23个椎间盘。椎间盘由两部分构成，中央为髓核，是柔软而富有弹性的胶状物质；周围部为纤维环，由多层纤维软骨按同心圆呈环状排列。纤维环较为坚韧，牢固连结各椎体上、下面，保护髓核并限制髓核向周围膨出。椎间盘富于弹性，承受压力时被压缩，除去压力后又复原，具有“弹性垫”的作用，可缓冲外力对脊柱的震动，也可增加脊柱的运动幅度。23个椎间盘的厚薄各不相同，以中胸部较薄，颈部较厚，而腰部最厚，所以颈、腰椎的活动度较大。颈、腰部的椎间盘前方厚而后方薄，胸部的则与此相反。其厚薄和大小可随年龄而有差异。当纤维环破裂时，髓核容易向后外侧突出，压迫相邻的神经根引起下肢放射性疼痛，临床上称为椎间盘突出症。

（2）前纵韧带：是椎体前面上下连续的坚固的纤维束，宽而坚韧，上自枕骨大孔前缘，下达第1或第2骶椎椎体。其纵行的纤维牢固地附着于椎体和椎间盘，有防止脊柱过度后伸和椎间盘向前突出的作用。

（3）后纵韧带：位于椎管内椎体的后面，窄而坚韧。起自枢椎并与覆盖枢椎椎体的覆膜相续，下达骶骨。与椎间盘纤维环及椎体上下缘紧密连结，而与椎体结合较为疏松，有限制脊柱过度前屈的作用。

2. 椎弓间的连结　包括椎弓板、棘突、横突间的韧带连结和上、下关节突间的滑膜关节连结。

（1）黄韧带：位于椎管内，连结相邻两椎弓板间的韧带，由黄色的弹性纤维构成。黄韧带协助围成椎管，并有限制脊柱过度前屈的作用。

（2）棘间韧带：连结相邻棘突间的薄层纤维，附着于棘突根部到棘突尖。向前与黄韧带、向后与棘上韧带相移行。

（3）棘上韧带和项韧带：棘上韧带是连结胸、腰、骶椎各棘突之间的纵行韧带，前方与棘间韧带相融合，都有限制脊柱前屈的作用。而在颈部，从颈椎棘突尖向后扩展成三角形板状的弹性结构，称为项韧带。项韧带向上附着于枕外隆凸，向下达第7颈椎棘突并和棘上韧带相延续，是颈部肌肉附着的双层致密弹性纤维结构。

（4）横突间韧带：位于相邻椎骨横突间的纤维索。

（5）关节突关节：由相邻椎骨的上、下关节突的关节面构成，属平面关节，只能作轻微滑动。

(二)脊柱的运动方式

脊柱可以进行三维空间6个自由度的运动。即前屈后伸、左右侧屈和左右旋转运动,同时还可以完成环转运动。脊柱各部位的运动范围不同,这主要取决于关节突关节的方向和形状,同时也和椎间盘、韧带的厚度等有关。在颈部,颈椎关节突的关节面略呈水平位,关节囊松弛,椎间盘较厚,故屈伸及旋转运动的幅度较大。在胸部,胸椎与肋骨相连,椎间盘较薄,关节突的关节面呈冠状位,棘突呈叠瓦状,这些因素限制了胸椎的运动,故活动范围较小。在腰部,椎间盘最厚,屈伸运动灵活,但关节突的关节面几乎呈矢状位,故限制了腰椎旋转运动。由于颈、腰部运动灵活,故损伤也较多见。

三、肌学

(一)颈椎运动相关的肌肉

1. 前屈

(1)头长肌:起于第3~6颈椎横突的前结节,止于枕骨底部。作用:双侧收缩使颈前屈,单侧收缩使颈同侧屈。

(2)颈长肌:下内侧部起自上位3个胸椎体及下位3个颈椎体,止于颈2~4椎体和颈5~7横突前结节;上外侧部起自颈3~6横突前结节,止于寰椎前结节。作用同头长肌。

(3)斜角肌:每侧3块,按排列位置分别命名为前、中、后斜角肌,均起自颈椎横突,纤维斜向外下,分别止于第一、第二肋骨。作用:单侧收缩时,使颈椎向同侧屈曲、对侧旋转。当肋骨被固定时,可使颈向前屈。

2. 后伸

(1)胸锁乳突肌:起自胸骨柄前面和锁骨的胸骨端,二头会合斜向后上方,止于颞骨的乳突。作用:一侧收缩,使头颈向同侧屈,并转向对侧;两侧收缩,使头后伸。

(2)斜方肌:起于枕外隆凸、上项线、项韧带、第7颈椎及全部胸椎棘突,纤维分上、中、下三部分,分别止于锁骨外侧1/3、肩胛冈和肩峰。远固定时,一侧收缩,使头向同侧屈和向对侧旋转;两侧收缩,使头颈和脊柱后伸。

(3)头夹肌:起点为项韧带的下部,止于第7颈椎和第1~3胸椎棘突,止于上项线外侧,颞骨乳突之后,胸锁乳突肌附着点深面。作用:双侧收缩使头后仰,单侧收缩使头颈屈向同侧,并使头向同侧转动。

(4)颈夹肌:起于第3~6胸椎棘突,止于上2个(或3个)颈椎横突的后结节。作用同头夹肌。

3. 侧屈　①胸锁乳突肌:其起、止点和作用见前。②斜方肌:其起、止点和作用见前。③斜角肌:其起、止点和作用见前。

4. 旋转

(1)胸锁乳突肌:其起、止点和作用见前。

(2)斜方肌:其起、止点和作用见前。

(二)胸腰椎运动相关的肌肉

1. 前屈

(1)髂腰肌:髂腰肌由腰大肌和髂肌组成。腰大肌起自腰椎体侧面和横突,髂肌起自髂窝,两肌向下互相结合,止于股骨小转子。近固定时,使髋关节前屈和旋外;远固定时,两侧髂腰肌同时收缩,使脊柱前屈和骨盆前倾,单腿站立同侧收缩,使脊柱向同侧侧屈和旋转。

(2)腹直肌:位于腹前壁正中线两侧,自上而下被3~4个横行的腱划分隔。起自耻骨联合和耻骨嵴,止于第5~7肋软骨前面和胸骨剑突。下固定时,两侧肌肉收缩使脊柱前屈,一侧收缩,使脊柱侧屈。上固定时,两侧收缩使骨盆后倾。

2. 后伸

竖脊肌　又称骶棘肌,从外向内由髂肋肌,最长肌和棘肌三列肌束组成。起自骶骨背面及髂嵴的后部,分别止于肋骨角下缘,颈椎和胸椎横突、颞骨乳突及颈椎和胸椎棘突。作用:一侧竖脊肌收缩使脊柱向同侧屈,两侧竖脊肌收缩使脊柱向后伸和仰头。

3. 侧屈

(1)腰方肌:位于腹后壁脊柱两侧,起于髂嵴,止于第12肋骨和1~4腰椎横突。其作用为使脊柱前屈和侧屈。

(2)腹外斜肌:位于腹前外侧前层,起于下位8对肋骨的外面,止于髂嵴。上固定时,两侧收缩使骨盆后倾;下固定时,单侧收缩时可使脊柱向同侧屈并向对侧旋转。

(3)腹内斜肌:位于腹外斜肌深层,起于髂嵴、腹股沟韧带外侧和胸腰筋膜,止于下位3个肋骨的下缘。下固定时,单侧收缩时可使脊柱向同侧屈并向同侧旋转。

4. 旋转

包括同侧的腹内斜肌和对侧的腹外斜肌，其起、止点和作用见前。

本章小结

脊柱相关伤病是临床上康复科最常见的一类疾病，常见的疾病有颈椎病、腰椎间盘突出症、脊柱侧凸和脊柱骨折等。诊断颈椎病常用的特殊检查包括前屈旋颈试验、椎间孔挤压试验、臂丛神经拉伸试验和动态霍夫曼征等；诊断腰椎间盘突出症常用的特殊检查有仰卧挺腹试验、直腿抬高试验、日常生活活动能力等。其共性的评定内容包括：关节活动度评定、肌力评定、感觉评定、疼痛评定和 ADL 评定。

思考题

一、单选题

1. 脊髓型颈椎病最重要的临床特点为(　　)

A. 头晕、心悸　B. 双上肢麻木　C. 突然转头时猝倒

D. 下肢僵硬、行走“踩棉花感”　E. 肢体发凉

2. 椎动脉型颈椎病最突出的临床表现为(　　)

A. 与颈部转动相关的眩晕　B. 上肢放射痛　D. 双手持物不稳

C. 下肢僵硬、行走困难　E. 心悸、耳鸣

3. 患者女，45 岁，诊断为“脊髓型颈椎”，病情稳定，进行康复治疗不包括(　　)

A. 颈椎牵引　B. 微波疗法　C. 磁疗

D. 针灸治疗　E. 颈部制动

4. 对于稳定的单纯脊柱压缩骨折，3 周内的康复训练不包括(　　)

A. 从坐到站的体位转移训练　B. 平卧位为主，保持脊柱不负重

C. 呼吸及排痰训练　D. 可进行非骨折部位的关节主动和被动活动

E. 保证脊柱稳定的前提下，进行肌肉的主动运动练习

5. 腰椎间盘突出症小重量持续牵引，初始重量一般为体重的(　　)

A. 10%　B. 20%　C. 50%

D. 80%　E. 100%

6. $C_5 \sim C_6$ 节段神经根型颈椎病牵引治疗时，颈椎前屈的角度一般为(　　)

A. 垂直牵引(0°)　B. <5°　C. 5°～10°

D. 10°～20°　E. 20°～30°

7. 诊断腰椎间盘突出症的特殊检查不包括(　　)

A. 直腿抬高及加强试验　B. 股神经牵拉试验　C. 弓弦试验

D. 霍夫曼征检查　E. 屈颈试验

8. 采用 Nash-Moe 法测量脊柱侧凸患者的旋转角度，凸侧椎弓根已移至第 2 格，凹侧椎弓根消失，其分度为(　　)

A. Ⅰ度　B. Ⅱ度　C. Ⅲ度

D. Ⅳ度　E. Ⅴ度

9. Risser 征是评价脊柱侧凸成熟度最常用的方法，骨化由髂前上棘向髂后上棘移动 75% 属于(　　)

A. Ⅰ度　B. Ⅱ度　C. Ⅲ度

D. Ⅳ度　　　　E. Ⅴ度

10. 对于 Cobb 角 25°～45°，Risser 征 0～Ⅰ度的脊柱侧弯患者，不正确的治疗是(　　)

A. 观察，每 3～4 月复查一次　　　　B. 立即应用矫形器治疗

C. 侧方电刺激治疗　　　　D. 姿势训练

E. 矫正体操

二、简答题

1. 颈椎病的牵引治疗有哪几种体位？各有什么要求？
2. 腰椎间盘突出症急性发作期和恢复期的康复原则有何不同？
3. 特发性脊柱侧凸患者如何根据 Cobb 角和 Risser 征选择治疗方案？
4. 如何指导特发性脊柱侧凸患者进行矫正体操训练？

（吴青坡）

第十章 脊髓损伤康复

★教学目标 ①掌握脊髓损伤各临床综合征的特点;掌握脊髓损伤的功能评定、功能预后与损伤平面的关系、康复治疗方法。②熟悉不同部位脊髓损伤的临床表现和治疗方法。③了解脊髓损伤的病理生理。④具有对脊髓损伤患者熟练进行康复评定和正确进行康复治疗的能力。⑤能与患者及家属进行良好沟通;在工作中具备团队合作的意识和能力。

★病例

男性,22 岁,工人。因车祸颈椎骨折致四肢瘫痪。入院颈椎 MRI 检查示"第 7 颈椎骨折脱位,合并脊髓受压",行颈椎管减压内固定手术治疗,术后已 3 周,现病情稳定,但肢体运动和感觉功能无恢复,大小便失禁,生活不能自理。今转入康复科治疗。入院诊断:C_7 骨折脱位(术后)并完全性脊髓损伤;生活不能自理。患者受伤以来睡眠差,情绪不稳定。

问题与思考:①简述该患者的功能评定内容。②该患者目前的康复治疗措施有哪些?③根据脊髓损伤平面与预后的关系,请预测该患者可达到怎样的康复目标?

第一节 康复评定

一、脊髓损伤程度评定

目前采用美国脊髓损伤协会(ASIA)的标准进行脊髓损伤分级(表 10-1)。

表 10-1 ASIA 脊髓损伤程度分级

级别	指标
A. 完全性损伤	骶段(S_4 ~ S_5)无任何感觉或运动功能保留
B. 不完全损伤	骶段(S_4 ~ S_5)有感觉但无运动功能保留
C. 不完全损伤	损伤平面以下存在运动功能,一半以上关键肌肌力<3 级
D. 不完全损伤	损伤平面以下存在运动功能,一半以上关键肌肌力≥3 级
E. 正常	感觉或运动功能正常

二、神经损伤平面评定

神经损伤平面是指脊髓保留双侧正常感觉、运动功能的最低平面。感觉和运动平面可能不一致,左右两侧也可能不同,可以分别用右侧感觉平面、左侧感觉平面、右侧运动平面、左侧运动平面来表示。T_{12} ~ L_1 损伤无法评定运动平面时可以用感觉平面来确定神经平面。损伤平面确定采用运动关键肌和感觉关键点的方式进行评定。

(一)感觉平面

感觉平面是指保留正常感觉功能的最低平面。通常检查身体两侧28对感觉关键点(表10-2)。每个关键点分别检查针刺觉和轻触觉,并按3个等级分别打分:0=缺失;1=障碍(包括感觉过敏);2=正常;NT=无法检查。正常者两侧针刺觉和轻触觉的总积分各为112分。

表10-2　感觉关键点

平面	部位	平面	部位
C_2	枕骨粗隆	T_8	第八肋间(T_6与T_{10}中点)
C_3	锁骨上窝	T_9	第九肋间(T_8与T_{10}中点)
C_4	肩锁关节的顶部	T_{10}	第十肋间(脐水平)
C_5	肘前窝的外侧面	T_{11}	第十一肋间(T_{10}与T_{12}中点)
C_6	拇指近节背侧皮肤	T_{12}	腹股沟韧带中点
C_7	中指近节背侧皮肤	L_1	T_{12}与L_2之间上1/2处
C_8	小指近节背侧皮肤	L_2	大腿前中部
T_1	肘前窝的内侧面	L_3	股骨内髁
T_2	腋窝顶部	L_4	内踝
T_3	第三肋间	L_5	足背第三跖趾关节
T_4	第四肋间(乳线)	S_1	外踝
T_5	第五肋间(T_4与T_6中点)	S_2	腘窝中点
T_6	第六肋间(剑突水平)	S_3	坐骨结节
T_7	第七肋间(T_6与T_8中点)	$S_{4.5}$	肛门周围

(二)运动损伤平面

运动损伤平面是指最低的正常运动平面。关键肌是确定运动平面的标志性肌肉(表10-3)。肌力3级的关键肌为运动平面,但该平面以上的关键肌的肌力必须为5级。运动积分是将肌力(0~5级)作为分值,把各关键肌的分值相加。正常者两侧运动总积分为100分。

表10-3　运动关键肌

平面	关键肌	平面	关键肌
C_5	屈肘肌(肱二头肌、肱肌)	L_2	屈髋肌(髂腰肌)
C_6	伸腕肌(桡侧伸腕长肌和短肌)	L_3	伸膝肌(股四头肌)
C_7	伸肘肌(肱三头肌)	L_4	踝背伸肌(胫前肌)
C_8	中指屈指肌(指深屈肌)	L_5	伸趾肌(趾长伸肌)
T_1	小指展肌	S_1	踝跖屈肌(腓肠肌、比目鱼肌)

三、影像学检查

脊髓损伤患者采用的影像学检查主要有X射线、CT和MRI检查。X射线和CT主要用以评估脊柱损伤的部位、类型和稳定性。MRI检查在脊髓损伤中的诊断价值非常大，它可以直接观察脊髓损伤的异常信号改变。

四、神经电生理检查

脊髓损伤的神经电生理检查主要有体感诱发电位、运动诱发电位、神经传导速度测定和针极肌电图检查。体感诱发电位可判断脊髓感觉传导通路的完整性，运动诱发电位可判断皮质脊髓束的运动传导通路完整性，神经传导速度测定和针极肌电图可判断是否合并周围神经、神经根或马尾神经损伤。

五、尿流动力学检查

尿流动力学是依据流体力学和电生理学的基本原理和方法，检测尿路各部压力、尿流率及生物电活动，从而了解患者的排尿功能。其主要内容包括如下。

(一)尿流率

单位时间内排出的尿量。主要反映排尿过程中逼尿肌与尿道括约肌相互协调的结果。主要参数有最大尿流率、尿流时间及尿量等。尿流率受性别、年龄等因素的影响。

(二)膀胱压力容积测定

包括膀胱内压、直肠内压和逼尿肌压(膀胱压-直肠压)。正常压力容积测定结果为:①无残余尿;②膀胱充盈期内压维持在0.49～1.47 kPa,顺应性良好;③没有无抑制性收缩;④膀胱充盈过程中,最初出现排尿感觉时的容量为100～200 mL;⑤膀胱总容量400～500 mL;⑥排尿及中止排尿受意识控制。

(三)尿道压力分布测定

主要参数包括:最大尿道闭合压男性为4.90～12.75 kPa,女性为5.88～6.87 kPa;功能性尿道长度男性为(5.4±0.8)cm,女性为(3.7±0.5)cm。

(四)膀胱容量与残余尿的简易测量方法

无条件进行尿流动力学检测时，可进行简易的膀胱容量与残余尿测定:患者自行排尿后，立即插入导尿管所导出的尿液量即为残余尿量。排空膀胱后，缓慢滴入生理盐水(温度37 ℃),直到生理盐水不再滴入时，所灌入盐水体积即为膀胱容积;然后开通膀胱与水柱的通路，所得水柱高度即为膀胱压力。

六、日常生活活动能力评定

(一)截瘫患者

采用改良Barthel指数评定量表进行评定。

(二)四肢瘫患者

采用四肢瘫功能指数法(QIF)进行评定。QIF评定内容共10项，前9项主要是与日常生活有关的各项动作，包括转移、梳洗、洗澡、进食、穿脱衣服、轮椅活动、床上活动、膀胱功能、直肠功能;

第10项是护理知识测验;总分为100分。该方法内容全面,分数分配合理,能够科学、有效、准确地反映出四肢瘫患者日常生活活动能力。

七、心理评定

脊髓损伤后患者会产生感知觉、情感和性格等方面的变化。感知觉异常表现为:损伤平面以下感知觉的部分或全部丧失,对躯体的感受与控制发生困难,并由此产生一系列的心理问题。情感方面表现主要为孤独感、自卑感以及过度敏感反应。性格方面常常表现为倔强和自我克制,但有较大的忍受能力。

心理功能评定可应用于脊髓损伤康复治疗的各个时期。初期:了解心理损害的方面与程度,为制定康复计划提供依据;中期:重复心理评定,根据心理和行为的变化,可判断康复的效果以及估计预后,为修改康复计划提供依据;后期:心理评定可为全面康复提出建议。常用的心理评定量表有汉密尔顿抑郁量表(HAMD)和汉密尔顿焦虑量表(HAMA)。

第二节　康复治疗

一、脊髓损伤康复原则和目的

脊髓损伤的康复原则如下。①全面:即不仅抢救患者生命,还要预防及减少脊髓功能丧失、预防及治疗并发症;②综合:即应用各种方法(医学的、工程的、教育的)最大限度地利用所有的残存功能(包括自主的、反射的功能);③长期:康复工作不应仅局限于医院,而应贯彻患者的终生。康复的目的是尽可能地在较短时间内使患者重新开始自理的、参与性的生活,重返社会并维持终生。

二、脊髓损伤的康复分期

脊髓损伤康复可分为急性期康复和恢复期康复。急性期又可分为急性不稳定期(伤后2~4周内)和急性稳定期(伤后4~8周)。一般认为,受伤后8周以后即进入恢复期。临床上,患者生命体征稳定、骨折部位稳定、神经损害不再进一步发展、呼吸平稳即可认为进入了恢复期。急性期康复阶段包括卧床期和轮椅活动适应期。恢复期康复是在急性期康复训练的基础上,对有可能恢复步行的患者进行站立和步行训练,对不能恢复步行的患者加强残存肌力和全身耐力的训练,以及熟练轮椅使用技巧。

三、脊髓损伤急性期的康复治疗

(一)保持正确体位

患者卧床的正确体位,对于预防压疮、关节挛缩及痉挛的发生非常重要,应在发病后立即按照正确体位摆放患者。

1. 仰卧位　仰卧位时髋关节应伸展并保持轻度外展,膝关节伸展但不能过伸,踝关节背屈,两腿间可放软枕隔开。双肩下可垫软枕使两肩不致后缩,肩外展90°,肘伸展,前臂保持旋后位,腕背伸,拇指外展背伸,手指应微屈,手心可抓握一圆形实心球。

2. 侧卧位　侧卧位时位于下侧的髋、膝关节伸展,上侧髋屈曲20°、膝关节屈曲60°左右,用软枕与下侧腿隔开,踝关节自然背伸。双肩前屈90°,下侧上肢放于垫在头下与胸背部的软枕之间。肘关节屈曲90°，上侧上肢的肘关节伸直，手与前臂保持中立位，腕关节自然伸展，手指自然屈曲。

（二）呼吸功能训练

低水平脊髓损伤患者的肺功能一般正常，颈段脊髓损伤后，损伤平面以下的呼吸肌麻痹，胸廓活动能力及肺活量降低，急性期呼吸道分泌物增多而无法排出，很容易发生肺部感染与肺不张。呼吸功能训练包括胸式呼吸训练、腹式呼吸训练以及体位排痰训练等。

1. 呼吸肌肌力训练　指导患者运用腹式呼吸，先从放松缓慢开始，逐渐用手法或使用沙袋将一定阻力施予患者腹部等方式，锻炼呼吸肌的负荷能力。阻力施加时应循序渐进，开始训练时最好进行血氧饱和度的监测，以患者感到稍许呼吸困难但血氧饱和度仍维持在95%以上为度。

2. 胸廓运动训练　在不影响脊柱稳定性的前提下，有目的性的进行被动牵伸双上肢，增加胸廓运动。

3. 排痰训练　坚持每天按照由外向内、由下向上有节律地叩击患者胸背部，同时鼓励患者主动进行咳嗽、咳痰训练，防止分泌物堵塞气道。

（三）关节活动度训练

关节活动度训练有助于防止肌肉萎缩及关节挛缩畸形，同时还可以预防压疮、缓解肢体疼痛，应在病人入院后当天开始进行。被动关节活动度训练每日应进行2次，从肢体近端关节到远端关节顺序活动。对容易影响脊柱稳定的肩、髋关节应注意控制活动范围。

（四）肌力增强训练

在保持脊柱稳定性的基础上，原则上所有能主动运动的肌肉都应进行肌力增强训练，防止发生肌肉萎缩和肌力下降。肌力训练还可加强上肢支撑力和维持坐、站的能力，为后期手控制轮椅或用拐杖步行打下基础。根据损伤平面的不同，一般主要是针对三角肌、肱二头肌、肱三头肌、背阔肌等肌群进行肌力训练，采用助力运动、抗阻训练、渐进性抗阻训练等方式。

（五）基本轮椅训练

C_6及以下水平损伤患者首先从坐位平衡开始训练，当患者能直腿坐在床上以后，进一步训练其稳定性，令其两臂伸直前平举，维持坐位姿势。可突然对患者施加较小推力，训练患者维持平衡。训练患者轮椅与治疗床之间、轮椅与厕所之间的转移。训练患者使轮椅前进、后退、转弯的技巧，接着学习如何上坡、下坡，最后学习如何离开轮椅到床上和地板上，然后再回到轮椅上。

此期处于脊柱内固定术后早期，加之部分患者病情尚不完全稳定，体位训练需避免损伤部位承重和旋转动作，主要为仰卧位-俯卧位的轴位翻身训练。

（六）膀胱功能训练

脊髓损伤急性期多采用留置导尿，停止静脉补液后应开始间歇导尿（每日4～6次），并进行自主排尿或反射排尿等膀胱功能训练。

（七）预防压疮

应每2 h轴向翻身1次，有条件时使用下肢血液循环泵预防深静脉血栓形成。

四、脊髓损伤恢复期的康复治疗

进入恢复期康复后，很多急性期的康复治疗仍有继续进行的必要，如呼吸训练、关节活动度的改善、体位摆放等。在此基础上，开始进行以下康复训练。

（一）体位训练

1. 肘支撑俯卧位　俯卧时支撑位可以为四点跪位和坐位做准备。这个体位可以强化头颈的控制以及肱盂关节和肩胛带的力量和稳定性。肩胛骨周围的肌肉力量训练也可以在此体位下完成。开始时患者可能需要治疗师的帮助才能进入这个体位。要从俯卧位独立完成这个体位转换，患者可以将双侧肘关节尽可能的置于躯干侧，将双手置于肩关节下，然后通过肘关节将身体撑起。在撑起的过程中可以通过向一侧的肘关节转移重心而使另一侧的肘关节更容易向前移动。对于胸腰结合段及腰段脊柱损伤的患者，需要谨慎使用这一体位，因为在该体位下胸腰结合段及腰椎后伸剪切力会增加。

2. 手支撑俯卧位　俯卧位下双手支撑上身需要有强大的胸大肌及三角肌力量，如果患者无法完成该体位变换，治疗师需要对患者进行渐进性训练。在训练过程中可以考虑使用悬吊装置或者在患者胸口垫置楔木来减轻上肢负荷。当患者经过一段时间的训练取得进步之后，可以考虑逐渐减轻悬吊载荷或去掉楔木，最终实现患者独立的手支撑俯卧。

在手支撑俯卧位下手的放置位置和肘支撑俯卧位相似，但在这个体位下可以考虑将手放在稍微侧方一点的位置，上肢可以轻度外旋。需要注意的是，这个体位的实现需要下段脊柱的极度后伸，对于一些下胸椎或腰椎骨折内固定的患者可能无法实现腰椎的这种过伸。

3. 坐位　实现独立长腿坐位和短腿坐位并稳定的维持躯干平衡在患者的日常生活活动中具有重要意义。只有患者获得了这些技能才能实现穿衣、转移、轮椅等功能活动。稳定的坐位也是站立的必要准备。在进行长腿坐位训练之前需要对患者的腘绳肌进行牵张，并达到直腿抬高100°。

帮助患者实现坐位有两种基本方式：一种方式是从肘支撑仰卧位过渡到坐位。这种方式下，患者先进入肘支撑位，然后在两肘之间进行重心转移，当重心转移至一侧肘关节时，患者快速地将另一侧上肢后移并逐渐伸直，两侧交替进行，直至实现坐位。另一种方式是从肘支撑俯卧位过渡到坐位。这种方式下，患者先进入肘支撑俯卧位，之后通过肘关节向一侧下肢移动，在进行过程中躯干逐渐屈曲旋转并靠近一侧下肢，然后用上侧上肢勾住膝关节并通过屈肘将身体拉起，实现坐位。

4. 四点位　四点位下患者通过双手（或双肘）及双膝支撑体重。四点位是重要的从卧位变换为站位的过渡体位。在此体位下髋关节开始负重，所以该体位可以用于训练髋周围肌肉的力量和控制。

要实现该体位，患者可以先进入肘支撑俯卧位，之后通过双肘间的重心转移交替后行，并逐渐用手承负体重，然后通过头、颈、躯干的快速屈曲将重心后移，从而屈曲髋关节。患者继续交替后移双手直至髋关节移至膝关节正上方。

5. 膝跪位　膝跪位对于强化躯干和骨盆控制和力量、改善直立平衡有非常重要的意义，也是脊髓损伤患者从地面站起必须掌握的技能。

患者实现膝跪位最简单的方式是从四点跪位过渡。四点跪位下，患者通过交替后移双手而将重心向后转移，进一步屈曲髋、膝关节，直至骨盆坐落于双踝关节上实现膝跪位。患者也可以借助肋木的帮助：患者四点跪于肋木之前，双手交替上爬，直至实现膝跪位，治疗师可在患者身后帮助控制骨盆。

（二）翻身训练

不同节段脊髓损伤患者要达到的功能性目标不同，如 C_6 完全性损伤患者伸肘、屈腕能力较弱，手功能丧失，患者只能利用上肢甩动的惯性，及头颈、肩胛带的旋转带动躯干、骨盆和下肢转动完成翻身动作。C_7 完全性损伤患者因肱三头肌有神经支配，因此能较容易完成翻身动作。

1. 颈髓损伤患者从仰卧位到俯卧位翻身　患者仰卧，双上肢上举并向身体两侧用力摆动；摆动幅度足够大时,头转向翻身侧,同时双上肢用力甩向翻身侧,借助上肢甩动的惯性带动躯干和下肢翻成俯卧位(图10-1)。

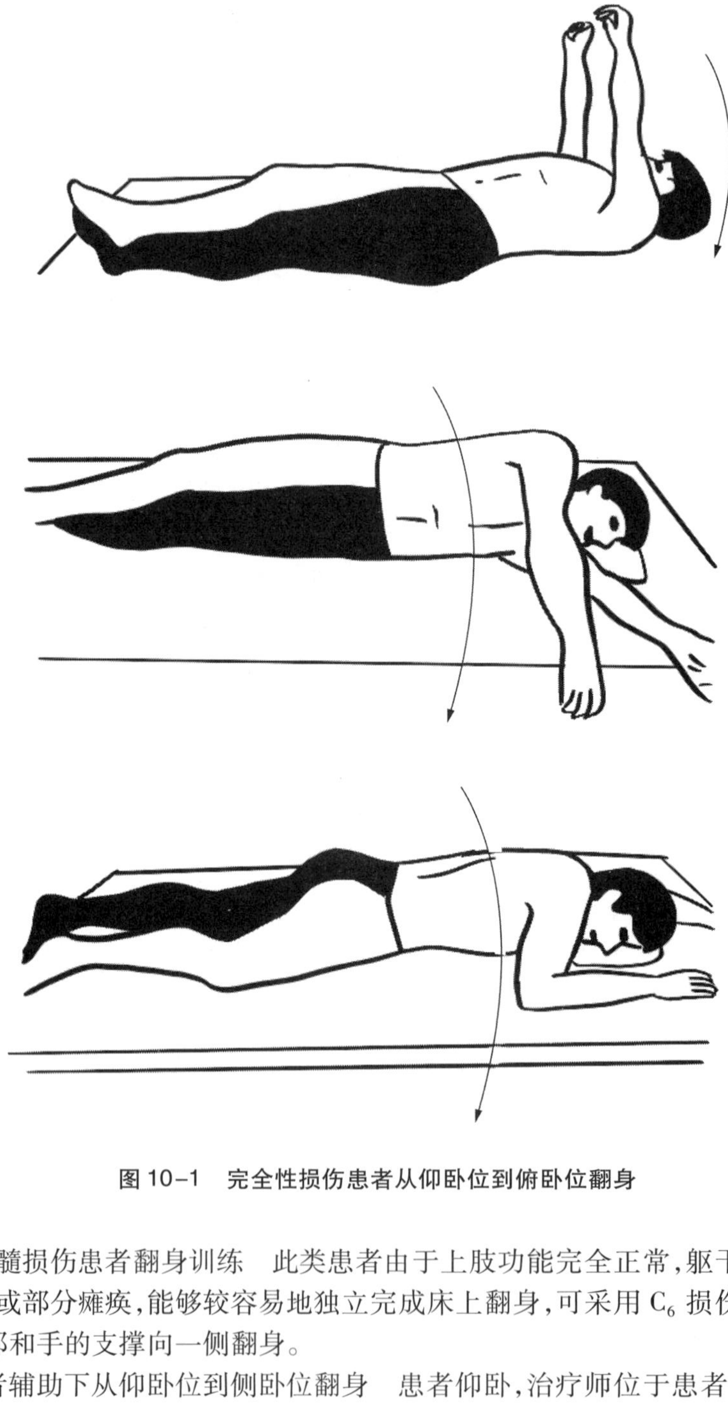

图10-1 完全性损伤患者从仰卧位到俯卧位翻身

2. 胸、腰段脊髓损伤患者翻身训练 此类患者由于上肢功能完全正常,躯干肌肉部分麻痹或正常,下肢完全瘫痪或部分瘫痪,能够较容易地独立完成床上翻身,可采用 C_6 损伤患者的独立翻身方法或直接利用肘部和手的支撑向一侧翻身。

3. 四肢瘫患者辅助下从仰卧位到侧卧位翻身 患者仰卧,治疗师位于患者的右侧,帮助患者将右上肢横过胸前,将右下肢跨过左下肢,右足置于左侧床面。治疗师一只手置于患者右侧腰下,另一只手置于患者右侧髋部下方,用力推动患者髋部向上,使患者成左侧卧位。

(三)转移训练

1. 平面转移 平面转移是指在两个高度相同的支持面之间的转移。平面转移中主要利用双上肢的支撑使臀部抬离支持面,然后利用头-髋位置关系将臀部移至另外一个支持面。

(1)无设备帮助下的平面转移:对于双上肢神经支配完整、肌力正常的患者,平面转移容易完成。而高位脊髓损伤患者缺乏有效肱三头肌收缩,完成独立转移较为困难。因为在独立的转移过程中将躯干抬离支持面的上肢支撑非常关键。

第5颈髓损伤的患者仍然保留三角肌的神经支配。这种肘关节锁定的方式主要依靠上肢的位置摆放和三角肌的代偿性收缩。在利用这种方式转移时,患者将一侧上肢向前侧方放置于床上或垫上,在放置时要尽可能地远离身体中以为臀部侧方转移提供空间,同时又不能太远而影响支撑。另一侧上肢放置于髋关节侧方的轮椅坐垫上。在上肢的放置中要保证肩关节外展外旋、肘关节伸展、前臂外旋、腕关节伸展、指间关节屈曲。转移过程中,患者向前侧方倾斜躯干,通过前侧的上肢负重,向相反方向甩动头颈,利用头-髋位置关系移动臀部,达到转移目的。

对于第6颈髓节段损伤的患者,由于保留了前锯肌的神经支配,能够利用前锯肌的收缩控制肩胛骨的前伸运动,在转移的过程中能够更有效地控制肩胛而帮助上肢负重。

对于第6颈髓节段以下平面损伤的患者,因为保留的肱三头肌的神经支配,在转移的过程中能够通过肱三头肌的收缩锁定肘关节而实现上肢的有效支撑负重,而使转移容易实现。

(2)利用滑板转移:首先将滑板放置于两个支持面之间,滑板的一端尽量放置于患者的臀部及大腿下方。转移的过程和无滑板辅助转移相似,患者先将一侧上肢放置于侧前方,身体侧前倾,通过上肢支撑,减轻臀部承重,减轻移动躯干的负荷。对于需要滑板帮助转移的患者,可能缺乏一次支撑完成转移的能力,需要反复多次的在滑板上“扭动”躯干,实现转移。对于缺乏有效肱三头肌收缩的患者,可以考虑使用三角肌代偿机制,实现肘关节锁定而完成转移。

对于肘关节屈曲痉挛或挛缩的患者,无法有效伸展肘关节,便无法使用上肢直立支撑的方式实现转移。这类患者可以在转移之前将滑板放置于合理位置,如果患者要从轮椅向右侧转移至床上,可以先向左侧扭转躯干,用左右上肢勾住轮椅左侧推手和扶手,转移时患者向下扭转头颈、肩部,并用双上肢后推身体,实现臀部在滑板上的后移。

2. 非平面转移

(1)地面-轮椅转移:掌握地而-轮椅转移的技能能够帮助患者在摔倒后重回轮椅。在进行地面-轮椅转移之前,患者需要先将轮椅竖起并锁定刹车。有3种方式可以帮助患者实现地面-轮椅之间的转移。

1)侧方转移:这种方式的转移仅适用于第7颈髓节段及以下损伤平面的患者。在侧方转移中,患者侧坐于轮椅前方,双下肢与轮椅成角约30°。膝关节屈曲。患者的一侧上肢支撑于地面,另一侧上肢支撑于轮椅坐垫,并尽可能的贴近身体中心。转移时,患者置于轮椅坐垫的上肢用力下推,同时头颈和上躯干向下扭转,将臀部提起。此过程中上肢的下推及头颈的向下扭转要迅速有力,保证足够的动能将臀部提起至坐垫水平。置于地面的上肢可以前伸下沉肩胛骨,帮助促进躯干的抬起。

2)前方转移:在前方转移中,患者调整自身姿势,膝跪于轮椅前方,双上肢置于轮椅坐垫两侧或扶手用力下推,将躯干和臀部抬离地面,当臀部达到坐垫高度时释放一侧上肢,并扭转躯干,将臀部落于轮椅坐垫中。

3)后方转移:在这种转移过程中,患者背对轮椅坐于其前,双髋置于两侧小轮中央,膝关节屈曲,肩关节后伸,双手置于轮椅坐垫前缘,转移时通过双上肢支撑将臀部抬离地面。

(2)轮椅-低支持面转移:从轮椅向较低的支持面转移,方法和相同高度平面间转移相似。转移中将一侧上肢置于侧前方的支持面上,躯干侧前倾,将重心承负于该侧上肢,然后通过头颈、上躯干的扭动移动臀部实现转移。在这种转移中,由于两个平面间的高度差,患者可以利用重力做功帮助转移。

(3)轮椅-高支持面转移:在这种转移中,首先需要将轮椅尽可能地靠近高支持面放置,患者一侧上肢前侧方放于该支持面上，另一侧上肢放于轮椅坐垫或扶手上(取决于两者的高度差，高度差较大选择扶手)，患者的躯干向前侧方倾斜，将重心移向高支持面侧上肢。转移时，该上肢用力下推，同时患者头颈、上躯干用力快速向下扭转，尽可能高地将臀部抬离轮椅，实现转移。

(四)步态训练

首先要进行步态分析，以确定髂腰肌、臀肌、股四头肌、腘绳肌等肌肉的功能状况。完全性脊髓损伤患者步行的基本条件是上肢有足够的支撑力和控制力。如果要具有实用步行能力，则损伤平面一般在腰髓或以下水平。对于不完全性损伤者，则要根据残留肌力的情况确定步态的预后。步态训练一般在膝踝足矫形器(KAFO)和拐杖辅助下进行。

(1)四点步：在四点步的步行模式中，患者每次只迈一只拐或一侧下肢，所以最少有三点支撑于地面，保证了较大的支撑面积和步行的安全性，但步行速度较慢。

在步行过程中，患者可以先将重心移离一侧拐杖，并将该拐杖提起迈出，然后将重心移离对侧下肢并迈对侧下肢，紧接着以相同的方式迈出另一只拐和对应的下肢。四点步的迈步顺序：左拐-右下肢-右拐-左下肢。

(2)两点步：和四点步比较，两点步步行速度更快。在两点步的步行模式中，拐和对侧下肢同时迈出，另一侧拐和下肢留于地面支撑，两个过程交替进行。两点步的迈步顺序是：左拐、右下肢-右拐、左下肢。

(3)摆过步：患者在步行之前先过伸髋关节、前挺骨盆、后伸腰椎、后撤肩胛和头颈实现站立平衡，然后同时提起两侧拐杖并向前迈出，接着患者身体前倾将重心承负于双拐并通过上肢用力下推，将骨盆及下肢提起，当双足抬离地面后，通过上肢和头颈、上躯干的摆动将双下肢迈出。当迈出的双足触地时，患者通过肩胛后撤和头颈后仰，将骨盆前挺、髋关节后伸，实现站立位平衡。在摆过步中双下肢的迈出距离较大，超过双拐放置点，对患者的力量及平衡控制要求更高，消耗能量更多，摔倒风险更大。

(4)摆至步：与摆过步的操作过程相似，区别是摆至步每次迈步双下肢都不超过双拐的位置。与摆过步相比，摆至步步行速度较慢，但摔到的风险也小。

(5)拖至步：步行前，患者先以髋过伸方式实现站立平衡，然后患者向前迈出双拐，身体前倾，将重心转移至双拐，并通过双上肢支撑来减轻双下肢承重，之后通过上肢头颈的摆动将下肢拖拽向前。患者停止拖拽时，再次通过肩胛后撤、头颈后仰使骨盆前挺、髋关节过伸实现身体平衡。

拖至步是一种不需要上提躯干和下肢的步行方式。在整个步行过程中，双下肢都保留于地面，患者通过交替拖拽下肢实现步行。这种步行模式速度较慢，能量消耗和力量要求较低，适用于损伤水平较高的患者。

(6)后方、侧方迈步：在向后方或侧方迈步之前，患者需要上提该侧下肢。上提一侧下肢主要通过上肢的支撑、背阔肌、腰方肌及腹肌的收缩使该侧骨盆上提来实现。上提该侧下肢之后，患者需要将足重新放置于后方或侧方，主要通过该侧骨盆的运动实现足的位置调整。患者可以通过头颈和上躯干的位置变化调整骨盆的位置。后方及侧方迈步可以用于后方和侧方步行，也可以用于调整单侧足的位置。当患者从站立位坐回轮椅时需要掌握这些技术。

(五)轮椅训练

伤后2~3个月患者脊柱稳定性良好，坐位训练已完成，可独立坐15 min以上时，开始进行轮椅训练。轮椅训练包括向前驱动、向后驱动，左右转训练，前轮翘起行走及旋转训练，上一级楼梯训练以及下楼梯训练。注意每坐30 min，必须用上肢撑起躯干，或侧倾躯干，使臀部离开椅面减轻压力，以免坐骨结节处发生压疮。

腰段以下脊髓损伤的患者，因具有腹背肌功能，在驱动轮椅时腰部、肩胛骨的活动不受限制。

驱动轮椅时可躯干前屈，配合两臂一起向前下方用力，在两手离开手轮圈后屈肘、提肩的同时，躯干随之向上抬，此时患者驱动轮椅的力量比较大。胸段脊髓损伤的患者，坐位平衡能力较差，在驱动轮椅时，他们的轮椅靠背可以高一些，臀部的位置要稍微向前一些，以保持坐位平衡，这部分患者躯干运动能力差，所以驱动轮椅时以两臂用力为主。

颈髓损伤的患者，手指无抓握能力，所以只能用手掌或虎口部位接触手轮圈来驱动轮椅。C_6 以下脊髓损伤者有肱三头肌的功能，所以可以做伸肘动作，将轮椅的手轮圈改造后，戴防滑手套，两手的手掌跟紧靠压在手轮圈的外侧，同时两臂要向内侧夹紧，然后伸肘向前下方用力。C_5 脊髓损伤的患者没有肱三头肌功能，所以无法完成伸肘动作，需要坐电动轮椅。

（六）功能性电刺激

功能性电刺激是使用低频刺激电流作用于肌力较弱或麻痹的肌肉，促进其功能改善的治疗方式。功能性电刺激可以用于脊髓损伤患者的心血管系统的训练、呼吸训练、上肢功能训练、转移训练、直肠和膀胱功能训练。功能性电刺激可以使用体表电极，也可以使用手术植入式电极。可以通过和计算机连接，调整刺激的参数。

五、脊髓损伤平面和功能预后

脊髓损伤患者损伤程度越重、损伤平面越高，预后越差。脊髓损伤平面与功能预后的关系见表 10–4。

表 10–4　脊髓不同节段损伤的功能预后

损伤水平	最低功能肌肉	活动能力	生活能力
C_1 ~ C_3	颈肌	依赖膈肌起搏器维持呼吸，可用声控方式操纵某些活动	完全依赖
C_4	膈肌、斜方肌	使用电动高靠背轮椅，有时需要辅助呼吸	高度依赖
C_5	三角肌、肱二头肌	可在平坦路面上用手驱动高靠背轮椅，需要上肢辅助器具	大部分依赖
C_6	胸大肌、桡侧腕伸肌	可用手驱动轮椅，独立穿上衣，基本独立完成转移	中度依赖
C_7 ~ C_8	肱三头肌、桡侧腕屈肌、指深屈肌、手内在肌	可独立完成床–轮椅/厕所/浴室转移	大部自理
T_1 ~ T_6	上部肋间肌、背肌	使用长腿矫形器扶拐短距离步行	大部自理
T_{12}	腹肌、胸肌、背肌	长腿矫形器扶拐步行，长距离行动需要轮椅	基本自理
L_4	股四头肌	短腿矫形器扶手杖步行，不需要轮椅	基本自理

六、健康教育

（一）饮食指导

进食高热量、高蛋白、高维生素、富含粗纤维、易消化的食物。如鸡肉、蛋、豆类等。多食新鲜蔬菜水果,如香蕉、苹果、芹菜、青菜等。

(二)预防并发症

1. 预防肺部感染　指导病人深呼吸和正确咳嗽、咳痰方法,必要时给予雾化吸入。卧床状态下进食注意适当抬高床头,防止进食呛咳引起的肺部感染。

2. 预防泌尿系感染　鼓励病人每日饮水最好达 2 000 ~ 3 000 mL 以上,以稀释尿液。每日清洁会阴部。指导患者或家属学会间歇清洁导尿的方法。

3. 预防压疮发生　在损伤早期应每 2 h 翻身 1 次,分别采用仰卧位和左、右侧卧位。使用气垫床;侧卧时两腿之间应垫软枕。

(三)运动康复指导

保持关节于功能位,防止关节屈曲或过伸,预防肌肉挛缩。可用矫正鞋或支具固定防治足下垂。瘫痪肢体应每日做被动的全范围关节活动和肌肉牵伸,以防止肌萎缩和关节僵硬。

对有可能恢复步行的患者,进行站立和步行训练,指导病人练习床上坐起,使用轮椅、拐杖或助行器等工具练习上下床和行走。对不能恢复步行的患者加强残存肌力和耐力的训练。指导患者进行日常生活活动能力的训练,以满足生活需要。

七、并发症处理

(一)排尿障碍

脊髓损伤以后,排尿机能康复的主要目的是使病人在不用导尿管的情况下有规律地排尿,没有或只有少量的残余尿,防止泌尿系统感染,恢复膀胱正常功能。

1. 持续引流与膀胱锻炼　脊髓损伤早期患者,膀胱逼尿肌无力,尿道内括约肌痉挛致尿液不能排出,应留置导尿管。一般应留置直径较小的橡皮或硅胶导尿管,最初任其开放使膀胱保持空虚状态以利逼尿肌功能的恢复。1 ~ 2 周后夹闭,每 4 h 开放一次。夜间患者入睡后应保持开放。在导尿管开放期间,训练病人用双手按摩膀胱,以压出尿液。

2. 预防泌尿道感染和结石　①抬高床头:有利于尿液从肾脏经输尿管引流到膀胱,避免尿液逆流引起肾盂积水和肾盂肾炎。②多饮水:患者每日饮水量应保持 2 500 mL 以上,以增加尿量,起到机械冲洗作用。③冲洗膀胱:每日用生理盐水冲洗膀胱 1 ~ 2 次。④更换导尿管:导尿管留置过久容易引起感染及形成结石,应定期更换。普通橡皮导尿管一般每隔 1 ~ 2 周更换 1 次,塑料导尿管则可间隔 2 ~ 3 周更换 1 次。换尿管之前应尽量排空尿液,便于拔管后尿道可休息数小时。在此期间内可令病人试行排尿。若排尿成功,则不必再行插管。平日尿液能自行沿导尿管周围溢出,说明膀胱已经恢复排尿机能,是拔除导尿管的指征。

(二)排便障碍

当脊髓损伤发生截瘫时,肛门外括约肌的随意控制及直肠的排便反射均消失,肠蠕动减慢,直肠平滑肌松弛,故粪便潴留,并因水分被吸收导致便秘。截瘫患者便秘的预防和处理方法如下。①饮食和药物疗法:食谱中多含水、蔬菜和水果等,可口服缓泻剂及大便软化剂。镇痛药和碱性药物有抑制胃肠蠕动的作用,应尽量避免使用。②灌肠:可用肥皂水或生理盐水灌肠。③手掏法:用戴手套的手指伸入肛门,掏出硬结大便。此法对骶尾部有褥疮的患者更适用,因为可避免大便污染伤口。④训练排便反射:对损伤已 2 ~ 3 个月的晚期截瘫病人应每天练习坐立,增加腹压,定时给以适当刺激,如按压肛门部及下腹部,以训练排便反射。

(三)体温异常

1. 高热　由于交感神经麻痹,药物降温无效,可使室温控制在 20 ~ 22 ℃之间。治疗以物理降温为主,采用酒精擦浴或在颈部、腋下、腹股沟等大血管走行部位放置冰袋。

2. 低体温 见于颈髓损伤病人,由于交感神经麻痹,皮肤血管扩张,若环境温度过低且不注意保暖,可出现体温下降。此时患者心率减慢。若体温下降至 30 ℃或以下,则将发生心律失常,甚至死于心力衰竭。治疗以人工复温为主,包括升高室温、热水袋法(40 ℃)、电热毯法、将输入的液体预先加热等。升温不宜过急过高,要缓慢升温至 34 ℃后依靠衣被保暖升温至 36 ℃,以不超过 37 ℃为宜。

(四)循环系统异常

高位截瘫或四肢瘫患者最常见的异常是低血压和心动过缓,与心输出量下降平行,与心脏的交感神经张力下降以及血管收缩机制障碍有关。脊髓休克恢复后,节段性交感神经功能逐步恢复,心血管功能也随之逐步恢复,最终达到稳定平衡状态。自主神经反射是较严重的心血管问题,表现为发作性高血压、头痛、面部潮红等,常见的诱因是膀胱充盈、便秘、感染、痉挛、结石、器械操作等。处理方法为取坐位,口服钙拮抗剂、静脉注射交感神经阻滞剂或硝酸甘油类药物。如果血压持续超过 200/130 mmHg,而药物效果不佳时,可以考虑采用硬膜外麻醉的方法阻断交感神经节,以控制血压。

(五)肌肉痉挛

脊髓损伤后低级中枢失去高级中枢指控制导致损伤平面以下反射弧兴奋,脊髓牵张反射和屈肌反射亢进。脊髓损伤患者经过休克期,于伤后 3 ~ 6 周肌肉痉挛开始出现,伤后 6 ~ 12 个月达到高峰。常见诱因为膀胱充盈、尿路梗阻、压疮及其他部位的感染等。早期应注意瘫痪肢体的位置,促进躯体伸张反射,避免屈曲性痉挛。如颈段、上胸段脊髓损伤宜采取俯卧位,有利于促进伸张反射。减轻肌肉痉挛的主要方法如下。①药物治疗:应用肌肉松弛药物,如妙纳等。②功能性电刺激:应用于痉挛肌肉的拮抗肌,每日 1 次。③闭孔神经切除术及内收肌切断术:可缓解严重的内收肌痉挛。④脊神经前根切除术:适用于第 10 胸脊神经至第 1 骶脊神经支配范围内的痉挛。

(六)性功能障碍

1. 男性性功能障碍 颈髓和胸髓损伤患者多数均可有勃起功能。具有勃起能力的患者 76% 在伤后 6 个月内恢复,其余均在 1 年内恢复。其中 23% 可以成功进行性交,10% 可以射精,5% 具有生育能力。恢复勃起的技术有阴茎海绵体内注射血管活性物质(罂粟碱、酚妥拉明)、真空技术和阴茎假体等。骶前神经刺激器作为治疗尿失禁的方法,也可以促使阴茎勃起。

2. 女性性功能障碍 脊髓损伤对女性患者的生育无影响,月经一般在 1 年内恢复正常。女性患者在生殖器感觉丧失后,性敏感区趋向于转移到其他部位,仍然足以产生性高潮。外生殖器在 T12 以上水平可以有反射性分泌,L_1 以下可以有心理性分泌。尽管分泌量可有所减少,但对性交活动一般没有重大影响。

附 脊髓病临床医学基础

脊髓损伤(spinal cord injury,SCI)是指由于外力或疾病因素导致脊髓结构损害,并出现相应节段的运动、感觉和括约肌功能障碍,以及肌张力异常及反射的改变。

一、脊髓的结构和功能

(一)脊髓的结构

1. 脊髓的外部结构 脊髓位于椎管内,呈前、后稍扁的圆柱形,外包 3 层被膜。脊髓上端在枕骨大孔处与延髓相连,下端变细呈锥形,称脊髓圆锥,成人约平对第 1 腰椎下缘(新生儿可达第 3 腰椎下缘),全长 42 ~ 45 cm。脊髓圆锥向下延续为一条结缔组织细丝,即终丝,止于尾骨的背面,起固定脊髓的作用。脊髓有两个梭形膨大,上方的称颈膨大，从第4颈髓节段至第1胸髓节段。下方的称腰骶膨大，从第1腰髓节段至第3骶髓节段。两个膨大的形成是由于此处神经细胞和纤维数目增多所致，与四肢的出现有关。

脊髓表面有6条平行的纵沟，前面正中较明显的沟，称前正中裂，后面正中较浅的沟为后正中沟。这两条纵沟将脊髓分为左右对称的两半。脊髓的前外侧面有1对前外侧沟，有脊神经前根的根丝附着；后外侧面有1对后外侧沟，有脊神经后根的根丝附着。此外，在颈髓和胸髓上部，后正中沟和后外侧沟之间，还有一条较浅的后中间沟，是薄束和楔束在脊髓表面的分界标志。

2. 脊髓的内部结构　脊髓由围绕中央管的灰质和位于外围的白质组成。在脊髓的横切面上，可见中央有一细小的中央管，围绕中央管周围是呈H形的灰质，灰质的外围是白质。在纵切面上灰质纵贯成柱，在横切面上有些灰质柱呈突起状，称为角。每侧的灰质，前部扩大为前角或前柱；后部狭细为后角或后柱。前、后角之间的区域为中间带。在胸髓和上腰髓，中间带外侧部向外伸出侧角或侧柱；中央管前、后的灰质分别称为灰质前连合和灰质后连合，连接两侧的灰质。

白质借脊髓的纵沟分为3个索，前正中裂与前外侧沟之间为前索，前、后外侧沟之间为外侧索，后外侧沟与后正中沟之间为后索。在灰质前连合的前方有纤维横越，称白质前连合。

（二）脊髓的功能

脊髓是神经系统的低级中枢，一些高级中枢的功能通过脊髓得以实现。脊髓的功能主要表现在传导和反射两个方面。

1. 传导功能　脊髓白质的上行或下行传导束是执行传导功能的重要结构。除头面部以外，身体的深部、浅部感觉以及大部分内脏感觉，都通过脊髓传导到脑。脑对躯体和四肢的骨骼肌运动以及部分内脏的管理也要通过脊髓才能完成。脊髓是上行或下行传导过程中的中继站，是脑与周围神经联系的重要结构。

2. 反射功能　许多肌肉、腺体和内脏反射的初级中枢在脊髓，脊髓对肌肉、腺体和内脏传入的刺激进行简单的分析，通过中间神经元完成节段间与高级中枢的联系，并执行肌肉、腺体反射性活动的功能。反射功能在脊髓内完成，其反射弧并不经过脑。完成脊髓反射的结构是脊髓的固有装置，由脊髓灰质、固有束和脊神经前根、后根组成。

（三）脊髓反射

脊髓反射是指脊髓固有的反射。正常情况下，其反射活动是在脑的控制下进行的。其反射弧为：感受器→脊神经节内感觉神经元及后根传入纤维→脊髓固有束神经元及固有束→脊髓运动神经元及前根传出纤维→效应器。脊髓反射有不同的类型，反射弧只包括一个传入神经元和一个传出神经元（只经过一次突触联系）的称单突触反射；大多数反射弧是由两个以上的神经元组成的多突触反射。只涉及一个脊髓节段的反射称节段内反射，跨节段的反射为节段间反射。脊髓反射还可以分为躯体反射（刺激躯体引起躯体反应）、内脏反射（刺激内脏引起内脏反应）、躯体-内脏反射（刺激躯体引起内脏反应）和内脏-躯体反射（刺激内脏引起躯体反应）等。

1. 牵张反射　是指有神经支配的骨骼肌在受到外力牵拉伸长时，引起受牵拉的同一块肌肉收缩的反射。肌肉被牵拉，肌梭和腱器官的感受器受到刺激而产生神经冲动，经脊神经后根进入脊髓，兴奋α运动神经元，反射性地引起被牵拉的肌肉收缩。

牵张反射有两种类型：腱反射和肌紧张。腱反射是指快速牵拉肌腱发生的牵张反射，为单突触反射，如膝腱反射、跟腱反射、肱二头肌反射等；肌紧张是指缓慢持续牵拉肌腱发生的牵张反射，表现为受牵拉的肌肉发生持续性收缩，属多突触反射。肌紧张是维持躯体姿势的最基本的反射活动。

2. 屈曲反射　是指当肢体某处皮肤受到伤害性刺激时，该肢体出现屈曲反应的现象。屈曲反射属多突触反射，至少要有3个神经元参加，即皮肤的信息经后根传入脊髓后角，再经中间神经元传递给前角的α运动神经元，α运动神经元兴奋，引起骨骼肌收缩。由于肢体收缩要涉及成群的肌肉，故受到兴奋的α运动神经元也是多节段的。屈曲反射是一种保护性反射，其强度与刺激强度有关。当刺激强度足够大时，在同侧肢体发生屈曲反射的基础上出现对侧肢体伸直的反射活动，称为对侧伸直反射。

（四）脊髓节段

脊髓在外形上没有明显的节段标志，每一对脊神经前、后根的根丝附着处即是一个脊髓节段。由于脊神经有31对，故脊髓可分为31个节段：即颈髓（C）8个节段、胸髓（T）12个节段、腰髓（L）5个节段、骶髓（S）5个节段和尾髓（Co）1个节段。

胚胎早期，脊髓几乎与椎管等长，脊神经根几乎呈直角与脊髓相连。从胚胎第4个月起，脊柱的生长速度快于脊髓，致使脊髓的长度短于椎管。由于脊髓上端连于延髓，位置固定，导致脊髓节段的位置高于相应的椎骨，出生时脊髓下端已平对第3腰椎，至成人则达第1腰椎下缘。所以脊髓的各个节段与相应的椎骨不在同一高度。成人上颈髓节段（C_1～C_4）大致与同序数椎骨相平对，下颈髓节段（C_5～C_8）和上胸髓节段（T_1～T_4）约与同序数椎骨的上1块椎骨相平对，中胸髓节段（T_5～T_8）约与同序数椎骨的上2块椎骨相平对，下胸髓节段（T_9～T_{12}）约与同序数椎骨的上3块椎骨相平对，腰髓节段约平对第10～12胸椎，骶髓、尾髓节段约平对第1腰椎。了解脊髓节段与椎骨的对应关系，对判断脊髓损伤的平面及手术定位，具有重要的临床意义。

二、脊髓损伤的原因

脊髓损伤可由创伤和疾病因素引起，临床上以创伤性脊髓损伤最为多见。

1. 创伤性　骨折、脱位和锐器伤等都可以导致脊髓损伤。脊柱骨折患者中约20%合并神经损伤。脊柱损伤程度通常和脊髓损伤程度成正比。但是也有可能在没有骨折、脱位的情况下发生脊髓损伤，即无骨折脱位型脊髓损伤。

2. 非创伤性　常见的疾病有脊髓血管栓塞、吉兰-巴雷综合征、肌萎缩性侧索硬化症、脊髓原发/转移性肿瘤等。

三、脊髓损伤的临床表现

临床上脊髓完全性损伤与不完全性损伤的诊断有重要的实际意义，不仅是制定治疗方案和判断患者预后的重要依据，而且对评估各种治疗方法的价值有重要意义。

（一）完全性脊髓损伤

完全性脊髓损伤是指在脊髓损伤平面以下的最低位骶段的感觉、运动功能完全丧失的脊髓损伤。骶部的感觉功能包括肛门皮肤黏膜交界处感觉和肛门深部的感觉；运动功能是指肛门指检时肛门外括约肌的自主收缩。

（二）不完全性脊髓损伤

不完全性脊髓损伤是指脊髓损伤后，损伤平面以下的最低位骶段仍有运动或（和）感觉功能存留的脊髓损伤。不完全性脊髓损伤提示，脊髓损伤平面未发生完全性的横贯性损害，脊髓功能有不同程度恢复的可能。临床上不完全性脊髓损伤常表现为以下几种临床综合征：

1. 中央束综合征　是最常见的脊髓不完全损伤类型，常见于无骨折脱位型颈脊髓损伤和颈脊髓血管损伤。由于上肢的运动传导束位于脊髓中央，下肢的运动传导束位于脊髓外周，因此临床上上肢神经受累重于下肢。患者可能保留步行能力，但上肢运动功能部分或完全丧失。其恢复过程是：下肢运动功能首先恢复，膀胱功能次之，最后为上肢运动功能，而以手指功能恢复最慢。感觉的恢复则没有一定顺序。

2. 前束综合征　可由脊髓前侧被骨折片或椎间盘压迫所致，也可由中央动脉分支的损伤所致。好发于颈髓下段和胸髓上段。损伤平面以下运动和痛温觉丧失，而本体感觉存在。在脊髓不完全损伤中，其预后最差。

3. 后束综合征　多见于颈椎于过伸位受伤者，造成损伤平面以下本体感觉丧失，而运动和痛温觉存在。

4. 半切综合征　也称Brown-Sequard综合征，常见于锐器伤或枪伤。由于痛温觉传导束在脊髓发生交叉，因而造成损伤水平以下同侧肢体运动和深感觉障碍，而对侧肢体痛觉和温度觉障碍，但触觉功能一般无影响。由于一侧骶神经尚完整，故大小便功能仍正常。

5. 脊髓圆锥综合征　常见于L_1～L_2骨折脱位。外伤性的圆锥综合征常伴有马尾损伤的症状。单纯的圆锥综合征表现为：直肠失禁；弛缓性膀胱伴尿失禁；鞍区（S_3～S_5节段）感觉消失、勃起功能障碍；球-肛门反射消失。下肢无瘫痪且跟腱反射存在。

6. 马尾综合征　马尾综合征为椎管内腰骶神经根损伤所致。典型表现有：①鞍区感觉障碍，部分患者出现鞍区和下肢异常疼痛；②直肠失禁；③小便失禁；④球-肛门反射减弱或消失；⑤下肢迟缓性瘫痪（L_4～S_2）和反射消失；⑥勃起功能障碍（S_2～S_4）。

（三）脊髓震荡和脊髓休克

1. 脊髓震荡　指脊髓损伤后出现的短暂性、可逆性功能抑制状态。病理上脊髓无明显器质性改变。伤后损伤平面以下立即出现弛缓性瘫痪，但脊髓功能障碍多为不完全性，部分感觉和括约肌功能仍可存在。脊髓功能一般在损伤后24 h内即开始恢复，多在3～6周完全恢复且恢复后不留任何神经系统后遗症。

2. 脊髓休克　是脊髓遭受严重损伤后，损伤平面以下脊髓功能的完全丧失状态。表现为损伤平面以下感觉、运动、括约肌功能及神经反射功能均完全丧失，损伤平面以下呈迟缓性瘫。脊髓休克持续的时间长短不一，一般为数小时至数周。部位越高（如颈脊髓损伤），程度越重（如脊髓横断伤），则休克期越长。肛门反射和球海绵体反射的出现标志着脊髓休克期结束。只有在脊髓休克期结束后才能进行脊髓完全性损伤和不完全损伤的判定。

本章小结

脊髓损伤的功能评定主要包括损伤程度的评定、损伤平面的评定、ADL评定和心理评定；影像学检查、神经电生理学检查和尿流动力学检查是临床评定的主要内容。脊髓损伤的康复治疗原则是最大程度恢复患者的肢体运动功能，预防肺部感染、压疮和泌尿系感染等常见并发症。脊髓损伤早期康复治疗主要包括呼吸功能训练、四肢关节的主被动运动、肌力训练和体位训练；恢复期的康复治疗主要有体位训练、翻身训练、转移训练、步态训练和轮椅训练等。对脊髓损伤患者及家属进行康复健康教育可最大限度地保持及改善患者的肢体功能，以及预防并发症的发生。

思考题

一、单选题

1. 脊髓损伤患者骶段($S_4 \sim S_5$)有感觉，但无运动功能保留，ASIA分级为(　　)
A. A级　B. B级　C. C级
D. D级　E. E级

2. 脊髓损伤患者定时变换体位，每隔多长时间翻身一次(　　)
A. 1 h　B. 2 h　C. 3 h
D. 4 h　E. 5 h

3. 下列关于脊髓损伤后急性期康复治疗措施错误的是(　　)
A. 患者卧位时应保持肢体于功能位
B. 四肢瘫患者采用手功能位夹板，使腕、手保持于功能位
C. 定时进行四肢关节被动活动
D. 可不做排痰训练
E. 可利用电动起立床进行站立训练

4. 脊髓损伤C_6平面的关键肌应该为(　　)
A. 屈肘肌　B. 伸腕肌　C. 伸肘肌
D. 中指屈肌　E. 小指展肌

5. 关于脊髓损伤ASIA分级描述错误的是(　　)
A. A级是完全损伤　B. B级是不完全损伤
C. C级损伤平面以下半数以上关键肌肌力<3级
D. D级损伤平面以下半数以上关键肌肌力≥3级
E. E级损伤平面以下感觉功能减退，但运动功能完全正常

6. 对于完全性脊髓损伤的患者，其不同的损伤平面与功能恢复之间关系，错误的说法是(　　)
A. C_4节段损伤大部分依赖
B. $C_7 \sim T_1$节段损伤借助轮椅可基本独立
C. $T_2 \sim T_5$节段损伤借助轮椅可完全独立
D. C_5节段损伤借助轮椅需小部分依赖
E. $T_6 \sim T_{12}$节段损伤可进行治疗性步行

7. 关于感觉平面关键点，描述正确的是(　　)
A. 拇指——C_6　B. 平乳头——T_6　C. 小指——C_6
D. 中指——C_6　E. 腹股沟韧带中部——L_1

8. 脊髓损伤患者急性期康复治疗的措施不包括(　　)

A. 保持肢体功能位　　B. 轮椅训练　　C. 呼吸及排痰训练

D. 定时变换体位　　E. 关节被动活动

9. 脊髓损伤患者在损伤平面以下保留运动功能,且损伤平面以下至少一半以上的关键肌肌力小于3级,ASIA分级评定为(　　)

A. A级　　B. B级　　C. C级

D. D级　　E. E级

10. 脊髓损伤患者损伤平面以下一侧肢体感觉功能障碍,对侧肢体运动功能障碍的是(　　)

A. 中央束综合征　　B. 半切综合征　　C. 前束综合征

D. 后束综合征　　E. 马尾综合征

二、简答题

1. 简述脊髓半切综合征的特点。

2. 脊髓损伤患者如何评定损伤平面?

3. 简述脊髓损伤患者的急性期康复治疗。

(吴青坡)

第十一章 周围神经损伤康复

★教学目标 ①掌握常见周围神经损伤的评定方法和康复治疗。②熟悉常见周围神经损伤的临床表现。③了解周围神经损伤的机制。④能对周围神经损伤患者进行康复评定、制订康复治疗方案及实施康复治疗。

★病例

男,36岁,因"右手腕外伤后拇指对掌、示指屈曲受限6周"就诊。患者6周前右手腕被玻璃割伤,诊断为:右正中神经损伤。经手术治疗后现腕部伤口愈合好,右手拇指对掌、示指屈曲受限,右手掌桡侧皮肤痛觉过敏。查体:右手腕部掌侧可见约3 cm的横形瘢痕。右手桡侧3个半手指掌面及中节、远节指背皮肤痛觉过敏。右手拇指屈曲稍受限、不能对掌,可伸直、内收,大鱼际肌轻度萎缩。右上肢肌电图结果提示"右正中神经损伤改变"。

问题与思考:①此患者需要进行哪些评定;②请为该患者制定康复治疗方案。

第一节 周围神经损伤的分类

Seddon将周围神经损伤分为三类,即神经失用、轴突断裂和神经断裂。

(一)神经失用

神经受伤轻微,常见于轻度挫伤、轻度牵拉伤、短时间压迫、冲击波震荡等。神经轴突和鞘膜完整,神经可发生节段性脱髓鞘改变,但不发生轴突变性。表现为暂时性传导功能丧失,常以运动麻痹为主,感觉功能仅部分丧失。大多可以在数日内自动恢复。

(二)轴突断裂

神经受伤较重,多见于挤压伤、骨折脱位压迫伤、药物刺激或较轻的缺血性损伤。神经轴突中断,神经纤维内膜仍保持完整。损伤的远段可发生瓦勒变性。表现为神经完全性损伤,但近端轴突可沿原来远端神经内膜管长至终末器官。因此可自行恢复。

(三)神经断裂

神经损伤严重、可生完全断裂或不完全断裂。多见于开放伤、暴力牵拉伤、严重缺血性损伤及化学性损伤。断裂远段发生瓦勒变性。完全断裂者,临床表现为运动、感觉完全丧失,并伴有营养性改变;不完全断裂者表现为不完全性瘫痪,早期亦可表现为完全性瘫痪。神经断裂不能自动恢复,必须通过神经修复方能恢复功能。

一、周围神经损伤的病理生理

(一)损伤后变性

神经损伤可发生两种典型的病理反应:一是局部脱髓鞘反应,二是轴突变性。神经变性根据其发生的部位可以分为以下三个方面。

1. 损伤部位的改变

损伤局部出现损伤性反应，形成炎性反应区。严重者出现纤维增生、瘢痕形成。

2. 远端神经的变性

有髓神经纤维的这种变性也称为沃勒变性。主要表现为轴突退行性病变和神经膜细胞增殖形成 Bungner 带。在伤后 6 ~ 30 h，轴突肿胀，髓鞘板层破裂并变为不规则。伤后 2 ~ 3 d，线粒体嵴出现空泡，神经微丝及微管肿胀、断裂，髓鞘裂解成微粒。伤后 1 周左右，轴突内细胞器消失。

3. 近端神经的变性

近端神经纤维的逆行性改变类似于远端，但较为局限，一般不超过 1 个郎飞结节。神经胞体也出现相应的变性，损伤部位越靠近胞体，胞体的伤害也越大，一部分神经细胞崩解死亡。

（二）神经外组织的病理改变

神经损伤后，其支配的组织失去了神经的功能性作用和营养作用，会发生一系列组织形态学上的改变，主要表现为肌肉萎缩和感觉的改变。

（三）周围神经再生

周围神经损伤后经过初期的反应阶段即开始再生。远端轴突和髓鞘裂解成颗粒状后，被神经膜细胞和吞噬细胞清除。然后，神经膜细胞开始分裂，在原来的神经内膜管内形成很多纵行排列的细胞柱，等待轴突长入。若长时间无轴突长入，细胞柱就开始萎缩塌陷。近端轴突在神经中断数小时后开始芽状增生。若神经内膜管完整，可为再生轴突通过损伤处提供通道，引导轴突长入终末器。远端神经对轴突有趋化作用，使其易于长入远端的神经内膜管中。轴突再生的速度受多种因素影响，进入损伤区生长速度每天约为 0.25 mm，通过神经吻合口需 10 ~ 14 d。进入远端后，生长速度大大加快，大多数每天达 2 mm 左右，少数可达 4 mm。但若远端神经内膜管受压，则生长变得很慢。当再生轴索成功到达末端，则与终末器官形成突触连结。从神经纤维长入终末器官到效应器出现生理功能，这一过程约需 2 周。

二、周围神经损伤的功能障碍

（一）运动功能障碍

神经损伤后，其支配的肌肉呈弛缓性瘫痪，主动运动、肌张力和腱反射均消失。应注意的是，某些关节活动可被其他肌肉所替代，故应逐一检查每块肌肉的肌力，以免漏诊。由于肌力平衡失调，出现一些特殊的畸形，如桡神经肘上损伤的垂腕畸形，尺神经腕上损伤的爪形手等。周围神经损伤后逐渐发生肢体肌萎缩，其程度和范围与神经损伤的时间、程度和部位有关。

（二）感觉功能障碍

周围神经损伤后，其支配区的皮肤触觉、痛觉和温度觉减退或消失。由于感觉神经在某一区域有重叠支配，感觉消失的检查应以该神经的绝对支配区为准，如正中神经的绝对支配区为示、中指远节，尺神经为小指。部分神经损伤的感觉障碍表现为减退或过敏。

（三）自主神经功能障碍

以交感神经功能障碍为主，早期因血管扩张、汗腺分泌停止，表现为皮肤潮红、皮温增高、干燥无汗等。晚期因血管收缩而表现为皮肤苍白、皮温降低、皮纹变光滑、指甲增厚、出现纵嵴、生长缓慢等。

第二节　康复评定

一、感觉功能评定

(一)浅感觉检查

用棉签或大头针检查痛觉、触觉,用不同温度的试管检查温度觉。

(二)本体感觉检查

本体感觉检查包括位置觉检查、运动觉检查和震动觉检查。

(三)复合感觉检查

复合感觉检查包括两点辨别觉检查、皮肤定位觉检查、实体觉、图形觉检查等。

周围神经损伤后在神经的恢复过程中上述各种感觉恢复的程度也有所不同,其感觉功能恢复等级评定见表11-1。

表11-1　周围神经损伤后的感觉功能恢复等级

恢复等级	评定标准
0级	感觉无恢复
1级	深感觉恢复
2级	浅感觉和触觉部分恢复
3级	痛觉和触觉恢复,且感觉过敏消失
4级	除达到3级水平外,两点辨别觉部分恢复
5级	感觉完全正常

二、运动功能评定

(一)关节活动度评定

测量患肢的各个关节在各轴位下的活动范围,包括主动、被动活动,并与健侧对比。

(二)肌力评定

常用徒手肌力检查法,并与健侧作对比。

(三)患肢周径测量

用软尺或容积仪测量患侧肢体周径,并与健侧肢体对比。

(四)形态观察

主要观察皮肤是否完整,肌肉有无萎缩、肿胀,肢体有无畸形、步态有无异常等。

周围神经损伤后的运动功能恢复等级评定见表11-2。

表 11-2　周围神经损伤后的运动功能恢复等级

恢复等级	评定标准
0 级	肌肉无收缩
1 级	近端肌肉可见收缩
2 级	近、远端肌肉均可见收缩
3 级	所有重要肌肉均能抗阻力收缩
4 级	能进行所有运动，包括独立的或协同的运动
5 级	完全正常

三、神经反射检查

周围神经损伤主要检查深反射，主要包括肱二头肌反射、肱三头肌反射、桡骨膜反射、膝反射和踝反射（表 11-3），检查时应患侧与健侧对比检查。

表 11-3　四肢常见深反射的脊髓节段及传出神经支配

深反射	脊髓节段	传出神经
肱二头肌反射	颈 5 ~ 7	肌皮神经
肱三头肌反射	颈 6 ~ 8	桡神经
桡骨膜反射	颈 5 ~ 8	正中神经、桡神经、肌皮神经
膝反射	腰 2 ~ 4	股神经
踝反射	骶 1 ~ 2	胫神经

四、自主神经功能检查

常采用出汗试验进行检查。无汗表示神经损伤，从无汗到有汗则表明神经功能恢复，而且恢复早期为多汗。常用的方法有两种：

（一）茚三酮试验

将患手指腹印压在涂有茚三酮的试纸上，出现蓝紫色指纹，则表示有汗。

（二）碘淀粉试验

在患肢检查部位涂抹碘酒，待其干燥后再涂抹淀粉，若有出汗则局部变为蓝色。

五、神经干叩击试验

即 Tinel 征。在判断神经损伤和神经再生方面有重要意义。具体方法为：叩击被检神经干，局部出现针刺样疼痛，并有麻痛感向该神经支配区放射为阳性，表明该部位为神经损伤部位。Tinel 征阳性仅代表在叩击的局部神经干有未成熟的触觉神经轴突存在，并不预示神经功能的肯定恢复。在神经轴突成熟并完全髓鞘化之后，Tinel 征即消失。

六、神经电生理评定

神经电生理检查是一种探测并记录神经、肌肉生物电活动的检查方法，它根据神经系统解剖特点，通过不同的电生理检查技术对神经的不同节段、神经肌肉接头及肌肉进行定性、定位、定量诊断，用以指导治疗、评价疗效和判断预后。常用的方法如下。

（一）肌电图检查

肌电图检查对周围神经损伤有重要的评定价值，可判断失神经的部位、损伤程度以及神经再生的情况。完全性神经损伤时肌肉不能自主收缩，运动单位丧失，记录不到电位，或出现纤颤电位、正锐波等；部分损伤时可见平均时限延长、波幅及电压降低，其变化与神经损伤的程度成正相关。

（二）神经传导速度测定

神经传导速度测定是周围神经系统病变的常用检查方法，可用于感觉神经、运动神经的功能评定和确定受损部位。

（三）体感诱发电位

诱发电位可评价感觉和运动通路的功能状态。在重度神经损伤和神经吻合术后初期，记录感觉和传导速度比较困难，此时可从头部记录诱发电位，测定周围神经的传导速度，判断功能障碍的程度，了解神经再生的情况。

七、日常生活活动能力评定

常用的 PADL 标准化量表有 Barthel 指数、Katz 指数、PULSES 评定、修订的 Kenny 自理评定和功能独立性评定等。

常用的 IADL 评定有功能活动问卷（FAQ）、快速残疾评定量表和 Frenchay 活动指数等。

第三节　康复治疗

一、治疗原则

周围神经损伤后不论手术与否，均应尽早消除致病因素，减轻对神经的损伤；并采取综合治疗措施，改善神经损伤所致的功能障碍。康复治疗应强调早期介入。介入越早，效果越好。同时根据周围神经损伤的不同时期进行有针对性的治疗。

二、治疗目的

周围神经损伤的治疗目的为预防肌肉肌腱挛缩和关节僵硬，防止肌肉萎缩，促进受损神经再生，增强肌力，恢复运动与感觉功能，最终恢复患者的生活和工作能力。对于功能恢复不完全或不能恢复的功能，可使用矫形器代偿，以最大限度地恢复其生活能力。

三、早期康复治疗

早期的康复治疗主要是去除病因，消除炎症、水肿，预防挛缩、畸形的发生，为神经再生准备一个好的环境。

（一）运动疗法

1. 保持功能位　周围神经病损后，为了预防关节挛缩，应将损伤部位及神经所支配的关节保持良好的姿位。在大多数情况下，应保持在功能位。

2. 被动运动　被动运动的主要作用为保持和增加关节活动度，防止肌肉挛缩、关节变形。在周围神经损伤后即应进行被动运动，鼓励病人进行自我被动运动。当肌力达到 2 ~3 级时，就应进行助力运动。应注意只在无痛范围内进行，在关节正常活动范围内进行，不能过度牵拉麻痹肌肉；运动速度要慢。周围神经和肌腱缝合术后，要在充分固定后进行。

3. 主动运动　如神经病损程度较轻，肌力在 2 ~3 级以上，在早期也可进行主动运动。注意运动量不能过大，尤其在神经和肌腱缝合术后。

（二）物理因子治疗

1. 温热疗法　早期应用短波、微波透热疗法、蜡疗、红外线照射等。治疗时要注意温度，尤其是有感觉障碍时，容易发生烫伤。若病人感觉丧失，或治疗部位机体内有金属固定物时，应选脉冲短波或脉冲微波治疗。

2. 激光疗法　常用氦-氖激光（10 ~20 mW）或半导体激光（200 ~300 mW）照射病损部位或沿神经走向选取穴位照射，每部位照射 5 ~10 min，有消炎、促进神经再生的作用。

3. 磁疗　具有镇痛、消炎、消肿的作用。多用脉冲磁疗法，在损伤后早期开始，强度以 0.3 ~0.5 mT为宜。

4. 超声波疗法　用小剂量脉冲式超声治疗。

（三）矫形器

由于周围神经修复所需的时间很长，很容易发生关节挛缩，因此早期就应将关节固定于功能位。常用矫形器或夹板来固定关节。在周围神经病损的早期，夹板的使用目的主要是防止挛缩等畸形发生。在恢复期，夹板的使用目的还有矫正畸形和助动功能。动力性夹板可以帮助瘫痪肌肉运动。

四、恢复期康复治疗

此期的重点是促进神经再生、增强肌力和促进感觉功能恢复，防止肢体发生挛缩畸形，最大限度地恢复其功能，改善患者的日常生活活动能力。对于功能恢复不完全或不能恢复的功能，可使用矫形器代偿。

（一）促进周围神经再生的康复治疗

1. 药物　营养神经药物对周围神经损伤的修复具有一定的促进作用。常用药物包括神经生长因子、神经节苷脂、维生素 B1、维生素 B6、维生素 B12 等。

2. 超短波疗法　采用对置或并置，微热量或无热量，每次 10 ~20 min，20 次为一疗程。可增加巨噬细胞的吞噬能力，使局部微血管扩张，血流加速，有助于水肿消退、炎性产物的吸收和改善局部营养状况。

3. 直流电疗法　常使用经皮或埋入电极的微安级直流电。

4. 热疗　水疗、蜡疗、红外线等热疗可促进神经再生，每天 2 ~4 次，每次 20 min。

5. 磁疗　在一定强度磁场作用下，微血管扩张，血流加快，使血液循环得到改善，有助于损伤神经修复。

6. 激光　氦-氖激光（10 ~20 mW）或半导体激光（200 ~300 mW）照射损伤部位，或沿神经走向选取穴位照射，每部位每次照射 5 ~10 min。

7. 高压氧　高压氧治疗对周围神经损伤不同时期的修复均有明显的促进作用，可减轻神经间质水肿、减少神经吻合处的瘢痕、加快轴索再生。

（二）肌肉无力及肌肉萎缩的康复治疗

1. 物理因子治疗　可以采用神经肌肉电刺激疗法、感应电疗法和低频调制中频，以促进神经肌肉兴奋，防治肌肉萎缩。

2. 运动疗法　是改善肌肉力量最重要的方法。根据患者的不同肌力选择不同的训练方法：肌力0～1级在无痛范围内进行被动活动，同时进行物理因子治疗；肌力1～2级可以进行等长收缩运动，采用主动运动与被动运动相结合的方法；肌力3级主要进行主动运动；4～5级进行渐进性抗阻运动。

3. 作业治疗　遵循由简单到复杂的原则。上肢周围神经损伤患者可进行搭积木、编织、拧螺丝，拍球，洗脸、梳头、穿衣、进食等训练；下肢周围神经损伤患者可进行踩功率车、上下楼梯等训练。

（三）粘连或瘢痕的康复治疗

1. 音频电疗法　使用1 000～20 000 kHz等幅正弦电流治疗疾病的方法称音频电疗法。音频电流刺激瘢痕或粘连组织，使之产生震动，使粘连松解和软化；治疗后可使瘢痕颜色变浅、质地变软，面积逐渐缩小与变平，并使粘连松动解离。常用频率2 000 kHz，每次20～30 min，1次/d。

2. 蒸汽疗法、蜡疗及红外线疗法　可改善局部血液循环，松解粘连，促进水肿吸收。治疗时应注意控制温度，避免感觉障碍的患者烫伤。

（四）挛缩的康复治疗

1. 良肢位的摆放　保持关节于功能位，可使用保护性夹板和矫形器等。

2. 运动疗法　主要采用被动活动和被动牵伸，每天至少1次，以保持各受累关节的正常活动度。但要注意避免活动过度造成治疗性损伤。

3. 物理因子疗法　深层肌肉刺激仪通过仪器振动锤产生的高频振动在深层肌肉组织产生具有一定压力的震荡波，能改善肌肉组织代谢功能，刺激萎缩肌肉恢复，降低肌张力，减轻肌肉挛缩。每个部位每次5 min，每天1～2次。

（五）矫形器的应用

1. 上肢神经损伤矫形器的应用

（1）桡神经损伤：桡神经损伤后上肢伸肌瘫痪，肘关节、腕关节、掌指关节不能主动伸直，拇指不能主动伸直和外展，临床上以垂腕和垂指最常见。可应用夹板使腕关节处于略伸展位。

（2）正中神经损伤：正中神经损伤后表现为拇指不能对掌，示指、中指受累而握拳无力，可应用夹板使拇指处于外展位，防止虎口挛缩。

（3）尺神经损伤：尺神经损伤后主要表现为手部小肌肉运动功能丧失，影响手的精细动作，呈“爪形手”畸形。可使用夹板防止小指和环指的掌指关节过伸，使手指呈屈曲位而有利于抓握功能。

2. 下肢周围神经损伤矫形器的应用

（1）踝足矫形器（AFO）：目的是防止足背伸肌麻痹以及足下垂、足内外翻的发生。

（2）膝踝足矫形器（KAFO）：主要用于下肢不能站直的患者，防止膝关节屈曲、膝内外翻和膝关节不稳定的发生。

（3）髋膝踝足矫形器（HKAFO）：目的是支持体重，防止股四头肌瘫痪和肌力下降引起的膝屈曲，防止膝反张、屈曲挛缩等。

（六）周围神经损伤后的感觉重建训练

感觉重建训练，是指帮助周围神经损伤患者学会感知由再生神经传入的、与原来性质不同的神经冲动，重新建立中枢与外周神经联系的一种康复训练方法。通常可分三个阶段进行，即脱敏和保护阶段、早期训练阶段和后期训练阶段。

脱敏和保护阶段：损伤后初期，重点是教会患者如何利用视觉及常识来帮助判断肢体的位置和活动方法，并对环境作必要的调整以使患者避免接触冷、热及尖锐的物品，尤其注意拇指、指尖等手部容易受伤的部位。对感觉过敏者采用不同程度、循序渐进的脱敏刺激，逐渐增强过敏区域对刺激的耐受力。

早期训练阶段：应用感觉测试来决定此期再学习的合适时间。通过不同频率的振动觉、动态触觉、静态触觉训练，目的是使患者学习辨别和区分快反应纤维系统和慢反应纤维系统的功能，重点是区分动态触觉和静态触觉、压力感觉及定位能力的训练。

后期训练阶段：目的是提高患者手的触辨觉，即触觉感悟，主要包括对物体大小、形状、质地和材料的鉴别等训练方法。

第四节　常见周围神经损伤的康复

一、臂丛神经损伤康复

臂丛神经由 $C_5 \sim C_8$ 前支和 T_1 前支大部分纤维组成。在前斜角肌外缘由 $C_5 \sim C_6$ 组成上干，C_7 为中干，$C_8 \sim T_1$ 组成下干。臂丛的 5 个来源反复分支、组合后，最后形成 3 个束，分别称为臂丛的外侧束、内侧束和后束（图 11–1）。

臂丛神经损伤是指各种损伤因素导致的臂丛神经支配区的感觉、运动、反射障碍及自主神经功能异常。临床上分为上臂丛（$C_5 \sim C_7$）损伤、下臂丛（$C_8 \sim T_1$）损伤和全臂丛损伤。

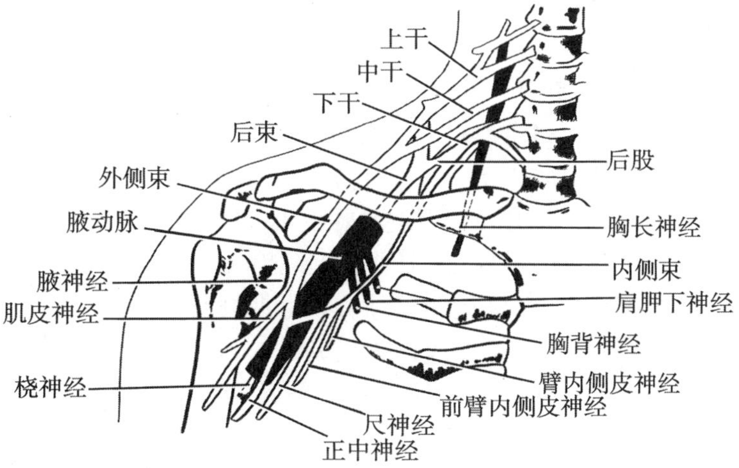

图 11–1　臂丛神经的组成

（一）病因

臂丛神经损伤多由牵拉所致，如上肢过度牵拉或过度伸展、肩关节脱位、高处坠落、重物砸伤颈肩部以及胎儿分娩时过度牵拉等。暴力使头部与肩部向相反方向分离，也可引起臂丛神经部分或完全损伤。

(二)临床表现

臂丛神经损伤可因损伤水平不同而临床表现各异。

1. 上臂丛神经损伤　主要累及腋神经、肌皮神经、肩胛上下神经、胸外侧神经，桡神经和正中神经也会部分麻痹。肌肉瘫痪主要集中在上肢近端肌肉，如冈上肌、冈下肌、三角肌、小圆肌、肱二头肌、肱桡肌、旋后肌等肌肉。主要临床表现为肩关节不能外展和上举，肘关节不能屈而能伸，腕关节虽能屈伸但肌力减弱，前臂不能旋后，肱二头肌反射消失，肩部肌肉萎缩以三角肌为明显，上臂肌肉以肱二头肌萎缩为明显，可有上臂外侧面、前臂外侧面感觉缺失或手外侧面部分感觉障碍。

2. 下臂丛神经损伤　主要累及尺神经、部分正中神经、臂内侧皮神经、前臂内侧皮神经。主要造成前臂及手运动及感觉功能障碍，而肩、肘部功能保留。临床表现为手功能丧失，呈爪形手，手部肌肉萎缩，掌指关节伸直功能存在，但腕关节不能屈曲；肩、肘关节活动正常。感觉障碍部位为上臂、前臂内侧及手的尺侧。当 T_1 交感神经损伤时，可出现 Horner 综合征，表现为眼睑下垂、瞳孔缩小、面部无汗和皮肤发红等。

3. 全臂丛神经损伤　造成上肢感觉及运动功能完全丧失，肩、肘、腕和手部各关节均不能主动运动，但由于斜方肌功能存在，故耸肩活动保留。还常伴有自主神经功能障碍及 Horner 综合征。此型比较严重。

(三)检查与评定

1. 感觉功能评定　进行伤肢浅感觉，深感觉和复合感觉的评定。

2. 运动功能评定　包括肌力评定、关节活动度的评定和患肢周径评定。

3. 神经反射检查　常规检查肱二头肌反射、肱三头肌反射和桡骨膜反射。

4. 自主神经功能检查　使用茚三酮等进行伤肢出汗试验的检查。

5. 神经干叩击检查　可判断神经干损伤的水平。若沿神经干有多处受伤，麻感最显著处即是神经损伤处。

6. 神经电生理评定　肌电图、神经传导速度等对周围神经损伤的部位、性质与程度评定均有重要意义。

(四)康复治疗

1. 早期康复治疗　主要目的是促进神经修复，延缓肌肉萎缩，保存肌肉收缩功能，为肢体运动功能恢复奠定基础；改善和保持关节活动范围，防止软组织挛缩、粘连等。

(1)物理因子疗法：短波，微波治疗可以促进水肿吸收，有利于神经再生；红外线照射、蜡疗能改善局部血液循环，松解粘连，缓解疼痛；激光疗法可以起到消炎、促进神经再生的作用。

(2)良肢位摆放：使肢体保持功能位，防止关节挛缩和肌肉萎缩。

(3)运动疗法：主要对患肢进行被动活动。当有主动运动出现时，应进行主动运动训练。首先是对患肢在无痛范围内进行轻柔、缓和的被动运动；其次是逐渐增加活动范围至全关节活动，可以防止关节挛缩和肌肉僵硬、萎缩。

(4)防止肢体肿胀：抬高患肢，使患肢高于心脏水平位置；对肿胀肢体进行轻柔的向心性按摩；弹力绷带压迫，短波、超短波、气压治疗等可以改善局部血液循环，促进静脉血液回流，减轻组织水肿。

(5)药物疗法：常用药物包括神经生长因子、神经节苷脂、维生素 B1、维生素 B12 等。

2. 后期康复治疗　主要是增强患肢肌力，促进感觉功能恢复，增强患肢的协调运动功能，提高患肢的使用能力。

(1)运动疗法：上臂丛神经损伤，按照先近后远的顺序进行训练。先对肩关节周围的肌肉进行训练，随后进行肘关节肌肉的训练。按照被动训练、主动助力训练、主动训练、渐进性抗阻训练的顺序进行；下臂丛神经损伤，可以让患者按照全手握、拇指对掌、全手伸、对指分离运动、分指训练的顺序进行；全臂丛神经损伤；可以按照被动运动、主动助力运动、主动运动的顺序进行训练。

（2）物理因子疗法：神经肌肉电刺激疗法刺激受损肌肉，强度以引起所刺激肌肉节律性收缩为宜；超短波疗法、磁疗、蜡疗可以改善局部血液循环，松解粘连。可以在水中进行被动和主动运动，水的浮力可以降低患肢重力，有利于患肢的运动。

（3）作业疗法：如编织、拧螺丝、过山车、扔沙袋，梳头、伸手够物等。治疗中不断增加训练的难度与时间，以增强肌肉的灵活性、肌力和耐力。

（4）感觉重建训练：感觉减退或缺失，主要以 Rood 为主的多种感觉刺激疗法。如用冰水刺激皮肤以训练温度觉；冷热水交替促进感觉恢复；用大头针刺激皮肤，从正常的部位向障碍部位进行以训练痛觉，感觉过敏，可以从软的橡皮泥逐渐到沙子、黄豆，不同硬度的毛刷等进行训练，使其逐渐产生耐受性。随着上述感觉障碍逐渐恢复，可以采用触觉训练板进行素材识别训练，或触摸平时熟悉物品的训练，如钥匙、笔等。

二、正中神经损伤康复

正中神经由 C_6 ~ T_1 脊神经组成。正中神经由分别发自臂丛内、外侧束的两部分夹持腋动脉向下呈锐角汇合成正中神经干。正中神经主要支配旋前圆肌、指浅屈肌、桡侧腕屈肌、掌长肌、指深屈肌、拇长屈肌、旋前方肌、拇短展肌、拇短屈肌外侧头、拇指对掌肌和第 1、2 蚓状肌，感觉支配区为桡侧 3 个半手指掌面及远节指背的皮肤。

正中神经损伤是指各种损伤因素导致的正中神经支配区的感觉、运动、反射障碍及自主神经功能异常。

（一）病因

正中神经近端损伤常见原因为肱骨髁上骨折、肘关节脱位、外伤；前骨间神经损伤多由于旋前圆肌损伤、肿胀、痉挛等引起；腕管容积的减少可引起正中神经受压，如腕管综合征。

（二）临床表现

1. 上臂段损伤　表现为前臂旋前圆肌、桡侧屈腕肌、拇长屈肌、指深屈肌桡侧半功能丧失；大鱼际肌萎缩。拇指不能屈曲、外展，不能对掌，掌指关节过伸（因第 1、2 蚓状肌麻痹，伸指肌力量过大所致）。双手交叉握检查，示指、中指不能屈曲，精细功能受影响，如指尖捏、三指捏等；手掌和桡侧 3 个半指感觉障碍（图 11-2）。

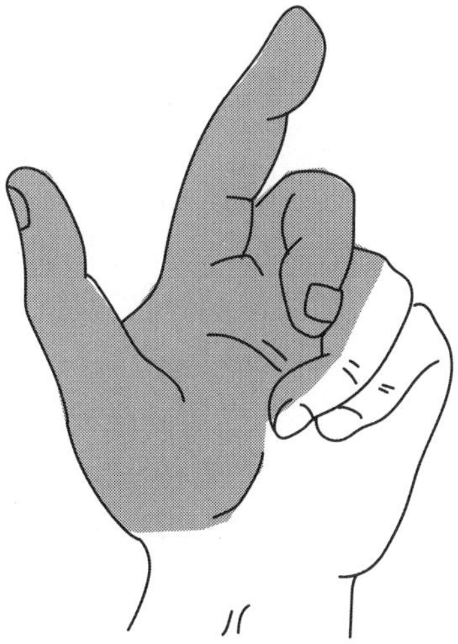

图 11-2　正中神经损伤表现

2. 前骨间神经损伤　现为拇长屈肌、指深屈肌桡侧半及旋前方肌功能丧失，环指、小指指深屈肌存在。无感觉障碍。

3. 腕关节平面处损伤　表现为大鱼际肌萎缩，拇指对掌功能丧失；桡侧三个半指感觉障碍；精细活动受影响。

（三）康复评定

主要进行肌力、关节活动度、手精细功能、感觉功能评估。

（四）康复治疗

由于正中神经损伤后不仅影响屈指及拇指对掌功能，而且实体感丧失对手的功能有很大影响。对于感觉减退，可以让病人触摸各种不同形状、大小、质地的物体，如绒布、硬币、钥匙等，先在直视下进行,然后闭眼练习。对感觉过敏,需采用脱敏治疗,要教育病人多使用敏感区,对敏感区自我按摩,用不同材料的物品刺激敏感区等。当手指肌力恢复到3级时,应指导病人多做手的精细动作练习和ADL练习。可应用夹板固定掌指关节及指间关节呈半屈曲位置。应用拇指外展夹板保持关节功能位。

三、桡神经损伤康复

桡神经由 $C_5 \sim C_8$ 组成,来自臂丛后束。桡神经主要支配肱三头肌、肱桡肌、桡侧腕长伸肌、桡侧腕短伸肌、旋后肌、尺侧腕伸肌、指总伸肌、示指和小指固有伸肌、拇长展肌和拇长、短伸肌,感觉支配区为手背桡侧及桡侧三个半手指皮肤。

桡神经损伤是指各种损伤因素导致的桡神经支配区的感觉、运动、反射障碍及自主神经功能异常。

(一)病因

常见的原因有肱骨干骨折及机械性压迫。"周六麻痹"即为在醉酒后上臂置于椅背而压迫桡神经所致的损害,常因在周五醉酒,周六就诊而得名。旋后肌损伤、肿胀等原因可压迫后骨间神经;桡神经浅支偶可因手镯、手铐等卡压而引起损伤。

(二)临床表现

1. 高位损伤(上臂上部)　在腋下区桡神经发出分支至肱三头肌以上部位受损时,产生完全的桡神经麻痹,上肢各伸肌皆瘫痪,包括伸肘、伸腕、伸指障碍以及上臂、肘、前臂后部及手背桡侧部位感觉障碍,以"虎口处"皮肤最明显。

2. 上臂中、下部损伤　在肱骨中1/3,即发出肱三头肌分支以下部位受损,肱三头肌功能完好,可伸肘,肱三头反射存在,臂部感觉无异常,而肱桡肌、桡侧腕长伸肌、肘后肌及前臂部伸肌瘫痪及前臂后部及手背桡侧部位感觉障碍(图11-3)。

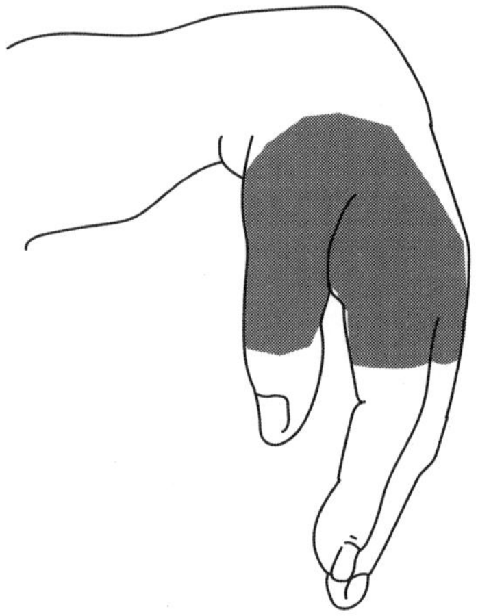
图11-3　桡神经损伤的"垂腕"畸形

3. 前臂上部损伤　肱桡肌分支以下损伤,桡侧腕长伸肌功能存在,而尺侧腕伸肌、伸指肌瘫痪,表现为伸腕桡侧偏、伸指障碍及手背部感觉障碍。

4. 前臂下部损伤　桡神经在前臂中1/3以下主要累及后骨间神经,主要表现为拇指及示指伸指障碍,无感觉障碍。

5. 桡神经浅支损伤　只出现手背部感觉障碍。

(三)检查与评定

主要包括肌力、感觉、关节活动度及肌电图评定。

(四)康复治疗

桡神经损伤后感觉障碍不明显,但运动障碍较严重,康复的重点为恢复运动功能。应用支具使腕背伸30°、指关节伸展、拇指外展,并进行被动运动,以避免关节强直和肌腱挛缩。对已经发生挛缩者,则进行被动牵伸、按摩和超声波治疗、中频电疗、温热等治疗。可采用伸腕关节固定夹板或动力型伸腕伸指夹板,维持腕关节背伸、掌指关节伸直、拇指外展位,以保持关节功能位。

四、尺神经损伤康复

尺神经由 $C_8 \sim T_1$ 神经组成,来自臂丛内侧束。尺神经主要支配尺侧腕屈肌、指深屈肌、小鱼际肌、全部骨间肌和第3、4蚓状肌及拇收肌、拇短屈肌内侧头，感觉支配区为手掌尺侧及尺侧一个半手指的皮肤。尺神经损伤是指各种损伤因素导致的尺神经支配区的感觉、运动、反射障碍及自主神经功能异常。

（一）病因

因尺神经在肱骨内上髁走行，位置表浅，在周围神经中最易受损。压迫、牵拉、外伤均可导致尺神经损害。损害位置多位于肘部，包括Struthers弓、肱骨内上髁处、内上髁沟、Cubital管和穿出尺侧腕屈肌处都可以造成尺神经受压，统称为“肘管综合征”。

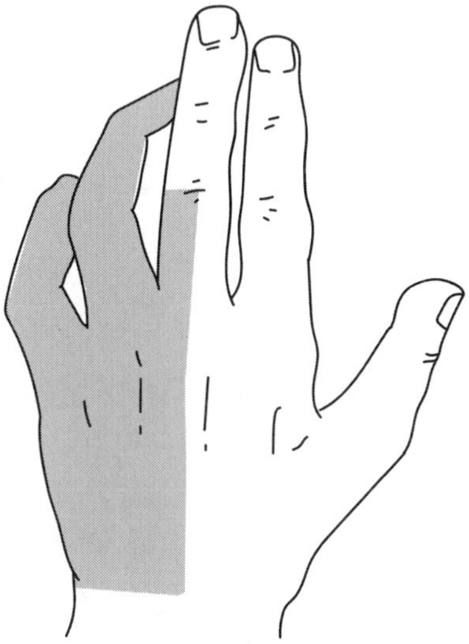
图11-4　尺神经损伤的“爪形手”畸形

（二）临床表现

尺神经损伤因部位不同而临床表现各异。主要表现为“爪形手”畸形（图11-4）：小指、环指掌指关节过伸，指间关节屈曲畸形。各指不能做内收、外展动作，小指对掌受影响（小指不能与拇指对指），拇指不能内收，骨间肌萎缩，环、小指抓握无力。

1. 肘部损伤　尺侧腕屈肌、指深屈肌（环、小指）、小鱼际肌、骨间肌、第3、4蚓状肌功能丧失以及手尺侧感觉障碍。肘管综合征多表现为运动障碍：手内侧肌群无力，小鱼际肌萎缩，可伴有尺侧腕屈肌无力。

2. 腕部损害　小指及环指尺侧半感觉障碍，手背尺侧感觉正常。小鱼际肌、骨间肌萎缩。

（三）检查与评定

除常规康复评定内容外，可通过特征性检查进行诊断。如Froment征：即用拇指内收夹纸，因为内收肌无力，患者靠拇指指间关节屈曲来夹住纸。

（四）康复治疗

尺神经损伤应防止第4、第5指掌指关节过伸畸形。可采用掌指关节阻挡夹板，使掌指关节屈曲到半握拳状，以预防小指、环指掌指关节过伸畸形，防止关节挛缩变形。同时进行手指的分合运动、伸直运动和第5指对掌运动。作业治方面，着重训练第4、第5指与拇指的对掌抓捏、球状抓握、圆柱状抓握动作。同时应进行感觉重建训练或感觉过敏的脱敏治疗。

五、坐骨神经损伤康复

坐骨神经是全身最粗大、最长的神经，起自L_4～S_3的前、后股，包围在一个结缔组织鞘中。坐骨神经穿梨状肌下孔至臀大肌深面，在坐骨结节与大转子之间下行至股后区，在股二头肌与半膜肌之间行走，沿途分支支配股后部的股二头肌、半腱肌和半膜肌，一般在腘窝上方分为胫神经和腓总神经两大终支。

坐骨神经损伤是指各种损伤因素导致的坐骨神经支配区的感觉、运动、反射障碍及自主神经功能异常。

（一）病因

髋关节后脱位、髋关节置换手术、臀部注射及骨盆骨折均可导致坐骨神经损伤。梨状肌综合征是坐骨神经在骨盆出口处卡压病变，由于坐骨神经在梨状肌下方行走或穿过，易在此处受到卡压，主要影响坐骨神经的腓总神经部分。

（二）临床表现

根据损伤部位及损伤程度的不同，临床症状也不相同。运动障碍：坐骨神经高位损伤时，常会导致膝关节不能屈曲、踝关节与足趾运动功能完全丧失，表现为足下垂，并形成跨越步态；股后部的中、下部损伤时，只表现为膝关节以下肌肉瘫痪。感觉异常：除小腿内侧及内踝处隐神经支配区外，膝以下区域感觉均消失。

（三）评定与检查

常规进行伤肢的运动、感觉功能评估，同时需要行肌电图检查以确定损伤部位和程度。

（四）康复治疗

高位坐骨神经损伤恢复较慢。应用膝-踝-足矫形器、踝-足矫形器或矫形鞋，以防治膝、踝关节挛缩和足内、外翻畸形。采用脉冲高频电疗、低频脉冲电流和激光照射方法促进神经再生。应用神经肌肉电刺激结合运动疗法增强下肢肌力。对于下肢肿胀，可采用抬高患肢、顺序充气循环治疗、干扰电疗、高压低频脉冲电疗法等方法。肌力训练：肌力 3 级以下时，采用辅助主动运动；肌力 3 级或以上时，进行抗阻练习。对于下肢的其他肌肉，如臀肌、髂腰肌、股四头肌、胫前肌、小腿三头肌也应行等长或等张肌力练习，为步态及平衡训练做准备。

六、面神经炎康复

面神经炎又称 Bell 麻痹，系指茎孔以上面神经管内段面神经的一种急性非化脓性炎症。又称贝尔（Bell）麻痹。此病多见于成年人，男性多于女性，大多数为一侧性。

（一）病因

目前其病因尚未明确。通常认为可能是局部营养神经的血管因受风寒而发生痉挛，导致面神经组织缺血、水肿、受压而致病。

（二）临床表现

面神经炎通常为急性起病，一侧面部表情肌突然瘫痪，在数小时内可达高峰。患侧前额皱纹消失，眼裂扩大，鼻唇沟平坦，口角下垂，露齿时口角歪向健侧。患侧不能作皱额、闭目、鼓气和噘嘴等动作。闭目时，可露出角膜下缘的巩膜（称贝尔现象），常有眼液外溢。进食时，可有食物残渣留于患侧的齿颊间隙内，常有口水从患侧淌下。

面神经麻痹如不能完全恢复，常可产生面肌痉挛、挛缩，表现为患侧鼻唇沟加深、眼裂缩小。露齿时患侧挛缩的面肌不收缩，健侧面肌收缩正常，患侧眼睛不能自主闭合。进食时可见患侧眼泪流下（称为鳄泪征）。有的患者可出现患侧前 2/3 味觉障碍、听觉过敏、患侧乳突部疼痛等表现，以及患侧眼液分泌减少和面部出汗障碍。

（三）检查与评定

面神经炎患者的口面部肌肉运动不协调常有一定程度的口角歪斜、言语不清等表现，评定的内容主要包括以下几个方面。

1. 唇的运动　首先观察患者没有说话时唇的位置，是否存在不对称；口角在外展时是否运动不协调；闭唇鼓腮时是否有患侧口角漏气，观察发爆破音时闭唇的连贯性和所用的时间。

2. 颌的运动　观察患者没有说话时颌的位置，是否松弛下垂，能否复位；说话时颌的运动是协调或试图使颌有意识地控制。

3. 言语功能　通过朗读字、句子和会话来观察患者发音是否准确，能否听懂。

（四）康复治疗

1. 物理因子治疗　在急性期于茎乳突孔附近给予超短波治疗，或红外线照射、局部热敷等，以改善局部血液循环，消除水肿，减轻局部的疼痛。恢复期可给予直流电碘离子导入治疗，有助于消炎镇痛。低中频脉冲电刺激治疗有助于瘫痪侧面部肌肉主动收缩功能的改善。

2. 运动疗法　对眼轮匝肌、口轮匝肌和提上唇肌等主要的肌肉进行功能训练。

(1)抬眉训练：尽力将患侧眉毛向上抬起。

(2)闭眼训练：让患者用力使眼裂闭合，主要依靠眼轮匝肌的运动完成。

(3)耸鼻训练：向上牵拉鼻部皮肤，主要依靠提上唇肌及压鼻肌的运动完成。

(4)示齿训练：嘱患者做龇牙动作，口角向侧方移动，主要依靠颧大肌、颧小肌、提口角肌及笑肌的运动完成。

(5)努嘴训练：用力收缩口唇并向前努嘴，主要依靠口轮匝肌运动来完成。

(6)鼓腮训练：嘱患者双唇尽力紧闭，使双侧颊部充气呈膨胀状，主要依靠口轮匝肌及颊肌运动来完成。

3. 针刺　常取穴为阳白，地仓、颊车、四白、下关，针刺方向与神经和肌肉走行一致。

附　周围神经的结构

周围神经是指除中枢神经(脑和脊髓)以外的神经组织，包括12对脑神经、31对脊神经和植物性神经(交感神经、副交感神经)。周围神经损伤是指周围神经丛、神经干或其分支由于各种原因导致的损伤。主要病理变化是损伤远端神经纤维发生瓦勒变性，临床表现为周围神经支配区域出现感觉、运动和营养障碍。

根据与中枢神经连接部位的特点，一般将周围神经划分为脊神经和脑神经两大部分。前者指与脊髓相连的周围神经，共31对；后者指与脑相连的周围神经，共12对。根据周围神经分布部位的不同又将其分为躯体神经和内脏神经两大部分。前者指分布于皮肤和骨骼肌的周围神经部分，后者指分布于内脏、心血管和腺体组织的周围神经部分。

(一)脊神经

共31对，分为：颈神经8对，胸神经12对，腰神经5对，骶神经5对，尾神经1对。每对脊神经均由与脊髓相连的前根和后根在椎间孔汇合而成。前根主要是运动性纤维，由脊髓前角运动神经元的轴突及侧角的交感神经元或副交感神经元的轴突组成。在第2、3、4骶神经前根内有来自脊髓灰质中间带细胞的副交感性内脏运动纤维。前角细胞的轴突分布到骨骼肌，侧角和骶部交感和副交感细胞的轴突分布到内脏、心肌、血管平滑肌和腺体。后根是感觉性纤维，由发自脊神经节假单极神经元的中枢突组成。脊神经节是后根位于椎间孔内面的膨大部，由假单极神经元的胞体聚集而成，其中枢突组成后根进入脊髓，而其周围突以各种形式的感觉神经末梢分布于皮肤、肌肉、关节和内脏，将躯体和内脏的感觉冲动向中枢传导。所以，每一对由前、后根汇合而成的脊神经，均是混合性的纤维。

(二)脑神经

脑神经共12对，按出入颅腔的前后顺序分别为嗅神经、视神经、动眼神经、滑车神经、三叉神经、外展神经、面神经、位听神经、舌咽神经、迷走神经、副神经和舌下神经。除嗅神经连于大脑的嗅球、视神经连于间脑视交叉外，其余10对脑神经均与脑干相连。12对脑神经中，嗅神经、视神经和位听神经是纯感觉神经，将嗅觉、视觉、听觉冲动传向中枢。动眼神经、滑车神经、外展神经、副神经、舌下神经是纯运动神经，把中枢的信息传递给感受器。三叉神经、面神经、舌咽神经、迷走神经则既有感觉成分，又有运动成分，是混合性神经。

(三)自主神经

包括交感神经和副交感神经。交感神经由脊髓胸1至腰2节段的灰质中间外侧柱发出节前神经元，经过脊髓神经前根，从相应节段的白交通支进入椎旁交感神经链，并在链内上行或下行，与链内或链外神经节内的节后神经元发生突触联系，节后神经元随相应的脊神经走行至末梢，支配心血管、内脏、平滑肌及腺体等。副交感神经由脑干的某些核团及脊髓骶段的灰质中间外侧柱发出节前神经元，混合于脑神经(主要为面神经、舌咽神经及迷走神经)或在脊神经中行走，到达器官内或器官旁，与副交感神经节中的节后神经元发生突触联系，随节后神经元分布于内脏器官、平滑肌和腺体，并调节其功能活动。人体内大多数组织器官均受到交感神经与副交感神经的双重支配，在功能上起拮抗作用。

周围神经损伤的原因可分为:①牵拉损伤,如产伤等引起的臂丛损伤;②切割伤,如刀割伤、电锯伤、玻璃割伤等;③压迫性损伤,如骨折脱位等造成的神经受压;④火器伤,如枪弹伤和弹片伤;⑤缺血性损伤,如肢体外固定或包扎过紧、骨筋膜室综合征等;⑥药物注射性损伤及其他医源性损伤。

本章小结

周围神经损伤临床上较多见,损伤后出现相应神经支配区的感觉、运动及自主神经功能障碍。功能障碍与神经损伤的程度、部位密切相关。周围神经损伤的康复评定内容主要包括感觉功能评定、运动功能评定、神经反射检查、自主神经功能检查和神经电生理检查。神经干叩击试验是检查周围神经损伤的常用方法。

周围神经损伤后早期的康复治疗方法有关节保持功能位、物理因子疗法、处理肢体肿胀、保护受损部位;恢复期的康复治疗方法主要有运动疗法、作业疗法、物理因子疗法和促进神经再生疗法等。对于神经功能不能完全恢复者,则需要积极采取替代性康复措施,提高患者的日常生活活动能力。

思考题

一、单选题

1. 尺神经损伤患者可出现(　　)
   A. 爪形手　B. 猿手　C. 手枪手
   D. 垂腕手　E. 以上都不是
2. 肱骨干中段骨折导致的桡神经损伤,正确的叙述是(　　)
   A. 肱桡肌功能正常　B. 桡侧腕长伸肌功能正常　C. 可有上臂部皮肤感觉减退
   D. 肱三头肌功能正常　E. 肱三头肌反射消失
3. 大鱼际萎缩见于下列哪个神经损伤(　　)
   A. 桡神经　B. 腋神经　C. 臂丛神经
   D. 尺神经　E. 正中神经
4. 周围神经损伤后为促进神经再生采用物理因子治疗,正确的方法是(　　)
   A. 超短波　B. 红外线　C. 微波
   D. 直流电离子导入　E. 以上都是
5. 以下不符合面神经炎表现的是(　　)
   A. 一侧额纹变浅,双侧鼻唇沟对称,伸舌居中
   B. 一侧额纹、鼻唇沟变浅,伸舌偏向健侧
   C. 双侧额纹对称,一侧鼻唇沟变浅,伸舌居中
   D. 一侧额纹、鼻唇沟变浅,伸舌居中
   E. 一侧额纹、鼻唇沟变浅,伸舌偏向患侧
6. 周围神经损伤后自主神经功能检查可采用(　　)
   A. 肌电图检查　B. 神经反射检查　C. 神经干叩击实验
   D. 神经传导速度测定　E. 发汗试验
7. 关于 Tinel 征,下列说法错误的是(　　)
   A. 叩击被检神经干时,有麻痛感向该神经支配区放射为阳性
   B. 用于检查周围神经损伤

C. Tinel 征阳性代表在叩击部位的神经干有未成熟的神经轴突存在

D. Tinel 征阳性预示着神经功能的恢复

E. 在神经轴突成熟并完全髓鞘化之后,Tinel 征即消失

8. 关于周围神经损伤后的感觉功能恢复等级,3 级的含义是(　　)

A. 痛觉和触觉恢复,且感觉过敏消失

B. 痛觉和触觉恢复,两点辨别觉部分恢复

C. 浅感觉部分恢复

D. 深感觉恢复

E. 感觉完全正常

二、简答题

1. 简述神经干叩击试验(Tinel 征)的检查方法及临床意义。

2. 周围神经损伤后促进神经再生的措施有哪些?

3. 周围神经损伤后如何进行感觉重建训练?

(吴青坡)

第十二章 截肢后康复

★教学目标　①掌握：截肢后病人的康复评定和康复治疗。②熟悉：假肢的训练方法。③了解：假肢平面的选择与装配。④能与患者及家属进行良好沟通，开展健康教育。⑤能与相关医务人员进行专业交流，团结协作开展康复治疗。

第一节　概　述

一、截肢的定义

截肢是指将无生命和无功能、无法或不能保留的肢体全部或部分切除，其中经关节平面的截肢又称为关节离断。

二、截肢的原因

（一）严重创伤

肢体血运或组织受到不可修复的破坏，包括机械损伤、烧伤、冻伤和电击伤.

（二）严重感染

包括药物、切开引流不能控制，甚至危及生命的感染及某些长期反复发作无法根治，已引起肢体严重畸形、功能丧失，甚至可能诱发恶性肿瘤的慢性感染。

（三）肿瘤

多用于治疗恶性肿瘤；少数良性肿瘤，破坏范围很大时亦可考虑截肢。

（四）周围血管疾病所致的肢体缺血坏死

常见于合并或不合并糖尿病的闭塞性动脉炎。

（五）神经疾病或外伤

神经疾病或外伤引起的肢体运动、感觉功能障碍，并合并久治不愈的神经营养性皮肤溃疡。

（六）先天性肢体的发育异常

只有在截去无用的异常肢体，安装假肢后可以改善功能时才考虑截肢手术。

三、与现代假肢适配的截肢术要点

为了适合现代假肢的良好穿戴和发挥最佳代偿功能，对残肢条件提出以下要求：残肢为圆柱形的外形、适当的长度、皮肤和软组织条件良好、皮肤感觉正常、无畸形、关节活动不受限、肌肉力量正常、无残肢痛和幻肢痛等。

（一）皮肤的处理

不论在什么平面的截肢，有良好的皮肤覆盖是最重要的。良好的残肢皮肤应有适当的活动性和伸缩性，具有良好的血液循环和感觉，健康平整、少瘢痕粘连。

（二）血管的处理

进行截肢手术时，即使细小的血管也应完全止血，以免形成血肿。大的动静脉在切断前应先进行分离，然后双重结扎或结扎加缝扎，且动、静脉要分开结扎，要防止血管感染，而较小的血管单一结扎即可。

（三）神经的处理

截肢手术时对神经的处理方法尚有争议，目前多数医生认同的最好方法是将神经游离，向远端牵拉，用锋利的刀片锐性整齐切断，使神经断端向近端回缩至截骨端的近侧。对神经不要过度牵拉，否则截肢残端仍有可能出现疼痛。

（四）骨的处理

一般在比截骨部位更远的平面剥离骨膜，以便封闭截骨后开放的骨髓腔，以保持正常骨髓腔内压，禁止骨膜剥离过多，否则会导致骨端环形坏死。

（五）肌肉的处理

其共同特点是截肢时不再将肌肉全面环形切断任其回缩，而是将肌肉在截骨平面以下切断，形成肌肉瓣。

（六）关节离断的处理

主要目的是便于假肢的穿戴、悬吊和控制。关节离断必须保留关节离断端的膨大部分，这样有利于假肢悬吊和防止假肢的旋转。

第二节　康复评定

一、一般情况的评定

了解患者能否安装假肢，能否承受安装假肢后的功能训练，及有无使用假肢活动的能力，内容包括患者的年龄、性别、截肢原因、日期、截肢部位及水平、术后伤口处理、患者心理状况及精神状态、体能、家庭、经济状况等。

二、残肢的评定

（一）皮肤情况

残肢皮肤常见破溃、窦道、瘢痕。常见原因：假肢接受腔的压迫、摩擦，尤其是残端皮肤瘢痕更易破溃。

（二）有无残肢畸形

有畸形导致假肢负重力线不良或假肢接受腔不合适，造成患者步态异常。膝上截肢伴髋关节屈曲外展畸形，膝下截肢伴膝关节屈曲畸形。

（三）残肢长度

骨和软组织的长度测量，膝下截肢从胫骨平台内侧至残端；膝上截肢从坐骨结节至残端；理想的膝下截肢长度为 15 cm 左右；膝上截肢为 25 cm 左右。

(四)残肢的形状

圆柱形残端会减少因残端的血液循环差而发生的一系列并发症,圆锥形残肢残端不能负重,不符合现代假肢接受腔全面接触和全面负重的要求。

(五)关节活动度

进行髋、膝等关节 ROM 评定,明确关节有无挛缩等。

(六)肌力评定

全身肌及患肢肌力,尤其是维持站立和行走的主要肌群,主要肌力小于 3 级,不宜装配假肢。

三、疼痛的评定

疼痛所在部位、疼痛程度等,疼痛性质,必要时给予疼痛处理。

四、日常生活活动能力评定

对基础性日常生活活动(BADL),上肢截肢的患者,由于有一侧肢体正常,患侧也可以借助假肢进行辅助,一般能够获得较好的 BADL。下肢截肢患者,尤其是离断和双大腿截肢,假肢仅能够进行室内步行或者短距离步行,长距离步行常常还是需要轮椅,上下楼梯等就可能产生一定困难,若是年老体弱的患者,依赖程度更大。

在工具性日常生活活动(IADL)中,工具的使用一般都需要上肢的协同工作,上肢截肢的患者可能会产生一定的障碍,尤其是利手的截肢,可能需要进行利手的替换等来改善患者的 IADL。而下肢截肢的患者在交通工具的使用上可能产生一定的障碍,如上公交车的台阶等。

第三节　康复治疗

一、使用假肢前的训练

(一)截肢术前的康复治疗

1. 心理干预　截肢患者手术前后大多有严重的焦虑和悲观失望心理。需要早期心理干预:了解患者的思想、情绪和面对残疾的想法等心理状况,通过仔细分析和鼓励引导他们能看到希望和前途,增强信心,减少失望。一般由主治医师在术前与患者谈话,介绍疾病的严重性、截肢的必要性,使患者早有心理准备。

2. 康复治疗　应从截肢手术前就开始,如患者病情允许,应尽早开始训练,为术后康复打好基础。

(1)关节活动训练:一些长期患病或年老的患者,由于局部疼痛、长时间卧床,很容易出现关节僵硬、活动受限,术前应尽早预防。因此应根据患者的情况每日行 2 次全关节范围的主动或被动运动。每个关节做 10 次。对于已出现关节挛缩,活动受限的患者,需进行关节松动术、持续的被动牵拉等治疗,以改善关节活动范围,便于术后的假肢装配和使用。

(2)肌力训练:为了术后残肢更好的控制假肢,术前应加强患肢局部肌肉训练、上肢肌力训练和健侧的肌力训练,有利于患者术后早期支撑和站立,使用拐杖进行步行训练。运动的时间每天 2 次,每个关节运动 10 次。

(3)ADL 训练　①对于上肢截肢者,术前可进行将利手改变到对侧手的“利手交换训练”,以便术后，健手能完成利手的功能。②对于下肢截肢，截肢术前可进行健侧单足站立平衡训练或拄拐步行训练，练习使用拐杖的方法。以便为术后早日康复打下基础。

（二）截肢术后的康复治疗

截肢术后的康复治疗截肢后为了获得较为理想的假肢适配，并且能使假肢发挥最佳代偿功能，做好截肢后的康复治疗是非常重要的。截肢后为了使残端组织充分愈合，尽早定型，为穿戴假肢创造条件，截肢者在身体状况允许时应尽早接受康复治疗。

1. 心理治疗　截肢对截肢者精神上的打击胜过对身体的打击，严重影响功能的恢复，因此心理上的康复尤为重要。

（1）康复知识教育：向患者介绍假肢的基本知识，让患者尽早了解截肢康复和假肢装配知识。可采用图书、幻灯片、录像资料向患者介绍外，还可以让患者了解和结交一些已经成功回归社会的截肢患者，用模范榜样的事迹鼓励和激励患者克服自卑感，树立重新生活的勇气和信心。

（2）假肢的应用：尽早为患者安装临时性假肢，有利于截肢患者的心理康复。

（3）家庭的关怀和支持：让患者家属、同事多给予关怀、支持、同情、鼓励等，有助于调整患者对"挫折"的看法。

（4）社会的关怀和支持：鼓励截肢患者积极参加残疾人的群体活动。全社会应该尊重、理解、支持和关心残疾人群体，每个残疾人应该发扬自强不息的拼搏精神。

2. 保持合理的残肢体位　下肢截肢后由于肌力平衡受到破坏，致使残肢短时间内可能在错误体位下造成挛缩，对安装假肢造成不良影响。

大腿截肢后，髋关节应保持伸直位，避免外展。仰卧位时不要在腰部下面放入枕头或在两腿之间放入枕头，站立时不要将残肢放在腋拐的扶手上，以防止髋关节屈曲外展畸形（图 12-1）。

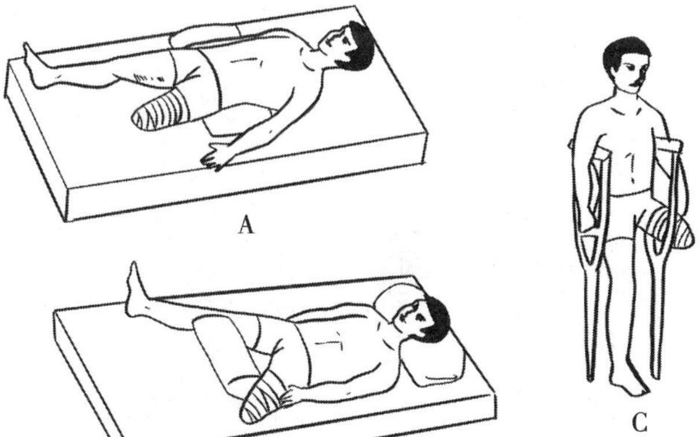

图 12-1　大腿截肢术后错误体位

理想的大腿截肢后的良肢位应该是仰卧位时髋关节保持伸展、内收位，侧卧位时以患侧在上方的卧位，使髋关节内收为宜，还可采取俯卧位的睡觉姿势（图 12-2）。

小腿截肢，卧位时膝关节应伸直，不要在膝部的下面垫枕头，不要躺在床上将小腿垂在床边，也不要坐在床边或轮椅上下垂小腿（图 12-3）。小腿残肢的正确良肢位应当是保持膝关节的伸直位（图 12-3）。

3. 残肢皮肤护理　截肢术后残肢的皮肤应保持清洁和干燥，防止皮肤擦伤、水疱、汗疹，真菌或细菌的感染。截肢术后手术创伤面积大，血液循环差，再加上术后需使用弹力绷带缠绕，皮肤通透性差，残肢皮肤易出现水疱、汗疹、皮肤擦伤、细菌或真菌的感染。一旦发生以上问题，将影响肢体

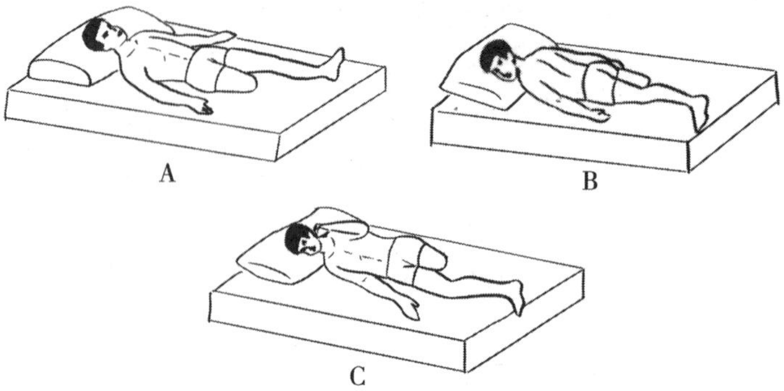

A. 仰卧位髋关节内收；B. 仰卧位髋关节伸直；C. 健侧卧位。

图 12-2　大腿截肢术后正确体位

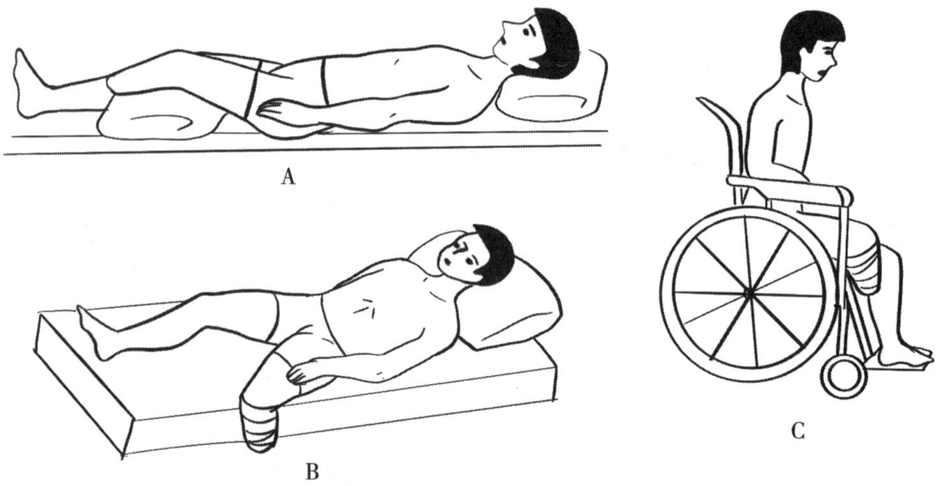

A. 后放膝枕头；B. 小腿残肢垂于床下；C. 坐轮椅小腿垂下。

图 12-3　小腿截肢后正确体位

的功能训练及穿戴假肢。因此，要保持残肢皮肤清洁、干燥。具体做法：每日睡前清洗残肢，用干毛巾擦干。残肢套应保持清洁、干燥，每天至少更换 1 次，如出汗多或有其他问题，应增加更换次数。

穿戴残肢套步骤如下：①从前方腹股沟部开始，完全绕过残端到后方臀大肌沟部，至少往返 2 次；②从后方折返后，绕大腿数次，以防滑落；③从残端向上呈“8”字形缠绕，远端紧，近端松；④绕到对侧髋部上方，在残肢外侧交叉缠绕；⑤从骨盆斜下缠绕至少 2 次，以覆盖会阴部肌肉；⑥最后绕过髋部结束（图 12-4）。

4. 避免残肢肿胀　截肢术后两周残肢伤口基本愈合，由于残肢的血液循环低下，容易出现残肢肿胀。常用绷带包扎技术可预防残肢肿胀，具体操作如下。

（1）弹性绷带包扎技术：截肢术后或伤口拆线后，持续进行弹性绷带包扎残肢，是预防或减少残肢肿胀，促进残肢定型的最普通、最重要的方法。具体方法如下：用 15 ~ 20 cm 宽的弹性绷带包扎残肢，包扎时先顺沿残肢长轴包绕 2 ~ 3 次，再从远端开始斜行向近端包扎，缠绕时应以斜“8”字形方式缠绕。不能环状缠绕，压力从远端向近端应逐渐减小，否则会使末端肿胀加重。对于大腿残肢，应缠绕至骨盆部，对于小腿残肢应缠绕到大腿部（图 12-5）。

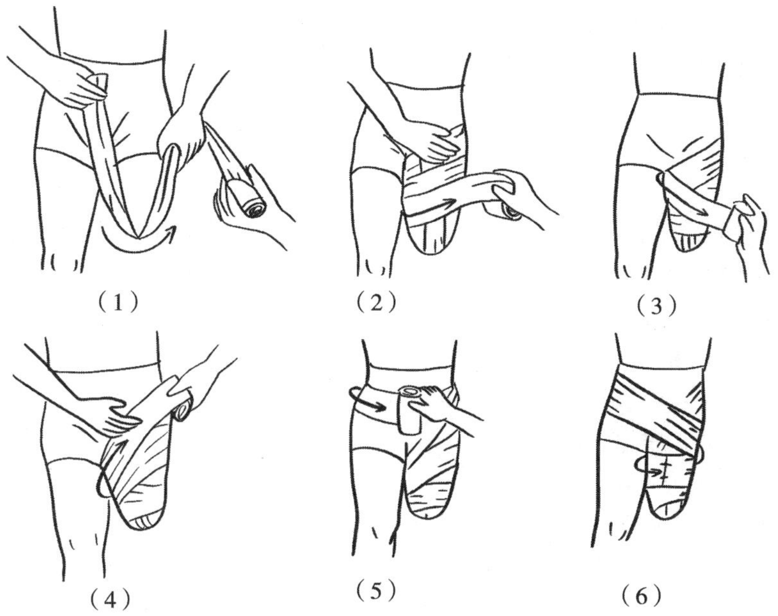

图 12-4　人腿残肢弹性绷带包扎方法

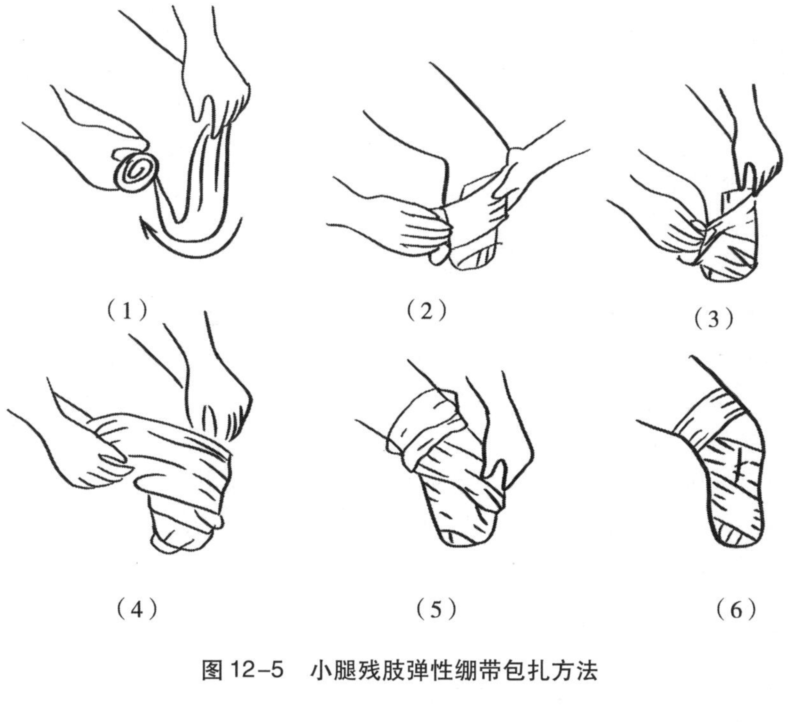

图 12-5　小腿残肢弹性绷带包扎方法

（2）硬绷带包扎技术：是截肢手术后，使用普通石膏绷带或弹力石膏绷带包扎残肢，以减少残肢肿胀，促进残肢定型的方法。具体方法是先用纱布包扎截肢伤口，再用 U 型石膏绷带包扎固定。由于石膏固定确保了肢体的正确体位，小腿残肢的 U 形石膏应该在残肢的前后方呈 U 形，石膏夹板超过膝关节，将膝关节固定在伸直位。大腿残肢的 U 形石膏应该在残肢的内外侧呈 U 形，外侧石膏夹板增加厚度并且超过髋关节，保持髋关节伸直、股骨放在 15°的内收位，避免髋关节发生屈曲外展挛缩畸形。手术后 48 h 或 72 h 将石膏固定暂时去除，打开敷料，拔除引流物，换药后重新包扎并应用 U 形石膏夹板固定。术后硬绷带包扎的时间为 2～3 周，切口愈合拆线后改用弹性绷带包扎。与弹性绷带包扎技术相比，硬绷带技术更能有效地减少渗出和肿胀，更利于残肢的尽早定型，缺点是不便于观察残肢的血液循环。

5. 肌力训练

（1）残肢肌力训练

1）小腿截肢：应增强膝关节屈伸肌，尤其是股四头肌的肌力训练，早期进行股四头肌的等长收缩，以后开始屈伸肌的主动运动和抗阻运动训练，同时要注意双上肢及健侧肢体的肌力训练。

2）大腿截肢：尽早开始臀大肌和内收肌的等长收缩，术后 6 d 开始主动伸髋练习，术后 2 周，若残肢愈合良好，开始髋关节内收肌和外展肌的抗阻肌力训练；如患者俯卧位，徒手或沙袋放置在残肢远端，让患者将残肢上抬训练臀大肌肌力；患者仰卧位，徒手或沙袋放置在肢体残肢远端，让患者将残肢外展，训练外展肌力，同时还应对躯干及健侧肢体进行肌力训练。

3）髋关节离断患者：进行腹背肌和髂腰肌的训练。

（2）躯干肌训练：进行腹背部肌肉肌力训练，并辅以躯干回旋、侧向移动和骨盆提起等动作。

（3）健侧下肢的训练：下肢截肢后，其残肢侧的骨盆大多向下倾斜，致使脊柱侧弯，患者初装假肢时往往感假肢侧较长，因此应尽早进行站立训练、连续单腿跳及站立位的膝关节屈伸运动。要在镜前站立，注意矫正姿势，并以在无支撑的情况下能保持站立 10 min、连续屈伸膝关节 10～15 次为目标。

6. 关节活动训练

（1）髋关节活动范围训练：①髋关节屈伸训练：患者仰卧位或俯卧位，主动前屈后伸或由治疗师被动前屈后伸。如有关髋节屈曲畸形时，需行关节松动术，以改善关节活动范围。②髋关节的内收、外展训练：患者仰卧位，主动或被动行残肢的内收外展运动，如关节有挛缩发生，治疗师可一手固定对侧骨盆，另一手置于残肢，被动将髋关节向内收方向运动，扩大关节活动度。

（2）膝关节活动范围训练：小腿截肢术后易出现膝关节屈曲畸形，应在术后第 2 天开始屈伸膝关节，尤其是注重伸直膝关节，在坐位时伸直膝关节，在卧位时主动伸直膝关节，如膝关节有屈曲挛缩，应由治疗师行膝关节的牵张训练，以改善膝关节的活动度。

7. ADL 训练　术后应根据患者病情尽早开始 ADL 训练，如翻身、坐起、上下床、使用轮椅或腋拐转移、如厕、洗漱和穿衣等日常生活动作。要让截肢者尽早掌握截肢后的转移方法，尽早开始转移训练。训练中要注意观察患者的反应和全身状况，以免发生危险。

8. 残肢末端承重训练　残肢末端承重程度的多少直接影响截肢者日后假肢接受腔的设计、决定假肢功能，以及残肢的肌肉萎缩速度。为了加强术后残肢末端的承重能力，早期使用手掌进行拍打残肢和残肢末端，待局部皮肤能适应时，进一步采用沙袋与残肢皮肤接触、碰撞、承重训练。开始时少量承重，逐渐增加承重重量。

二、穿戴和使用假肢的训练

（一）假肢的装配

1. 术后即装假肢　是指截肢术后立即在手术台上为患者安装的临时假肢，让患者术后即穿上临时假肢进行站立和步行训练。术后即装假肢的优点和临时假肢相似，更能缩短患者卧床时间，促进伤口愈合，减轻残肢水肿、加速残肢定型，减少幻肢痛和残肢并发症。但术后即装假肢对手术的无菌要求高，且伤口观察不便，可能会因残端过分承重而发生创面压迫等，因此术后即装假肢至今仍未得到推广。

2. 临时假肢　临时假肢是一种在残端切口愈合后安装的假肢，一般在截肢术后 2 ~ 3 周，切口愈合良好，拆线后即可安装。尽早使用临时假肢的优点是：减少残肢肿胀、加速残肢定型，缩短卧床时间、减少卧床并发症，早期下地训练，预防关节挛缩，使患者早日回归社会。另外，从临时假肢的使用中还可了解个人假肢装配的特点，为安装正式假肢提供参考。临时假肢穿戴时间约为 2 ~ 3 个月。

3. 正式假肢　当残肢定型，患者能熟练地独自步行后，即可更换为正式假肢。

（二）假肢的训练

1. 上肢假肢的训练　上肢截肢者的功能训练对发挥假肢的代偿功能有着十分重要的意义，作业疗法治疗师的责任在于充分调动截肢者的积极性，通过耐心的帮助，增强截肢者使用假肢的信心，使截肢者逐渐熟练地掌握控制使用假肢的方法与技术。

（1）假肢穿脱的训练：不同部位和不同类型的假肢穿脱方法有所不同。先由假肢技师或作业治疗师讲解示范，让患者掌握假肢的穿脱方法。

1）肌电控制前臂假肢的穿脱比较简单，将残肢直接穿入或脱出接受腔，有时可能需要用短袜来引导残肢进入接受腔。

2）索控式前臂假肢应先将 8 字背带及悬吊带套入肩肘部，再将残肢穿入接受腔。脱假肢时先脱 8 字背带，再将残肢从接受腔中脱出。

（2）假手的操控训练：利用肌电控制假手开、合训练；利用肌电控制完成假手的手、腕、肘之间的切换动作等。

（3）假手使用训练：包括基本训练和日常活动动作训练。首先训练假手手部的定位，由简单到复杂。开始将假手移近目标，重复训练抓起、放下等动作。先抓、放形状简单的物体，进一步抓取复杂的物品；然后进行日常生活动作训练，如衣服穿脱、系鞋带、进食、淋浴、刷牙、梳头、大小便等等。带有手指感应的肌电假手应当注意训练捏取不同材质的物体。

（4）环境改造：日常生活中要为使用假手提供方便，必要时可借助辅助工具或对生活环境进行改造，以达到最大程度的回归社会，生活自理。

2. 下肢假肢的训练

（1）假肢穿脱的训练

1）小腿假肢穿脱训练：①穿假肢时，患者先在残肢上套一层薄的尼龙袜保护残肢，再套上软的内接受腔，在软接受腔的外面再套一层尼龙袜，然后将残肢穿入接受腔，站起让残肢到位即可；②脱假肢时，患者取坐位，双手握住假肢，将假肢向下拽，将残肢拉出即可。

2）大腿假肢穿脱训练：①穿假肢时，患者取坐位，将滑石粉涂在残肢上，再将牵引带缠绕在残肢上，将接受腔阀门打开，患者站起，将残肢垂直插入接受腔，将牵引带从孔内拉出，引导残肢伸入接受腔，直到残肢完全纳入接受腔，再将牵引带全部拉出，然后盖上阀门，排气拧紧。穿好后，患者平行站立，调整身体，检查假肢是否穿着合适，如不合适，需要重穿一次。②脱假肢时，患者取坐位，将接受腔的阀门打开取下假肢即可。

（2）假肢使用训练

1）站立平衡训练：患者站立于平行杠内，手扶双杠反复练习侧方重心转移，体会假肢承重的感觉和利用假肢支撑体重的控制方法。进而练习双手脱离平行杠的患肢负重，单腿平衡等。

2）步行训练：迈步和步行训练需要在平行杠内进行，一般要求平行杠的长度在 6 m 以上。在平行杠一侧放置落地镜子，用于观察训练时的姿势。可用木条等作为障碍物，另外需要助行器如手杖、腋杖、助行支架。①假肢迈步训练：将假肢退后半步，使假肢负重，在假肢足尖触及地面的状态下，将体重移向健肢，迈出假肢，使其足跟部落在健肢足尖前面。为使膝关节保持伸直位，臀大肌要用力收缩，防止膝打软腿。要患者特别注意体会用力屈曲残肢使小腿摆出和伸展膝关节时的感觉。

②健肢迈步训练:将健肢后退半步,使健肢完全承重,将体重移向假肢侧,腰部挺直迈出健肢,提起假肢跟部,使脚尖部位负重,弯曲假肢膝关节。此项训练的重点是通过大幅度的迈出健肢来伸展截肢侧的髋关节,掌握假肢后蹬时的感觉。③交替迈步训练:在平行杠内或借助手杖进行交替迈步训练。训练中患者最易出现假肢侧的步幅和支撑时间缩短。训练时注意步幅不要短,腰身要挺直,残肢要向正前方摆出。此外在假肢支撑期中,要使骨盆在假肢上方水平移动。如果能保持骨盆水平,上体就不会向假肢侧倾斜。为此,应当尽量减少双脚之间的步宽。练习转换方向时,可指导患者将体重放在处于身后的假肢足趾部,在这一位置上做旋转(以足趾为支点)。另外还可以双脚跟部为轴旋转

3)上下台阶步行训练:早期可扶扶手,逐渐过渡到独立上下台阶。①上台阶时,健侧先上一层,假肢轻度外展迈上一台阶,假肢瞬间负重时,健肢迈上上一台阶。②下台阶时,假肢先下一层台阶,躯干稍向前弯曲,重心前移,接着健肢下台阶。

4)上下坡道步行训练:上下坡道分直行和侧行,基本方法相似,侧行比较安全。①上坡道时,健肢迈出一大步,假肢向前跟一小步,身体稍向前倾。为了防止足尖触地,假肢膝关节屈曲角度稍大,残端应压向接受腔后壁。②下坡道时,假肢先迈一步,防止假肢膝部突然折屈,注意残端后伸。假肢迈步时步幅要小。迈出健肢时,假肢残端压向接受腔后方,健肢在前尚未触地时,不能将上体的重心从假肢移向前方。

5)跨越障碍物训练:跨越障碍物时,健肢靠近障碍物站立,假肢承重,健肢先跨越,然后健肢承重,身体前屈,假肢腿髋关节屈曲,带动假肢跨越。

6)室外训练:截肢者通过一段时间的室内步行训练以后,应尽早到室外,公共场所,不同的路面训练,如草地、碎石地、坡道上行走。

(三)穿戴假肢后的注意事项

1.残肢皮肤破溃、窦道、瘢痕和角化　常见原因主要是假肢接受腔的压迫、摩擦,尤其是残端的瘢痕更容易破溃。治疗方法包括修整接受腔、创面换药、进行紫外线、超短波等物理治疗。对久经不愈的窦道需进行手术扩创。对残肢瘢痕可使用硅凝胶套,避免和减少皮肤瘢痕受压或摩擦。

2.残端骨外突、外形不良　对较大的骨刺需手术切除。对较严重的圆锥形残肢,如果有足够的长度,可将突出的骨端切除,同时行肌肉成形术或肌内固定术,以形成圆柱形残肢。

3.残肢关节挛缩　术后残肢关节挛缩的常见原因包括术后关节长期置于不适合体位,没有合理固定,以及瘢痕的挛缩。预防关节挛缩最有效的方法是术后尽早进行功能训练,维持关节的活动。关节挛缩出现后,可进行主动和被动的关节活动、严重者需手术治疗。

4.残肢痛　引起残肢痛的原因较多,常见的为神经瘤、残端血液循环障碍、残端骨刺、炎症、中枢性疼痛等。治疗方法包括局部超短波、低中频电的治疗和使用镇痛药物。神经瘤及严重骨刺需要手术治疗。

5.幻肢痛　发生率为5%~10%。幻肢痛的机制尚不十分清楚,目前大多数人认为幻肢痛是运动知觉、视觉和触觉等的一种心理学、生理学现象。治疗方法包括心理治疗、超短波和低中频电治疗、针灸和使用中枢性镇静药,主要是三环类抗抑郁药,如阿米替林、丙米嗪和卡马西平等。

本章小结

本章学习了截肢的定义、截肢的原因及截肢后的康复评定、康复治疗,假肢的穿戴方法和使用过程中的注意事项。康复评定主要介绍了一般情况的评定、残肢的评定、疼痛的评定、日常生活活动能力的评定。康复治疗中介绍了使用假肢前的训练、穿戴和使用假肢的训练。

思考题

一、单选题

1. 关于截肢残端的理想长度的是(　　)
   A. 膝上截肢应在坐骨结节下 15 cm 左右　B. 膝下截肢应在胫骨平台内侧下 25 cm 左右
   C. 膝上截肢应在坐骨结节下 8～18 cm　D. 前臂截肢应在肘下 8～18 cm
   E. 上臂截肢应在肩峰下 8～18 cm
2. 残肢痛是截止后所发生的(　　)
   A. 被截肢体逐渐缩短、扭转的异样感　B. 被截肢体呈钳夹样、烧灼痒痛感
   C. 残端胀痛感　D. 残端触电样痛感
   E. 残端针刺样痛感
3. 穿戴假肢后的注意事项(　　)
   A. 保持适当的体重　B. 防止残肢肌肉萎缩　C. 防止残肢肿胀和脂肪沉积
   D. 洗澡的时候可以穿戴　E. 保持残肢皮肤和假肢接受腔的清洁
4. 下列哪项不是截肢术后 ADL 训练(　　)
   A. 翻身、坐起、上下床训练　B. 轮椅或腋拐转移　C. 如厕、洗漱和穿衣
   D. 呼吸、心肺有氧训练　E. 以上答案均是
5. 哪项不是大腿截肢术后正确体位(　　)
   A. 仰卧位髋关节内收　B. 仰卧位髋关节伸直　C. 健侧卧位
   D. 俯卧位　E. 以上答案均不是
6. 假肢使用训练方法不包括(　　)
   A. 站立平衡训练　B. 上下台阶步行训练　C. 上下坡道步行训练
   D. 立定跳远训练　E. 室外训练

二、简答题

1. 简述截肢后残肢的评定。
2. 以大腿截肢为例，简述现代假肢接受腔技术对截肢手术的要求。
3. 简述大腿假肢的使用与训练方法。
4. 简述小腿假肢肌力训练的内容与方法。

（邢勇胜）

第十三章 人工关节置换术后康复

★教学目标 ①掌握:人工髋关节置换术后的康复评定和治疗,人工膝关节置换术后的康复评定和治疗。②熟悉:人工关节置换术的适应证。③了解:人工髋关节及膝关节置换术的禁忌证。④具有基本临床康复思维与素养,具有对患者进行康复评定和康复训练的能力。⑤能与患者及家属进行良好沟通,开展健康教育;能与相关医务人员进行专业交流,团结协作开展康复治疗。

★病例

患者张某,女,65岁。因"双膝关节全膝关节置换术后2周"入院,双侧膝部可见直径约8 cm手术切口疤痕,双膝关节轻度肿胀,浮髌试验阴性,膝关节伸屈活动约10°~90°(左)、0°~100°(右),双足背动脉波动可,末梢血液循环可。术前X射线片:双膝关节内翻畸形,膝关节内侧关节间隙狭窄,软骨下骨硬化,关节周缘及髌骨上下极可见骨赘形成。

问题与思考:①请结合上述病例制定评定方案。②请根据评定的结果,总结患者存在的主要功能障碍,确定康复目标。③请根据患者目前情况思考如何改善双膝关节的活动度并给出具体治疗方案。

第一节 人工全髋关节置换术

人工髋关节置换是指用生物相容性和机械性能良好的金属材料制成的一种类似人体骨关节的假体,利用手术方法将人工关节置换被疾病或损伤所破坏的关节面,其目的是切除病灶,清除疼痛,恢复关节的活动与原有的功能。人工关节置换具有关节活动较好,可早期下地活动,减少老年患者长期卧床的并发症等优点。

人工关节在国外始于20世纪40年代,中国在20世纪60年代以后逐步开展。人工髋关节置换术的治疗效果经过反复的临床实践,已经得到充分的肯定并已经发展成为一种可靠的治疗手段。人工关节置换术主要目的是缓解关节疼痛、矫正畸形、恢复和改善关节的运动功能。

一、适应证及禁忌证

1.适应证 ①关节炎:类风湿关节炎(RA)、青少年类风湿关节炎、非化脓性关节炎。②髋关节退行性病变:骨关节炎(OA)。③强直性脊柱炎。④缺血性坏死:骨折或脱位后坏死、特发性坏死。⑤骨肿瘤。⑥进行性髋关节发育异常。⑦髋关节重建术失败:髋成形术(杯状成形术)、股骨头置换术、Girdlestone成形术、关节面成形术、全髋置换术。⑧骨折或脱位:髋臼骨折、股骨近端骨折或髋脱位、股骨头骺分离。⑨髋关节融合或假关节形成、截骨术。⑩代谢病(Gauder′s disease)。⑪血液病:血红蛋白病(镰状细胞型贫血)、血友病。⑫遗传性疾病。⑬一些感染性疾病:间歇、稳定期骨髓炎,如血源性、手术后、髋关节结核。⑭肾性疾患:激素诱导型、酒精中毒型。

2.禁忌证

绝对禁忌证:髋关节活动性感染性炎症、全身感染或败血症、神经源性关节疾患、恶性肿瘤等。

相对禁忌证:局部感染,尤其为膀胱、皮肤、肺部或其他局部范围感染;髋外展功能丧失;髋关节周围神经功能缺陷;各种进展迅速型骨损坏疾患。另外,患者若有牙科或泌尿系疾病需处理,如经尿道前列腺切除术,应在全髋置换术前进行。

二、髋关节的康复评定

(一)疼痛的评定

可采用视觉模拟评分法进行评定,对治疗前后的评定结果进行比较。

视觉模拟评分(VAS):评分标准:0 ~ 10 分。0 分:无痛。3 分以下:有轻微的疼痛,患者能忍受。4 ~ 6 分:患者疼痛并影响睡眠,尚能忍受。7 ~ 10 分:患者有渐强烈的疼痛,疼痛难忍。

(二)关节活动范围测定

关节活动障碍是全髋关节置换术后患者的主要临床表现之一,通过关节活动度测定可了解关节活动受限程度。

1. 髋关节屈曲　患者仰卧位,骨盆紧贴床面。评定者将角度尺中心置于股骨大转子,固定臂与躯干腋中线相平行,移动臂为股骨纵轴,屈曲髋关节至最大范围(图 13-1)。

参考值:0° ~ 120°。

2. 髋关节伸展　患者俯卧位,骨盆紧贴床面,双足在床缘外。评定者将角度尺中心置于股骨大转子,固定臂与躯干腋中线相平行,移动臂为股骨纵轴,伸展髋关节至最大范围(图 13-2)。

参考值:0° ~ 30°。

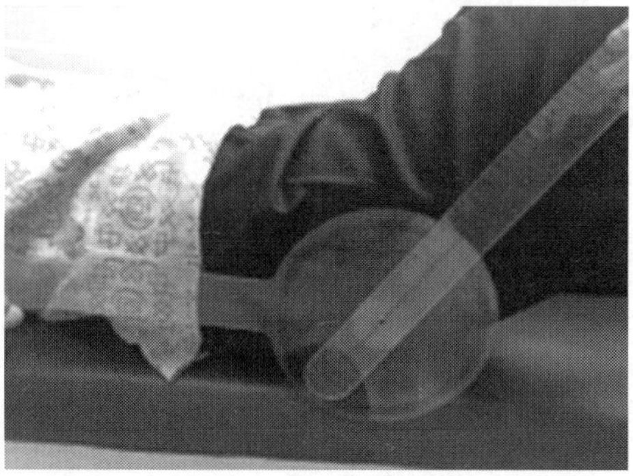

图 13-1　髋关节屈曲

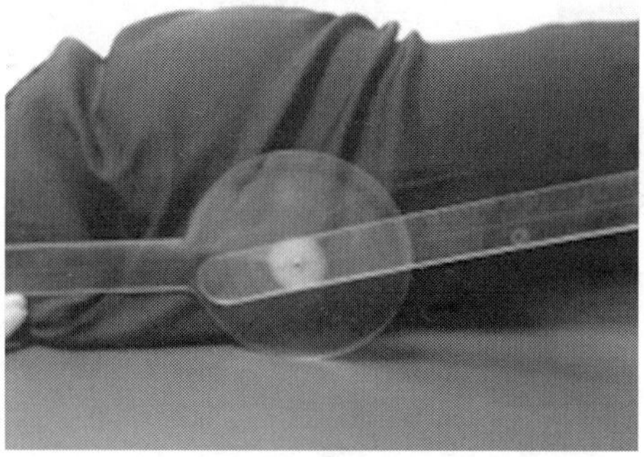

图 13-2　髋关节伸展

3. 髋关节外展　患者仰卧位,避免大腿旋转。评定者将角度尺中心置于髂前上棘,固定臂为左右髂前上棘连线,移动臂为股骨纵轴,外展髋关节至最大范围(图 13-3)。

参考值:0° ~ 45°。

4. 髋关节内收　患者仰卧位,避免大腿旋转,对侧下肢外展。评定者将角度尺中心置于髂前上棘,固定臂为左右髂前上棘连线,移动臂为股骨纵轴,内收髋关节至最大范围(图 13-4)。

参考值:0° ~ 30°。

5. 髋关节内旋、外旋　患者坐位. 髋关节屈曲 90°,膝关节屈曲 90°,两小腿垂于床缘外。评定者将角度尺中心置于髌骨中心,固定臂为通过髌骨中心的垂直线,移动臂为胫骨纵轴,内旋或外旋髋关节至最大范围(图 13-5,图 13-6)。

参考值:内旋 0° ~ 45°,外旋 0° ~ 45°。

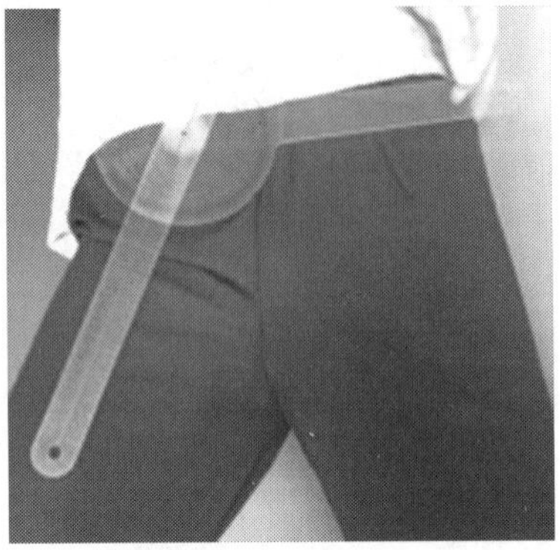

图 13-3　髋关节外展

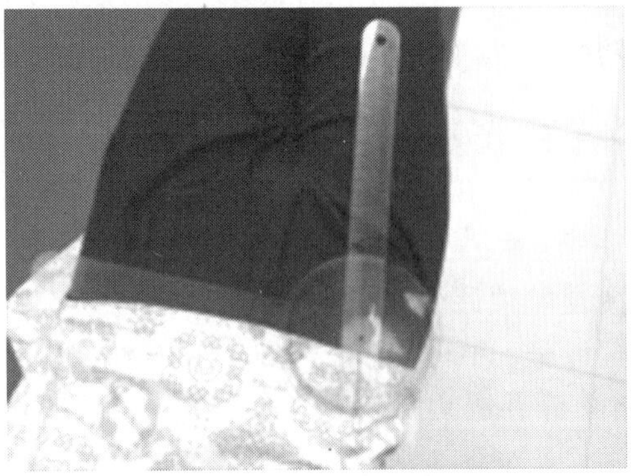

图 13-4　髋关节内收

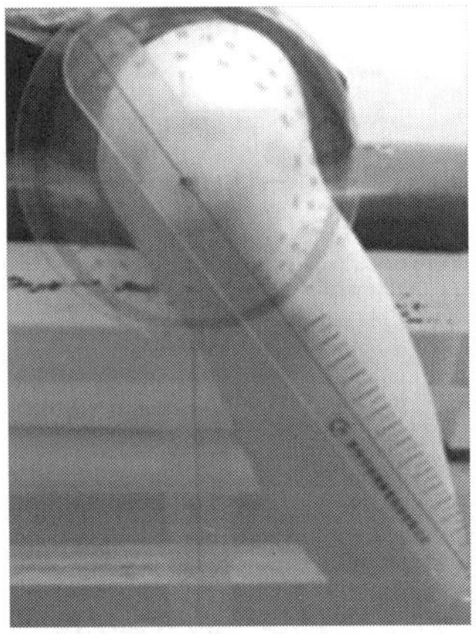

图 13-5　髋关节外旋

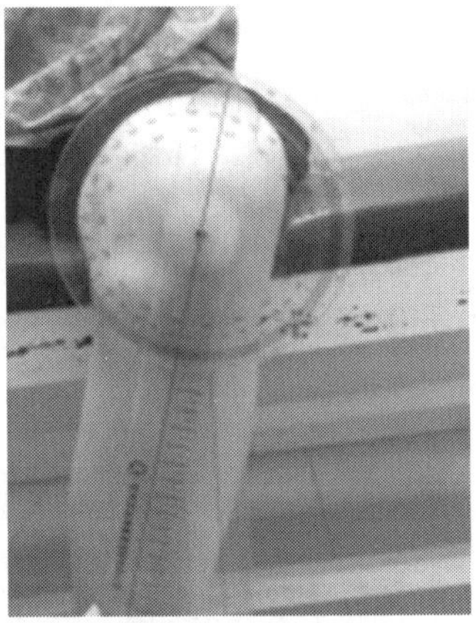

图 13-6　髋关节内旋

（三）肌力测定

全髋关节置换术后患者因肢体运动减少，可致失用性肌萎缩，肌力减弱。肌力检查是判定肌肉功能状态的重要指标，可反映患肢肌肉的状态。常用的测定方法为徒手肌力检查法、等长肌力测定法和等速肌力测试法，其中等速肌力测定法可定量评定肌肉功能。

（四）步态分析

下肢骨关节损伤后，极易影响下肢步行功能，应对患者施行步态分析检查。详见相关章节。

（五）日常生活活动能力评定

全髋关节置换术后患者因术后卧床常影响其日常生活活动能力，应进行 ADL 评定，以了解患者日常生活活动能力水平。

（六）髋关节功能评定

Harris 髋关节评分（Harris hip score）Harris 于 1969 年提出了一种评价 THA 术前患者功能状态及术后疗效的评价系统，目前是 THA 术前术后最常用的临床评估手段。该评分系统观察指标主要包括疼痛、功能、畸形和关节活动度四个方面，总分 100 分。其中疼痛和功能性活动的权重较大，合计 91 分，关节活动所占权重较小，一方面人们认为宁可要一个不动而不痛的髓关节，也不要一个活动而疼痛的髓关节；另一方面关节活动度的测量结果因测量者不同而差异较大，权重过大会导致评分结果的重复性差。患者的功能评估包括了行走能力、支撑能力、上下楼梯的能力、坐的耐力、使用交通工具的能力和穿鞋袜的能力。

根据分值大小将髋关节功能分为 4 级。①70 分:差。②70 ~ 79 分:一般。③80 ~ 89 分:好。④90 ~ 100 分:很好(表 13-1)。

表 13-1 髋关节功能评定

关于主诉疼痛(44 分)	无痛或可以忽略					44
	时有隐痛,不影响活动					40
	轻度疼痛,日常生活不受影响,过量活动可有中度疼痛可服 NSAID 类止痛药					30
	中度疼痛,可忍受,但常因此废弃一些活动,日常活动稍受限,但能正常工作,常服 NSAID 止痛药					20
	剧痛,活动严重受限					10
	病废,卧床仍剧痛,因疼痛被迫长期卧床。					0
功能(47 分)	步态(33 分)	步态跛行	无	11	轻度	8
			中度	5	重度	0
		行走距离	无限制	11	600 m	8
			200 ~ 300 m	5	限于室内	2
			卧床和坐椅	0		
		助行装置	无	11	长距离行走需单手杖	7
			需单拐	3	大多时间需单手杖	5
			需双手杖	2	需双拐或无法行走	0
	日常生活(14 分)	上下楼梯	一步一阶不需扶手	4	上下楼需人辅助	1
			一步一阶需扶栏杆	2	无法上下楼	0
		穿鞋袜	轻松	4	不能穿鞋袜	0
			困难	2		
		坐	能舒适的坐任何椅子 1 h			5
			能舒适的坐高椅子半小时			3
			在任何椅子上坐都不舒服			0
		乘车	能	1	不能	0
体征表现			固定屈曲挛缩小于 30°			1
			固定内收畸形小于 10°			1
			伸直位固定内旋畸形小于 10°			1
			两侧肢体长度相差 3.2 cm以内			1
查体结果		A. 屈曲	0° ~ 45°以内	×1.0 = (A)		得分结果 = A、B、C、D 之和除以 20
			45° ~ 90°以内	×0.6 = (A)		
			90° ~ 110°以内	×0.3 = (A)		
		B. 外展	0° ~ 15°以内	×0.8 = (B)		
			15° ~ 20°以内	×0.3 = (B)		
		C. 外旋	0° ~ 15°以内	×0.4 = (C)		
		D. 内收	0° ~ 15°以内	×0.2 = (D)		
特征表现			T rendelenburg 试验		阳性( )	

三、人工全髋关节置换术术后康复措施

（一）一般原则

人工全髓关节置换术越来越广泛地应用于临床治疗中，手术只是为功能重建提供了一个必要条件，术后康复则是手术成功的重要保障。精湛的手术技术只有结合完美的术后康复治疗，才能获得最理想的效果。

人工全髓关节置换术的康复治疗目标是促进患者解除疼痛，恢复体力，增强肌力，恢复关节的活动度，保持关节稳定性和肌肉张力，防止出现关节僵硬和肌肉萎缩，避免出现长期卧床并发症（如深浅静脉血栓、肺栓塞、压疮、坠积性肺炎等），学会使用辅助器具转移及行走，恢复日常生活活动的协调性，提高生活质量。目前还没有一种被普遍认可的全髋关节置换术后康复方案，虽然最有限的处理就可以使髋关节达到无痛，但精心设计的康复计划将加速功能的改善，减轻跛行，促进生活自理能力的恢复。

（二）康复治疗方法

1. 药物治疗　①镇痛药物：术后明显疼痛时可以应用非体类消炎镇痛药物如双氯芬酸钠，中枢类镇痛药物如哌替啶、曲马多等。②抗痉挛药：常用的有氯唑沙宗、巴氯芬、乙哌立松等。③钙调节剂及抗骨质疏松类药物如钙剂、降钙素、磷酸盐制剂等。④预防下肢静脉血栓形成药物如利伐沙班、低分子肝素钙等。⑤围术期常规应用抗生素，可有效预防感染。

2. 物理因子治疗

（1）冰敷：关节肿胀、疼痛显著时可适当冰敷以缓解疼痛、减轻关节肿胀。

（2）红外线疗法：可缓解手术刀口附近组织红肿、疼痛。

（3）蜡疗：当手术后出现关节活动范围改变时，可适当给予蜡疗，以缓解关节周围软组织挛缩、粘连，改善关节活动度。

3. 功能训练

（1）手术当天：患者取平卧位，下肢外展，穿着防血栓弹力袜裤，双腿间放置外展三脚架或软垫，治疗师要注意外展架绑带的松紧度和位置，避免损伤腓神经。开始深呼吸、咳嗽、排痰、叩背，同时可进行踝泵活动，股四头肌、腘绳肌和臀肌等长收缩。注意经常检查背部、骶尾部和足跟等易受压迫的部位，防止出现压疮。

1）踝泵：患者取仰卧位，膝关节伸直，踝关节全力背伸并坚持片刻，然后踝全力跖屈并坚持片刻。一组 20 次，于术后麻醉解除，双下肢可进行自主活动时开始，每小时进行一组。

此项训练可以无限期进行，对预防下肢深浅静脉血栓的发生具有重要意义。

2）股四头肌等长收缩训练：患者取仰卧位，伸直膝关节，全力收缩股四头肌，使髌骨向近端牵拉，坚持 15 ~20 s 后放松为 1 次，一组 20 次，每日进行 2 ~3 组。

3）腘绳肌等长收缩：平卧，下肢伸直，足取中立位，足跟下压，持续 20 s，一组 20 次，每日进行 2 ~3 组。

4）臀肌收缩：收紧臀肌使双臀靠拢坚持 20 s，然后放松。一组 20 次，每日 2 ~3 次。

（2）术后 1 ~2 d：目的是预防并发症，增加下肢肌肉收缩和控制能力，帮助患者坐起 30 min。

1）术后 1 d：治疗师继续指导患者进行深呼吸、踝泵活动，股四头肌、腘绳肌和臀肌等长收缩，同时进行双上肢力量练习。

2）术后 1 d 或 2 d：治疗师开始指导并帮助患者从仰卧位坐起、从坐位站起和转移到座椅，注意必须是高的、有扶手的、不带厚软垫的座椅，患者可以在床边坐起，或半躺着坐于椅子上，将另一枕头置于两腿之间限制内收和内旋。

通常可以从术后第2天开始步态练习,事先调整好患者需要使用的辅具高度,大部分老年患者需要助行架帮助保持平衡和稳定,步态训练最好在病房中进行,如果患者能在监护下走入洗手间,可允许其在加高的马桶上大小便。

从卧坐-站的转移:患者仰卧位,助行架放在手术侧腿旁,肘关节屈曲支撑保护患者髋部,将身体移到床旁,整个过程中手术侧与躯干始终保持在一条线,禁止扭转手术侧下肢;将手术侧腿移到床下,双肘、腕关节支撑起坐,健腿顺势移到床下,并将身体转正,坐于床沿,整个过程中手术侧下肢保持伸直;身体后倾,屈髋角度小于90°,臀部移动到床沿,患腿在前,健腿在后,双上肢支撑助行架,健腿负重,将身体脱离床沿,缓慢站起,整个过程中要避免身体前倾。

从站到坐的转移:坐高位直靠背带扶手的座椅,座椅避免过低,坐垫避免过厚过软。后退助行架直至感觉到健侧腿的后方接触到座椅;将手从助行架上解放出来后抓住座椅扶手,支持并慢慢降低身体,保持患肢伸直在前方;先弯曲健腿,并向后滑动身体坐下。

助行架帮助下行走:将助行架置于患者身体前方20 cm处,用双手握紧助行架,保持微关节伸直,并将健腿置于助行架中间;健腿负重,提起助行架(若助行架没有轮子),与患肢一起移向前;将助行架放下,并确定放稳后,双手支撑助行架,将健腿迈向前。如此反复。

扶拐行走:将腋拐置于身体两侧,双手握紧腋拐的手柄;注视前方,健肢负重,同时向前移动患肢和双拐;之后向前迈出健腿。如此反复。

(3)术后3 d,开始增加CPM练习,应用非骨水泥型和混合型假体的患者要在1周局开始。每天进行2次,每次30 min。从30°~40°开始,每日增加10°,以髋关节实际屈曲度数为准,因为CPM的读数与实际有误差,最终髋屈曲度数不要超过90°,可持续2周。

(4)术后4 d:在半坐位重复前一天的训练;进行膝关节最后5°伸直训练;股内侧肌训练;侧卧位患肢抗重力外展训练;坐起训练。

(5)术后5 d:重复前一天的训练,进行站立训练,应用骨水泥型全髋的患者,在助行架辅助下承重练习,应用非骨水泥型全髋或混合型全髋的患者,在助行架辅助下先脚尖触地承重6~8周。

(6)术后6 d:除进行前述训练外,进行站立位髋关节前屈、后伸、外展练习。

(7)术后1周:继续以前训练。站立位练习髋关节前屈、后伸、外展,注意手术入路部位是薄弱环节;利用助步架进行步行训练,注意转身动作,防止手术侧下肢内收、内旋超过身体中线;逐渐将双侧肘拐改用成单侧肘拐进行步行训练,注意步态;增加行走距离。

(8)术后2周:继续以前的训练。借助肘拐或手杖训练上下楼梯,上楼时,健腿-患腿-拐;下楼时,拐-患腿一健腿。

扶拐上下楼梯:上楼时,双手握紧置于身体两侧的腋拐手柄,先将健侧脚放置在楼梯台阶上,身体倾向前,利用拐杖和健腿支撑体重,然后将患腿抬起,并将患脚置于台阶上;下楼时,健腿负重,将双拐和患脚放到下一级台阶,利用拐杖保持平衡和移动身体,并将健腿移到与患腿同级的台阶。

(9)术后3~6周:根据具体情况增加患肢负重并逐渐去除拐杖,进行步态训练;训练双腿交替上下楼梯;训练下蹲。

第二节　人工全膝关节置换术

随着人们生活水平的提高及社会老龄化的加快,因膝骨关节病(骨性关节炎、创伤性关节炎、类风湿关节炎等)而行全膝关节置换术的患者越来越多。膝骨关节病是目前骨科最常见的疾病,尤好发于老年人,对老年人的心理和身体健康造成极大的伤害,严重影响老年人的生活质量。全膝关节置换术被认为是治疗膝骨关节病终末效果肯定的方法,该手术能够有效缓解疼痛,从而提高膝关节的功能,进一步改善老年人的生存质量。

人工全膝关节置换术后膝关节粘连导致的关节屈伸障碍和膝关节僵硬是较为常见的问题，通过对膝关节主动、被动活动，促进血液循环，防止术后粘连，减少瘢痕对关节活动度的限制，预防并发症的发生，提高患者生活质量。

一、适应证和禁忌证

1. 适应证　①退变性膝关节骨关节炎(OA)。②类风湿性关节炎(RA)和强直性脊柱炎(AS)的膝关节晚期病变；RA 或 AS 常可累及双侧膝关节。③其他非感染性关节炎引起的膝关节病损并伴有疼痛和功能障碍。如大骨节病、血友病性关节炎等。④创伤性骨关节炎：严重涉及关节面的创伤后的骨关节炎，如粉碎性平台骨折后关节面未能修复而严重影响功能的病例以及因半月板损伤或切除后导致的继发性骨关节炎等。⑤大面积的膝关节骨软骨坏死或其他病变不能通过常规手术方法修复的病例。⑥感染性关节炎后遗的关节破坏，在确认无活动性感染的情况下，可作为人工全膝关节置换术的相对适应证。⑦涉及膝关节面的肿瘤切除后无法获得良好的关节功能重建的病例。比如股骨远端或胫骨近端的骨肿瘤，有条件保存肢体者，可以在作瘤段切除后，用特殊假体作人工膝关节置换术。

2. 禁忌证　①膝关节周围肌肉瘫痪，或神经性疾病导致的肌无力。②急性或慢性感染性疾病、活动性结核感染、出血性疾病。③膝关节已长时间融合于功能位，没有疼痛和畸形等症状。④严重骨质疏松、关节不稳、严重肌力减退、纤维性或骨性融合并不是手术绝对禁忌证。

二、膝关节的康复评定

膝关节的康复评定可以包含的内容很多，可以对膝关节及与膝关节有关的活动度(ROM)、膝内外翻畸形、步态、股四头肌力量、腘绳肌力量、腘绳肌/股四头肌力量比值(H/Q)、膝关节的本体感觉等进行评价。

(一)疼痛的评定

可采用视觉模拟评分法进行评定，对治疗前后的评定结果进行比较。

视觉模拟评分(VAS)：0～10 分。0 分：无痛。3 分以下：有轻微的疼痛，患者能忍受。4～6 分：患者疼痛并影响睡眠，尚能忍受。7～10 分：患者有强烈的疼痛，疼痛难忍。

(二)关节活动范围测定

患者俯卧位，髋、膝关节伸展。轴心位于膝关节的腓骨小头，固定臂与股骨长轴平行，移动臂与腓骨长轴平行。屈曲或伸展膝关节至最大范围(屈曲见图 13-7，伸展见图 13-8)。

参考值：屈曲 0°～135°，伸展 0°。

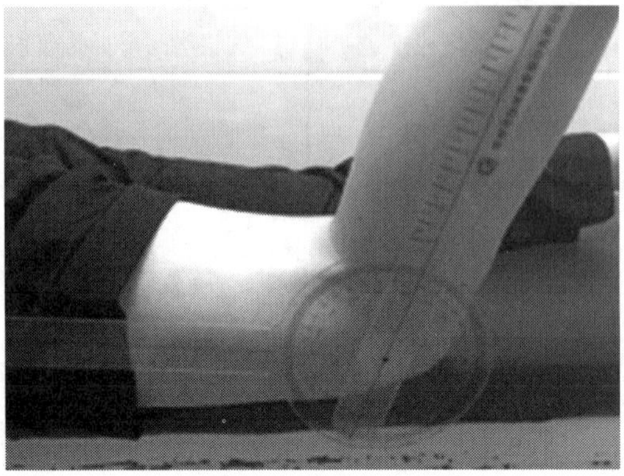

图 13-7　膝关节屈曲

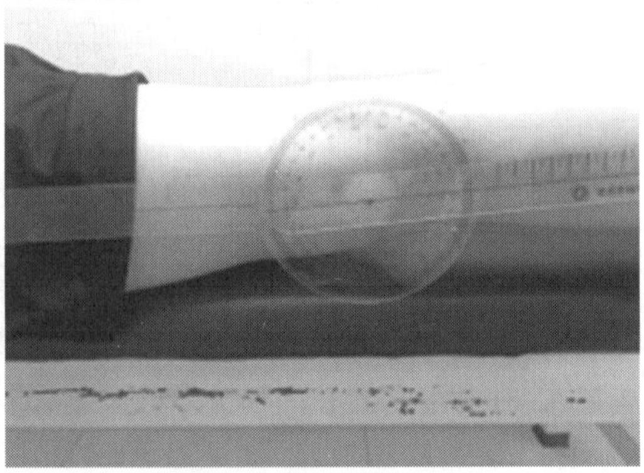

图 13-8　膝关节伸展

（三）肌力测定

全膝关节置换术后患者因肢体运动减少，可致失用性肌萎缩，肌力减弱。肌力检查是判定肌肉功能状态的重要指标，可反映患肢肌肉的状态。常用的测定方法为徒手肌力检查法、等长肌力测定法和等速肌力测试法，其中等速肌力测定法可定量评定肌肉功能，在检查时要求将大腿固定，膝关节进行屈或伸的运动，观察动作完成情况、肌肉张力情况和对所施加阻力的对抗能力，并给出股四头肌、股二头肌等肌肉的肌力评级。

（四）膝关节肿胀的康复评定

测量方法：膝关节处于伸膝位，以髌骨上下极之间的中点作为髌骨的中点，在此处测量膝关节的髌骨中心围度。膝关节积液越多，该测量数值越大；膝关节内积液相同的情况下，膝关节周围软组织越肿胀，该测量数值也是增大的。

（五）膝关节稳定性的康复评定

膝关节的前、后稳定性的康复评定 Lachman 试验，前抽屉试验和后抽屉试验，侧方应力实验及辅助进行应力侧 X 射线片检查是术前对内、外侧不稳情况进行判断的重要检查，也是术后的重要评估指标。

（六）下肢力线的康复评定

测量下肢力线测定常用的有两种方法：一种是下肢机械力线投影法。就是用皮尺上端从髂前上棘向内 2 横指，下端到内、外踝连线中点向内 1 cm 拉一条直线，如果此时髌骨中心点在此线的内侧，则有膝外翻可能，反之有膝内翻可能。另一种是下肢体表测量法，从髂前上棘至第 1、2 趾间拉一直线，从该线距离骨中点的水平距离即可推算出膝内外翻的角度。

（七）膝关节本体感觉评定

本体感觉是包含关节运动觉和位置觉的一种特殊感觉形式，主要包括三个方面的内容：关节位置的静态感知能力、关节运动的感知能力（关节运动或加速度的感知）、反射回应和肌张力调节回路的传出活动能力。前两者反映本体感觉的传入活动能力，后者反映其传出活动的能力。

（八）步态分析

下肢骨关节损伤后，极易影响下肢步行功能，应对患者施行步态分析检查。详见相关章节。

（九）日常生活活动能力评定

全膝关节置换术后患者常因卧床影响其日常生活活动能力，应进行 ADL 评定，以了解患者日常生活活动能力水平。

（十）膝关节骨关节炎常用评定量表–HSS 评分

1976 年美国纽约特种外科医院（Hospital for Special Surgery，HSS）Insall 和 Ranawat 提出总分为 100 分的膝关节评分量表。共分为 7 个项目，其中 6 项为得分项目，1 个减分项目：①疾病 30 分；②功能 22 分；③活动度 18 分；④肌力 10 分；⑤屈膝畸形 10 分；⑥稳定性 10 分；⑦减分项目：是否需要支具、内外翻畸形和伸直滞缺程度。将临床疗效分成：优（>85 分），良（70 ~ 85 分），中（60 ~ 69 分）和差（59 分）（表 13–2）。

表 13-2　膝关节骨关节炎常用评定量表(HSS 评分)

一、疼痛(30 分)	-				
任何时候均无疼痛	30				
行走时无疼痛	15	休息时无疼痛	15		
行走时轻度疼痛	10	休息时轻度疼痛	10		
行走时中度疼痛	5	休息时中度疼痛	5		
行走时严重疼痛	0	休息时严重疼痛	0		
二、功能(22 分)					
行走站立无限制	22				
行走 2 500 ~ 5 000 m 和站立半小时以上	10	屋内行走,无需支具	5		
行走 500 ~ 2 500 m 和站立可达半小时	8	屋内行走,需要支具	2		
行走少于 500 m	4	能上楼梯	5		
不能行走	0	能上楼梯,但需支具	2		
三、活动度(18 分)					
8°=1 分	最高 18 分				
四、肌力(10 分)					
优:完全能对抗阻力	10	中:能带动关节活动	4		
良:部分对抗阻力	8	差:不能带动关节活动	0		
五、屈曲畸形(10 分)					
无畸形	10				
小于 5°	8				
5 ~ 10°	5				
大于 10°	0				
六、稳定性(10 分)					
正常	10				
轻度不稳:0° ~ 5°	8				
中度不稳:5° ~ 15°	5				
严重不稳:大于 15°	0				
七、减分项目					
单手杖	-1	伸直滞缺:5°	-2	每 5°外翻	-1
单拐杖	-2	伸直滞缺:10°	-3	每 5°内翻	-1
双拐杖	-3	伸直滞缺:15°	-5		

三、人工全膝关节置换术术后康复措施

TKA 术后康复在对患者全面检查和对术肢功能评估的基础上，制订科学合理的个体康复治疗计划。依据术后全身和局部病情变化、关节引流监测情况，进一步修订康复程序，增减功能训练项目，制订并发症预防等问题的对策，力求拟定切实可行的康复治疗措施。

（一）康复原则

康复原则如下。①个体化：根据每个患者的全身体质情况、关节病变程度，合并其他病情、心理素质、主观要求、手术操作、假体类型、固定方式等情况，客观地设计 TKA 的康复治疗计划，应因人而异。②全面训练：TKA 术后患者大多数为高龄体弱者，要全面评估患者身体状况，关注心肺功能变化，同时针对双侧膝关节的功能，做出全面的治疗方案。③循序渐进：一般 TKA 患者的膝关节本身及其周围组织都有不同程度的病变，切忌操之过急，避免康复治疗不当发生再损伤。

（二）康复目标

术前康复治疗的目的是缓解疼痛症状、增强关节功能。术后康复治疗的目标应根据患者个体情况制定，力求客观，最终为了努力恢复正常日常生活活动，最大限度地减轻疼痛症状，恢复关节活动度、肌力，提高患者生活质量。

（三）康复教育

康复训练直接影响膝关节功能。要求教育患者使其充分了解 TKA 术后康复的重要性，了解术后康复基本程序和注意事项，正确预计康复治疗目标，正确对待康复过程中可能遇到的问题，宣教镇痛以及早期康复对预防并发症的作用，帮助患者缓解心理压力，使患者建立较好的依从性。

（四）康复程序

1. 术前康复训练　术前功能训练有助于术后康复。多数 TKA 者为高龄患者，其中约 35% 有不同程度的膝关节运动功能障碍，故康复计划应从术前就开始。①术前详细询问病情，全面查体，特别注意患者心肺功能、感染，对高龄有严重并发症的患者要注意观察；②向患者讲解康复的重要性，制订出适合患者个体术前加强肌力和关节活动度的训练计划，术前最大限度地改善关节活动度；③指导患者正确使用步行器或拐杖；④指导患者床上翻身及床边转移技巧；⑤进行深呼吸和咳嗽技巧的训练；⑥指导患者进行患肢肌力训练；⑦指导肥胖患者减肥。

2. 术后康复训练

（1）第Ⅰ阶段（术后 1 d～1 周）

1）康复目标：控制疼痛、肿胀、预防感染和血栓形成，促进伤口愈合。

2）一般治疗：深呼吸和咳痰训练。下肢穿弹力袜，抬高肢体，患膝冰敷，防止水肿。第 1 天控制出血，适量活动。在不引起疼痛的状态下进行膝部主动或被动运动以及主动踝关节活动。

3）踝泵运动：即背屈-跖屈每小时 15 次，踝关节和足趾关节主动屈伸活动。使用下肢肢体循环治疗仪，从肢体远端至近端循环充气与放气，压力治疗促进下肢循环，预防下肢深静脉血栓形成。采用各种有效的镇痛措施包括镇痛泵或非甾体类药物，有利减轻疼痛及炎症反应。给予物理治疗控制疼痛和肿胀。必要时佩戴膝关节支具。

4）负重训练：要根据手术医生的要求给予控制性负重，即部分负重。术后第 2 天开始下地扶助行器站立，部分负重。对于比较少见的非骨水泥型假体，其负重时间不同，需要与手术医生讨论具体下地负重行走时间（一般要 6 周后才可负重）。

5）关节活动度训练：训练时必须注意每种假体屈曲限值。术后立即固定在完全伸直位。术后第 2 天开始缓慢膝关节屈曲训练。①滑板训练：即膝部屈曲训练的一种方式，患者仰卧位，患侧下肢

顺墙面或木板向下滑行，逐渐增加膝部屈曲度训练。②膝屈曲训练：仰卧位，患侧足向臀部缓慢滑行屈曲。③拔除引流管后，开始加大主动活动髌股关节，膝关节主动屈伸，ROM 训练。患者主动伸膝关节，在控制范围内被动屈曲膝关节。④CPM 训练：以屈曲训练为主。术后 2 周膝关节活动度达到 90°。⑤肌力训练：被动或者鼓励主动做直腿抬高，每组 10 ~ 15 次，每日 2 ~ 3 组。股四头肌和腘绳肌的等长收缩运动，维持肌纤维之间的活动度及减轻肌肉痉挛和疼痛。

（2）第Ⅱ阶段（术后第 2 周）

1）康复目标：术后早期最主要的目标是增加关节活动度。重点加强患侧肢体关节活动度，膝关节活动范围达到 0° ~ 90°。鼓励不负重状态下的主动运动，促进全身体能恢复。继续消除疼痛、促进血液循环及减轻炎症反应，防止深静脉血栓形成。恢复股四头肌和腘绳肌肌力，能独立完成日常生活活动。

2）一般治疗：继续上述运动训练项目。采用各种物理治疗控制疼痛和肿胀。运动后冷敷。采用电刺激肌肉或生物反馈治疗，减缓肌肉萎缩。

3）负重训练：在治疗人员的指导下，扶助行器站立，逐渐增加行走负荷，用双拐或助行器行走。

4）关节活动度训练：主动、被动活动髌股关节，膝关节主、被动屈伸，ROM 训练。膝屈曲挛缩的患者，注意加强关节活动度的训练。

术后 3 ~ 4 天开始膝关节连续被动活动（CPM）：初次活动范围为 0 ~ 45°，每次连续活动 30 min 或 1 h，每日 2 ~ 3 次。每日增加屈曲活动范围 10°，第 2 周后达到 90°。膝关节屈曲。CPM 可有效地增加膝关节屈曲度，减轻术后疼痛，减少深静脉血栓。髌骨活动：术后第 1 周，开始练习髌骨活动，双手手指分别放于髌骨上下缘及两侧，用力将髌骨向上、向下、两侧推动。髌骨活动对改善膝关节术后活动度有很大帮助。

5）肌力训练：①继续股四头肌、腘绳肌等长收缩训练，直腿抬高训练。患者坐于床边，将膝部屈曲，保持 5 s，然后再将小腿伸直抬高，保持 5 s，重复 10 ~ 15 次。②双上肢肌力训练可以开始进行床上的哑铃练习，也可以进行床上左边向下的侧卧位双手支撑练习（以左手为主），或床上右边向下的侧卧位双手支撑练习（以右手为主）。上肢力量的练习可以更自如地扶拐行走。③腰背肌训练对于老年人来说，术后长期卧床，对腰背部有较大负担，加强腰背肌锻炼，可以明显增加日常生活活动能力，也可以改善患者的精神状况和增强恢复健康的信心。

6）本体感觉训练：可应用本体感觉神经肌肉促进疗法和运用底部为半球形的足踝本体感觉训练板、动静态平衡训练仪等设备对患者进行本体感觉训练。平衡的训练可以利用 NeuoCom 系统、Biodex 平衡训练系统或传统的单平面平衡训练板，首先进行双侧静态平衡训练，逐步过渡到单侧静态平衡训练以及双侧动态平衡训练。

（3）第Ⅲ阶段（术后第 3 ~ 4 周）

1）康复目标：控制肿胀，保持关节活动范围，增加肌力与负重站立行走训练、身体平衡训练、膝关节本体感觉训练。

2）基本方法：ROM 和肌力练习后，可给予局部冷敷。继续上述运动训练项目。采用各种物理治疗如气压治疗、磁疗、脉冲短波、激光、红外线、低频调制中频电和超声波等，对控制肿胀，减轻疼痛很有效。采用神经肌肉电刺激或生物反馈治疗，减缓肌肉萎缩。

3）负重训练：扶拐或助行器行走，逐步完全负重。增加步行活动及上下楼梯的训练。术后第 3 周在静态自行车上通过调整座位高度，增加脚踏阻力达到训练目的。术后 3 周在步行器上进行步态训练，纠正异常步态。最初的步态训练及平衡训练，先在平行杠内进行，将重心逐渐完全转移到术膝，逐渐过渡到扶拐练习。

4）关节活动度训练：膝关节 ROM 训练仍是重点。坐于轮椅内，术侧足触地，将双手轻轻地向前方推动轮椅，使膝关节被动屈曲，保持 10 s 或者患者能够耐受的更长时间，然后恢复原位置，再重复。俯卧位,膝关节主动屈曲训练。坐位屈膝训练:患者坐在床边,主动屈膝,健侧足帮助患肢下压屈曲,保持 5 ~10 s,或者更长时间,然后放松,再重复以上动作。

5)肌力训练:渐进抗阻训练进行终末伸膝训练 15°、60°、90°的直腿抬高训练。主动-辅助和主动的膝关节屈伸运动训练。加强腘绳肌肌力训练。股四头肌伸膝训练:患者坐在床边,主动伸膝,健侧足帮助患肢上抬尽量完全伸直膝部,保持 5 ~10 s,或者更长时间,然后放松,再重复以上动作。

6)本体感觉训练:与第Ⅱ阶段相同训练方法,进行本体感觉训练。

(4)第Ⅳ阶段(术后第 5 ~6 周)

1)康复目标:恢复正常关节活动度,恢复患肢负重能力,加强行走步态训练,训练患者平衡能力,获得最大的关节活动范围及最大肌力,加强下肢平衡功能、本体感觉训练。

2)一般治疗:继续上述运动训练项目。采用各种物理治疗如磁疗、脉冲短波、激光、低频调制中频电和超声波等控制水肿和瘢痕,增加器械训练,采用神经肌肉电刺激或生物反馈治疗,减缓肌肉萎缩。

3)负重训练:继续第Ⅱ阶段的负重训练,第 5 周开始逐步去助行器,使用拐杖行走。

4)关节活动度训练:①使膝关节的屈曲角度不同(例如 90°、70°、50°、30°、10°条件下),然后分别在这种不同的角度上进行等长肌力训练。②仰卧位直腿抬高练习。③低强度的长时间牵张或收缩-放松运动,以持续增加膝关节 ROM。固定式自行车练习,开始时坐垫尽可能地抬高,逐渐降低坐垫高度,以增加膝关节屈曲。

5)肌力训练:股四头肌和腘绳肌的多角度等长运动和轻度的负荷训练,改善患肢的功能,同时进行患肢其他关节周围肌群的肌力训练,如髋关节、踝关节周围肌群肌力训练。

6)本体感觉训练:与第 II 阶段相同训练方法,进行本体感觉训练。

(5)第Ⅴ阶段(术后第 7 ~12 周)

1)康复目标:继续增强膝关节肌力和关节 ROM 练习,加强肌肉功能,改善膝部稳定性、功能性控制和生活自理能力。

2)一般治疗:继续上述练习内容。有针对性地适当选用物理治疗项目。

3)负重训练:渐渐增加步行活动及上下楼梯的训练。当允许完全负重时进行膝关节微蹲短弧度训练。站立位,背靠墙,缓慢屈曲髋关节和膝关节,双侧膝关节屈曲控制在 30° ~45°。范围,背部靠墙下滑,保持 10 s,然后再向上移动使身体抬高,恢复站立位,重复以上动作。关节活动度训练如膝关节小弧度屈曲微蹲训练。患者双足并立,然后术侧足向前小弓箭步,使膝关节微屈,再伸直膝关节,接着术侧足收回置于原开始位。

4)肌力训练:仰卧位、俯卧位、侧卧位下的直腿抬高练习,以增强髋关节周围肌群肌力,尤其是髋伸肌和外展肌肌力。骑固定式自行车及水中运动(非冲撞性体能加强运动)。

5)维持性康复训练:患者出院后继续督促进行康复训练,定期复查,直至获得较满意的效果。以后仍然需要终生维持康复锻炼,保持已获得的功能不减退,以延长假体使用年限。

本章小结

本章主要介绍了全髋关节置换术后和全膝关节置换术的康复评定、康复治疗以及全髋关节置换术和全膝关节置换术的适应证及禁忌证等。康复评定中介绍了疼痛、关节活动度、日常生活活动能力、髋关节功能评定、膝关节功能评定等方面的评定。康复治疗中分别介绍了全髋关节置换术后和全膝关节置换术术后的具体康复治疗。

思考题

一、单项选择题

1. 人工关节置换适合人群是(　　)

A. 老年人骨关节病及骨质疏松患者　B. 软组织损伤患者　C. 脊髓损伤患者　D. 精神病患者　E. 青少年骨折患者

2. 关节置固定方式分为(　　)

A. 骨水泥固定和非骨水泥固定　B. 螺丝固定　C. 小夹板固定　D. 骨水泥固定　E. 绷带固定

3. Harris 评价标准注重哪些方面的重要性(　　)

A. 日常生活　B. 关节活动　C. 疼痛　D. 疼痛和功能　E. 患者自我感觉

4. 髋关节置换术后六月不能做哪个动作(　　)

A. 髋外展　B. 髋内收　C. 直腿抬高　D. 髋内旋外旋　E. 屈髋运动

5. 以下哪一项属于髋关节保护技术(　　)

A. 低坐起立　B. 跷二郎腿或两腿交叉　C. 侧身弯腰或过度向前屈曲　D. 避免术侧髋关节伸直、内收、内旋位　E. 剧烈运动髋关节

6. 使用助步器行走时,不对的是(　　)

A. 助步器使用前,需医生同意并指导　B. 助步器选择合适的高度　C. 助步器朝前,患肢先走,健肢跟上　D. 助步器朝前,健肢先走,患肢跟上　E. 使用助行器时治疗师在旁指导

7. 髋关节置换术后功能位应为(　　)。

A. 双下肢自然放置

B. 患肢下垫一薄软枕,双腿间置 T 型枕,保持 15°~30°中立外展位

C. 患肢下垫一薄软枕,内收位

D. 患肢抬高垫一厚枕,双腿间置 T 型枕,保持 15°~30°中立外展位

E. 患肢抬高垫一厚枕,双腿间置 T 型枕,保持 5°~10°中立外展位

8. HSS 评分不包括(　　)

A. 疼痛　B. 功能　C. 活动度　D. 肌力　E. 肌张力

9. 髋关节置换术后指导患者卧位屈髋屈膝活动,髋关节不超过(　　)

A. 120°　B. 45°　C. 90°　D. 30°　E. 10°

10. 髋关节置换术后不禁止的行为是(　　)

A. 坐矮凳子　B. 坐高凳子　C. 盘腿坐　D. 跷二郎腿　E. 交叉腿坐

二、简答题

1. 简述人工膝关节置换术后的康复原则。
2. 人工髋关节置换术后的康复评定分别是什么?
3. 简述人工膝关节置换术后的康复目标。

(李雪飞)

第十四章 骨质疏松症康复

★教学目标 ①掌握:骨质疏松症的康复评定和治疗。②熟悉:骨质疏松症的分类及临床表现。③能与相关医务人员进行专业交流,团结协作开展康复治疗。

第一节 骨质疏松症的病因及临床表现

骨质疏松症(osteoporosis,OP)是一种以骨量减少,骨组织微结构破坏,导致骨强度降低,骨脆性增加,易发生骨折为特征的全身代谢性骨病。该病可发生于不同性别和任何年龄,但多见于绝经后妇女和老年男性。骨质疏松症分为原发性和继发性两大类(图 14-1)。

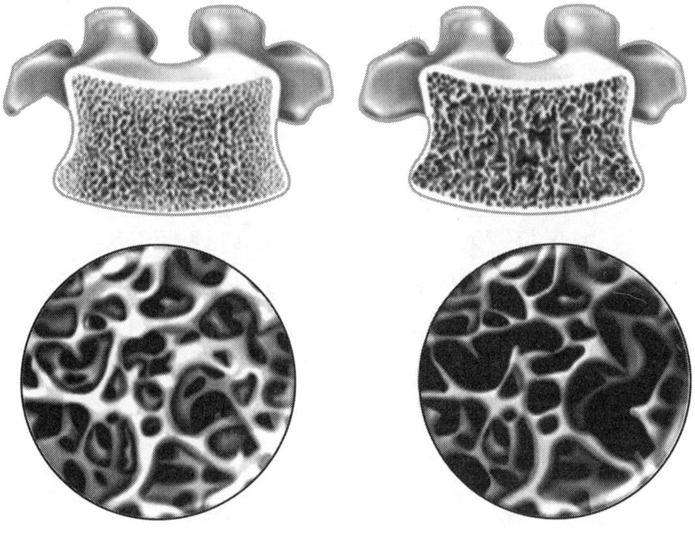

图 14-1 正常骨质与骨质疏松结构

1. 原发性骨质疏松症 是指身体及骨骼本身生理功能退化而引起的骨质疏松,包括退行性骨质疏松症和特发性骨质疏松症。退行性骨质疏松症分为绝经后骨质疏松症(I)型和老年性骨质疏松症(II)型,特发性骨质疏松症分为特发性青少年骨质疏松症、特发性成人骨质疏松症和妊娠哺乳期骨质疏松症。

2. 继发性骨质疏松症 是指继发于其他疾病或药物应用的骨质疏松,常继发于营养缺乏性疾病、吸收障碍性疾病、内分泌疾病或免疫抑制、糖皮质激素等长期应用。

一、病因与发病机制

骨质疏松症其实是在环境因素与遗传因素的共同作用下,影响骨量丢失与高峰骨量并最终形成骨质疏松。总结骨质疏松的因素很多,饮食、种族、药物、性别,还有生活方式。

1. Ⅰ型或称为绝经后骨质疏松症　在绝经后的妇女，第一个 5～7 年中骨的丢失以每年 1%～5% 的速度递增，结果是导致骨小梁的减少，容易出现科勒斯骨折（Colles' fracture）和椎体骨折。骨量丢失的确切机制尚不完全明确，原因是多方面的，其中最主要的原因是破骨细胞前期细胞的募集和敏感性增加，以及骨吸收的速度超过骨形成。

2. Ⅱ型或称老年性骨质疏松症　在男性和女性中较多见，源于骨形成下降和老年人肾脏形成 $1,25-(OH)_2D_3$ 降低。上述生理变化的结果是引起骨皮质以及骨小梁的丢失，增加了长骨、髋骨以及椎骨的骨折发生危险性。

3. 继性型骨质疏松症继发于药物　尤其是糖皮质激素，或是其他各种能增加骨量丢失的病变。

二、临床表现

1. 疼痛　原发性骨质疏松症最常见的病症，以腰背痛多见，占疼痛患者中的 70%～80%。疼痛沿脊柱向两侧扩散，仰卧或坐位时疼痛减轻，直立时后伸或久立、久坐时疼痛加剧，日间疼痛轻，夜间和清晨醒来时加重，弯腰、肌肉运动、咳嗽、大便用力时加重。一般骨量丢失 12% 以上时即可出现骨痛。老年骨质疏松症时，椎体骨小梁萎缩，数量减少，椎体压缩变形，脊柱前屈，腰脊肌为了纠正脊柱前屈，加倍收缩，肌肉疲劳甚至痉挛，产生疼痛。

2. 身长缩短、驼背　多在疼痛后出现。脊椎椎体前部几乎多为松质骨组成，而且此部位是身体的支柱，负重量大，尤其第 11、12 胸椎及第 3 腰椎，负荷量更大，容易压缩变形，使脊椎前倾，背曲加剧，形成驼背，随着年龄增长，骨质疏松加重，驼背曲度加大，致使膝关节挛拘显著。每人有 24 节椎体，正常人每一椎体高度约 2 cm 左右，老年人骨质疏松时椎体压缩，每椎体缩短 2 mm 左右，身长平均缩短 3～6 cm。

3. 骨折　这是退行性骨质疏松症最常见和最严重的并发症，它不仅增加病人的痛苦，加重经济负责，并严重限制患者活动，甚至缩短寿命。骨质疏松症所致骨折在老年前期以桡骨远端骨折（Colles 骨折）多见，老年期以后腰椎和股骨上端骨折多见。一般骨量丢失 20% 以上时即发生骨折。

4. 呼吸功能下降　胸、腰椎压缩性骨折，脊椎后弯，胸廓畸形，可使肺活量和最大换气量显著减少，肺上叶前区小叶性肺气肿发生率高达 40%。老年人肺功能随着年龄增加而下降，若再加上骨质疏松所致胸廓畸形，往往会出现胸闷、气短、呼吸困难等症状。

第二节　康复评定

一、一般检查

一般情况评定如从站高或小于站高跌倒或因其他日常活动而发生的骨折。发生脆性骨折的常见部位为胸、腰椎、髋部、桡、尺骨远端和肱骨近端。

1. 疼痛评定　根据病情选用相应的评估方法，如简式 McGill 疼痛问卷（MPQ）、威斯康星代谢状态疼痛简明问卷（WPI）或视觉模拟评分（VAS）法等。

2. 肌力评定　可采用徒手肌力检查法（MMT）。对骨质疏松症患者进行此项检查时，阻力的施加要柔和，不要过猛，以免造成损伤。

3. 关节活动度评定　可采用关节量角器测量关节活动范围，包括主动活动度和被动活动，主要对腰、膝关节进行评定。

4. 平衡功能评定　平衡功能下降是骨质疏松症患者易跌倒并因此而发生骨折的重要原因，通过平衡功能评定可预测被试者跌倒的风险及其程度，可用 Berg 平衡量表进行评定。

5. 日常生活活动能力评定　骨质疏松症给患者的日常生活带来了严重的影响，所以评定患者日常生活活动能力具有十分重要意义，常采用 Barthel 指数法进行评定。

二、生化检查

1. 骨形成指标　骨形成标志物是成骨细胞在其不同发育阶段直接或间接的表达产物，反映成骨细胞功能和骨形成状况，如血清碱性磷酸酶、血清骨钙素、Ⅰ型前胶原基端前肽等。一般认为，骨形成指标的增高与绝经后妇女明显增加的骨流失率相关。

2. 骨重吸收指标　多数骨重吸收标志物都是骨胶原的代谢产物，如血清、尿Ⅰ型胶原 C 端肽尿胫羟脯氨酸、尿游离服氧砒啶酚、尿胶原砒啶交联或 1 型胶原交联 N 末端肽，但也有非胶原蛋白标志物如血浆抗酒石酸盐酸性磷酸酶等。血清、尿 1 型胶原 C 端肽及尿游离脱氧砒啶酚水平的升高与髋骨、椎骨骨折的高风险性相关。

3. 血、尿骨矿成分的检测　如血清总钙、血清无机磷、血清镁、血清磷酸酶、血沉、尿钙、磷、镁的测定。通常血清钙、磷和碱性磷酸酶值在正常范围，当有骨折时血清破性磷酸酶值有轻度升高。

三、X 射线检查

X 射线检查可观察骨组织的形态结构，也是对骨质疏松症所致各种骨折进行定性和定位诊断的一种较好方法，常用摄片部位包括椎体、髋部、腕部、掌骨、跟骨和管状骨等。X 射线片可见骨结构模糊、骨小梁减少或消失、骨小梁间隙增宽、骨皮质变薄、椎体呈双凹变形或楔形变形等。一般认为，X 射线片检查出典型骨质疏松时，其骨矿含量的丢失已达 30% 以上。

X 射线检查骨密度检测是诊断骨质疏松的金标准，对于不同年龄，不同性别，它都有一个正常值，如果低于这个正常值，2.5 个标准差，那么就叫作骨质疏松。临床上通常用 T 值来判断人体的骨密度是否正常，依据世界卫生组织推荐的骨密度测定骨质疏松诊断标准，T 值 ≥ −1 属于正常范围，−1 ～ −2.5 属于骨量低下，小于等于−2.5 为骨质疏松（出表）。T 值：T≥−1 正常；−1>T>−2.5 骨量低下；T≤−2.5 骨质疏松。骨质疏松要重视，先检测骨密度，再根据检查结果进行防治。

第三节　康复治疗

一、运动疗法

（一）运动方式

1. 有氧训练　包括走路、有氧操、跳舞、骑车、球类运动、体操等。而对于老年人来说，慢走、上下楼梯、跳舞、跳老年健身操等运动应该更合适些。

2. 抗阻力训练　抗阻力训练应包括全身主要的肌群，整个运动应该缓慢且受控制，应在重复运动 10 ～ 15 次之后让患者感到肌肉疲劳为宜，并且以后应逐渐增加。负重和抗阻力训练可以帮助骨重建，是治疗和预防骨质疏松症的重要措施之一。

（二）运动强度

运动强度为中等的练习，对于防治骨质疏松症、减少骨折的危险性效果最好，通常采用力量性项目的练习，运动强度应控制在能重复 1 次负荷的 60% ～ 85%，且每次的运动时间应持续40 ～ 60 min。

（三）运动频率

通常每周运动锻炼的次数以3～5次为宜，年龄较大者可每隔1～2 d进行一次运动锻炼。骨的重建周期要经历静止、激活、转换和成型4个过程，每个重建周期要持续4～6个月，要坚持长期进行运动锻炼，才能发挥保持骨密度和增加骨量的作用。

（四）骨质疏松症运动训练

骨质疏松症的康复治疗我们可以进行以下适宜的平衡运动训练。

1. 平衡软踏半蹲

开始姿态：坐在训练球上，上身稍微前倾；双脚与髋同宽，脚踏在平衡软踏上。背部挺直，收紧腹部，肩膀往后往下。

训练方法：呼气，蹲起至臀部离开健身球；吸气，缓慢回到开始姿态；10～15次为一组，重复2～3组。

2. 平衡软踏站姿躯干转动

开始姿态：双脚与肩同宽站立于平衡软踏上；直臂持软式重力球于体左前方，目视软式重力球；背部挺直，收紧腹部，肩膀往后往下。

训练方法：呼气，躯干转向右前方，保持目视软式重力球；吸气，缓慢回到开始姿态；10～15次为一组，重复2～3组。

3. 平衡软踏单腿站立

开始姿态：双脚与肩同宽站立于平衡软踏上；双手交叉置于肩并与地面平行；背部挺直，收紧腹部，肩膀往后往下。

训练方法：抬起左膝，大腿与地面平行；均匀呼吸，保持单腿站立姿势；保持10～15 s，重复2～3次。

4. 平衡软踏站姿抛球

开始姿态：双脚与肩同宽站立于平衡软踏上；右手持软式重力球置于右肩上方，左手置于左肩上方；背部挺直，收紧腹部，肩膀往后往下。

训练方法：将球来回抛于双手之间；10～15次为一组，重复2～3组。

5. 平衡软踏单腿站姿传球

开始姿态：双脚与肩同宽站立于平衡软踏上；左手持软式重力球置于体侧；背部挺直，收紧腹部，肩膀往后往下。

训练方法：向上提起左膝，同时将球从腿下方传给右手；保持左腿不动，然后右手在大腿上方传球给左手；10～15次为一组，重复2～3组。

（五）运动注意事项

1. 中老年人伴随心脑血管系统疾病者非常多，运动前应行常规检查，运动项目尽量避免倒立性、屏气性、爆发力等动作，以免意外事故发生。

2. 对那些不习惯做运动的老年者，应该避免跑步，以免发生跌倒和对脊柱、负重骨骼的损伤。

3. 患骨质疏松症的老年患者还应该避免在划船训练上锻炼，因为最大限度的向前弯腰可能引起后背的扭伤和脊柱的压缩性骨折。

4. 进行训练时，须有家人陪同以便能随时提供保护；若平衡能力较弱，可在平地进行。

二、物理因子治疗

电疗、热疗具有改善局部血液循环、消炎止痛、促进神经功能恢复、促进钙磷沉淀、促进骨折愈合等功效，对骨质疏松症引起的麻木、疼痛、骨折等症均有一定疗效。常用的方法有超短波、微波、中频、红外线、磁疗、超声波等疗法。

全身低频脉冲弱磁场治疗，可缓解疼痛，增加骨量。利用紫外线的光生物作用，还可进行日光浴、人工紫外线等治疗，以增加内源性维生素D的生成，从而促进钙的吸收和骨的形成，有利于防治骨质疏松症。

三、药物治疗

1. 口服钙剂　碳酸钙、磷酸钙、乳酸钙、葡萄糖酸钙都可应用口服钙剂后应鼓励多饮水以防止尿路结石。

2. 补充维生素D　必须注意：大剂量补充维生素D会引起高血钙症，绝经期前后的妇女每天的剂量为400单位。

四、中医传统康复疗法

1. 中药疗法　根据中医辨证表现不同的症状，可选用生地黄，熟地黄、茯苓、山药、泽泻、覆盆子、枸杞子、五味子、菟丝子等滋阴补阳的药物。

2. 针灸疗法　取肾俞、委中、阿是穴、阳陵泉、三阴交、太溪、命门等穴，每次3～5穴，20～30 min。用补法或平补平泻，也可以用电针。

3. 推拿疗法　推拿操作部位以足太阳膀胱经及足阳明胃经为主，手法包括滚法、按揉法和拿法等操作组合。

4. 传统功法治疗　中医传统功法具有改善体质、增强体力、强筋健骨等作用，对骨质疏松症具有良好的防治作用。常用的功法有易筋经、太极拳、五禽戏、八段锦等。

本章小结

本章主要介绍了骨质疏松的评定、临床表现、康复治疗。在评定方面：包括疼痛评定：肌力评定、关节活动度评定、平衡功能评定、日常生活活动能力评定、生化检查、骨重吸收指标、X射线检查。临床表现：疼痛、身长缩短和驼背、骨折以及呼吸功能下降。在治疗方面包括：运动方式、运动强度、运动频率、运动注意事项、药物治疗、中医康复疗法。

思考题

一、单选题

1. 骨强度反映了骨骼的两个主要方面，即(　　)

A. 骨矿密度和骨质量　　B. 骨硬度和弹性　　C. 骨长度和骨质量

D. 骨矿密度和骨长度　　E. 骨硬度和骨质量

2. 骨质疏松可发生于不同性别和任何年龄，但多见于(　　)

A. 男性儿童和老年妇女　　B. 青年和男性成人　　C. 儿童及妇女

D. 绝经后妇女和老年男性　　E. 青年及老年妇女

3. 骨质疏松的临床表现不包括哪项(　　)

A. 呼吸功能下降　　B. 骨折　　C. 驼背

D. 疼痛　　E. 失眠

4. (　　)是骨质疏松症最典型的临床表现

A. 疼痛、脊柱变形和发生脆性骨折　　B. 畸形、疼痛、反常活动　　C. 畸形、疼痛、弹性固定

D. 高热、寒战、腹痛　　E. 疼痛、肿胀、弹性固定

5. 每人有24节椎体，正常人每一椎体高度约2 cm左右，老年人骨质疏松时椎体压缩，每椎体缩短2 mm左右，身长平均缩短(　　)cm

A. 1.2　　B. 2.4　　C. 3.6

D. 4.8　　E. 9.6

6. 老年骨质疏松症的护理措施正确的是(　　)

A. 选择以药物补充为主　　B. 钙剂最好饭前服用，以利于吸收

C. 豆腐与菠菜同时烹调有利于钙的吸收　　D. 可早期作用激素类药物

E. 注意环境安全，防止跌倒

7. 除以下哪项外均为骨质疏松的病因(　　)

A. 老年人　　B. 绝经后妇女　　C. 骨关节退行性变

D. 营养不良　　E. 内分泌障碍

8. 患者，男，70岁，近期发生骨痛、疲乏，驼背，临床诊断为老年性骨质疏松症，该患者不宜选用的药物是(　　)

A. 降钙素　　B. 维生素D　　C. 阿伦膦酸盐

D. 碳酸钙　　E. 雷洛昔芬

9. 老年骨质疏松人群不宜做的运动为(　　)

A. 慢走　　B. 上下楼梯　　C. 跳老年健身操

D. 骑车　　E. 负重长跑

二、简答题

1. 骨质疏松的主要临床表现是什么？
2. 简述骨质疏松康复治疗方法。
3. 简述骨质疏松康复评定。

（邢勇胜）

第十五章　烧伤的康复

★**教学目标**　①掌握:烧伤创面治疗常用的物理治疗方法、烧伤早期功能障碍的预防措施、肥厚性瘢痕压力治疗的原则及方法。②熟悉:烧伤创面面积的判断、烧伤深度判断、烧伤严重程度分类、烧伤后肥厚性瘢痕评估等。③了解:烧伤的致病原因、病理生理等。④具有烧伤临床康复思维与素养,能进行烧伤的康复评定与康复治疗操作。⑤能与患者及家属进行良好沟通,开展烧伤相关的康复教育,帮助和指导患者进行康复训练。

★**病例**

患者王某,女,35 岁,因“双上肢烧伤伴活动不利一个半月”入院。患者一个半月前因意外事故被火焰灼伤双上肢急诊入院,诊断为双上肢中度烧伤,经抗感染治疗,深度创面手术切痂,分次游离自体皮移植术,创面愈合出院。治疗期间病人出现剧烈疼痛、发热、食欲下降、消瘦以及情绪波动等情况,佩戴压力手套、臂套。

现患者双手瘢痕增生,新生皮肤色红,质地硬,高出正常皮肤约 0.5 cm～1.0 cm。双腕关节屈曲 5°,伸展 15°,右手拇指 MCP 屈曲 20°,外展 30°,右手拇指尖与小指距离 5 cm,左手拇指 MCP 屈曲 20°,外展 25°,左手拇指尖与小指距离 8 cm。目前仍休息在家,洗漱、穿脱衣服、上厕所等自理活动需他人帮助;做饭、洗衣、打扫卫生等家务活动不能完成,均由其母亲帮忙照料。

问题与思考:①该患者康复治疗措施有哪些?②采取哪些康复治疗措施帮助患者实现全范围关节活动,如何促进手指实用性恢复?

烧伤又称灼伤、烫伤,泛指由于人体接触热力(火焰、沸液、灼热气体或热金属等)、电流、强辐射或者腐蚀性物质等引起皮肤、黏膜、肌肉甚至骨骼组织的损伤。严重烧伤、如大面积深度烧伤、可引起全身多系统感染、休克甚至危及生命。烧伤的种类一般有热力烧伤、化学烧伤、电烧伤及射线烧伤四类。

第一节　烧伤的病因及临床表现

一、致伤原因

致伤原因较为复杂,致伤程度主要取决于温度高低、传热性能、作用时间长短和化学类物质浓度高低,以及其他损伤因素,如电流、放射线、激光、微波等作用的强弱等,而且与身体的暴露、接触的体表及深部组织的耐受程度都有着密切的关系。应深入了解烧伤意外或事故发生实际情况,以便对所致烧伤因素的后果做出比较客观和准确的判断。

(一)热力损伤

热力损伤是最常见的和最主要的致伤原因,包括火焰、烟雾、热水、热液和热的固体等各种致伤因素。

(二)化学烧伤

能够引起体表和身体深部组织损伤的化学物质种类较多,可以是有机物也可以是无机物,通常的化学烧伤是指酸、碱、磷、苯等的烧伤。

(三)电烧伤

电烧伤指电流通过人体所引起的电接触烧伤。电烧伤会造成电流流经皮肤入口、出口处的灼伤和相应部位的肌肉骨骼损伤和内脏损伤。

(四)放射性烧伤

放射性烧伤常见于放射性治疗和诊断中时间过长或剂量过大引起的损伤、战争时核武器爆炸与核电站泄漏引起的放射线烧伤,不但可引起局部的损伤,更可引起全身放射病,局部创面难以修复,常有全身合并伤或复合伤。

二、临床分期

根据烧伤病理生理特点、一般将其临床过程分为三期。

(一)体液渗出期(休克)

组织烧伤后迅速发生的变化是体液渗出,导致体液渗出的主要病理生理变化为烧伤区及其周围或深层组织间隙形成内皮细胞损伤,以致毛细管扩张和通透性增加、大量血浆样液体自血液循环渗入组织间隙,形成水肿或自创面渗出,因而丧失了大量水分、钠盐和蛋白质。小面积浅度烧伤,体液渗出量有限,通过人体代偿,不致影响全身的有效循环血量。烧伤面积大而深者,由于体液的大量外渗,可发生低血容量性休克。

(二)感染期

严重烧伤由于经历休克的打击,全身免疫功能处于低下状态,烧伤创面的坏死组织和含有大量蛋白的渗出液是细菌的良好培养基,对病原菌的易感性很高,早期暴发全身性感染的概率也很高。深度烧伤如早期处理不当,会出现创面炎症。因此,继休克之后,感染就上升为主要矛盾。

感染的威胁将持续到创面愈合。如处理不当,病原菌可侵入邻近的非烧伤组织。大面积的侵入性感染,细菌量持续增多,可形成烧伤创面脓毒症。创面表现晦暗、糟烂、凹陷,出现坏死斑,即使细菌未侵入血液,也可致死。为此,近年多采用早期切痂或削痂手术,及时皮肤移植以消灭创面。当创面基本修复后,并发症明显减少。

(三)恢复期

组织烧伤后,机体严重反应的同时,组织修复也已开始,创面修复的时间与烧伤面积、深度等多种因素有关。浅度烧伤多自行修复,深Ⅱ°烧伤靠残存的上皮岛融合修复,Ⅲ°烧伤靠皮肤移植修复。

三、康复问题

烧伤后由于组织器官的损害、长期制动带来的影响、心理状态的改变等,常会带来一系列的并发症,严重影响患者的功能恢复。

(一)水肿

烧伤后迅速出现体液渗出,约 12 h 之后,富含蛋白的水肿液形成凝胶状,阻塞局部淋巴管,引起肢体水肿,并影响水肿清除。尤其是手烧伤的患者,伤后因为水肿而导致典型爪状损伤手,表现为掌指关节过伸,近端和远端指间关节屈曲,拇指内收和外旋。水肿可以通过主动活动减轻,也可对肿胀肢体应用压力治疗,改善局部情况。

(二)关节挛缩活动受限

烧伤后当皮肤损害深达真皮深层乃至皮下组织、肌肉时,必须通过肉芽组织形成的方式修复创面。在肉芽组织中,除大量新形成的毛细血管外,还存在丰富的成纤维细胞和细胞外基质成分,胶原纤维增生，排列紊乱，产生大量瘢痕，导致皮肤延展性下降，影响关节活动。此外，当全层皮肤损伤的组织缺损深于皮肤附件时，伤口收缩是创伤愈合的重要步骤，最大可使伤口缩小达40%，更进一步导致皮肤张力增高，关节活动受限。在伤后的卧床阶段，患者由于疼痛的原因通常会不自主地采取舒适体位，即像胎儿样的屈曲体位：两腿屈曲，双上肢交叉置于胸前，颈前屈，躯干屈曲。一些严重烧伤的病人由于创面需要植皮，植皮部位及其远、近端一个关节不可避免地要进行制动，而长期维持舒适体位或制动时间过长，均会出现关节内外纤维组织的挛缩或瘢痕粘连，进一步加重肢体活动障碍。

在儿童中，烧伤后部分或整个骨骺早期融合，导致骨生长迟滞，骨短小，也可因瘢痕组织通过关节造成关节活动障碍。给儿童戴压力面罩和穿压力衣时，因长时间压力的作用，导致颜面和胸廓发育畸形，表现为下颌生长缓慢，胸廓变为圆形。

（三）肌肉萎缩和肌力下降

烧伤患者的肌萎缩多为失用性肌萎缩，主要是因为烧伤后患者全身情况差、意识障碍、惧怕疼痛、应植皮的要求等原因，以及长期卧床或制动未进行肢体活动所引起。部分患者因为深度烧伤后，周围神经亦有损伤，导致所支配的肌肉失去神经营养作用，出现神经源性肌萎缩。也可因肌肉烧伤后不能再生，导致肌肉丢失，肌力下降。

（四）心肺功能障碍

患者伤后长期卧床，缺少主动活动，回心血量减少，导致安静心率增快，每搏量减少，心肌收缩做功效率降低。患者长期处于仰卧位，膈肌活动减少，呼吸量不足，大量呼吸道分泌物也不易排出，易并发坠积性肺炎。患者在受伤过程中，由于吸入烟雾和其他一些不全燃烧的刺激性物质，导致吸入性损伤，表现为会厌水肿、气道阻塞，患者出现气短、气促等阻塞性通气障碍的表现。胸部环行烧伤的患者，由于焦痂收缩和水肿，可造成限制性通气障碍。

（五）日常生活活动和职业能力障碍

较大面积或深度烧伤可严重影响患者的肢体功能，出现关节活动障碍、肌力下降，并伴有心肺功能下降和心理障碍，导致患者的日常生活活动能力和职业能力障碍。

（六）压疮

大面积严重烧伤后，患者长时间处于卧床状态，如护理不当，将导致皮肤持续或反复受压，造成皮肤缺血，组织坏死，继而出现压疮。对于一些为控制体位、防治瘢痕挛缩而使用矫形器的患者，如果矫形器过紧或过度摩擦，也会在损伤部位出现压疮。这些患者全身营养状况不佳，皮肤破损面积大，加上失神经支配后感觉障碍，对压力的耐受性下降，更容易导致压疮的发生。

（七）瘢痕

瘢痕组织在病理学上是一种血液循环不良、结构异常、神经分布错乱的不健全组织。其表层为菲薄的上皮结构，无毛囊和腺体等皮肤附属结构和真皮乳头，下方相当于真皮部位有大量胶原纤维沉积，无弹力纤维。深度烧伤后创面形成大量肉芽组织，其中包括丰富的毛细血管、成纤维细胞、胶原和弹性蛋白等，随着病程发展，肉芽组织内毛细血管网消退，Ⅰ型胶原含量显著增加，胶原纤维交联增加，上皮细胞等分泌胶原酶降解多余的胶原纤维，逐渐形成瘢痕组织，这一阶段要延续到伤后数月甚至两年。

（八）心理障碍

烧伤后，患者由于疼痛、隔离、不能自理、毁容和身体畸形、损伤时的惊恐场面、经济上的压力等原因感到极度痛苦，产生强烈的情绪反应。患者早期处于急性心理应激状态，起初为冲击阶段，表现为焦虑，这是一种忧虑、恐惧、焦灼兼而有之的情绪反应，患者出现交感或副交感神经系统功能亢进、失眠、头痛等。随后进入安定阶段，患者努力想恢复心理平衡，控制情绪紊乱。第三个阶段为解决阶段，患者将自己的注意力转向应激源（烧伤），并努力设法处理它，通过各种行为来缓和烧伤对自己的影响。烧伤患者后期的注意力多集中于创面瘢痕对个人容貌的影响，以及烧伤对肢体功能、生活能力、工作、社交能力的影响。由于存在不同程度的躯体和精神创伤，患者自尊心、自信心都会受到一定的损害，常会对生活丧失信心，有很强的依赖心理，无法坚持日常生活和工作。

第二节　康复评定

一、烧伤面积评定

烧伤的严重程度与烧伤的面积和深度密切相关，正确评定烧伤的面积和深度，是判断病情和确定治疗方案的重要依据。

（一）中国新九分法

烧伤面积九分法是我国创建的，适用于判断国人烧伤面积的评估方法。将体表面积划分为11 个9% 的等分，另外加 1%，构成 100% 的体表面积。主要用于成人，对儿童则加以修改（表 15-1）。

表 15-1　烧伤面积评估

部位		占成人体表百分数/%		占儿童体表百分数/%
头颈部	面部	3		
	发部	3	9(1×9)	1×9+(12-年龄)
	颈部	3		
躯干	躯干前	11		
	躯干后	13	27(3×9)	3×9
	会阴	3		
双上肢	双上臂	7		
	双前臂	6		
	双手	5	18(2×9)	2×9
双下肢	双臀	5		
	双大腿	21		
	双小腿	13	46(5×9+1)	5×9+1-(12-年龄)
	双足	7		

（二）手掌法

手掌法是将伤者本人的五指并拢，一掌面积约等于体表面积的 1%，以此估算烧伤面积的方法。一般用于面积小、不规则的烧伤面积估算。

二、烧伤深度评定

目前普遍采用三度四分法，即根据烧伤的深度分为Ⅰ度、浅Ⅱ度、深Ⅱ度和Ⅲ度。

1. Ⅰ度烧伤(红斑性烧伤)　损伤表皮浅层,包括角质层、透明层、颗粒层,有时可伤及棘细胞层,但生发层健在,再生能力活跃。局部似红斑,轻度红肿,表面干燥,烧灼感,皮温稍高,拔毛痛,3 ~ 7 d 可脱屑痊愈,短期内有色素沉着,不留瘢痕。

2. 浅Ⅱ度烧伤(水疱性烧伤)　损伤表皮深层和真皮乳头层,依赖残存的生发层细胞和皮肤附件,可较快地进行修复。表现为局部红肿明显,大小不一的水疱形成,内含淡黄色澄清液体,水疱皮如剥脱,创面红润、潮湿、疼痛明显,皮温增高,拔毛痛,上皮再生靠残存的表皮生发层和皮肤附件的上皮增生,如不感染,1 ~ 2 周内愈合,一般不留瘢痕,多数有色素沉着。

3. 深Ⅱ度烧伤(水疱性烧伤)　损伤及真皮,可达深层。深浅不尽一致,也可有水疱,水疱较小,去疱皮后,创面微湿,红白相间,痛觉较迟钝。局部皮温略低,如不感染,可融合修复,需 3 ~ 4 周时间。可依赖残留的皮肤附件形成上皮岛而逐渐上皮化,多有不同程度的瘢痕产生。

4. Ⅲ度烧伤(焦痂性烧伤)　损伤及全皮层,达皮下、肌肉、骨骼。创面无水疱,呈蜡白或焦黄色,甚至炭化,痛觉消失,局部温度低,皮层凝固性坏死后形成焦痂,触之如皮革,痂下可显树枝状栓塞的血管。因皮肤及附件已全部烧毁,无上皮再生的细胞来源,必须靠植皮愈合。只有很局限的小面积Ⅲ度烧伤,才有可能靠周围健康皮肤的上皮爬行收缩愈合。无论何种方法治疗,愈合后都会有瘢痕遗留。

三、烧伤严重程度分类

目前国内通用的是 20 世纪 70 年代全国烧伤会议拟定的标准,如表 15-2 所示。

表 15-2　国内通用烧伤严重程度分类标准

严重程度	成人		儿童	
	烧伤总面积/%	或Ⅲ度面积/%	烧伤总面积/%	或Ⅲ度面积/%
轻	≦ 10	0	≦ 5	0
中	11 ~ 13	≦ 10	6 ~ 15	5 ≦
重	31 ~ 50	11 ~ 20	16 ~ 25	10
特重	≧ 51	≧ 21	≧ 26	≧ 11

四、烧伤后肥厚性瘢痕的评定

肥厚性瘢痕是皮肤真皮损伤后形成的色红、质硬、高出周围皮肤的病理结构,以结缔组织过度增生、胶原过度沉积为病理特征。其影响主要是毁容和挛缩。

肥厚性瘢痕往往局限于损伤范围内,一般在烧伤后 3 个月开始出现,大约 0.5 ~ 1.0 年最明显,最后自行变软、变薄,整个由增厚到成熟的过程可以持续 2 ~ 3 年,最终部分缓解或完全缓解,也可能终生不缓解。其病因及发病机理尚不完全清楚。肥厚性瘢痕的形成与烧伤深度、创面愈合时间、移植物、受伤部位、年龄、皮肤张力等因素有关。

肥厚性瘢痕是烧伤的后遗症,处于关节部位的肥厚性瘢痕发生挛缩,可造成患者关节活动受限,甚至关节强直。肥厚性瘢痕评定可分为临床评定和仪器评定两方面。

(一)临床评定

肉眼观察和照相比较肥厚性瘢痕的颜色、厚度、弹性质地、面积。颜色分稍红、粉红、红、紫红、深紫红;弹性分很软、软、稍硬、硬、坚硬;厚度分很薄、薄、稍厚、厚、很厚;是否伴随痒、痛症状的评定分为:无、偶有、需药物控制三个等级。弹性可用弹力计测定。

(二)仪器测定

1. 超声波测量　高分辨率脉冲超声波的分辨率达0.05 mm,频率在10～15 MHz之间,根据两个主要峰之间的距离计算出瘢痕的厚度。

2. 经皮氧分压的测定　可反映肥厚性瘢痕的代谢状况。用血氧测量计测定瘢痕的TCPO2,肥厚性瘢痕的TCPO2明显高于正常瘢痕和正常皮肤。

五、关节活动范围、肌力的评定

具体评定方法详见本书各章康复功能评定。

六、心理评定

烧伤患者在事故发生后,由于损伤早期创面的剧痛、肌肉的挛缩及关节功能障碍的形成,他们难以接受烧伤瞬间改变了自己的现实,以往对生活的无限美好希望短时间内破灭,瞬间陷入对烧伤的恐惧及对未来的无助中。忧愁、急躁、焦虑、紧张等一系列心理问题互相交织在一起,自烧伤之日起就承受着巨大的心理压力,通常都有着不同程度的心理障碍,种种此类心理疾患需要康复医师及时针对不同时期的烧伤患者做好心理测验。依据不同时期的心理测验结果,做好科学、有效的心理康复治疗。

烧伤患者心理状态的评定包括神经心理成套测验、人格测验、情绪测验等。心理测验可在康复的各个时期进行。烧伤治疗开始时进行心理测验,以了解患者心理损害的程度,为制订康复计划提供依据。烧伤治疗过程中进行心理测验,以此来判断康复治疗的效果,以便修改不适合的治疗方案。烧伤治疗后期进行心理测验,以评估预后心理状态。

七、职业能力评定

烧伤患者经过烧伤的康复治疗,最终目的是能够很好地回归家庭、回归社会。因此对患者做职业能力的评定,以更加全面了解患者烧伤损伤后的整体综合功能能力。可根据患者目前的身体状况、个性、心理状况、耐力、业余爱好等特点,确定更适合患者的职业,同时也为患者的康复治疗提供依据。

八、日常生活活动能力评定

具体评定方法见第一章第二节。

第三节　烧伤的康复治疗

一、烧伤康复治疗的目的

随着我国烧伤技术的发展,许多烧伤患者救治成功。伴随救治水平的提高,被治愈的严重烧伤病例也愈来愈多,其中不乏功能障碍需要康复治疗的患者。康复医学侧重于患者功能的锻炼和恢复,减少病残、伤残的发生,使患者能够早日重返社会。烧伤治疗绝不能只狭义地理解为单纯的创面愈合和保全生命,近代对烧伤治疗概念的理解应包括早期救治和后期康复两大部分。烧伤的康复治疗在烧伤医疗的第一阶段就应及早进行。在烧伤的抢救期后，即患者的生命体征基本稳定后，即应开始实施各种康复治疗，使患者所丧失或减弱的各种社会功能障碍尽快、尽可能地恢复、代偿或重建，减少伤残的发生率，提高患者的生活质量。

二、常用的康复治疗方法

康复治疗在烧伤患者入院时即应开始．但应以急性期的成功抢救与妥善处理为前提。

（一）早期康复

1. 创面治疗

（1）早期创面治疗：烧伤创面愈合以前，物理治疗的目的主要是预防和控制感染，促进肉芽和上皮生长，加速创面愈合，为早日进行功能训练奠定坚实的基础。

1）水疗：可根据患者的具体情况，采用盆浴或淋浴，以清除坏死组织和分泌物，保持创面的清洁。水中可加入1∶5 000高锰酸钾溶液或1∶1 000新洁尔灭溶液起到消毒的作用，水温以37～39 ℃为宜，时间为15～20 min，每日或隔日一次。

2）光疗：①电光浴、红外线照射疗法，主要作用是使创面干燥结痂，减少血浆渗出，预防和控制创面感染。大面积烧伤时采用全身或局部电光浴，每日1～2次，持续30～60 min，必要时可进行较长时间的治疗。小面积烧伤时采用红外线照射，每次30～60 min，每日1～4次。②紫外线疗法，创面的坏死组织或脓性分泌物较多，肉芽生长不良，用中或强红斑量照射；当分泌物减少或脱痂露出新鲜肉芽组织时，应减量至阈红斑量。浅平而新鲜的创面，可用亚红斑量紫外线照射，每日1次。

3）短波及超短波治疗：主要用于局部烧伤的治疗，短波、超短波穿透较深，能穿透敷料，可促进坏死组织分离、脱落，有消炎、镇痛和促进组织再生的作用。采用微热量，每日1～2次，每次15 min。若创面合并有蜂窝织炎，采用无热量，起到消炎、消肿的作用，每次治疗10 min，每日1次，疗程视具体病情而定。

（2）创面愈合后的创面治疗：烧伤病情稳定、创面已基本愈合后，创面主要存在新生上皮起水疱、裂开、糜烂、溃疡，肥厚性瘢痕增生、粘连、瘢痕区疼痛、瘙痒等问题。

烧伤愈合后的新生上皮特别脆弱，即使是轻微的损伤，比如运动治疗、夹板和弹力衣的压力、力量很小的碰撞都可能导致新生皮肤的磨损和水疱。小水疱可用无菌针头抽吸水疱内的液体，并用棉签轻压；若出现较大的水疱，用强力碘涂抹效果较好。愈合后的烧伤皮肤因干燥和乏弹性易裂口、瘙痒和撕裂，可采用以下方法：①冷敷可缓解瘙痒达数小时之久；②用清水清洗痂皮保持皮肤的清洁；③干燥的皮肤用无香味、无刺激性的油膏类涂抹保持局部湿润；④口服抗组胺药可以减轻瘙痒症状。

物理治疗可以促进残余创面愈合和烧伤区新生皮肤的“老化”，软化瘢痕，减轻疼痛和瘙痒症状。常用物理治疗方法如下。

1）高频电疗：对瘢痕有止痛、止痒、消炎消肿的作用，可能还有软化瘢痕和松解粘连的作用。

2）蜡疗：具有较强、较持久的温热作用，可减轻疼痛，加速组织的修复生长，松解粘连，软化瘢痕，促进炎症消散，消肿，以及润滑皮肤。此法不适用于肥厚性瘢痕增殖期。

3）超声波：中、小剂量的超声波可改善皮肤营养，加速真皮再生，同时也有镇痛的作用。超声波疗法结合冰疗，对瘢痕组织的镇痛效果较好。

4）红外线及低能量激光：能促进渗出吸收、消肿、镇痛，具有促进肉芽组织和上皮的生长、松解粘连的作用。

5）紫外线：红斑量的紫外线照射可促进烧伤残余创面的愈合，同时小剂量的紫外线对愈合不稳定的烧伤新生皮肤，有促进其“老化”的作用，一般采用弱红斑量。

6）直流电碘离子导入：具有软化瘢痕、松解粘连和消除慢性炎症的作用。

2.体位摆放　为了缓解对烧伤组织的牵拉而导致的疼痛，烧伤患者常采用使躯干处于放松的体位。如肢体屈曲、内收等。而在这一体位下，很快会出现挛缩，因此应及时进行正确的体位摆放。当然，由于每位病人的受伤部位和程度不同.其所需的体位摆放安排亦应有所区别。但都应遵循一个总的原则，就是使烧伤的身体部位处于一种与可能发生的挛缩相反的平面与方向上。例如，颈前部烧伤患者的颈部应置于过伸位，腕部应置于30°～40°伸展位等。

3.矫形器治疗　为了对抗创面的收缩，当患者不能自觉维持正确体位或必须制动时，需要借助矫形器。它可以帮助体位摆放，保持已有的关节活动度，尽管瘢痕可继续挛缩，但不致产生严重畸形。肌腱暴露需要使用矫形器固定在肌腱松弛位，防止肌腱断裂，关节暴露者使用矫形器是为了保护关节。例如，为预防颈前部皮肤烧伤引起的挛缩畸形，可采用热塑材料制成的颈部成形夹板使颈部处于伸展位。

4.运动疗法　烧伤后运动的目的是维持关节活动度，防止肢体李缩，保持肌肉力量和改善躯体功能。烧伤后的运动疗法应根据患者的不同病程、身体功能状态及康复目标选择恰当的方法及运动量尽早进行训练。运动宜少量多次进行，尽可能进行主动和助力运动训练，对不能主动运动的患者进行被动运动。在病情允许的情况下尽早开始坐起和站立训练，以免并发症的发生。

（1）关节活动度训练：预防烧伤后组织粘连和关节囊的紧缩，有助于保持关节活动范围，对已有挛缩的肢体，通过牵张训练可逐步延长挛缩和粘连的纤维组织，增加关节活动度。在病情许可的情况下，由患者自己经常性地进行未受伤的肢体的主动活动，以及受累肢体的小范围主动活动，有利于改善血液循环，减少水肿，对预防关节僵硬、减轻肢体水肿和保持肌肉力量尤为重要。患者各关节全范围被动活动训练，每天至少3～4次，有条件者，上午一次在水中进行，下午在床上进行，每一关节活动至少10次，要求达到全关节活动范围。睡前也应进行一次活动。此外，最好在患者感觉较舒服时进行训练，患者常较好地配合。

（2）牵张运动预防：烧伤后常见的肢体挛缩畸形。温和持久的牵张比多次重复牵张烧伤组织更为有效。在开始训练前，必须将牵张部位清洁后检查，以免损伤有活性的组织。手烧伤时可以通过手掌活动进行手内部肌牵张。躯干前部烧伤可导致肩部前缩和胸部下陷，限制躯干活动，需要加强躯干屈伸和旋转训练，以及双肩水平外展牵张训练。

（3）肌力练习：对病情不同的烧伤患者进行不同的肌力训练，可防治因长期卧床、肢体制动所引起的失用性肌萎缩，增强肌肉力量，加强关节的动态稳定性。特别是进行肩关节周围肌群和股四头肌的肌力训练，可提高患者的上肢活动范围和下肢支撑能力，对患者早日下床、达到生活自理有重要意义。不论下肢烧伤与否，都必须进行下肢主动活动，以预防血栓性静脉炎。能自行活动的患者可进行主动活动和助力活动，除增加关节活动度外，还可改善血液循环、减轻水肿。对瘢痕部位关节进行牵引治疗，可以有效地预防瘢痕挛缩。鼓励身体情况允许的患者早期下床和进行最大范围的主动活动，必要时给予辅助具，如助行器、踝矫形器等。还可进行等长、等张和抗阻训练，着重提高肩关节周围肌群和股四头肌的肌力，训练时要注意肌腱是否完整。

（4）耐力训练：对病情稳定的患者进行有氧训练，可提高患者的心、肺功能与代谢功能，增强体质，避免因长期不动或少动引起的失健，在患者重回家庭和社会时，有足够的能力达到生活自理和完成工作。

（5）呼吸训练：对长期卧床尤其是有呼吸道损伤的患者，应指导患者进行呼吸训练。通过胸廓的活动，协调各种呼吸肌的功能，增大肺活量，增加吸氧量，改善全身情况，配合体位引流，促进排痰，达到保持肺活量，提高呼吸的有效性，预防或减少呼吸系统并发症的目的。重点训练腹式呼吸，一日多次，或仅是每小时数次的深呼吸，配合体位引流，胸部震颤和拍击，躯干的伸屈、旋转训练等,可促进排痰,减少肺部并发症。

5. 作业治疗　进行功能性的作业活动可以维持关节活动度与灵活性,保持一定的肌肉力量与耐力,减轻肢体水肿。日常生活能力的训练有助于提高患者的生活自理能力,对于完成活动有困难者,可提供改良或辅助用具并训练其正确使用,鼓励患者早日实现日常生活活动的全面独立。职业训练可根据患者就业方面的现有和潜在功能,判断患者有无重回原工作岗位的可能,以及帮助患者重新选择适当职业,进行针对性的职业训练,并模拟实际工作环境,使患者成功回归社会。

6. 心理治疗　烧伤是一个严重的突发事件,随后的恢复是一个漫长的极为痛苦的过程。因此,其除导致患者外在的外表和功能上的明显受损外,对其内在的心理过程亦会产生严重的影响。治疗上,可通过采用减轻疼痛和应激压力的措施,如放松疗法.催眠术等,减少病人的受伤害程度,从而降低由此带来的长时间的不良心理效应。此外,也可采用行为治疗的某些策略来改善患者的合作程度,减缓心理创伤。

病人所处的治疗环境也是一个需要注意的方面,因为医务人员和其他患者的行为常常会影响到病人对自身情况的评估。例如,同病房病人的痛苦呻吟,医务人员不恰当的紧张情绪,均可对病人心理产生严重的负面影响,因此应尽可能地给予控制。

必要时,还可适当地给病人服用一些药物,如镇静剂、镇痛药等,这有助于缓解病人的紧张情绪和疼痛,增强病人的自控能力和对治疗的参与程度,从而对其心理上的康复起到良好作用。

（二）后期康复

烧伤后期通过积极的康复治疗,控制瘢痕增生,恢复肢体功能,促进患者重返家庭和社会。深Ⅱ度和Ⅲ度烧伤后常出现严重的瘢痕增生,引起疼痛、瘙痒等不适症状,妨碍美观,影响关节活动度、排汗功能等,因此要对瘢痕进行适当的处理。

1. 压力治疗　压力治疗宜尽早进行,不同时期的瘢痕所需施加的压力不同,一般以 1.33 ~ 3.33 kPa为宜。治疗必须持续进行,除洗涤、进食(去手套和面具)外,每天宜加压治疗 23 ~ 24 h,持续6 ~ 18 个月,直至瘢痕成熟。这一疗法的局限性包括:①使用时有不适感,摩擦部位易产生水疱和皮肤破溃,个别患者出现皮疹或皮炎;②面、颈和会阴等特殊部位难以维持有效的压力;③仅适用于瘢痕未成熟前;④对儿童的生长发育有一定影响。

2. 硅凝胶治疗　硅胶治疗能使肥厚性瘢痕在短时间变薄、变软,目前已被广泛使用。硅胶治疗宜早期使用。一般采用硅胶膜贴敷的方法,需持续使用,疗程大于3 个月,直到瘢痕消退为止。硅胶还可作为皮肤与夹板间的连接,使其固定在充分的伸展位,且有润滑皮肤,防止瘢痕发展的作用。硅胶填充在脸部面具内,可作为压力治疗的衬垫,使凸凹不平的区域也能获得充分的压力。硅胶治疗具有周期短、可作用于人体任何部位、副作用较少的优点。

3. 理疗　为止痒、止痛、松解粘连,软化瘢痕,可采用磁疗、音频、超声、蜡疗等方法。激光束能使直径小于 0.05 mm 的血管闭塞,引起周围组织的微小坏死,从面治疗增生性瘢痕。超声波疗法的机械作用能使坚硬的结缔组织延长、变软,可软化和消除瘢痕。接触移动法用于体表较平的部位,肢体远端如手、足、腕、踝可用水下法,面部则用水囊法。直流电离子导入疗法可减轻早期瘢痕的痛、痒和水肿。冷冻治疗可用于治疗瘢痕。冷冻能引起细胞内冰晶形成,使瘢痕组织中水分结冰,细胞脱水,电解质浓缩,细胞死亡;低温(-196 ℃)可使细胞膜的主要成分脂蛋白复合物发生变性,导致细胞膜破裂,瘢痕组织及细胞坏死,使瘢痕变平、软化。

4. 药物治疗　糖皮质激素是目前最常用的药物治疗,临床一般用醋酸地塞米松注射于瘢痕区,每次用量在 20 mg 以内,每周 1 次,4 次为一个疗程。

5. 放射治疗　浅层 X 射线和 β 射线均能阻断细胞分裂,减少肥厚性瘢痕的形成,故在瘢痕形成早期有一定效果。单独的放射治疗效果不肯定,结合手术治疗则效果较肯定。但此法不宜用于治疗大面积肥厚性瘢痕,因其可能产生全身副作用。

6. 手法治疗　对新愈合的瘢痕组织进行按摩,可促使瘢痕软化。由于上皮较娇嫩,易起水疱,要求动作轻柔,用按压、摩揉等手法,治疗前局部涂羊脂膏。随着瘢痕组织的不断成熟,可适当加大按摩力度,增加推、提、拿、捏等手法。

7. 矫形器应用　由于运动或牵张后瘢痕仍要紧缩,应用矫形器可以保持已获得的活动度,并帮助挛缩关节重新获得活动功能。根据患者的具体情况设计适宜的矫形器,严重的挛缩畸形往往需要设计一系列的矫形器,定期予以更换。

8. 心理治疗　教育患者调整心理状态,正确而对伤残,坚持长期训练,使肢体功能获得最佳恢复,早日重返社会。

9. 手术　手术切除会对皮肤造成二次创伤,单纯肥厚性瘢痕的手术治疗复发率较高,只适用于严重影响功能者。大面积的肥厚性瘢痕发生挛缩时,只能行切开或部分切开以松解挛缩。在手术同时于切口边缘注射糖皮质激素,术后配合压力治疗或放疗,可减少复发。

10. 痛和痒的处理　创面上皮化后,可有周围神经末梢再生,有时可出现疼痛和瘙痒。必要时可给予止痛药、抗组胺药、抗抑郁药和抗炎药,不要用热水清洗皮肤,局部涂羊脂膏予以润滑和保护,冷敷、TENS 也有助于痛和痒的缓解。

本章小结

烧伤康复的目的是帮助因各种原因烧伤(包括热力损伤、化学烧伤、电烧伤、放射性烧伤等)导致身心功能障碍者最大限度地发挥自身潜能。本章介绍了烧伤的病因及临床表现,阐述了烧伤的康复评定及常用的康复治疗方法,尤其对早期康复和后期康复作了详尽说明。

思考题

一、单选题

1. 肩部烧伤的患者,其肩关节正确的摆放方法是(　　)
   A. 肩关节应该放置在大约外展 90°,同时肩水平内收 15°~20°
   B. 肩关节应该放置在大约屈曲 90°,同时肩水平内收 15°~20°
   C. 肩关节应该放置在大约外展 90°,同时肩水平外展 15°~20°
   D. 肩关节应该放置在大约屈曲 90°,同时肩水平外展 15°~20°
   E. 肩关节应该放置在大约屈曲 60°,同时肩水平外展 15°~20°
2. 有关烧伤后运动治疗,下列说法哪项是错误的?(　　)
   A. 运动治疗的目的是维持关节活动范围,防止挛缩,保持肌力
   B. 运动治疗应在患者入院后尽早进行
   C. 运动治疗应包括未烧伤的部位
   D. 运动治疗以被动活动为主
   E. 运动治疗可与理疗结合
3. 有关烧伤创面愈合过程,下列描述错误的是(　　)
   A. 浅Ⅱ度烧伤如无感染 1~2 周痊愈
   B. 深Ⅱ度烧伤创面如发生感染,有时需植皮方能愈合
   C. 深Ⅱ度烧伤 3~4 周痊愈
   D. Ⅲ度烧伤如无感染,可形成痂下愈合

E. Ⅰ度烧伤3～5 d痊愈

4. 大面积烧伤康复期患者，出院8周后觉所穿的弹力衣不适，建议(　　)

A. 坚持穿弹力衣　B. 停止穿弹力衣　C. 仅仅在夜间穿

D. 缩短每日穿弹力衣时间　E. 检测压力，加以调整

5. 下列关于烧伤患者的运动治疗正确的是(　　)

A. 提高患者的自信心　B. 每次都要在治疗师指导下进行

C. 若无禁忌，应尽早进行　D. 只做患侧，越多越好

E. 肌肉有挛缩不宜进行

6. 烧伤患者早期的被动运动应(　　)

A. 尽早进行　B. 只有不能进行主动运动时才开始

C. 只有在别人的帮助下才能进行　D. 出现关节僵硬时才进行

E. 在任何情况都可以开始

7. 烧伤矫形器的主要作用除外(　　)

A. 固定和支持　B. 促进创面愈合　C. 保护作用

D. 预防和矫正畸形　E. 增进和代偿功能

8. 烧伤后多久可以开始进行功能训练(　　)

A. 立即　B. 休克期结束后　C. 创面修复期

D. 瘢痕增生期　E. 创面愈合期

9. 患者男性，20岁，手指及腕关节部位Ⅰ度烧伤。正确的手腕及掌指关节应保持在(　　)

A. 腕背伸15°～30°，掌指关节屈曲70°～90°

B. 腕背伸0°～10°，掌指关节屈曲50°～80°

C. 腕背伸15°～20°，掌指关节屈曲40°～60°

D. 腕背伸10°～20°，掌指关节屈曲60°～80°

E. 腕背伸20°～40°，掌指关节屈曲70°～90°

10. 为烧伤患者设计矫形器时，下面哪一项是不需要评估的内容(　　)

A. 烧伤的原因　B. 创面部位、面积、深度　C. 患者职业

D. 肌力及关节活动范围　E. 植皮情况

二、简答题

1. 烧伤会导致哪些功能障碍？

2. 对烧伤患者要进行哪些方面的评定？

3. 烧伤创面治疗常用物理治疗方法有哪些？

4. 在烧伤的不同时期，怎样恰当地使用压力疗法？

5. 肥厚性瘢痕压力治疗的原则及方法有哪些？

（郭翠萍）

实训指导

实训一　肩关节的康复功能评定

【实训目的】

学会患者肩关节的综合康复评定方法。

【实训器材】

仪器设备：诊断床、凳子、量角器、棉签、圆针头、试管2支、音叉、两脚规、叩诊锤、圆规等。

【实训时间】2学时。

【实训方法】

1.学生分组对患者肩关节评定步骤进行讨论，主要讨论：肩关节活动度测量时的体位，明确量角器的轴心、活动臂与移动臂；肩区肌肉的肌力评定、感觉评定日常活动能力、肩关节功能评定的具体实施步骤。

2.制定康复评定计划与方案。

3.学生之间两人一组相互练习肩关节的康复评定方法的具体操作。

【实训内容】

①关节活动度评定：通过主动被动活动评定法评定肩关节各个方向的关节活动范围。②肌力评定：通过徒手肌力测试对减去肌肉进行肌力评定。③感觉功能评：分别进行浅感觉、深感觉及复合感觉的评定。④肩关节功能评定：常用肩关节简明测试、Constant肩关节评分系统进行评定。

【注意事项】

1.在对患者进行康复评定和康复治疗的过程中注意人文关怀，取得患者的配合，并做好健康宣教。检查前要向患者说明目的和检查方法以充分取得患者合作。

2.检查时注意两侧对称部位要进行比较。先检查正常的一侧，再检查患侧。

3.检查时注意对肩关节的保护，避免造成不适或病情加重。

实训二　肩部与上臂伤病康复治疗

【实训目的】

1.掌握肩部与上臂伤病的康复治疗技术。

2.掌握各项技术的操作要领及注意事项。

【实训器材】

仪器设备：诊断床（或PT床）

【实训时间】2学时。

【实训方法】

1.教师选择一名学生做模特，示教具体的康复治疗及训练方法，学生观摩。

2.学生分组操作：每两名学生为一小组。一名为做模特，另外一名做治疗师。练习具体的康复

治疗及训练方法

3. 教师巡视学生的操作情况,及时发现问题,并予以纠正指导。

4. 教师总结点评,完成实训报告。

【实训内容】

1. 关节活动技术:①患者取舒适、放松体位,肢体充分放松。②肩关节屈曲:患者仰卧位,治疗师一手握住患者肘关节上方,另一手握住腕关节处,然后慢慢把患者上肢沿矢状面向上高举过头。肩关节外展:患者伸卧位,治疗师一手握住患者肘关节上方另一手握住腕关节处,后慢慢把患者上肢沿额状面向上高举过头。③肩关节内外旋:患者仰卧位,肩关节外展90°伴肘关节屈曲,治疗师一手握住患者肘关节,另一手握住腕关节处,以肘关节为轴,将上肢向内、外方向旋转。④每一动作重复10~30次,3次/d。

【注意事项】

(1)应在舒适体位下进行,并尽量放松,必要时脱去妨碍治疗的衣物或固定物。

(2)应在无痛范围内进行训练,避免使用暴力,以免发生组织损伤。

(3)进行多个关节活动范围训练时,可按照从远端向近端的顺序,逐个关节或数个关节一起进行训练。

2. 关节松动技术

(1)患者体位:应处于舒适、放松、无痛的体位,肩关节多取卧位,

(2)治疗师体位:尽可能靠近接受治疗的关节,便于操作;尽量暴露所治疗的关节并使其放松,以达到关节最大范围的松动。

(3)治疗前评估:手法操作前,先评估拟治疗关节,找出存在的问题(疼痛、僵硬),根据问题主次,选择有针对性的手法。当疼痛和僵硬同时存在时,一般先用小级别手法(Ⅰ、Ⅱ级)缓解疼痛后,再用大级别手法(Ⅲ、Ⅳ级)改善活动。

(4)肩关节松动术具体手法。①附属运动:包括分离或长轴牵引、滑动(向头侧、向足侧、前后向、侧方滑动)、旋转肩胛骨。②生理运动:包括前屈、后伸、外展、水平内收摆动、旋转摆动等。

【注意事项】

(1)治疗者须具备良好的解剖学、关节运动学、神经系统和运动系统疾患的病理学等医学基础知识,掌握适应证和基本操作手法,并与其他改善关节活动的技术如肌肉牵拉技术以及肌力训练技术结合使用,才能提高整体治疗效果。

(2)治疗中应不断询问患者的感觉,根据患者的反馈来调节手法强度。

(3)治疗后如有轻微的疼痛多为正常治疗反应,通常在4 /sim 6 h后应消失;如第二天仍未消失或较前加重,提示手法强度太大,应调整强度或暂停治疗一天;如果经3 /sim 55次的正规治疗,疗状仍无缓解成反而加重、应重新评估,调整治疗方案。

3. 关节牵伸技术

(1)选择患者合适的体位。

(2)治疗师体位选择。

(3)操作者手的固定与摆放。

(4)牵伸的方向。

【注意事项】

(1)低强度、长时间牵伸能够提高组织耐受性,利于维持在拉伸后的位置。

(2)低强度、长时间的徒手牵伸对患者来说较舒服,能够达到最佳效果。

(3)高强度、长间隔的牵伸利于组织修复和肌肉酸痛的消除。

(4)徒手和自我的静态牵伸可选择:1 530 s,重复8次,每天2组。

(5)避免使用弹跳式牵伸,以免引致张力反弹性增高或拉伤组织。

(6)注意患者的适宜与舒适体位、治疗师的体位及操作手的摆放位置。

4. 肌力训练

(1)患者取舒适体位,尽最大努力在无痛范围内完成训练。

(2)阻力置于肢体远端,避免替代运动。

(3)逐渐增加运动强度或抗阻力。

(4)训练中应给予有力的语言指令,增加训练效果。

(5)每一运动可重复8~10次,间隔适当休息,逐渐增加训练次数。

【注意事项】

(1)注意正确的阻力方向,固定相关肢体。

(2)训练时应避免用力憋气,尽量选择准确适宜的阻力负荷,在无痛和轻度疼痛范围内进行训练。

(3)训练前使患者了解训练的作用和意义,调动患者的主观努力程度,训练中经常给予语言鼓励并显示训练的效果,以提高患者的信心和积极性。

(4)神经系统疾病的早期可进行肌力训练,需严格控制总的运动量;恢复期或后遗症期,可继续肌力训练,以特定肌肉肌力训练或闭链运动进行。

(5)严格掌握训练适应证与禁忌证。

实训三　肩周炎的康复

【实训目的】

1. 学会肩周炎的康复评定方法。

2. 掌握肩周炎的康复治疗方法。

【实训器材】

仪器设备:诊断床、量角器、超短波治疗仪、超声波治疗仪、激光治疗仪、紫外线治疗、体操棒、弹力带等。

【实训时间】2学时。

【实训方法】

1. 学生分组对提供的肩周炎的患者进行病例讨论,主要讨论:肩关节的病因、临床表现、康复评定方法、康复治疗方法。

2. 制定肩周炎的康复治疗计划与方案。

3. 学生之间两人一组相互练习肩周炎的康复评定方法、康复治疗的操作方法。

【实训内容】

1. 康复评定

(1)关节活动度评定:通过主动被动活动评定法评定肩关节各个方向的关节活动范围。

(2)肌力评定:通过徒手肌力测试对减去肌肉进行肌力评定。

(3)感觉功能评:分别进行浅感觉、深感觉及复合感觉的评定。

(4)肩关节功能评定:常用肩关节简明测试、Constant肩关节评分系统进行评定。

2. 记录评定结果并进行分析。

3. 制定肩周炎的康复治疗原则与目标。

4. 针对肩周炎患者制定康复治疗方案。

【注意事项】

1. 在对患者康复治疗的过程中注意人文关怀，取得患者的配合，并做好健康宣教。
2. 严格掌握物理因子治疗的适应证、使用剂量、操作规范，治疗中注意观察患者的反应。
3. 注意肩周炎患者的训练应循序渐进，勿过度牵拉造成二次损伤。

实训四　肘与前臂伤病康复评定

【实训目的】

1. 熟悉肘与前臂伤病评定内容。
2. 掌握肘部解剖标志触诊、肘关节活动度评定、肘部肌力评定、感觉功能评定等方法。

【实训器材】

肘部骨骼、关节模型、通用量角器、大头针、标准化病人。

【实训时间】2 学时。

【实训方法】

1. 教师示教。
2. 学生分组实训。
3. 分析评定结果，讨论可能原因。

【实训内容】

1. 肘部骨性解剖标志触诊。
2. 肘关节活动度评定。
3. 肘部肌力评定。
4. 上肢感觉功能评定，不同神经分布情况。

【注意事项】

1. 评定注意人文关怀，随时与病人交流。
2. 评定结果有差异时，注意分析原因。
3. 注意评定时操作规范，避免代偿。

实训五　肘与前臂伤病康复治疗

【实训目的】

1. 熟悉肘与前臂伤病康复治疗常用方法。
2. 掌握肘关节活动、关节松动，关节牵引、肌肉牵伸等技术的操作。

【实训器材】

仪器设备：PT 床、PT 凳、肘关节牵引装置、沙袋、弹力带等。

【实训时间】2 学时。

【实训方法】

1. 教师示教。
2. 学生分组实训。
3. 分析评定结果，讨论可能原因。

【实训内容】

1. 肘关节活动技术。

2. 肘关节松动技术。

3. 肘关节牵伸技术。

4. 肘部肌力训练。

【注意事项】

1. 不可使用暴力。

2. 注意与患者互动,进行健康教育。

3. 不能超过正常范围,不能造成损伤。

实训六　尺桡骨骨折患者康复治疗

【实训目的】

熟悉尺桡骨骨折患者的康复评定方法。

掌握尺桡骨骨折康复治疗方法。

【实训器材】

仪器设备:诊断床、通用量角器、卷尺、直尺、橡皮头铅笔、超短波治疗仪、紫外线治疗灯、磁疗治疗仪、超声波治疗仪等。

【实训时间】2 学时。

【实训方法】

1. 学生分组对提供的尺桡骨骨折患者进行病例讨论,讨论内容:尺桡骨骨折的特点、临床表现、检查与康复评定方法、康复治疗方法。

2. 制定康复治疗计划与方案。

3. 学生之间两人一组相互练习康复评定方法、康复治疗的具体操作。

【实训内容】

1. 尺桡骨骨折的康复评定

(1)一般情况评定:疼痛和压痛,局部肿胀,畸形与功能障碍。

(2)肢体长度和周径测量:两侧肢体进行对比,判断骨折后肢体长度及围度有无改变及改变程度。

(3)运动功能评定

1)肌力评定:了解患肢肌群的肌力和健康肌群的肌力情况。多用徒手肌力检查法评定。

2)关节活动度评定:了解关节活动有无受限和受限程度,需双侧进行对比。可用通用量角器测量,或者目测法评估。

3)手功能评定:临床常用手功能评定表或者上肢生理肌电检查等。

(4)感觉评定:主要进行深、浅感觉的评定,判断有无神经损伤及损伤程度。

(5)日常生活活动能力评定

2. 记录评定结果并进行分析。

3. 制定康复治疗原则与目标。

4. 尺桡骨手部骨折制定康复治疗方案。

【注意事项】

1. 在对患者进行康复评定和康复治疗的过程中注意人文关怀,取得患者的配合,并做好健康宣教。

2. 严格掌握物理因子治疗的适应证、使用剂量、操作规范,治疗中注意观察患者的反应。
3. 注意对骨折部位的保护,避免造成不适或病情加重。

实训七　肱骨外上髁炎康复治疗

【实训目的】

熟悉肱骨外上髁炎的检查及康复评定方法。

掌握肱骨外上髁炎的康复治疗方法。

【实训器材】

仪器设备:诊断床、量角器、超短波治疗仪、超声波治疗仪、激光治疗仪、紫外线治疗仪、夹板等。

【实训方法】

1. 学生分组进行病例讨论,主要讨论:肱骨外上髁炎的临床表现、康复评定方法、康复治疗方法。
2. 制定康复治疗计划与方案。
3. 学生之间两人一组相互练习康复评定方法、康复治疗的操作方法。

【实训内容】

1. 肱骨外上髁炎的检查与评定

(1)疼痛评定:疼痛程度、压痛检查等。

(2)关节活动度:肘关节活动度、前臂旋前、旋后、腕关节活动度等。

(3)肌力评定:屈肘、伸肘、前臂旋前、旋后等。

(4)日常生活活动能力

2. 记录评定结果并进行分析。
3. 制定康复治疗原则与目标。
4. 针对病例制定康复治疗方案

【注意事项】

在对患者康复治疗的过程中注意人文关怀,取得患者的配合,并做好健康宣教;严格掌握物理因子治疗的适应证、使用剂量、操作规范,治疗中注意观察患者的反应;注意休息与制动,注意肌肉牵伸。

实训八　腕与手部伤病的康复评定

【实训目的】

1. 掌握腕与手部伤病的康复评定方法。
2. 熟悉腕与手部伤病康复评定过程中的注意事项。

【实训器材】

教具设备:诊断床、量角器、卷尺、直尺、9 孔插板、橡皮头铅笔、Moberg 拾物试验盒、教学光盘等。

【实训时间】2 学时。

【实训方法】

1. 教师先结合教学光盘、教具进行讲授。
2. 教师在学生身上进行康复评定的演示。
3. 学生之间两人一组相互练习康复评定的具体操作。

【实训内容】

1. 腕与手部伤病的康复评定

(1)肌力评定:通过握力评定、捏力评定和徒手肌力测试对上肢及手部进行肌力评定。

(2)关节活动度评定:通过主动被动活动评定法评定手部骨折部位和正常部位的关节活动范围。

(3)感觉功能评定:通过 Moberg 拾物试验评定手的触觉识别功能和实体辨别觉;使用铅笔橡皮头施压评定恒定触觉和移动触觉;通过 Swanson 标准评定痛觉;使用两点分辨试验评定感觉功能恢复的情况。

(4)手整体功能评定:常用 Jebson 手功能测试和测定手指协调的 9 孔插板试验对手的灵活性和协调性评定。

2. 教师在学生身上依次进行肌力评定、关节活动度评定、感觉功能评定、手整体功能评定的演示。

3. 学生之间两人一组相互练习肌力评定、关节活动度评定、感觉功能评定、手整体功能评定的具体操作。

4. 记录评定结果并进行分析。

【注意事项】

1. 在对患者进行康复评定的过程中注意人文关怀,取得患者的配合。

2. 严格执行康复评定的操作规范,治疗中注意观察患者的反应。

3. 注意对腕与手部骨折的保护,避免造成不适或病情加重。

实训九　腕与手部伤病的康复治疗

【实训目的】

1. 掌握腕与手部伤病常用的康复治疗方法。

2. 熟悉腕与手部伤病康复治疗过程中的注意事项。

【实训器材】

仪器设备:治疗床、超短波治疗仪、超声波治疗仪、激光治疗仪、紫外线治疗仪、手部支具等。

【实训时间】2 学时。

【实训方法】

讲授、示教

1. 教师先结合教学光盘、教具进行讲授。

2. 教师在学生身上进行超短波、超声波、激光、紫外线、手部支具佩戴、各种活动手法及关节松动术的演示。

3. 学生之间两人一组相互练习相关物理因子治疗的具体操作和手法治疗的实际操作。

【实训内容】

1. 腕与手部伤病的物理因子治疗

(1)超短波治疗:讲授与示教超短波治疗的适应证、使用剂量、操作规范。

(2)超声波治疗:讲授与示教超声波治疗的适应证、使用剂量、操作规范。

(3)激光治疗:讲授与示教激光治疗的适应证、使用剂量、操作规范。

(4)紫外线治疗:讲授与示教紫外线治疗的适应证、使用剂量、操作规范。

(5)手部支具佩戴:讲授与示教手部支具佩戴的方法。

2. 腕与手部伤病的关节活动技术、关节松动技术等手法治疗

(1)关节活动技术：讲授与示教关节活动技术治疗的适应证、操作规范。

(2)关节松动技术：讲授与示教关节松动技术治疗的适应证、操作规范。

【注意事项】

1. 在对患者康复治疗的过程中注意人文关怀，取得患者的配合，并做好健康宣教。

2. 严格掌握物理因子治疗的适应证、使用剂量、操作规范，治疗中注意观察患者的反应。

3. 注意腕与手部伤病关节活动技术、关节松动技术等训练循序渐进，勿过度牵拉。

实训十　手部骨折患者康复治疗

【实训目的】

1. 学会手部骨折患者的康复评定方法。

2. 掌握手部骨折康复治疗方法。

【实训器材】

仪器设备：诊断床、量角器、卷尺、直尺、9 孔插板、橡皮头铅笔、Moberg 拾物试验盒、超短波治疗仪、紫外线治疗灯、磁疗治疗仪、超声波治疗仪等。

【实训时间】2 学时。

【实训方法】

1. 学生分组对提供的手部骨折患者进行病例讨论，主要讨论：手部骨折的特点、临床表现、检查与康复评定方法、康复治疗方法。

2. 制定康复治疗计划与方案。

3. 学生之间两人一组相互练习康复评定方法、康复治疗的具体操作。

【实训内容】

1. 手部骨折的康复评定

(1)肌力评定：通过握力评定、捏力评定和徒手肌力测试对上肢及手部进行肌力评定。

(2)关节活动度评定：通过主动被动活动评定法评定手部骨折部位和正常部位的关节活动范围。

(3)感觉功能评：通过 Moberg 拾物试验评定手的触觉识别功能和实体辨别觉；使用铅笔橡皮头施压评定恒定触觉和移动触觉；通过 Swanson 标准评定痛觉；使用两点分辨试验评定感觉功能恢复的情况。

(4)手功能评定：常用 Jebson 手功能测试和测定手指协调的 9 孔插板试验对手的灵活性和协调性评定。

2. 记录评定结果并进行分析。

3. 制定康复治疗原则与目标。

4. 针对手部骨折制定康复治疗方案。

【注意事项】

1. 在对患者进行康复评定和康复治疗的过程中注意人文关怀，取得患者的配合，并做好健康宣教。

2. 严格掌握物理因子治疗的适应证、使用剂量、操作规范，治疗中注意观察患者的反应。

3. 注意对手部骨折部位的保护，避免造成不适或病情加重。

实训十一　手部肌腱损伤康复治疗

【实训目的】

1. 学会手部神经肌腱损伤术后的康复评定方法。

2. 掌握手部神经肌腱损伤术后康复治疗方法。

【实训器材】

仪器设备:诊断床、量角器、超短波治疗仪、超声波治疗仪、激光治疗仪、紫外线治疗仪、手部支具等。

【实训时间】2 学时。

【实训方法】

1. 学生分组对提供的手部神经肌腱损伤修复或松解术后患者进行病例讨论,主要讨论:肌腱修复术后、肌腱松解术后、神经修复术后的分类、临床表现、康复评定方法、康复治疗方法。

2. 制定康复治疗计划与方案。

3. 学生之间两人一组相互练习康复评定方法、康复治疗的操作方法。

【实训内容】

1. 手部神经肌腱损伤修复或松解术后的康复评定

(1)手部关节活动度评定:通过主动被动活动评定法评定手部骨折部位和正常部位的关节活动范围。

(2)瘢痕情况评估。

(3)神经电生理检查:包括肌电图、神经传到速度及体感诱发电位检查等。

2. 记录评定结果并进行分析。

3. 制定康复治疗原则与目标。

4. 针对康复治疗制定康复治疗方案。

【注意事项】

1. 在对患者康复治疗的过程中注意人文关怀,取得患者的配合,并做好健康宣教。

2. 严格掌握物理因子治疗的适应证、使用剂量、操作规范,治疗中注意观察患者的反应。

3. 注意手部肌腱损伤术后训练循序渐进,勿过度牵拉。

实训十二　髋部与大腿伤病的康复评定

【实训目的】

1. 掌握与大腿伤病的康复评定方法。

2. 熟悉与大腿伤病康复评定过程中的注意事项。

【实训器材】

仪器设备:诊断床、量角器、卷尺、叩诊锤、VAS 评分尺、Berg 平衡量表、Tinnetti 量表、改良 Barthel 量表、汉密尔顿焦虑量表与抑郁量表等。

【实训时间】2 学时。

【实训方法】

1. 教师先结合教学光盘、教具进行讲授。

2. 教师在学生身上进行康复评定的演示。

3. 学生之间两人一组相互练习康复评定的具体操作。

【实训内容】

1. 髋部与大腿伤病的康复评定

(1)肢体长度及周径测量:以了解肢体的长度和周径可能发生变化。

(2)肌力评定:以判定肌肉功能状态。

(3)关节活动度评定:测量髋、膝关节各方向的主、被动关节活动度。

(4)下肢功能评定:重点是评估步行、负重等功能。

(5)神经功能评定:主要进行感觉功能检查、反射检查、肌张力评定。

(6)疼痛评定:通常用 VAS 法评定疼痛的程度。

(7)平衡功能评定。

(8)步态分析:观察法、测量法分析步态。

(9)日常生活活动能力评定。

(10)心理评定。

2. 教师在学生身上依次进行肢体长度及周径测量、肌力评定、关节活动度评定、下肢功能评定、神经功能评定、疼痛评定、平衡功能评定、步态分析、日常生活活动能力评定的演示。

3. 学生之间两人一组相互练习肢体长度及周径测量、肌力评定、关节活动度评定、下肢功能评定、神经功能评定、疼痛评定、平衡功能评定、步态分析、日常生活活动能力评定的具体操作。

4. 记录评定结果并进行分析。

【注意事项】

1. 在对患者进行康复评定的过程中注意人文关怀,取得患者的配合。

2. 严格执行康复评定的操作规范,治疗中注意观察患者的反应。

3. 注意对髋部与大腿伤病部位的保护,避免造成不适或病情加重。

实训十三　髋部与大腿伤病的康复治疗

【实训目的】

1. 掌握髋部与大腿伤病常用的康复治疗方法。

2. 熟悉髋部与大腿伤病康复治疗过程中的注意事项。

【实训器材】

仪器设备:治疗床、音频电治疗仪、紫外线治疗灯、超声波治疗仪、关节松动带等。

【实训时间】2 学时。

【实训方法】

讲授、示教

1. 教师先结合教学光盘、教具进行讲授。

2. 教师在学生身上进行音频电治疗、紫外线治疗、超声波治疗、各种关节活动手法及关节松动术的演示。

3. 学生之间两人一组相互练习相关物理因子治疗的具体操作和手法治疗的实际操作。

【实训内容】

1. 髋部与大腿伤病的物理因子治疗

(1)音频电治疗:讲授与示教音频电治疗的适应证、使用剂量、操作规范。

(2)紫外线治疗:讲授与示教紫外线治疗的适应证、使用剂量、操作规范。

(3)超声波治疗:讲授与示教超声波治疗的适应证、使用剂量、操作规范。

2. 髋部与大腿伤病的关节活动技术、关节松动技术等手法治疗

(1)关节活动技术:讲授与示教关节活动技术治疗的适应证、操作规范。

(2)关节松动技术:讲授与示教关节松动技术治疗的适应证、操作规范。

【注意事项】

1. 在对患者康复治疗的过程中注意人文关怀,取得患者的配合,并做好健康宣教。

2. 严格掌握物理因子治疗的适应证、使用剂量、操作规范,治疗中注意观察患者的反应。

3. 注意髋部与大腿伤病关节活动技术、关节松动技术等训练循序渐进,勿过度牵拉。

实训十四　股骨颈骨折患者康复治疗

【实训目的】

1. 学会股骨颈骨折的康复评定方法。

2. 掌握股骨颈骨折康复治疗方法。

【实训器材】

仪器设备:诊断床、量角器、卷尺、叩诊锤、VAS 评分尺、Berg 平衡量表、Tinnetti 量表、改良 Barthel 量表、汉密尔顿焦虑量表与抑郁量表、音频电治疗仪、紫外线治疗灯、超声波治疗仪等。

【实训时间】2 学时。

【实训方法】

1. 学生分组对提供的股骨颈骨折患者进行病例讨论,主要讨论:股骨颈骨折的临床表现、检查与康复评定方法、康复分期与目标、康复治疗方法。

2. 制定康复治疗计划与方案。

3. 学生之间两人一组相互练习康复评定方法、康复治疗的操作方法。

【实训内容】

1. 股骨颈骨折的康复评定

(1)肢体长度及周径测量:以了解肢体的长度和周径可能发生变化。

(2)肌力评定:以判定肌肉功能状态。

(3)关节活动度评定:测量髋、膝关节各方向的主、被动关节活动度。

(4)下肢功能评定:重点是评估步行、负重等功能。

(5)神经功能评定:主要进行感觉功能检查、反射检查、肌张力评定。

(6)疼痛评定:通常用 VAS 法评定疼痛的程度。

(7)平衡功能评定。

(8)步态分析:观察法、测量法分析步态。

(9)日常生活活动能力评定。

(10)心理评定。

2. 记录评定结果并进行分析。

3. 制定康复治疗原则与目标。

4. 针对股骨颈骨折骨牵引保守治疗与股骨颈骨折切开复位内固定术后不同康复治疗制定相应的康复治疗方案。

【注意事项】

1. 在对患者进行康复评定和康复治疗的过程中注意人文关怀，取得患者的配合，并做好健康宣教。

2. 严格掌握两种类型康复的分期及不同时期的康复训练操作规范，治疗中注意观察患者的负重能力变化。

3. 注意对股骨颈骨折部位的保护，做好良肢位摆放，避免造成不适或病情加重。

实训十五　股骨干骨折患者康复治疗

【实训目的】

1. 学会股骨干骨折的康复评定方法。

2. 掌握股骨干骨折康复治疗方法。

【实训器材】

仪器设备：诊断床、量角器、卷尺、叩诊锤、VAS 评分尺、Berg 平衡量表、Tinnetti 量表、改良 Barthel 量表、汉密尔顿焦虑量表与抑郁量表、音频电治疗仪、紫外线治疗灯、超声波治疗仪等。

【实训时间】2 学时。

【实训方法】

1. 学生分组对提供的股骨干骨折患者进行病例讨论，主要讨论：股骨干骨折的类型、分类、临床表现、康复评定方法、康复分期与目标、康复治疗方法。

2. 制定康复治疗计划与方案。

3. 学生之间两人一组相互练习康复评定方法、康复治疗的操作方法。

【实训内容】

1. 股骨干骨折的康复评定

(1)肢体长度及周径测量：以了解肢体的长度和周径可能发生变化。

(2)肌力评定：以判定肌肉功能状态。

(3)关节活动度评定：测量髋、膝关节各方向的主、被动关节活动度。

(4)下肢功能评定：重点是评估步行、负重等功能。

(5)神经功能评定：主要进行感觉功能检查、反射检查、肌张力评定。

(6)疼痛评定：通常用 VAS 法评定疼痛的程度。

(7)平衡功能评定。

(8)步态分析：观察法、测量法分析步态。

(9)日常生活活动能力评定。

(10)心理评定。

2. 记录评定结果并进行分析。

3. 制定康复治疗原则与目标。

4. 针对不同分期康复治疗制定康复治疗方案。

【注意事项】

1. 在对患者进行康复评定和康复治疗的过程中注意人文关怀，取得患者的配合，并做好健康宣教。

2. 严格掌握股骨干骨折康复的分期及不同时期的物理治疗操作规范，治疗中注意观察患者的负重能力变化。

3. 注意对股骨干骨折部位的保护避免造成不适或病情加重。

实训十六　髋关节脱位患者康复治疗

【实训目的】

1. 学会髋关节脱位患者的康复评定方法。

2. 掌握髋关节脱位康复治疗方法。

【实训器材】

仪器设备：诊断床、量角器、卷尺、叩诊锤、VAS 评分尺、Berg 平衡量表、Tinnetti 量表、改良 Barthel 量表、汉密尔顿焦虑量表与抑郁量表、音频电治疗仪、紫外线治疗灯、超声波治疗仪等。

【实训时间】2 学时。

【实训方法】

1. 学生分组对提供的髋关节脱位患者进行病例讨论，主要讨论：髋关节脱位的病因、类型、临床表现、康复问题、康复评定方法、康复治疗方法。

2. 制定康复治疗计划与方案。

3. 学生之间两人一组相互练习康复评定方法、康复治疗的操作方法。

【实训内容】

1. 髋关节脱位的康复评定

(1)肢体长度及周径测量：以了解肢体的长度和周径可能发生变化。

(2)肌力评定：以判定肌肉功能状态。

(3)关节活动度评定：测量髋、膝关节各方向的主、被动关节活动度。

(4)下肢功能评定：重点是评估步行、负重等功能。

(5)神经功能评定：主要进行感觉功能检查、反射检查、肌张力评定。

(6)疼痛评定：通常用 VAS 法评定疼痛的程度。

(7)平衡功能评定。

(8)步态分析：观察法、测量法分析步态。

(9)日常生活活动能力评定。

2. 记录评定结果并进行分析。

3. 制定康复治疗原则与目标。

4. 针对康复治疗制定康复治疗方案。

【注意事项】

1. 在对患者进行康复评定和康复治疗的过程中注意人文关怀，取得患者的配合，并做好健康宣教。

2. 严格掌握制动与运动疗法的辨证关系，治疗中注意对股骨头的保护。

3. 尽量在无痛中进行功能锻炼。

实训十七　股四头肌挫伤患者康复治疗

【实训目的】

1. 学会股四头肌挫伤的康复评定方法。

2. 掌握股四头肌挫伤康复治疗方法。

【实训器材】

仪器设备：诊断床、量角器、卷尺、叩诊锤、VAS 评分尺、Berg 平衡量表、Tinnetti 量表、改良 Barthel 量表、汉密尔顿焦虑量表与抑郁量表、音频电治疗仪、紫外线治疗灯、超声波治疗仪等。

【实训时间】2 学时。

【实训方法】

1. 学生分组对提供的股四头肌挫伤患者进行病例讨论，主要讨论：股四头肌挫伤的病因、临床表现、康复问题、康复评定方法、康复治疗方法。

2. 制定康复治疗计划与方案。

3. 学生之间两人一组相互练习康复评定方法、康复治疗的操作方法。

【实训内容】

1. 股四头肌挫伤的康复评定

(1)肢体周径测量：以了解肢体周径可能发生变化。

(2)肌力评定：常用徒手肌力检查法进行大小腿肌力评定。

(3)髋膝关节活动度评定：测量髋、膝关节各方向的主、被动关节活动度。

(4)疼痛评定：通常用 VAS 法评定疼痛的程度。

(5)肌骨超声检查：了解肌肉损伤和血肿情况。

2. 记录评定结果并进行分析。

3. 制定康复治疗原则与目标。

4. 针对股四头肌挫伤康复治疗制定康复治疗方案。

【注意事项】

1. 在对患者康复治疗的过程中注意人文关怀，取得患者的配合，并做好健康宣教。

2. 康复治疗过程中限制活动期的正确处理，即"RICE"原则的应用。

实训十八　膝与小腿部伤病的康复评定

【实训目的】

1. 掌握膝与小腿部伤病的康复评定方法。

2. 熟悉膝与小腿部伤病康复评定过程中的注意事项。

【实训器材】

教具设备：诊断床、量角器、卷尺、直尺、橡皮头铅笔、教学光盘等。

【实训时间】2 学时。

【实训方法】

1. 教师先结合教学光盘、教具进行讲授。

2. 教师在学生身上进行康复评定的演示。

3. 学生之间两人一组相互练习康复评定的具体操作。

【实训内容】

1. 膝与小腿伤病的康复评定

(1)肌力评定：通过徒手肌力测试对膝与小腿(膝关节与踝关节)部进行肌力评定。

(2)关节活动度评定：通过主动被动活动评定法评定膝与小腿部骨折部位和正常部位的关节活动范围。

(3)感觉功能评定:用视觉模拟评分法(visual analogue scale,VAS)模拟讲解。

(4)步行功能评定:Hoffer步行能力分级每一项评定操作应用。

(5)平衡功能评定:常用的量表主要有Berg平衡量表。

(6)肢体周径的测量:进行肢体周径测量时,必须选择两侧肢体相对应的部位进行测量,

(7)骨折韧带愈合情况:对于骨折患者进行X射线或者CT的影像学评定,对于韧带损伤应用MRA的读片评定。

2. 教师在学生身上依次进行肌力评定、关节活动度评定、步行功能评定、平衡功能评定、肢体周径的测量的演示。教师提前准备影像学相关资料现场解读。

3. 学生之间两人一组相互练习肌力评定、关节活动度评定、、步行功能评定、平衡功能评定、肢体周径的测量的具体操作。

4. 记录评定结果并进行分析。

【注意事项】

1. 在对患者进行康复评定的过程中注意人文关怀,取得患者的配合。

2. 严格执行康复评定的操作规范,治疗中注意观察患者的反应。

3. 注意对膝与小腿部骨折的保护,避免造成不适或病情加重。

实训十九　膝与小腿部伤病的康复治疗

【实训目的】

1. 掌握膝与小腿部伤病常用的康复治疗方法。

2. 熟悉膝与小腿部伤病康复治疗过程中的注意事项。

【实训器材】

仪器设备:治疗床、超短波治疗仪、超声波治疗仪、经皮神经肌肉电刺激、紫外线治疗仪、干扰电等。

【实训时间】2学时。

【实训方法】

讲授、示教。

1. 教师先结合教学光盘、教具进行讲授。

2. 教师在学生身上进行超短波治疗仪、超声波治疗仪、经皮神经肌肉电刺激、紫外线治疗仪、干扰电各种活动手法及关节松动术的演示。

3. 学生之间两人一组相互练习相关物理因子治疗的具体操作和手法治疗的实际操作。

【实训内容】

1. 膝与小腿部伤病的物理因子治疗

(1)超短波治疗:讲授与示教超短波治疗的适应证、使用剂量、操作规范。

(2)超声波治疗:讲授与示教超声波治疗的适应证、使用剂量、操作规范。

(3)经皮神经肌肉电刺激:讲授与示经皮神经肌肉电刺激的适应证、使用剂量、操作规范。

(4)紫外线治疗:讲授与示教紫外线治疗的适应证、使用剂量、操作规范。

(5)干扰电:讲授与示干扰电治疗的适应证、使用剂量、操作规范。

2. 膝与小腿部伤病的关节活动技术、关节松动技术等手法治疗

(1)关节活动技术:讲授与示教关节活动技术治疗的适应证、操作规范。

(2)关节松动技术:讲授与示教关节松动技术治疗的适应证、操作规范。

(3)关节牵伸技术:讲授与示教关节牵伸技术治疗的适应证、操作规范。

【注意事项】

1. 在对患者康复治疗的过程中注意人文关怀,取得患者的配合,并做好健康宣教。

2. 严格掌握物理因子治疗的适应证、使用剂量、操作规范,治疗中注意观察患者的反应。

3. 注意膝与小腿部伤病关节活动技术、关节松动技术、关节牵伸技术等训练循序渐进,勿过度牵拉。

实训二十 髌骨骨折患者康复治疗

【实训目的】

1. 学会髌骨骨折患者的康复评定方法。

2. 掌握髌骨骨折康复治疗方法。

【实训器材】

仪器设备:诊断床、量角器、卷尺、直尺、超短波治疗仪、紫外线治疗灯、磁疗治疗仪、超声波治疗仪等。

【实训时间】2 学时。

【实训方法】

1. 学生分组对提供的髌骨骨折患者进行病例讨论,主要讨论:髌骨骨折的特点、临床表现、检查与康复评定方法、康复治疗方法。

2. 制定康复治疗计划与方案。

3. 学生之间两人一组相互练习康复评定方法、康复治疗的具体操作。

【实训内容】

1. 髌骨骨折的康复评定

(1)肌力评定:通过膝关节屈曲、伸展进行肌力评定。

(2)关节活动度评定:通过主动被动活动评定法评定膝关节关节活动范围。

(3)疼痛评定:通过视觉模拟方法进行疼痛程度进行评定。

(4)步行功能评定:Hoffer 步行能力分级每一项评定操作应用。

(5)平衡功能评定:常用的量表主要有 Berg 平衡量表。

(6)肢体周径的测量:进行肢体周径测量时,必须选择两侧肢体相对应的部位进行测量,

(7)骨折愈合情况:对于骨折患者进行 X 射线或者 CT 的影像学评定。

2. 记录评定结果并进行分析。

3. 制定康复治疗原则与目标。

4. 针对髌骨骨折制定康复治疗方案。

【注意事项】

1. 在对患者进行康复评定和康复治疗的过程中注意人文关怀,取得患者的配合,并做好健康宣教。

2. 严格掌握物理因子治疗的适应证、使用剂量、操作规范,治疗中注意观察患者的反应。

3. 注意对髌骨骨折部位的保护,避免造成不适或病情加重。

实训二十一　胫腓骨骨折患者康复治疗

【实训目的】

1. 学会胫腓骨骨折患者的康复评定方法。

2. 掌握胫腓骨骨折康复治疗方法。

【实训器材】

仪器设备:诊断床、量角器、卷尺、直尺、超短波治疗仪、紫外线治疗灯、磁疗治疗仪、超声波治疗仪等。

【实训时间】2 学时。

【实训方法】

1. 学生分组对提供的胫腓骨骨折患者进行病例讨论,主要讨论:髌骨骨折的特点、临床表现、检查与康复评定方法、康复治疗方法。

2. 制定康复治疗计划与方案。

3. 学生之间 2 人一组相互练习康复评定方法、康复治疗的具体操作。

【实训内容】

1. 胫腓骨骨折的康复评定

(1)肌力评定:通过膝关节屈曲、伸展进行肌力评定。

(2)关节活动度评定:通过主动被动活动评定法评定膝关节关节活动范围。

(3)疼痛评定:通过视觉模拟方法进行疼痛程度进行评定。

(4)步行功能评定:Hoffer 步行能力分级每一项评定操作应用。

(5)平衡功能评定:常用的量表主要有 Berg 平衡量表。

(6)肢体周径的测量:进行肢体周径测量时,必须选择两侧肢体相对应的部位进行测量。

(7)骨折韧带愈合情况:对于骨折患者进行 X 射线或者 CT 的影像学评定。

2. 记录评定结果并进行分析。

3. 制定康复治疗原则与目标。

4. 针对胫腓骨骨折制定康复治疗方案。

【注意事项】

1. 在对患者进行康复评定和康复治疗的过程中注意人文关怀,取得患者的配合,并做好健康宣教。

2. 严格掌握物理因子治疗的适应证、使用剂量、操作规范,治疗中注意观察患者的反应。

3. 注意对胫腓骨骨折部位的保护,避免造成不适或病情加重。

实训二十二　膝关节交叉韧带患者康复治疗

【实训目的】

1. 学会膝关节交叉韧带损伤患者的康复评定方法。

2. 掌握膝关节交叉韧带损伤患者康复治疗方法。

【实训器材】

仪器设备:诊断床、量角器、卷尺、直尺、超短波治疗仪、紫外线治疗灯、磁疗治疗仪、超声波治疗仪等。

【实训时间】2 学时。

【实训方法】

1. 学生分组对提供的膝关节交叉韧带损伤患者进行病例讨论,主要讨论膝关节交叉韧带损伤患者的损伤特点、临床表现、检查与康复评定方法、康复治疗方法。

2. 制定康复治疗计划与方案。

3. 学生之间两人一组相互练习康复评定方法、康复治疗的具体操作。

【实训内容】

1. 膝关节交叉韧带损伤的康复评定

(1)肌力评定:通过膝关节屈曲、伸展进行肌力评定。

(2)关节活动度评定:通过主动被动活动评定法评定膝关节关节活动范围。

(3)疼痛评定:通过视觉模拟方法进行疼痛程度进行评定。

(4)步行功能评定:Hoffer 步行能力分级每一项评定操作应用。

(5)平衡功能评定:常用的量表主要有 Berg 平衡量表。

(6)肢体周径的测量:进行肢体周径测量时,必须选择两侧肢体相对应的部位进行测量。

(7)韧带愈合情况:对于韧带损伤应用 MRA 的读片评定。

2. 记录评定结果并进行分析。

3. 制定康复治疗原则与目标。

4. 针对膝关节交叉韧带损伤患者制定康复治疗方案。

【注意事项】

1. 在对患者进行康复评定和康复治疗的过程中注意人文关怀,取得患者的配合,并做好健康宣教。

2. 严格掌握物理因子治疗的适应证、使用剂量、操作规范,治疗中注意观察患者的反应。

3. 注意对膝关节交叉韧带损伤部位的保护,避免造成不适或病情加重。

实训二十三　踝部与足部伤病康复评定

【实训目的】

1. 熟悉踝部与足部伤病评定内容。

2. 掌握踝部与足部解剖标志触诊、踝关节活动度评定、踝足部部肌力评定、感觉功能评定等方法。

【实训器材】

踝足部骨骼、关节模型、通用量角器、大头针、标准化病人。

【实训时间】2 学时。

【实训方法】

1. 教师示教。

2. 学生分组实训。

3. 分析评定结果,讨论可能原因。

【实训内容】

1. 踝足部骨性解剖标志触诊。

2. 踝关节活动度评定。

3. 踝足部肌力评定。

4. 下肢感觉功能评定,不同神经分布情况。

【注意事项】

1. 评定注意人文关怀,随时与病人交流。
2. 评定结果有差异时,注意分析原因。
3. 注意评定时操作规范,避免代偿。

实训二十四　踝部与足部伤病康复治疗

【实训目的】

1. 熟悉踝部与足部伤病康复治疗常用方法。
2. 掌握踝关节活动、关节松动,关节牵引、肌肉牵伸等技术的操作。

【实训器材】

仪器设备:PT 床、PT 凳、踝关节矫正器、治疗阶梯、弹力带、瑜伽垫等。

【实训时间】2 学时。

【实训方法】

1. 教师示教。
2. 学生分组实训。
3. 分析评定结果,讨论可能原因。

【实训内容】

1. 踝关节活动技术。
2. 足部关节松动技术。
3. 踝关节牵引技术。
4. 踝足部肌力训练。
5. 踝关节周围肌肉牵伸技术。

【注意事项】

1. 不可使用暴力。
2. 注意与患者互动,进行健康教育。
3. 不能超过正常范围,不能造成损伤。

实训二十五　跟骨骨折患者康复治疗

【实训目的】

1. 熟悉跟骨骨折患者的康复评定方法。
2. 掌握跟骨骨折康复治疗方法。

【实训器材】

仪器设备:诊断床、通用量角器、卷尺、直尺、大头钉、橡皮头铅笔、超短波治疗仪、紫外线治疗灯、磁疗治疗仪、超声波治疗仪等。

【实训方法】

1. 学生分组病例讨论,讨论内容:跟骨骨折的特点、临床表现、检查与康复评定方法、康复治疗方法。

2. 制定康复治疗计划与方案。

3. 学生之间两人一组相互练习康复评定方法、康复治疗的具体操作。

【实训内容】

1. 跟骨骨折的康复评定

(1)一般情况评定:疼痛和压痛,局部肿胀,畸形与功能障碍。

(2)关节活动度评定:了解关节活动有无受限和受限程度,需双侧进行对比。可用通用量角器测量,或者目测法评估。

(3)肌力评定:了解患肢肌群的肌力和健康肌群的肌力情况。多用徒手肌力检查法评定。包括跖屈肌群、背伸肌、足外翻肌群、足内翻肌群等

(4)感觉评定:主要进行深、浅感觉的评定,判断有无神经损伤及损伤程度。

(5)步态分析。

(6)下肢功能评定。

(7)疼痛评定。

2. 记录评定结果并进行分析。

3. 制定康复治疗原则与目标。

4. 制定康复治疗方案。

【注意事项】

1. 在对患者进行康复评定和康复治疗的过程中注意人文关怀,取得患者的配合,并做好健康宣教。

2. 掌握跟骨骨折的康复治疗、操作规范,治疗中注意观察患者的反应。

3. 注意对骨折部位的保护,避免造成不适或病情加重。

实训二十六　踝韧带损伤康复治疗

【实训目的】

1. 熟悉踝韧带损伤的检查及康复评定方法。

2. 掌握踝韧带损伤的康复治疗方法。

【实训器材】

仪器设备:诊断床、量角器、超短波治疗仪、超声波治疗仪、激光治疗仪、紫外线治疗仪、足矫形器、踝关节训练器、治疗阶梯等。

【实训方法】

1. 学生分组进行病例讨论,主要讨论:踝韧带损伤的临床表现、康复评定方法、康复治疗方法。

2. 制定康复治疗计划与方案。

3. 学生之间两人一组相互练习康复评定方法、康复治疗的操作方法。

【实训内容】

1. 踝韧带损伤的检查与评定

(1)疼痛评定:疼痛程度、压痛检查等。

(2)关节活动度:踝跖屈、踝背伸、足内翻、足外翻活动度等

(3)肌力评定:踝跖屈、踝背伸、足内翻、足外翻等。

(4)下肢功能评定。

2. 记录评定结果并进行分析。

3. 制定康复治疗原则与目标。

4. 针对病例制定康复治疗方案。

【注意事项】

1. 在对患者康复治疗的过程中注意人文关怀,取得患者的配合,并做好健康宣教。

2. 注意操作规范,治疗中注意观察患者的反应。

3. 注意休息与制动,注意肌肉牵伸。

实训二十七　脊柱伤病的康复评定

【实训目的】

掌握脊柱伤病患者的常用康复评定方法。

【实训器材】

仪器设备:量角器、直尺、纸、笔、大头针、棉签、诊断床。

【实训时间】2 学时。

【实训方法】

1. 学生分组讨论,归纳、整理脊柱伤病患者的常用康复评定方法。

2. 学生每 2 人一组,一人模拟患者,一人作为治疗师,互换角色,练习脊柱伤病患者的常用康复评定方法。

【实训内容】

1. 关节活动度评定:用量角器进行颈椎、腰椎的关节活动范围测量(前屈、后伸、左右侧屈、左右旋转)。

2. 肌力评定:采用 MMT 法对躯干的主要肌肉进行肌力检查并记录。

3. 体表节段感觉评定:对 28 个感觉关键点逐一进行检查评定。

4. 疼痛评定:采用视觉模拟评分法(VAS)进行疼痛评定。

5. 脊柱压痛与叩击痛检查。

6. 特殊体征检查

(1)臂丛神经拉伸试验(Eaten 试验)。

(2)直腿抬高试验及加强试验。

(3)仰卧挺腹试验。

【注意事项】

1. 对患者进行评定过程中作好沟通、解释工作,以取得患者的配合。

2. 注意两侧对比检查

3. 评定过程中注意患者的反应,避免增加患者的痛苦。

4. 适度显露检查部位,注意保护患者的隐私。

实训二十八　脊柱伤病的康复治疗

【实训目的】

掌握脊柱伤病患者的常用康复治疗方法。

【实训器材】

仪器设备:多功能牵引床、电脑中频治疗仪、离子导入治疗仪、短波治疗仪、红外线治疗仪或 TDP 治疗仪等。

【实训时间】2 学时。

【实训方法】

1. 学生分组讨论,讨论内容:脊柱伤病患者的常用康复治疗方法。

2. 学生 2 人一组,一人模拟患者,一人模拟治疗师,练习脊柱伤病患者的常用康复治疗方法。练习过程中互换角色。

【实训内容】

1. 关节活动技术:练习颈椎、腰椎的主动和被动活动技术。

2. 关节松动技术

(1)颈椎:分离牵引技术;旋转摆动技术;侧屈、后伸摆动技术;垂直按压棘突、横突。

(2)腰椎:垂直按压棘突、横突;侧方推棘突;旋转摆动技术。

3. 肌肉牵伸技术:颈椎、腰椎的徒手被动牵伸技术。

4. 肌力训练技术:躯干前屈、后伸肌群的肌力训练。

5. 牵引技术:进行颈椎坐位牵引和腰椎卧位牵引的操作练习。

6. 物理因子治疗:中频治疗仪、短波治疗仪、红外线治疗仪等常用仪器的使用。

【注意事项】

1. 对患者进行康复治疗过程中作好沟通、解释工作,以取得患者的配合。

2. 进行手法操作时力度宜适中,注意观察患者的反应,避免造成额外损伤。

3. 严格掌握牵引治疗的适应证和禁忌证;脊髓型颈椎病脊髓受压明显者应严禁使用牵引治疗。

4. 进行物理因子治疗前详细询问患者病史,治疗过程中严格按照规范操作,确保患者安全。

实训二十九　腰椎间盘突出症患者的康复治疗

【实训目的】

1. 学会腰椎间盘突出症患者的康复评定方法。

2. 掌握腰椎间盘突出症的康复治疗方法。

【实训器材】

仪器设备:量角器、直尺、诊断床、牵引床、电脑中频治疗仪、离子导入治疗仪、短波治疗仪、红外线治疗仪或 TDP 治疗仪等。

【实训时间】2 学时。

【实训方法】

1. 学生分组对提供的腰椎间盘突出症病例进行分析讨论。讨论内容:腰椎间盘突出症的分类及临床特点、康复评定和康复治疗方法。

2. 制定康复治疗计划与方案。

3. 学生每 2 人一组,一人扮演患者,一人作为治疗师,互换角色,练习腰椎间盘突出症的康复评定和康复治疗方法。

【实训内容】

1. 腰椎间盘突出症的康复评定

(1)疼痛评定:采用视觉模拟评分法(VAS)评定腰痛和下肢疼痛的程度。

(2)腰椎活动度评定:采用量角器测量腰椎前屈、后伸、侧屈和旋转等的活动范围。

(3)肌力评定:采用徒手肌力评定法。除评定腰椎的肌力外,还应评定拇趾背伸肌力和踝跖屈肌力,必要时评定股四头肌肌力。

(4)特殊检查:①直腿抬高及加强试验;②股神经牵拉试验;③屈颈试验;④仰卧挺腹试验。

2. 记录评定结果并进行分析。

3. 确定康复治疗目标。

4. 制定康复治疗方案。①腰椎牵引:慢速牵引、快速牵引。②物理因子治疗:超短波疗法、微波疗法、直流电离子导入等。③推拿疗法。④运动疗法:指导患者进行腰部的曲肌和伸肌训练。

【注意事项】

1. 在对患者进行评定和治疗过程中注意作好解释工作,以取得患者的配合。

2. 严格掌握腰椎牵引的重量,牵引过程中注意观察患者的反应。

3. 注意心理康复,消除患者的思想顾虑。

4. 注意做好患者及家属的健康宣教。

实训三十　脊髓损伤患者的康复评定

【实训目的】

掌握脊髓损伤患者的康复评定方法。

【实训器材】

仪器设备:大头针、棉签、叩诊锤、诊断床;改良 Barthel 指数量表;汉密尔顿抑郁和焦虑量表。

【实训时间】2 学时。

【实训方法】

1. 提供脊髓损伤病例,学生分组讨论,归纳脊髓损伤患者的常用康复评定方法。

2. 学生 2 人一组,一人模拟患者,一人作为治疗师,练习脊髓损伤的常用评定方法。练习过程中 2 人互换角色。

【实训内容】

1. 脊髓损伤程度评定:采用 ASIA 标准进行脊髓损伤分级。

2. 脊髓损伤平面评定:按照 28 个感觉关键点和 10 对运动关键肌分别进行感觉平面和运动平面评定。

3. 日常生活活动能力评定:采用改良 Barthel 指数量表进行评定。

4. 排尿功能评定:通过询问患者病史和目前排尿情况确定排尿障碍的程度和类型。

5. 心理评定:采用汉密尔顿抑郁量表(HAMD)和汉密尔顿焦虑量表(HAMA)评定患者的心理状况。

【注意事项】

1. 对患者进行评定过程前作好沟通、解释工作,以取得患者的配合。

2. 两侧对比检查。

3. 操作过程中注意患者安全,避免加重原有损伤。

4. 适度显露检查部位,注意保护患者的隐私。

5. 注意患者的心理和情绪变化,适当进行心理疏导。

实训三十一　脊髓损伤患者的康复治疗

【实训目的】

掌握脊髓损伤患者的康复治疗方法。

【实训器材】

仪器设备:PT 床、轮椅、滑板、手杖、腋拐、助行器等。

【实训时间】2 学时。

【实训方法】

1. 提供脊髓损伤病例,学生分组对提供的病例进行分析讨论。讨论内容:脊髓损伤恢复期的常用康复治疗方法。

2. 制定康复治疗计划。

3. 学生每 2 人一组,一人模拟患者,一人模拟治疗师,互换角色,练习脊髓损伤患者的康复治疗方法。

【实训内容】

1. 翻身训练:颈髓损伤患者翻身训练;胸腰段脊髓损伤患者翻身训练。

2. 肌力训练:3 级以上肌力的训练;0 ~2 级肌力的训练。

3. 牵张训练:腘绳肌牵张、内收肌牵张和跟腱牵张。

4. 体位训练:坐位训练;仰卧位训练;侧卧位训练。

5. 转移训练:利用滑板转移训练。

6. 步态训练:三点步、四点步和二点步训练。

7. 轮椅训练:向前驱动、向后驱动,前轮翘起行走及旋转训练;上一级楼梯训练及下楼梯训练。

【注意事项】

1. 操作要规范、准确,熟悉不同平面脊髓损伤的训练内容及特点。

2. 高位脊髓损伤患者进行站立训练时注意是否有头晕、视物模糊等症状,必要时测量血压、心率。

3. 床-轮椅间的转移训练时,操作前先检查轮椅的安全性能;转移时动作要轻稳快捷;注意患者的安全,防止跌伤。

4. 注意患者的心理问题,做好解释工作以取得患者配合。

实训三十二　周围神经损伤的康复评定

【实训目的】

掌握周围神经损伤患者的康复评定方法。

【实训器材】

仪器设备:2.5% 碘酒、淀粉、冷热试管、棉签、大头针、皮尺、量角器、叩诊锤、音叉等。

【实训时间】2 学时。

【实训方法】

1. 学生分组讨论,归纳周围神经损伤的常用康复评定方法。

2. 学生每 2 人一组,一人模拟患者,一人模拟治疗师,互换角色,练习周围神经损伤的常用康复评定方法。

【实训内容】

1. 感觉功能评定：浅感觉、深感觉和复合感觉检查。

2. 关节活动度评定：用量角器测量患肢的各个关节在各轴位下的活动范围，包括主动、被动活动，并与健侧对比。

3. 肌力评定：用 MMT 肌力检查法，并与健侧作对比。

4. 患肢周径测量：用软皮尺测量患侧肢体周径，并与健侧肢体对比。

5. 神经反射检查：检查深反射，上肢检查肱二头肌反射、肱三头肌反射和桡骨膜反射；下肢检查膝反射和踝反射，并与健侧对比。

6. 自主神经功能检查：用碘–淀粉试验进行出汗试验检查。

7. 神经干叩击试验（Tinel 征）检查。

【注意事项】

1. 检查评定过程中作好沟通工作，以取得患者的配合。

2. 注意两侧对比检查，并详细记录。

3. 适度显露检查部位，注意保护患者的隐私。

4. 注意做好周围神经损伤患者的健康宣教。

实训三十三　周围神经损伤的康复治疗

【实训目的】

掌握周围神经损伤的康复治疗方法。

【实训器材】

仪器设备：超短波治疗仪、直流电治疗仪、红外线治疗仪；手功能训练箱；各种类型矫形器。

【实训时间】2 学时。

【实训方法】

1. 学生分组讨论。讨论内容：周围神经损伤的常用康复治疗方法。

2. 学生 2 人一组，一人模拟患者，一人模拟治疗师，练习周围神经损伤患者的康复治疗方法。练习过程中进行角色互换。

【实训内容】

1. 物理因子治疗：超短波疗法；直流电疗法；热疗；磁疗等。

2. 运动疗法：肌力 0 ~1 级在无痛范围内进行被动活动；肌力 1 ~2 级可以进行等长收缩运动；肌力 3 级主要进行主动运动；4 ~5 级进行渐进性抗阻运动。

3. 作业治疗：上肢周围神经损伤患者可进行搭积木、编织、拧螺丝、穿衣、进食等训练；下肢周围神经损伤患者可进行踩功率车、上下楼梯等训练。

4. 矫形器的应用：上肢夹板、踝足矫形器（AFO）、膝踝足矫形器（KAFO）髋膝踝足矫形器（HKAFO）的使用。

5. 感觉重建训练：脱敏和保护阶段、早期训练阶段和后期训练阶段的训练方法。

【注意事项】

1. 康复治疗过程中注意作好沟通工作，以取得患者的配合。

2. 对感觉过敏患者在进行治疗过程中要注意患者反应，避免加重疼痛或产生不愉快感。

3. 进行物理因子治疗前详细询问患者病史，排除禁忌证，确保患者安全。

4. 做好周围神经损伤患者的健康宣教工作。

实训三十四　正中神经损伤的康复治疗

【实训目的】

1. 学会正中神经损伤患者的康复评定方法。

2. 掌握正中神经损伤的康复治疗方法。

【实训器材】

仪器设备:2.5%碘酒、淀粉、棉签、试管、大头针、冷热水、皮尺、量角器、叩诊锤、音叉、手功能评定箱等。

【实训时间】2 学时。

【实训方法】

1. 学生分组对提供的正中神经损伤病例进行分析讨论。讨论内容:正中神经损伤的临床特点、康复评定内容和康复治疗方法。

2. 制定康复治疗计划。

3. 学生每 2 人一组,一人扮演患者,一人扮演治疗师,进行角色互换,练习正中神经损伤的康复评定和康复治疗方法。

【实训内容】

1. 正中神经损伤的康复评定

(1)肌力评定:常采用徒手肌力评定法。

(2)感觉评定:进行浅感觉、深感觉、复合感觉的评定

(3)疼痛评定:采用视觉模拟评分法进行评定。

(4)患肢周径评定和关节活动范围评定。

(5)神经干叩击实验(Tinel 征)评定。

(6)手功能综合评定:使用手功能评定箱进行评定。

2. 记录评定结果并进行分析。

3. 制定康复治疗方案。

(1)运动疗法。保持功能位:夹板固定掌指关节及指关节呈半屈曲状位置。

(2)作业疗法。进行手的各种精细动作训练。

(3)促进感觉功能的恢复。感觉过敏采用脱敏疗法;感觉丧失采用感觉重建的方法。

(4)物理因子治疗。TENS 疗法、干扰电疗法、超声波疗法等。

【注意事项】

1. 注意做好周围神经损伤患者的健康宣教。

2. 在对患者评定和治疗中注意作好解释工作以取得患者的配合。

3. 在物理因子治疗过程中严格操作规范,保证患者安全。

4. 注意心理康复,消除患者的思想顾虑。

实训三十五　截肢患者康复评定

【实训目的】

掌握截肢患者的康复评定方法。

【实训时间】

【实训器材】

仪器设备:诊断床、量角器、卷尺、直尺、9 孔插板、橡皮头铅笔、超短波治疗仪、紫外线治疗灯、磁疗治疗仪、超声波治疗仪等。

【实训时间】2 学时。

【实训方法】

1. 学生分组对提供截肢患者的病例讨论,主要讨论:截肢的原因与现代假肢适配的截肢术要点、临床表现、检查与康复评定方法。

2. 学生之间两人一组相互练习康复评定方法及具体操作。

【实训内容】

1. 截肢的康复评定

(1)一般情况的评定:通过对患者年龄、性别、截肢原因、日期、截肢部位及水平、术后伤口处理、患者心里状况及精神状态、体能、家庭、经济状况等评定。可以了解患者能否安装假肢,能否承受安装假肢后的功能训练,及有无使用假肢活动的能力。

(2)残肢的评定:通过主动被动活动评定法评定手部骨折部位和正常部位的关节活动范围。①皮肤情况:残肢是否有破溃、窦道、瘢痕等。②有无残肢畸形:有畸形导致假肢负重力线不良或假肢接受腔不合适,造成患者步态异常。③残肢长度:骨和软组织的长度测量了解是否适合装假肢。④残肢的形状:通过了解残肢的形状的评估,残端是否符合现代假肢接受腔全面接触和面全负重的要求;了解是否易出现并发症。⑤关节活动度关节活动度:髋膝等关节 ROM,关节有无挛缩等。⑥肌力评定:全身肌及患肢肌力,尤其是维持站立和行走的主要肌群,主要肌力小于 3 级,不宜装配假肢。

(3)疼痛的评定:了解疼痛所在部位、疼痛程度等,疼痛性质,是否需要处理。

(4)日常生活活动能力的评定:通过日常生活活动能力评定,了解患者 ADL 依赖程度。

2. 记录评定结果并进行分析。

【注意事项】

1. 在对患者进行康复评定和康复治疗的过程中注意人文关怀,取得患者的配合,并做好健康宣教。

2. 尊重患者,注意对截肢患者截肢部位的隐私保护,避免造成患者心理阴影。

实训三十六　截肢的康复治疗

【实训目的】

掌握截肢后康复治疗方法。

【实训目的】

【实训器材】

仪器设备:诊断床、驱动轮椅、平衡杠、等速肌力训练器、楼梯、下肢支具等。

【实训时间】2 学时。

【实训方法】

1. 学生分组对提供的截肢后患者进行病例讨论,主要讨论:截肢前后的康复训练、心理辅导、临床表现、康复评定、康复治疗方法。

2. 制定康复治疗计划与方案。

3. 学生之间两人一组相互练习康复治疗的操作方法。

【实训内容】

1. 截肢术后的康复治疗

(1)心理治疗:①康复知识教育:让患者尽早了解截肢康复和假肢装配知识。可采用科普资料向患者介绍,还可以用模范榜样的事迹鼓励和激励患者克服自卑感,树立重新生活的勇气和信心。②假肢的应用:尽早为患者安装临时性假肢,有利于截肢患者的心理康复。③家庭的关怀和支持:让患者家属、同事多给予关怀、支持、同情、鼓励等。④社会的关怀和支持:鼓励截肢患者积极参加残疾人的群体活动。应该得到全社会尊重、理解、支持。

(2)保持合理的残肢体位,避免对安装假肢造成不良影响。

(3)残肢皮肤护理:截肢术后残肢的皮肤应保持清洁和干燥,防止皮肤擦伤、水疱、汗疹,真菌或细菌的感染。

(4)避免残肢肿胀　截肢术后两周残肢伤口基本愈合,由于残肢的血液循环低下,容易出现残肢肿胀。可采用弹性绷带包扎技术和硬绷带包扎技术,避免残肢肿胀。

(5)肌力训练,通过对残肢肌力、躯干肌、健侧下肢的训练,能够尽快使患者独立行走,提高日常生活能力。

(6.)关节活动训练:当关节粘连时行关节松动术,以改善关节活动范围;

(7)ADL 训练　尽早开始 ADL 训练,如翻身、坐起、上下床、使用轮椅或腋拐转移、如厕、洗漱和穿衣等日常生活动作。训练中要注意观察患者的反应和全身状况,以免发生危险。

2. 穿戴和使用假肢的训练　包括假肢穿脱的训练:让患者掌握假肢的穿脱方法和假肢使用训练。通过训练,使患者穿戴假肢能自由活动,今早回归家庭,回归社会。

3. 记录康复治疗方案执行情况。

4. 制定康复治疗目标。

【注意事项】

1. 在对患者康复治疗的过程中注意人文关怀,取得患者的配合,并做好健康宣教。

2. 严格掌握物理因子治疗的适应证、使用剂量、操作规范,治疗中注意观察患者的反应。

3. 注意截肢术后训练循序渐进,勿过度牵拉。

实训三十七　全膝关节置换术患者康复治疗

【实训目的】

1. 掌握膝关节的功能解剖、康复评定和康复治疗方法。

2. 熟悉膝关节常见疾病。

【实训器材】

仪器设备:测量关节活动度所需量角器、PT 床、直立床、各种运动训练器械、肌力评定量表等。

【实训时间】2 学时。

【实训方法】

1. 学生分组对提供的膝关节置换术后患者进行病例讨论,主要讨论:全膝关节置换术的适应证及禁忌证检查与康复评定方法、康复治疗方法。

2. 制定康复治疗计划与方案。

3. 学生之间两人一组相互练习康复评定方法、康复治疗的具体操作。

【实训内容】

1. 全膝关节置换术的康复评定

(1)肌力评定:通过徒手肌力测试对置换侧下肢进行肌力评定。

(2)关节活动度评定:通过主动被动活动评定法评定膝关节活动范围。

(3)感觉功能评定:使用铅笔橡皮头施压评定恒定触觉和移动触觉;通过 Swanson 标准评定痛觉;使用两点分辨试验评定感觉功能恢复的情况。

(4)运动功能评定:HSS 评分、平衡功能的评定。

2. 记录评定结果并进行分析。

3. 制定康复治疗原则与目标。

4. 针对全膝关节置换术制定康复治疗方案。

【注意事项】

1. 在对患者进行康复评定和康复治疗的过程中注意人文关怀,取得患者的配合,并做好健康宣教。

2. 严格掌握物理因子治疗的适应证、使用剂量、操作规范,治疗中注意观察患者的反应。

3. 注意对膝关节部位的保护,避免造成不适或病情加重。

实训三十八　全髋关节置换术康复治疗

【实训目的】

1. 掌握髋关节的功能解剖、康复评定和康复治疗方法。

2. 熟悉髋关节常见疾病。

【实训器材】

仪器设备:测量关节活动度所需量角器、PT 床、直立床、各种运动训练器械、肌力评定量表等。

【实训时间】2 学时。

【实训方法】

1. 学生分组对提供的全髋关节置换术后患者进行病例讨论,主要讨论:全膝关节置换术的适应证及禁忌证检查与康复评定方法、康复治疗方法。

2. 制定康复治疗计划与方案。

3. 学生之间两人一组相互练习康复评定方法、康复治疗的操作方法。

【实训内容】

1. 全髋关节置换术的康复评定

(1)髋关节活动度评定:通过主动被动活动评定法评定髋关节的关节活动范围。

(2)瘢痕情况评估。

(3)神经电生理检查:包括肌电图、神经传到速度及体感诱发电位检查等。

2. 记录评定结果并进行分析。

3. 制定康复治疗原则与目标。

4. 针对康复治疗制定康复治疗方案。

【注意事项】

1. 在对患者康复治疗的过程中注意人文关怀,取得患者的配合,并做好健康宣教。

2. 严格掌握物理因子治疗的适应证、使用剂量、操作规范,治疗中注意观察患者的反应。

3. 注意全髋关节置换术后训练循序渐进,勿过度牵拉。

实训三十九　烧伤的康复

【实训目的】

1. 掌握烧伤的康复评定、康复治疗分期及各期康复治疗方案的制定。

2. 掌握烧伤的康复治疗方法。

【实训器材】

1. 通用量角器、Barthel 指数量表、烧伤面积评估量表量表、Vancouver 烧伤瘢痕评估表、汉米尔顿抑郁量表和焦虑自评量表等。

2. PT 床、常用的理疗仪器、弹力绷带、烧伤压力衣、常用运动训练器械(手功能训练器械,关节活动度训练器械、肋木、拉力器、跑步机、划船器、握力器、哑铃等)、矫形器、辅助用具、日常生活活动训练用具、作业疗法训练用品等。

【实训时间】2 学时。

【实训内容与方法】

1. 学生分组对提供的烧伤病例进行分析讨论,讨论内容:烧伤的面积和深度、严重程度、康复治疗分期、康复评定和康复治疗方法。

2. 制定康复治疗计划与方案。

3. 学生每 2 人一组,进行角色扮演,一人扮演患者,一人扮演治疗师,针对烧伤患者的特点,进行相关评定,根据评定结果制定康复训练计划,选择其中的项目进行实施。

【实训内容】

1. 烧伤患者的康复评定

(1)烧伤面积的评定。

(2)烧伤深度的评定。

(3)烧伤严重程度的评定。

(4)肥厚性瘢痕的评定。

(5)关节活动度的评定。

(6)日常生活活动能力评定。

(7)职业能力评定。

(8)心理功能评定。

2. 烧伤患者的康复治疗

(1)康复治疗分期:可分为 3 个时期,即早期或急性期、制动期和后期(愈合成熟期)。

(2)康复治疗目标.

(3)康复治疗方法:①理疗;②运动疗法;③体位摆放;④矫形器应用;⑤心理康复。

【注意事项】

1. 在对烧伤患者评定和治疗中注意作好解释工作以取得患者的配合,注意人文关怀并做好健康宣教。

2. 在评定和治疗操作中注意安全。

单选题参考答案

第一章

一、单选题

1.D 2.D 3.D 4.A 5.E 6.A 7.C 8.E 9.C 10.C 11.B 12.D

第二章

一、单选题

1.D 2.D 3.D 4.A 5.A 6.B 7.B 8.C

第三章

一、单选题

1.A 2.E 3.B 4.B 5.C 6.B 7.C 8.B 9.D 10.A

第四章

一、单选题

1.B 2.C 3.C 4.B 5.D 6.A 7.C 8.D 9.D 10.A 11.C 12.D

第五章

一、单选题

1.C 2.C 3.D 4.C 5.C 6.B 7.D 8.B 9.E 10.A

第六章

一、单选题

1.D 2.A 3.D 4.E 5.E 6.B 7.E 8.A 9.C 10.D

第七章

一、单选题

1.C 2.D 3.B 4.B 5.E 6.E 7.E 8.B 9.E 10.C

第八章

一、单选题

1.B 2.C 3.D 4.A 5.D 6.A 7.B 8.B 9.B 10.D 11.D 12.B 13.C

第九章

一、单选题

1.D 2.A 3.A 4.A 5.C 6.D 7.D 8.C 9.C 10.A

第十章

一、单选题

1. B　2. B　3. D　4. B　5. E　6. D　7. A　8. B　9. C　10. B

第十一章

一、单选题

1. A　2. D　3. E　4. E　5. C　6. E　7. D　8. A

第十二章

一、单选题

1. B　2. D　3. E　4. D　5. D　6. D

第十三章

一、单选题

1. A　2. A　3. D　4. D　5. D　6. D　7. D　8. C　9. C　10. B

第十四章

一、单选题

1. A　2. D　3. E　4. A　5. D　6. E　7. C　8. E　9. E

第十五章

一、单选题

1. A　2. D　3. D　4. E　5. C　6. B　7. B　8. B　9. A　10. C

参考文献

[1]王左生,冯晓东.康复医学[M].郑州:郑州大学出版社,2020.
[2]陈健尔,李艳生.中国传统康复技术[M].3版.北京:人民卫生出版社,2020.
[3]贾杰.手功能康复概论[M].北京:电子工业出版社,2019.
[4]吴毅.住院医师规范化培训康复医学科示范案例[M].上海:上海交通大学出版社,2016.
[5]王玉龙.康复功能评定学[M].2版.北京:人民卫生出版社,2016.
[6]汪华侨.功能解剖学[M].2版.北京:人民卫生出版社,2013.
[7]窦祖林.作业治疗学[M].3版.北京:人民卫生出版社,2020.
[8]张安仁,冯晓东.临床康复学[M].2版.北京:人民卫生出版社,2019
[9]黄晓琳,燕铁斌.康复医学[M].6版.北京:人民卫生出版社,2018.
[10]吴宗耀.烧伤康复学[M].北京:人民卫生出版社,2015.
[11]章稼,王晓臣,运动治疗技术[M].2版.北京,人民卫生出版社,2014.
[12]罗冬梅,运动解剖学[M].北京:北京体育大学出版社,2013.08
[13]岳寿伟.肌肉骨骼康复学[M].3版.北京:人民卫生出版社,2018.
[14]岳寿伟.脊柱康复[M].北京:人民卫生出版社,2019.
[15]张绍岚,王红星.常见疾病康复[M].3版.北京:人民卫生出版社,2019.
[16]燕铁斌.骨科康复评定与治疗技术[M].4版.北京:人民军医出版社,2015.
[17]赵定麟.现代脊柱外科学[M].3版.上海:世界图书出版社,2017.
[18]恽晓平.康复疗法评定学[M].2版.北京:华夏出版社,2014.
[19]宁志杰,孙磊,吴复元.现代骨科临床检查诊断学[M].北京:人民军医出版社,2007.
[20]戴闽,帅浪.骨科运动康复[M].2版.北京:人民卫生出版社,2016.
[21]励建安,许光旭.实用脊髓损伤康复学[M].北京:人民军医出版社,2013.
[22]励建安,黄晓琳.康复医学[M].北京:人民卫生出版社,2016.
[23]柏树令,应大君.系统解剖学[M].北京:人民卫生出版社,2013.
[24]王玉龙.康复功能评定学[M].2版.北京:人民卫生出版社,2013
[25]李雪萍,何成奇.骨骼肌肉康复学评定方法[M].北京:人民卫生出版社,2015.
[26]舒彬,孙强三.骨骼肌肉康复治疗方法[M].北京:人民卫生出版社,2015.
[27]张稼,王晓臣.运动治疗技术[M].2版.北京:人民卫生出版社,2014.